# 再造「病人」

## 中西醫衝突下的空間政治
## （1832—1985）

楊念群 著

商務印書館

本書繁體字版由中國人民大學出版社授權出版。

**責任編輯：**林可淇
**裝幀設計：**麥梓淇
**排　　版：**周　榮
**印　　務：**龍寶祺

再造「病人」—— 中西醫衝突下的空間政治（1832–1985）

作　　者：楊念群
出　　版：商務印書館（香港）有限公司
香港筲箕灣耀興道 3 號東滙廣場 8 樓
http://www.commercialpress.com.hk
發　　行：香港聯合書刊物流有限公司
香港新界荃灣德士古道 220–248 號荃灣工業中心 16 樓
印　　刷：亨泰印刷有限公司
香港柴灣利眾街 27 號德景工業大廈 10 樓
版　　次：2022 年 11 月第 1 版第 1 次印刷

ISBN 978 962 07 3466 3
Printed in Hong Kong

# 目　錄

# 導言：醫療史的另一種敘事

歷史學家本善於講故事，可我們又不得不承認，生活在今天的許多歷史學家越來越不會講故事了，本該是講故事的場所放眼望去充斥着被現代觀念肢解過的所謂「歷史」的殘肢斷臂。而一次偶然的機會又使我不得不相信，一個普通的故事也許僅僅會改變一個人的心情，在特定場合講出的某個故事卻能改變一個人看待歷史的方式。

下面是一個觸動了我個人心弦的例子。1995 年，一位人類學家朋友給我講了一個故事，一開口居然是：從前有座廟！這開頭猛一聽讓人好生失望，有點像「從前有座山，山上有座廟」那則早已在兒時就知道答案的繞口令。可他說這廟就像個「身體」，彷彿有生老病死的週期，還有歷史記憶。那是甘肅一個村裏的孔廟，20 世紀 50 年代修水庫時給拆了，80 年代一些老人硬是憑着對禮儀的記憶把它修復了起來。修復的這個空間中所發生的許多事情，就像是不斷通過喚起歷史以抗拒殘酷現實的過程，並由此實現了生命的一個完整循環。他說：「你看看！這廟不就像個『身體』嗎？」[1]

「孔廟」被當作身體當然只是個象徵性的說法，說明廟宇不僅具有建築意義上的視覺輪廓，而且它一旦與歷史和現實的某個場景相連接，比如和廟宇從破毀到修補的過程中所發生的一系列事情相連接，就會像一個具有生老病死的「身體」一樣，變成一種現代變遷的隱喻。

---

1 Jun, Jing, *The Temple of Memories: History, Power and Morality in a Chinese Village*, Stanford University Press, 1996.

身體！身體！當我的思緒還沒有從廟宇成為「身體」的比喻中回過神來的時候，一個與身體直接相關的歷史聯想隨即撲入了腦海：中國人的「身體」自近代以來一直被視為病弱不堪，「中醫」似乎對此無能為力。西醫卻能通過獨有的切割技術使身體從損毀狀態得到復原。這種治療方式總被比喻成整個中國社會就像一個病弱的肌體，經歷了一個由弱變強的向近代蛻變的過程。遭遇表面和內部的損毀而達到治癒的狀態，絕對是外科手術傳入中國發生的一個結果，但這個過程絕非簡單的是一個生理現象，而是承載着太多的複雜隱喻。也就是說，當西醫的第一把手術刀切入中國人的身體時，它就變成了一個「現代性事件」。

誰都知道，中國人接受西醫在很大程度上是以「身體」破損為代價的。第一批操起手術刀切割中國人身體的並不是純粹的「醫生」，而是以行醫為名的「傳教士」。在他們看來，「身體」由破損到復原的過程應與拯救靈魂的信仰同步才具有意義，而在中國人的眼中，靠破損身體誘導所謂「信仰」無異於古代傳說中殘殺人身採煉藥物的「盜魂者」。可也就是對這些「盜魂者」的被迫接受，最終似乎又變成了中國人的一場宿命。

早期教堂和醫院的神秘空間就曾經引起過中國人關於「採割」人體以入藥的無數想像，這種想像甚至一直延續到了新中國成立後的政治話語的表述當中。曹禺在新中國成立後寫的第一齣話劇《明朗的天》中，代表美國文化侵略象徵的燕仁醫學院的辦公室就充滿着令人不安的陰鬱氣氛：「儘管這間屋子裏人來人往，卻總不能留下來人的溫暖，人們走進來，立刻就感覺到一種陰暗逼人的冷氣，彷彿在這裏只能談着病和死亡。」[2] 這種沿襲下來的對醫院進行「採割人體」式想像的真實性彷彿很快由劇情的推動得到了證實，一個老工人得了軟骨病的妻子被貌似慈善的美國大夫悄悄做了人體試驗，不明不白地慘死。死因是她的胳膊被綁上盛滿蝨子的

2　《曹禺全集》，卷 4，頁 10，石家莊：花山文藝出版社，1996 年。

盒子，成為斑疹傷寒試驗的犧牲品。隨着「罪證」的不斷出現，知識分子的覺醒接踵而至。醫院裏的老教授發現用於研究培養的田鼠被帶到美國後，渾身沾滿了毒菌，又重新被美機空投到了朝鮮，成為發動「細菌戰」的新證據，這位老教授也由此認清了美帝國主義的真面目。[3]就這樣，原始的「採割」故事終於被革命式的浪漫文學改造成了現代民族主義的激情想像。

早期進入中國的西醫傳教士都認為，中國人的疾病是沒有建立類似基督教西方世界那樣的道德秩序的一種反映。因此，身體患病實際上暗示着中國的一些風俗習慣的醜陋和低下正影響着中國人的生命狀態，只有通過靈魂得救，才能真正治癒身體的疾病而得到新生。西醫傳教士的觀點來源於西方中世紀的以下理念：疾病的隱喻具有道德勸諭和懲罰的意義。內心最深處所恐懼的各種東西如腐敗、腐化、污染、反常和虛弱全都與疫病畫上了等號。疾病本身變成了隱喻，然後借疾病之名，這種恐懼被移置到其他事物上，疾病於是變成了形容詞，具有被當作隱喻使用的最廣泛的可能性。它們被用來描繪那些從社會意義和道德意義上來說不正確的事物。[4]

得病的身體作為一種文化的隱喻載體，內涵和邊界日益擴大，甚至暗喻着中國國土疆界被頻繁侵害。「身體」疾病通過西醫的治療實踐逐漸變成了形形色色的國家政客、現代知識精英、地方士紳和普通民眾發揮想像的場所。知識精英通過西醫使中國人的身體經破損而復原再造的歷程，痛楚地感受着被凌辱的命運，想像着自己的國家就像「病體」一樣受人污辱、歧視和踐踏，進而又把被治癒的病體想像成「民族再生」的符號。民國二年的一位報章作者曾經這樣寫道：「吾儕之社會，自與歐美人之社會交通

3　《曹禺全集》，卷 4，頁 11－111，石家莊：花山文藝出版社，1996 年。
4　蘇珊・桑塔格：《疾病的隱喻》，頁 53，上海：上海譯文出版社，2003 年。

以後，外圍事物，多所改變，權利朘削，勢力失墜，此為外部侵害之疾病。然外部之侵害，常乘內部之衰弱而起，則吾儕對於社會內部之疾病，不可不研究其疾因，考察其病態，以定治療之方法。」[5]

治理社會變成了一種「醫療」行為，儘管這種「再生」式的治療明顯是模仿的結果。單個病體的治癒被放大為一種羣體乃至國家的行動，就直接地從接受西醫治療擴及所有與西方文明相接觸的事物，而且是否接受這些事物幾乎變成了評價此一行為優劣的唯一尺度。甚至「革命」也變成了一種「治療」隱喻，如中華民國成立之初就有人說過：「吾聞歷史家論革命之性質也，曰國家政治上之革命，猶至於吾人身體上施外科之大手術也。」[6]

在整個 19 世紀和 20 世紀初的西方，疾病隱喻變得更加惡毒、荒謬，更具有蠱惑性，它把任何一種自己不贊成的狀況都稱作疾病。本來被認為像健康一樣是自然之一部分的疾病，成了任何「不自然」之物的同義詞。[7] 甚至在中國人看來很「自然」的審美之物，都有可能被歸入病態的範疇加以改造。對「纏足」的態度就是個例子。西醫傳教士對「纏足」不自然狀態的判斷，改變了中國人日常生活中對甚麼是「美」和甚麼是「醜」的觀念。對「纏足」醜惡的理解是建立在病理解剖學的基礎之上的。「纏足」審美經驗的構成往往和觸覺與視覺有關，纏足布是從視覺向觸覺轉換的一個中介物。在解剖學看來，這東西恰恰遮蔽了纏足肉體的醜惡，必須予以摘除，解剖學中的透視法用暴力解除裹腳布的過程，也就是破壞「纏足」在觸覺與視覺之間建立起的審美平衡的過程。[8]

---

5 高勞：《吾人將以何法治療社會之疾病乎》，載《東方雜誌》，卷 9，8 號，民國二年二月初一日。

6 傖父：《中華民國之前途》，載《東方雜誌》，卷 8，10 號，民國元年四月初一日。

7 蘇珊・桑塔格：《疾病的隱喻》，頁 66－67。

8 楊念群：《從科學話語到國家控制：纏足由美變醜歷史進程的多元分析》，載《北京檔案史料》，2001 (4)。

「纏足布」的消失由此可以被看作身體從醜惡的狀態中得到解脫的隱喻行為。與此同時，中國人尤其是女性病弱的身軀也會變得健康起來。中國人的身體成為醫療話語製作的對象，附着於中國人身上的種種「隱喻」就是這種製作的結果。對國民體質優劣與否的討論，以後又逐漸擴大到國民氣質與性格的討論上，成為判定中國人形象是否現代及好壞的標準。[9]

「國民性」的隱喻話語彌散開來，就像無孔不入的細菌一樣到處滲透，國內的醫療疾病史研究就受這種「細菌」傳播的強烈感染。也許是受醫療出身背景的暗示，許多研究者不自覺地以「科學」與否判定中西醫學之優劣。在這種隱喻的控制下，中醫得為無法用科學方法治癒身體疾病承擔責任。反過來，為中醫辯護也得從是否具有「科學性」入手才有說服力。[10]

如一位醫學出身背景的醫療文化史家說，中醫在歷史發展過程中，能化腐朽為神奇，個中的原因，當然首先是因為它內涵中蘊藏的科學性。他又說，中醫文化中的科學性內涵需要進一步的錘煉。科學沒有國別，科學不屬於特定的民族，不限制在某一文化圈內。過分強調中醫文化對中華文化的依賴性，看不到中醫學的科學性還有與世界文化契合的一面，那將大謬不然。[11]

當然，這種對疾病隱喻不假思索全盤接受的過程絕不僅僅是一種抽象的話語實踐，而是 19 世紀以後西方帝國主義的大規模擴張越來越具有

---

9 劉禾基本上把「國民性」當作一種神話的製作來加以處理。參見劉禾：《跨語際實踐 —— 文學、民族文化與被譯介的現代性》，頁 75－108，北京：三聯書店，2002 年。

10 余新忠就把國內的醫療史研究劃分為醫史學界的研究和歷史學界的研究兩類，並對這兩類研究的範圍及方法做出了詳細的區分。參見余新忠：《清代江南的瘟疫與社會 —— 一項醫療社會史的研究》，頁 23－41，北京：中國人民大學出版社，2003 年。

11 馬伯英：《中國醫學文化史》，頁 1－2，上海：上海人民出版社，1994 年。傳統的「醫療史」書寫也基本上與「疾病史」的思路比較接近。如陳邦賢對疾病的分類也是按西醫的劃分標準設定的，有「傳染病史」、「消化器病史」、「心臟腎臟新陳代謝病史」和「泌尿器病史」等。參見陳邦賢：《中國醫學史》，影印版，頁 361，北京：商務印書館，1998 年。

政治化色彩的結果。19 世紀流行病學家魯道夫・佛爾楚有句名言：「醫學就是政治，政治不過是更大的醫學。」[12] 現代醫學與科學成為一種帝國擴張過程來自「標準化」策略。在 18 世紀「生態帝國主義」擴張的早期階段，西方醫學的殖民能力是相當有限的。直到 19 世紀以後，它才更具備制度擴張的殖民品格。這也為中國的經驗所驗證。直到 20 世紀初，洛克菲勒基金會才使「協和醫院模式」在中國城市中經過示範效應而實現了「標準化」。

對「醫學帝國主義」(medical imperialism) 進行研究的另一個視角是：關注到其內涵不僅包括征服新的疾病，也包括將「生物醫學」(bio-medicine) 的模式擴張到非醫學的領域，包括將西方文化價值延伸到非西方世界。[13] 中國現代醫學史對帝國標準化擴張的分析以對「協和模式」的研究最為成熟和詳盡。[14]

近代以來，無論是殖民還是半殖民的國家，都曾企圖利用和模仿帝國主義擴張後的科學醫療資源，想方設法地把它轉變成自身與之角逐較力的根據。醫學變成了 19 世紀末 20 世紀初民族主義尋求自衛和發展的一種工具。這樣一個視角大多強調的是殖民地知識精英由模仿到角力的複雜心態，卻簡化了帝國資源進入本地文化系統後篩選與適應的過程。

西方醫學進入中國之後曾經促使中國社會重新界定身體、疾病、衛生觀念和行為，這個過程往往和政治局勢、文化思潮、社會形態、民族認同

---

12　轉引自邵京：《說與做：醫學人類學批判的尷尬》，載《視界》，第 13 輯，頁 115，石家莊：河北教育出版社，2004 年。

13　李尚仁：《醫學、帝國主義與現代性：專題導言》，載《台灣社會研究季刊》，第 54 期，頁 11，2004 年 6 月。

14　Bowers, John Z., *Western Medicine in a Chinese Palace: Peking Union Medical College, 1917–1951*, Philadelphia: Josiah Macy Jr. Foundation,1972.--"American Private Aid at Its Peak: Peking Union Medical College", in John Z. Bowers and Elizabeth F. Purcell (eds.), *Medicine and Society in China*, New York: Josiah Macy Foundation Press, 1974, pp.82–98.

和國家觀念糾葛成錯綜複雜的曖昧關係。顯然，這樣的切入角度，要比較為單純的中國醫療史的內部研究更有難度。故而有的學者批評說，現代醫學史（history of modern medicine）的探討過多地重複注意現代醫學引進當地社會的過程和西方教會勢力扮演的支配型角色，各種研究之間還沒有出現共通的問題架構。[15]

只有個別學者試圖突破傳統疾病史及其傳播路徑的研究框架。比如，不是把帝國主義僅僅看作一種輻射源，通過所謂客觀描述以檢驗其傳播現代科學的效果，而是重新評估帝國殖民者踏入異域後所發生的內在焦慮，由此評估產生這種焦慮的自我或異域的根源及其所採取的抗拒手段。[16] 這樣就使帝國殖民研究超越了路徑傳播的軌道。或者，重新對「醫病關係」的傳統格局進行審視，發現由病人擇醫治療和醫生擇病而醫的選擇在民國時期開始被「負責任的醫生與有信仰的病人」的新醫病身份所取代。[17] 再如對「衛生」的理解，在民國時期一直存在着異於西方觀念的另類視角，對這些視角的開掘有助於我們理解在西醫的包圍之下，中國醫療觀念和行為是否還存在着一種維持主體性的可能。[18] 在對中國古代醫療看護身份的觀

15 李尚仁：《醫學、帝國主義與現代性：專題導言》，載《台灣社會研究季刊》，第 54 期，頁 4。

16 關於帝國殖民行為對殖民地行政和社會結構的影響的研究，在台灣學界已成規模，如姚人多的《認識台灣：知識、權力與日本在台之殖民治理性》(《台灣社會研究季刊》，第 42 期，2001 年 6 月) 就深入探討了日本如何運用殖民知識進行管理，其中也包括了「生物知識」的運用問題。巫毓荃和鄧惠文在《熱、神經衰弱與在台日本人 —— 殖民晚期台灣的精神醫學論述》(《台灣社會研究季刊》，第 54 期，2004 年 6 月) 一文中更是詳細揭示了作為殖民者的日本人在台灣所遇到的醫療和生理困境。

17 雷祥麟：《負責任的醫生與有信仰的病人：中西醫論爭與醫病關係在民國時期的轉變》，載《新史學》，卷 14，第 1 期，頁 45–96，2003 年 3 月。

18 雷祥麟：《衛生為何不是保衛生命？民國時期另類的衛生、自我與疾病》，載《台灣社會研究季刊》，第 54 期，頁 17–59，2004 年 6 月。關於所謂中國「另類醫療」的研究，可以參看以下文章：胡幼慧：《另類療者的社會空間：一項田野研究的初步分析》，載《思與言》，卷 36，第 2 期，頁 183–207，1998 年；吳嘉玲等：《順從、偷渡、發聲與出走：「病患」的行動分析》，載《台灣社會學》，第 3 期，頁 73–117，2002 年 6 月。

察中加入性別分析的視角,也是最近才出現的一種新趨向,可以幫助我們理解在家庭氛圍內的傳統醫療分工狀態。[19]

又如,有的研究者開始觀察到中國病人不夠耐心的國民氣質和對現代醫藥接受過程持久耐力培養之間的差異。有的醫史家更是注意到從元朝到清朝,中國醫家對方土環境與疾病關係的考察,與西方環境主義(environmentalism)多有異同之處。然而,東西方雖然對環境作為致疾因素在同一時期有很類似的看法,但在具體應用和研究結果方面卻有基本差異,如西方對環境衛生的治理和對公共衛生機構的設置等等都成為行為主義的表現方式。這些可資比較的地方很可能為中國社會在醫藥衛生方面的所謂「近代化」鋪了路。[20]

本書的寫作得益於以上所有研究的啟示,但希望能更進一步綜合以上論點中的合理部分,試圖更加清晰地構建出這些看似分散的研究議題之間的關聯性。

首先是關於「疾病的隱喻」。蘇珊・桑塔格通過自己罹患癌症的經驗,發現了疾病是怎樣作為隱喻被利用的。[21] 柄谷行人更提示說,需區分「肉體上的疾病」與「作為隱喻的疾病」的差別。換句話說,與每個人身體上的反應無關,病以某種分類表、符號論式的體系存在着,這是一種脫離了每個病人的意識而存在着的社會制度。[22] 把「疾病」作為隱喻加以處理已在學界中有所反映,如賀蕭在研究上海妓女時曾經認為,妓女的聲音無法由自己發出,而必須經過現代氛圍製造或烘托出來。換句話說,妓女(全體女

---

19 李貞德:《漢唐之間家庭中的健康照顧與性別》,見黃克武主編:《性別與醫療》,「中央研究院」近代史研究所,2002 年。

20 參見梁其姿:《疾病與方土之關係:元至清間醫界的看法》,見黃克武主編:《性別與醫療》,「中央研究院」近代史研究所,2002 年。

21 蘇珊・桑塔格:《疾病的隱喻》,頁 88。

22 柄谷行人:《日本現代文學的起源》,趙京華譯,頁 103,北京:三聯書店,2003 年。

性？）即使具備主體性，或許也只能成為建構的犧牲品。[23] 這種觀點爭議頗大。周錫瑞就批評說：「最令人擔心的是，這樣的文化研究很容易使人誤認為，現實是由文化和符號構成的，而不是由社會構成的，從而過於輕易地把中國社會的變革力量歸於權威話語自身，或者是想像國家或資本主義企業中一些含混的殖民地的或現代主義的精英促進了權威話語並賦予其權力，卻不顧及這些現象為甚麼會發生。」[24]

其實，把「疾病」作為隱喻加以處理和把「疾病」視為現代體制生產的組成要素的看法並不衝突，只不過需要在研究過程中加以兼顧而不可偏廢。在我看來，「疾病」在近代中國也有一個從「象徵性價值」向「技術性統治」轉移的過程。一方面，「疾病」作為隱喻日益瀰漫在中國知識精英的話語表達之中，並轉化為一種文化實踐行為。魯迅從學醫轉向文學就是這種轉化一個很尖銳的行為說明，魯迅把在電影中看到的那些看似無病的中國人當作已病入膏肓的軀體，就是一種象徵性的想像轉移。

不過，僅僅在這個層面上分析中國人與醫療實踐的複雜關係顯然是不夠的，「疾病」作為一種隱喻不僅塑造了中國人想像自身與世界的方式，而且也同時建構出了中國在建立現代國家時所採取的行為技術和制度體系。比如，不僅對於細菌傳染威力的理解塑造了「國家」對抗西方外敵的民族主義情緒，而且現在屢屢被學術界談及的「國家」對民間空間的滲透，也竟然是通過對病菌「傳染」能力的政治化想像和社會動員機制來加以完成的——本書中對 1952 年「反細菌戰」的研究就證明了這一點。因此，柄谷在評論桑塔格時說過，問題不在於對疾病的隱喻作出說明，問題在於把疾病當作純粹的病而對象化的現代醫學知識制度。只要不對這種知識制度提

23 Hershatter, Gail, *Dangerous Pleasures: Prostitution and Modernity in Twentieth-Century Shanghai*, University of California Press, 1997.

24 周錫瑞：《把社會、經濟、政治放回 20 世紀中國史》，見《中國學術》，第一輯，北京：商務印書館，2000 年。

出質疑，現代醫學越發展，人們就越感到難以從疾病中解放出來，因此也難以從病的隱喻用法中解放出來。[25]

因此，本書的書名《再造「病人」》中的「病人」二字被打上了引號，其意思就是說，近代中國的「病人」不僅與古代意義上的病人已有了很大不同，而且更為關鍵的是，近代「病人」不僅承擔了罹患疾病的原始生物含義，而且也承擔了近代中國民族主義形成的思想和制度的內涵。與此同時，近代打着治療「病人」旗號積極從事變革的那部分人羣，往往在某一特定時刻自己也成為被治療的對象。

在本書中，我仍確信中國人的身體成為現代世界的一個組成部分是包括醫療話語在內的眾多西方式話語製造和包裝的結果，但我增加了一個視角，即詳細剖析西醫傳教士「醫生」和「教士」的雙重角色所引起的內在緊張感在西方文化中的根源，以及這種根源在建構中國人身體和疾病隱喻方面的意義（第一章），特別是制度建設對身體與疾病隱喻的支援作用。

西醫傳教士初到中國的目的確實是希望耶穌的陽光能普照在這個「異教徒」聚集之地，他們曾經深信，身體從破損到復原的變化不過是靈魂救贖的渠道而已。不過，在治療過程中他們卻發現，中國人在接受了身體變化的同時，卻並沒有同時接納上帝。更為可怕的是，這些拯救靈魂的工程師往往最後不得不屈從於這樣一種世俗選擇，人道救助的意義不知不覺代替了靈魂救贖的至高目的。西醫傳教士的內在緊張感在中國的加劇源於基督教內部兩種精神傳統的對峙，即「預言精神」與「秩序精神」內含的緊張關係。「預言精神」的核心是摧毀異端制度，導引終極體驗和希望；「秩序精神」則鼓勵在世俗世界中工作，並容忍世俗世界的不完美。

---

25　柄谷行人：《日本現代文學的起源》，頁 103，趙京華譯，頁 103，北京：三聯書店，2003 年。

關鍵在於，西醫傳教士在中國的經驗恰恰破壞了這種平衡，使「秩序精神」具備了更多發展的空間。與此同時，20 世紀初，美國等西方國家的資金開始大量注入傳教事業，使之在中國的活動具備了大規模發展的能力，同時也加劇了傳教活動向「秩序精神」傾斜的態勢。（第一章）

本書的研究重視這種擴張態勢的意義，但更為關注的是，這樣一種「秩序精神」的擴張在遭遇中國社會和文化之後到底發生了甚麼？比如，「協和醫院」的運作作為 20 世紀西方帝國殖民擴張的一個典型案例，大量的研究只關注其自身制度建設的內部機制，而我則認為，「協和模式」在北京城內外的實施有一個逐步走出相對封閉的空間，漸漸融入當地社區的過程，特別是在城裏和郊區的醫療實踐形成了不少微妙的差異。這種差異和變化固然是西方預防醫學傳入後，「協和模式」進行自我調整的結果，但也是與中國社會狀況開始發生互動契合的表現。而這種差異的構造恰恰成為現代中國形成自身醫療系統的一個基礎。（第三章、第四章）

對西方帝國殖民擴張中遭遇非西方社會「反抗形式」的研究，在「後殖民」思潮的裹挾下已越來越成為中國社會史書寫的主題。特別是對弱勢羣體聲音的考古和復原變成了底層社會研究的一股浪潮。[26] 本書亦有部分章節涉及底層反抗的話題，如北京城內的產婦與產婆對現代醫療監控制度所表達出的反抗聲音。（第四章）

但本書重點想釐清的問題是，以往的醫療「傳播史」研究不僅僅限於關注西醫傳播的渠道和過程，而且對這種傳播的內涵做了「純淨化」的處理，彷彿在任何一個異域的空間裏（包括中國），西醫無論是其理念還是制

26　不過劉禾也注意到了過度詮釋「西方宰制」與「東方對抗」之間的對立關係的危險。她批評道：「『宰制與對抗』說令我難以接受的一點在於，它易於把環繞東西方權力關係的複雜問題簡單化成『西方主導』對『本土抵抗』這樣一個模式。把抵抗與主導的模式實體化到東／西分野上來有相當的危險性，因為東西兩者之間經常是界限混淆，互相滲透，依條件的變化而修改關係的。」參見劉禾：《跨語際實踐 —— 文學、民族文化與被譯介的現代性》，頁 114。

度都始終能固守其原初的特性而不發生變化，變化只會發生於處於被改造位置的異域社會之中。西醫傳播史模式預設了非西方世界只具備被動接受西方影響的能力，而不具備反向影響其作用的可能，這明顯還保留着「衝擊—回應說」的痕跡。本書的研究則證明，西醫的傳播並非一個「純淨」的過程，而是與當地社會文化反覆互動後達到某種平衡的結果。（第二章）

不容否認，近代中國人的經歷往往擺脫不了「政治」造成的激情與噩夢循環壓迫的記憶。有人甚至說，一部中國近代史就是一場瘟疫。不少學者已意識到，上到「國家」下到「身體」被疾病的隱喻所包圍本身就是一種政治行為的表現。近年的史學研究也樂此不疲地以解讀這些「隱喻」為己任，從復原妓女的聲音到梳理「性」意識的建構。[27] 醫療史也被認為在這個層面上與「政治史」刻意拉開了距離，卻仍堅持說是從新的含義上理解了近代政治。

與此同時，為了迴避傳統政治史對中國社會所做的「極權主義」式的簡單化理解，從「地方史」的局部脈絡中解讀國家政治行為的取向也頗為流行。毫無疑問，從對「隱喻」的迷戀解釋到從「地方史」的角度透視政治的運作，都能從新的視野洞悉中國人在權力網絡中被支配的命運，亦能開掘出基層社會是用甚麼方式對抗了常常用「隱喻」形式施加暴力的「政治」，但並不能令人滿意地了解構成這些「隱喻」的動因和解釋跨區域流動力量在政治支配下的圖景。

有鑒於此，本書闢出專章討論社會動員對現代醫療體制轉型的關鍵作用，分析 1952 年發生在朝鮮和中國東北的局部區域性「細菌戰事件」，如何被高效率地轉化為全國性的整體愛國衛生運動。（第八章）

---

27 Dikotter, Frank, *Sex, Culture and Modernity in China: Medicine Science and the Construction of Sexual Identities in the Early Republican Period*, London: Hurst and Co., 1995.

本書特別指出，「1952 年事件」的核心隱喻是「細菌」，正如有學者已意識到的，對「細菌戰」的指控實際上是為了強化對新中國的認同，因而這種指控具有了一種雙重隱喻的功能，即中國是帝國主義侵略的犧牲品，同時中國又是大自然的犧牲品，那些看不見的被忽略的「細菌」也開始威脅新中國的生存。[28] 但僅僅意識到這個隱喻的存在和作用顯然是不夠的，「反細菌戰」作為普通的事件經過政治運作之後最終成為改變歷史進程的關鍵要素，隱喻背後的社會動員能力的產生和維繫顯然有其更為複雜的動因。

「中西醫論爭」一直是醫療史關注的一個長盛不衰的主題。不過，以往的研究僅僅強調從醫學體系的知識差異上進行比較，而沒有考慮中醫在近代受到攻擊的最核心原因是醫療行政能力的闕如，特別是在預防功能上與西醫的最終差別。[29] 這就決定了中醫只具備個人救護的資格，而無法轉化為集體的保健行動。故當時討伐中醫的主將余岩指責中醫的關鍵點在當時看來確實是很致命的，那就是在中國人的身體越來越服從於國家整體規訓需要的境況下，中醫恰恰缺乏集體防疫能力——而不在於其缺乏治療能力，這樣就很難滿足國家對社會的整體規劃需求。本書在探討中醫自救的過程時，特別注意到了中醫經過反覆的痛苦掙扎，最終是怎樣心甘情願地被納入現代醫療防疫體系之中的，這種納入過程仍可從政治運作的角度加以詮釋。（第七章）

---

28 Rogaski, Ruth, "Nature, Annihilation, and Modernity: China's Korean War Germ-Warfare Experience Reconsidered", *The Journal of Asian Studies*, Vol.61, No.2 (May 2002), pp.381–415.

29 如趙洪鈞就指出，近代中西醫論爭主要涉及這樣一些問題：甚麼是中醫？甚麼是西醫？中西醫學有何異同，各有何長處與不足？西醫是怎樣傳到中國的？中西醫學在中國發展的前途如何？消滅中醫的政策有何不良後果？廢止中醫思想淵源何在？中醫學術在近代條件下怎樣繼續發展？中西醫學有無融會貫通合為一體的可能性？如何實現這種可能性？參見趙洪鈞：《近代中西醫論爭史》，頁 11–12，中西醫結合研究會河北分會鉛印本，1982 年。

當然，「政治」也不能總是扮演萬能的支配者形象。各種政治目標的實現往往受制於某些非政治因素。一些表面看上去像是十分單純的政治行為，其背後可能有更加複雜的原因在起作用。當年紅極一時的赤腳醫生在公開的媒體上一直被包裝為「文化大革命」政治運動的產物，當時報紙雜誌上出現的赤腳醫生形象也是被高度符號化了，彷彿他們的行醫動機只能從《紀念白求恩》等少數政治話語的規訓中找到紅色的理由。實際上，赤腳醫生的行動一開始就被置入了人情與利益的網絡之內，只不過這種網絡猶如政治激流中的潛在細波，緩緩地不事張揚地流淌着而已，這樣的流動才是日常生活中的一種常態。（第九章）

本書的敍述結構採取的是一種長時段的敍事。時間是從第一個西醫傳教士伯駕（Peter Parker）登陸中國到赤腳醫生體制的終結。體例有點貌似「大歷史」寫作，但並不採取通史型書寫策略，而是把傳教角色、疾病隱喻、空間衝突、生死控制、中西醫療資源的互動、社會動員技術、政治表象和鄉土網絡之間的緊張關係藉助情境化的描述予以串接鋪陳，以展示醫療作為隱喻和技術如何與近代政治構成波瀾壯闊的複雜糾葛狀態。這樣書寫的一個好處是，可以把原本在「通史型」寫作中看似無關的歷史場景，建立起一種連續性的關聯。

比如在傳統的醫療史框架中，誰也不會注意陳志潛的「定縣試驗」與三十多年後的赤腳醫生運動之間到底有甚麼關係，因為他們根本就是在不同的政治制度背景下形成的產物。而在本書的敍事框架中，陳志潛對鄉村保健員的「在地化訓練」，恰恰成為三十多年後赤腳醫生體系的制度化基礎。反之，赤腳醫生由於引進了中醫治療技術，也使得赤腳醫生體系比排斥中醫身份的「陳志潛模式」在鄉村社會中的實行更加有效。

因此，「政治」在這個敍事框架裏會經常處於一種悖論化的狀態。一方面，「政治」彷彿支配着所有近代與醫療有關的活動，包括疾病隱喻的構成和各種西方式制度的建構程序，都可以看成是近代「政治」塑造的一種結果。另一方面，「政治」的每一個步驟似乎也不是一種「純淨化」的過程，地方傳統和人際網絡及其相關的利益關係的牽動力總是使之偏離預定的方向。探索「政治」的這種悖論狀態在醫療史領域中所呈示的多樣圖景應是本書的一個核心主題。

本書的研究至少可以追溯到 1995 年，我已記不清有多少人應該被列入這份長長的感謝名單了，我也生怕因遺漏而感到自責。首先應該感謝景軍，導言裏開頭提到的那位善講故事的人類學家，和他的一次偶然聊天給了我這十年工作的最原始的靈感。而這靈感的落實則應歸功於羅威廉（William T. Rowe），在八個月的相處中，我還記得他不辭辛勞地陪着我穿梭於約翰・霍普金斯大學圖書館和醫學圖書館之間，為我尋找資料線索的情景。我十分幸運地選擇了這所大學做研究單位，因為正是這所大學培養了美國最有名的醫學傳教士。感謝中美學術交流委員會對我此行的資助。

1997 年在香港道風山基督教叢林中的靜思，使得我對醫學傳道的認識輪廓更加清晰起來，感謝劉小楓給我提供了一個安靜沉思的空間。1998 年我得到 The Overseas Ministries Study Center 提供的資助，有機會在加州大學洛杉磯分校做訪問研究，得到了埃爾曼（Benjamin Elman）教授的幫助和指點。2002 年我又獲得香港中文大學中國研究服務中心的資助，熊景明主任的熱情相助使本書中有關 1949 年以後的資料得到了補充，特別是中心藏有的大量縣級以下的《衛生志》稿本，為本書寫作中的當代部分提供了堅實的資料基礎。沈志華幫我複印和推薦了有關朝鮮戰爭方面的檔案和研究成果，在此深致謝意。也感謝余新忠把本書的出版納入「高等學校全國優秀博士論文作者專項資金資助項目」，使我們以後在醫療史研究的合作方面有了進一步拓展的契機和可能。

這本著作從比較散漫的想法發展成一種較為系統的解釋，得益於一些辦刊物的朋友的支持。《中國社會科學季刊》、《學人》、《社會學研究》、《讀書》、《開放時代》、《現代思想》、 *<The Chinese Historical Review, East*

*Asian Science, Technology and Medicine*> 等雜誌都曾給這項研究中期成果的發表提供便利。鄧正來、汪暉、王笛、孫江、王銘銘、周星、李楊、王希、郭于華、賀照田、孫歌、夏明方、黃興濤、吳飛、呂文江、馬釗、趙旭東、趙丙祥、應星、張志強、江湄、朱滸、閻雲翔、王道還、潘光哲、黃宗智、周錫瑞（Joseph W. Esherick）、艾華（Harriet Evans）、王斯福（Stephan D. R. Feuchtwang）、韓依薇（Larissa N. Heinrich）、鄭海麟、孫建軍等師友或曾閱讀部分內容並在各種公共和私人的場合給予過指正，或曾幫助這項研究以文章的形式發表於海內外的刊物，在此一併表示感謝。

# 第一章
# 救不了靈魂的醫生

當西醫傳教士胡美（Edward H. Hume）在中國內地的湖南省省會長沙城內艱難地安頓下來時，他似乎並沒有因成功地打入了中國最後一個「異教主義」（heathenism）的堅強堡壘而產生一種如釋重負的感覺。每到黃昏時，遠眺岳麓山的景色似乎最容易活躍他的腦細胞。他忘不了那一天，在長沙城牆上，眼望着湘江的滔滔江水在城下湍急而過，一位紳士曾經津津有味地告訴他，也就是在幾十年前，傳說中的「紅髮將軍」就在這城牆下擊退了自稱為「上帝之子」的洪秀全率領的太平軍。[1] 這故事似乎觸動了胡美那根異常敏感的心弦，他心裏不由湧起一陣感慨，像自己這般費盡千辛萬苦才終於站在長沙城牆上的真正的「上帝僕人」，到底能在這異教的城池中待上多久呢？真不知甚麼時候，會不會又有甚麼新的「紅髮將軍」突然出現，毫不留情地一下子就把自己打下這高高的城牆。

16 世紀以來，西方的傳教士已經陸續進入中國，並使這個古老的「木

---

1　Hume, Edward H. M. D., *Doctors East Doctors West: An American Physician's Life in China*, W. W. Norton & Company, Inc., New York, 1946, pp.69–71.

乃伊」式的帝國肌體開始沾染西部海洋拂來的空氣。當它逐漸出現了朽化的跡象時，這個進程仍徘徊在沿海地區或靠近古代水道的地方，耶穌會士們似乎只對帝國的中心城市和宮廷裏的事情感興趣。胡美還記得他的天主教先驅者們是如何用西藥的效力迎合中國皇上的故事。

這年（1692 年歲末），神甫洪約翰和劉應帶着一斤奎寧（俗稱金雞納霜）進入紫禁城，這時的康熙皇帝正臥牀不起，鬧得宮廷上下人心惶惶。在傳教士進入宮廷之前，已經有各種辦法被嘗試過，在應召治病的人羣中甚至還夾雜着一個舉止詭異的和尚。他讓人從一口水井中提上一桶涼水，盛滿一隻杯子，走出大殿，把它放在陽光下，舉起雙手，兩眼對着天空，然後朝四個方向轉了一圈，做了一百種令異教徒們感到神秘莫測的姿勢。做完之後，他讓一位跪着熱切等待治病的病人喝下那杯水。結果毫無療效。和尚剛被當作騙子趕走，這些天主教士就到了。

洪約翰這時進入宮廷顯然有點冒險。四位重臣被召來了，他們自告奮勇地要為皇上嘗試藥效。盛滿酒的杯子和金雞納霜立即被端了上來，皇帝親自攪和了酒與藥，晚上六時，四位重臣當着皇帝的面喝下此藥。他們隨後退下，睡得很好，一點都沒有不舒服的感覺。皇帝一夜心神不寧，在凌晨三時就忙着召見了索額圖親王，在得知他和幾位大臣都安然無恙後，就毫不猶豫地喝下了金雞納霜。那天下午三時，他等待高燒再起，結果甚麼也沒有發生。一天一夜平安地過去後，宮廷裏一片歡騰。[2]

儘管從 17 世紀開始，神甫們的書信中就不時會出現類似這樣生動鮮活的奇跡故事，可給皇帝治病似乎只是天主教神甫們的副業。世界上第一個醫療傳教士的殊榮，可能應該歸於一位名叫 Kaspar Gottlieb Schlegemilch 的醫生，他在丹麥和德國的贊助下於 1730 年到達印度，但一個月後不幸

2 杜赫德編：《耶穌會士中國書簡集：中國回憶錄》（一），頁 290，鄭州：大象出版社，2001 年。

死於痢疾。1793 年，退役的海軍外科醫生約翰・托馬斯（John Thomas）作為浸信會傳教士，隨東印度公司一起到達孟加拉。第一個美國醫療傳教士是約翰・斯庫德（John Scudder），他在 1819 年去了錫蘭。

新教進入中國內地完全是 19 世紀的新鮮事情。1863 年，一個衛斯理教會的傳教士約西亞・考克斯（Josiah Cox）最早進入湖南旅行。十二年後，C. H. 賈德（C. H. Judd）作為中國內地會（China Inland Mission）成員成為第一個在湖南擁有私人財產的傳教士。又過了九年，第一個外國人才被允許進入長沙城。可他這次入城猶如匆匆的過客，無法在長沙城裏長期停留。光輪再轉過十二年，據說在 1896 年，一個叫 B. H. 亞歷山大（B. H. Alexander）的外國人雖多次出入長沙城，卻還只能徘徊在小西門外，在一條船上過着漂泊的生活。[3] 時光的指標就這樣匆匆指向了 20 世紀，直到 1906 年，當湘雅醫院在長沙正式掛牌開張以後，胡美才覺得略略鬆了口氣，因為西醫傳教士終於能在城裏實實在在地安個家了。但這位洋大夫在這充滿「異教」氛圍的蠻荒之地所要經歷的故事似乎才剛剛開始。

## 「醫務傳道」理念的起源與分歧

胡美診所剛開張不久的某一天，門口就出現了一位湖南本地的病人，從他的穿戴打扮和身邊跟着個僕人的身份來看，像是個衙門裏的官員。也許是自恃官階較高的緣故，這病人的脾氣似乎顯得比常人要大。當胡美按西醫的診斷程序把一支溫度計插入他的嘴裏時，病人臉上立刻露出狐疑猜測的表情，繼而情緒變得越來越激動，直到胡美取出溫度計以後，病人的亢奮終於爆發成了大怒。他對僕人大聲叫喊起來：「為甚麼你把我帶到這

3 Young, Theron Kue-Hing, *A Conflict of Professions: The Medical Missionary in China, 1835–1890*, *Bulletin of the History of Medicine*, Volume 47 (1973).

裏來？為甚麼你讓這個洋人把一個硬邦邦的奇怪東西塞在我的嘴裏，你難道看不出來他一點不懂醫術嗎？」接着暴怒叫喊的聲音又提高了音量，迴盪在整個診所：「你難道沒有看到嗎？他只是把了我的左脈。一個郎中如果不兩邊脈都把，他怎麼能做診斷呢？難道左脈和右脈是完全一樣的嗎？他的檢查就像聽故事只知道一半一樣。」[4]

在這官員眼裏只知道「一半故事」的洋醫生胡美，後來終於學會了如何在中國病人面前拼湊出一個他們熟悉的完整故事。以後每次診斷他都堅持把病人兩邊的脈象，因為胡美的心裏非常清楚，當這位官員一腳踏入診所的那一瞬間，西醫傳教士的職能才剛剛開始發生一種變化。

西醫傳教士初入中國時，其服務對象主要仍限於在華的教士。教會醫療活動的開端，目的完全是為了傳教士本身健康的需要。當傳教士散佈於地形環境多變、人文狀態複雜的中國大地時，往往會產生不適應的感覺，經常患病，特別是在急性傳染病流行起來後，許多傳教士幾乎是束手待斃，嚴重影響了宣道的持久能力和傳播效率。在早期傳教史中，傳教士及其家庭成員的死亡率非常高。英國浸信會在 19 世紀 70 年代在山東的五名傳教士中，有兩名病死，兩名因病辭職，只有李提摩太（R. Timoth）一人活了下來。1861 年，美國長老會的蓋利夫婦和丹脫思夫婦來登州傳教，僅僅在五個月內，丹脫思之妻和蓋利先後死於虎疫。[5] 傳教士的健康在全國各個教區普遍得不到重視，使傳教士個人宣教的艱苦經歷經常被賦予某種殉教的色彩。

美國長老會當年的歷史記錄中曾出現過一幕令人戰慄的景象：「登州府自設立教會以來，十年之內，未有醫院，教士有病者若不自己設法醫

---

4　Hume, Edward H., M. D., *Doctors East Doctors West: An American Physician's Life in China*, p.55.

5　陶飛亞、劉天路：《基督教會與近代山東社會》，頁 207–208，濟南：山東大學出版社，1995 年。

治，必無生望。否則坐苫子到煙台求醫施治，故往往有緊急危症，不待旋踵，即病入膏肓，不可救藥者。」即使像郭顯德這樣粗通醫術的牧師也被視為「二把刀」，不可以治君子。有關他的行傳中曾記載：「狄師母雖自備小藥房，以備不時之需，然其中所有不過原料之蓖麻子油，及鴉片樟腦酒之類。學生的痢疾，則以蓖麻油攻之，學生鬧肚子，則以鴉片樟腦酒止之，或有山道年加路迷之類，然不輕易發藥。」[6]

在其他教派的健康狀態報告中，情況也好不到哪去。美國跨教派的海外傳教組織美部會開展傳教活動的最初二十年中，有 45 名傳教士死於國外，還有 31 名因自己或家屬的健康問題而回國。在其他差會的傳教士及其家屬中，也存在着平均壽命明顯低於國內民眾的情形。所以，早在 1824 年，美部會就決定其中國傳道團成員中應有一名醫生。直到 20 世紀初年，一位醫生對在中國宣教的 60% 的家庭健康做調查後仍發現，一半以上的成年人（佔 53%）曾經在中國患過重病，只有 20% 的妻子和 30% 的丈夫自稱身體健康。[7]

缺少與教會專門傳教機構相配套的醫療設施在當時各教區是相當普遍的現象。這與 19 世紀英美新教團體在「醫學」和「傳教」之關係上難以確立一致性的原則有關。在華傳教團體雖然在 1877 年大會上已經確認了醫療在傳教事業中的地位，在大會宣言中也肯定其作用，但各個差會仍對醫治對象是否從教會內部向普通民眾延伸持猶疑不定的態度。如在 1900 年以前，英國的浸禮會差會一直對接納接受過醫學訓練的男女成員非常謹慎，除非他們能明確證明自己具有強烈的佈道熱誠。害怕「醫療」會對「傳教」的主導目標有所妨礙，差會試圖把醫學傳教士的工作限制在諸如「照

---

6　連警齋：《郭顯德牧師傳》，頁 178，上海廣學會，1940 年。轉引自陶飛亞、劉天路：《基督教會與近代山東社會》，頁 208。

7　《中華歸主 —— 中國基督教事業統計（1901–1920）》下，頁 1001，北京：中國社會科學出版社，1987 年。

顧同事們的健康」或「幫助醫療的某些歐洲人和當地人」這樣的狹義目標羣體之中，甚至聲稱「沒有建築也能進行優良的工作」[8]。

類似的看法在西醫傳教士中不在少數。從 1819 年到 1834 年，美部會派遣了七名精通醫術的傳教士到各地宣教。美部會的執行委員會希望這些醫生只將少量的時間用於在當地居民中行醫，主要精力應用於「照料他們的同事」。因此，當伯駕剛剛登陸中國時，其最初的使命仍是在從事傳教活動的同時，照顧美部會廣州傳道團成員的健康。[9]

新教各差會在華進行所謂「醫務傳道」（medical mission）的歷史開始得很早，具體時間大約可追溯至 1835 年 11 月 4 日伯駕在廣州開設「普愛醫院」。據吳義雄考證，關於「醫務傳道」理念的最早闡述也可追溯到東印度公司醫生郭雷樞（Thomas R. Colledge）在 1835 年《中國叢報》上發表的那篇長文。在這篇題為《關於僱請開業醫生作為傳教士來華的建議》的文章中，郭雷樞首先把「醫務傳教」有別於一般傳教的理由，建立在了對中國國民性的特殊理解之上。

在郭雷樞的印象裏，中國人不能理解抽象的真理，卻經常表現得對世俗的或身體上的利益的關注，比對任何旨在提升他們的道德和智慧狀況的努力都更有興趣。既然中國人的民族性與西方的教徒所擁有的對道德的渴求程度和方式有如此大的差異，那麼就需要首先通過改善他們的世俗境遇，來引起他們的注意和贏得尊重，而不是僅僅通過道德感情的直接呼籲。那些僅憑信仰和宣道的熱情直接傳教的傳教士之所以經常失敗，就是因為他們的活動與中國人的特性相衝突，沒有表現出這些真理對他們是有用的。而「醫務傳教」的辦法則可以在中國人當中首先展示出慈善

---

8 陶飛亞、劉天路：《基督教會與近代山東社會》，頁 211–212。

9 吳義雄：《在宗教與世俗之間 ── 基督教新教傳教士在華南沿海的早期活動研究》，頁 294，廣州：廣東教育出版社，2000 年。

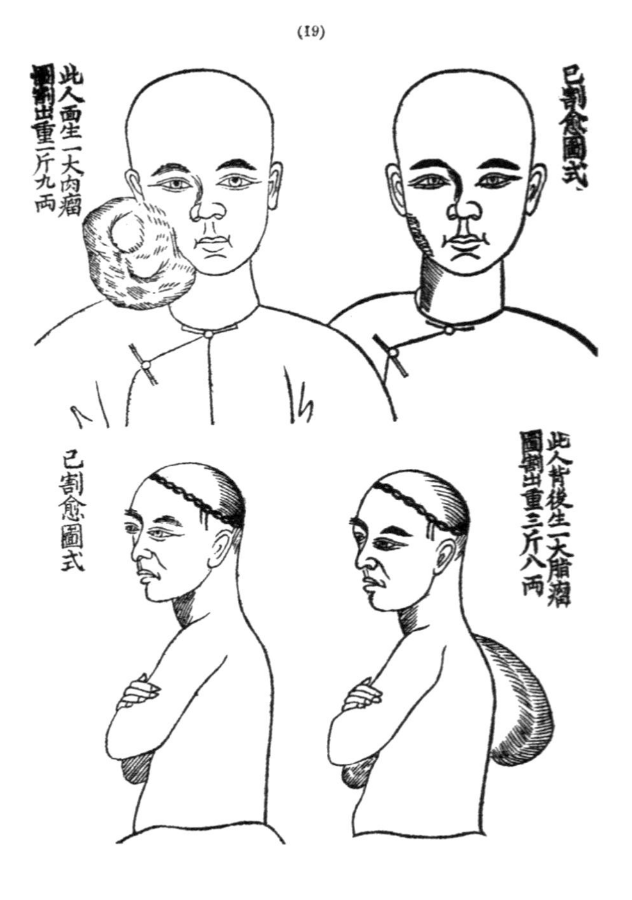


從這張素描圖中，我們可以很清晰地看出一個巨大的瘤子是如何從一個中國人的臉部被割除的。這個「新人」誕生的繪畫形象曾以不同的形式出現在各種場合，在很大程度上喻示着中國人逐漸從「醜陋」的狀態走向「健康」的新生活。（此圖由韓依薇提供）

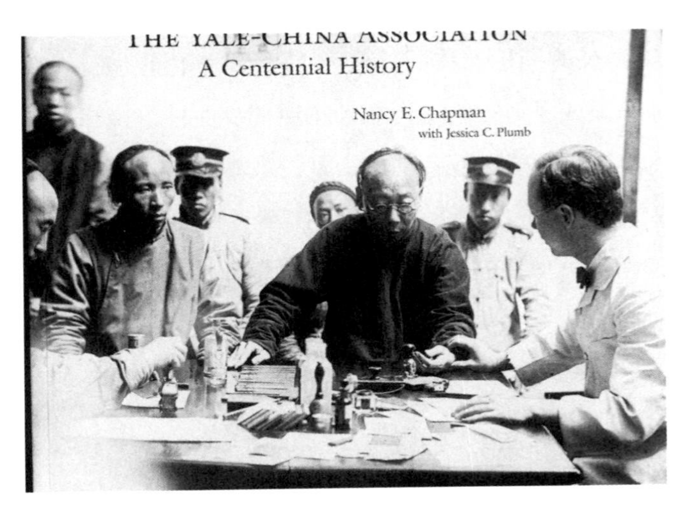


這張胡美醫生把脈的照片中，畫面上不僅有病人，還有軍人和帶着狐疑表情觀望的百姓。我們可以隱約感受到環繞胡美構成的一種緊張和壓抑的氛圍。（選自 Yale-China Collection, Archives, Sterling Memorial Library, Yale University）

和人道的德行，並以此為階梯，漸漸引導他們思考這些德行賴以產生的動機和原則。[10]

「醫務傳道」的理念在幾年之後通過「中國醫務傳道會」的成立得到了系統闡說。郭雷樞甚至開始詳細論證「醫務傳道」能促成與中國的商業和其他方面的交往被置於一個更有利的基礎之上。行醫過程中所得的信息，不僅對傳教事業和貿易事業有着極高的價值，而且有助於對中國人的錯誤思想體系進行革命，進而導致歐洲哲學和科學革命的普遍原理得到發揚光大。[11]

這樣的一個視野顯然已不僅僅把「醫務傳道」理解為傳教士的一種個人行為或宣教的一種特殊形式，而是與西方現代帝國勾畫出的政治、經濟和文化大規模擴張的版圖設計之間構成了相互對應的關係，也開始改寫傳教醫生作為傳教機構附屬的身份和僅以傳教士健康為關注對象的舊殖民歷史。本節開頭所述胡美直接面對湖南地方官員時所發生的傳奇故事，恰恰是這種觀念開始轉型的生動表現。

## 新殖民邏輯與「醫務傳道」的規模化

儘管如此，「醫務傳道」從一種理念發展為一場名副其實的大規模運動還是經歷了一個相當漫長的過程。長期以來，「沒有建築也能進行優良的工作」的認知習慣似乎變成了傳教士進行艱苦拓展的支配性信條和形象寫照。如「醫務傳道」的先驅者、內地會創始人戴德生本人雖是醫生，卻尚未把「醫學」作為傳播基督教的工具而系統地加以考慮，或者認真地把自己的「醫生」身份與「宗教」傳播的關係有意加以聯繫。戴德生從倫敦初

10　吳義雄：《在宗教與世俗之間——基督教新教傳教士在華南沿海的早期活動研究》，頁296–297，廣州：廣東教育出版社，2000年。

11　吳義雄：《在宗教與世俗之間——基督教新教傳教士在華南沿海的早期活動研究》，頁298，廣州：廣東教育出版社，2000年。

到上海，沿江蘇之南、浙江之北進行巡迴佈道時，無論是大城市還是小城鎮，總會經常出現以下的場景：

> 我們按習慣向上帝禱告求福之後，大約早上9時許，便提着輕便的竹凳，離船上岸。找到合適的地方後，我們其中一人便站在竹凳上，開口講述福音。
>
> 這樣大約要講20分鐘，講的時候，另外一人則在旁邊進行禱告，然後兩個人互換位置，好叫剛才講話的人得着休息。這樣過了一兩個鐘點，我們便轉移地方，搬到離原先地點稍遠之處，再次宣講福音。通常大約在正午時分，我們便回到船上吃午飯、團契和禱告，然後再出外工作，直至日暮。[12]

宣教的地點在流動中不斷變換着，有數次甚至是在關帝廟和茶館進行的。[13] 這樣的個體宣教場景可以說會時時發生在許多不同差會的傳教士身上，具有某種共同的形象意義。

在戴德生內地會的拓展版圖中，充滿着類似的巡迴宣教的傳奇故事。19世紀後期，戴德生提出「前進與深入」的口號，鼓動傳教士深入中國內地傳播福音，在生活起居和衣着等方面與當地民眾打成一片，徹底融入社會圈子，求得認同。傳教堂點依據開放城市的佈局，從東向中、從南往北如墨透紙背般地迅速擴散。1874年，戴德生仍覺內地會拓展進度過慢，親自到武昌租房傳教，坐鎮示範，利用其九省通衢的便利位置，指揮內地會西進、南下和北上，甚至試圖派傳教士沿緬甸的伊洛瓦底江進入雲南佈道。

---

12　戴德生：《帶着愛來中國 —— 戴德生自傳》，陸中石譯，頁110，北京：人民日報出版社，2004年。

13　戴德生：《帶着愛來中國 —— 戴德生自傳》，陸中石譯，頁112，北京：人民日報出版社，2004年。

但內地會如墨跡蔓延般滲達四方的宣教攻勢似乎並未使「醫務傳道」的理念在行動規模上得到有效印證，這與戴德生的「醫生」身份好像頗為不符。原因之一即在於「醫務傳教」並未被當作一種世俗的事業經營起來，從而難以達到規模化的水平。

戴德生直到晚年仍持有把「宣教」與「金錢」對立起來的觀念。在談到「捐獻」與「奉教」的關係時，戴德生說：「上帝所要的並不是金錢的奉獻，而是要他們獻身於上帝在外地的工作，或是要他們把比金錢遠為貴重的子女，奉獻給上帝的工作。我認為收取奉獻往往會帶給我們一個印象，以為最重要的就是錢，其實無論怎麼多的錢，都不能拯救一個靈魂，而所需要的，是被聖靈充滿的弟兄姊妹，願意將自己獻身於上帝的工作。」[14]

有一種說法認為，19 世紀的西方傳教士可以劃分為「基要派」與「社會福音派」兩種類型。前者以戴德生為代表，主張醫療衛生等公益事業只是傳播福音的手段，在傳教方法上嚴禁本末倒置，以防歪曲福音純正的本意。而另一著名的傳教士李提摩太則相信神國不僅建於人的心中，也建立在世上的一切機構裏，力求通過社會服務的手段傳達福音。[15] 有人認為兩種方式中前者比較適應農村社會，後者比較適合城鎮，針對中國傳統社會的城鄉分治格局，適應了不同的受體。[16]

其實這樣的分治邏輯在 19 世紀末期變得越加模糊。戴德生的「基要派」理念不重視教育、醫療行為在宣教中的獨立意義，甚至要求只具備閱讀《聖經》的能力即可，導致內地會的資金主要靠自願奉獻，從不舉行募捐活動，收入難以有穩定的保障。但隨着「社會福音派」向農村的拓展，

14 戴德生：《帶着愛來中國 ── 戴德生自傳》，陸中石譯，頁 192，北京：人民日報出版社，2004 年。

15 保羅・A・柯文（Paul A. Cohen）：《戴德生與李提摩太宣教方式的比較》，見林治平：《基督教入華百七十年紀念集》，台北：宇宙光出版社，1977 年。

16 秦和平：《基督宗教在西南民族地區的傳播史》，頁 194，成都：四川民族出版社，2003 年。

廣大基層地區的宣教滲透日益呈現出世俗的特徵，突破了基要派—農村、社會福音派—城市的二元分割格局。傳教模式二元對立的模糊化同 19 世紀末期「社會福音派」的迅速擴散，和「新殖民」邏輯的形成之間逐漸構成了互動態勢的歷史現象有關。

「社會福音派」的起源是美國近代工業化和城市化的直接產物，美國的基督徒試圖運用基督教思想處理 19 世紀中葉以來工業化和城市化所造成的社會和經濟後果，從而號召基督徒應採取面向社會的工作形式以完成重構社會的使命。整個的緣起基本上是一種城市化的運動。這可以從實踐這一設想的第一個社會組織——1872 年成立於波士頓的「基督教勞工協會」(Christian Labor Union) 的性質看出來。協會提出了一系列變革要求，如縮短工作日等。1889 年，約翰・霍普金斯大學的經濟學家 R. 伊利 (R. Ely) 寫出《基督教的社會方面》一書，對「社會福音」(Social Gospel) 這一術語進行完整的體系性解釋，他主張教會必須放棄狹隘頑固的個人化態度，放棄拯救靈魂時局限自己視野的觀點。「社會福音」要求不間斷地攻擊每一個產生謬誤的機構，直到人間變成上帝之城。書中已明確區分出「社會福音」理論與「基要派」的「個人拯救」(individual salvation) 理論之間的區別。[17]

問題在於，「社會福音派」濃重的城市化起源的色彩與美國基於清教基礎的鄉村宣教傳統是相當對立的。19 世紀美國的宣教活動基本上奉行的是清教無形王國的理念，通過鄉村式的社區活動達到個人拯救的目的。在這種國內傳教的背景下，早期到達中國的傳教士也大多來自美國的小城

---

17 有關「社會福音派」之起源的詳細討論，可以參閱查理斯・H・霍普金斯 (Charles H. Hopkins)：《美國新教中社會福音派的崛起 (1865－1915)》(耶魯大學出版社，1940 年)，又見勞倫斯・D・凱斯勒 (Lawrence D. Kessler)：《社會福音與基督教對中國的衝擊：江蘇東部教會的一個個案研究》，見林治平：《基督教與中國現代化國際學術研討會論文集》，頁 594－595，台北：宇宙光出版社，1994 年。

鎮和鄉村地帶。初期醫學傳教士活動的個體性和醫院診所規模的狹小性都說明了這一特色的延伸狀態。而「社會福音派」的行動拓展顯然證明傳統個人的鄉村個體宣教不足以支持基督教秩序的生成與鞏固，不足以適應傳教規模及其相關事業的擴大。於是「社會福音派」在中國就演變成了一種從城市波及農村的擴張性運動。「醫務傳教」作為「社會福音」的主要分支，也隨之實現了「規模化」的轉型。

「醫務傳教」形成一種「規模化運動」顯然不僅意味着一種單純觀念的轉換，而且與更為複雜細緻的經費籌措等經濟資本活動的成功運作密不可分。

個人化的社區鄉村傳教可以通過有限的差會經費和教徒奉獻得以維持生存，而「社會福音派」所具備的在教育、醫療領域的擴張性卻需要持續的資本投入才能維繫其規模。各種商業運作專家和世俗科學組織的投入使「社會福音」更與大規模的資本主義經濟運營方式建立了聯繫，甚至宣教日益變成了一種旗號，或更像一種絢麗的外殼包裝。一些大規模的宗教振興運動在海外的拓展越來越依賴於大批資金和捐獻的支持，如 20 世紀初興起的世俗者運動（the laymen's movement）、學生志願運動（the student volunteer movement）等都越來越與大量的金錢和資本的流動建立起了關係。這些新型運動大多數依靠基金會或雄厚捐款的支持，參與者已很難具有 19 世紀傳教士那樣相對純淨的宗教情懷和追求，而更多地具有世俗的功利考慮。

在 19 世紀的傳道醫生中，曾有不少人深信，如果少向人募捐金錢，多些倚靠聖靈的能力和注重我們屬靈生命的深度，那麼摩西的經歷便會成為每一項基督教工作的共同經驗。[18] 由於深沉地信奉上帝會垂青安排好既有的人間秩序，內地會的傳教士幾乎處於完全被動接收捐贈的狀態。戴德

18 戴德生：《帶着愛來中國 ── 戴德生自傳》，頁 192，北京：人民日報出版社，2004 年。

生在接手寧波福音醫院時，由於醫院經費主要來源於診治外國人所得的藥費，前任離去後這筆收入來源即告中斷，經費日益窘迫，唯有倚靠聽人禱告信實不移的上帝，好像從未設想採取別的主動募集資金的辦法。就在面臨金錢漸罄、山窮水盡之際，他卻突然收到了朋友自英國寄來的信，當中附着一張五十英鎊的支票。戴德生把這奇遇歸結為祈禱讚美上帝的結果，也由此更相信被動依賴上帝仍然能發生奇跡的慣性思維。[19] 在戴德生的自傳中，也記錄着 1866 年 2 月 6 日這天，收到了 170 鎊 8 先令 3 便士時的歡愉心情。「因為除了上帝以外，我們並沒有向人求助過。」[20] 他說。

20 世紀的情形就完全不一樣了，醫學傳教士不但要主動尋求經濟來源以支撐日益龐大的醫療網點的開支，而且日益形成和強化着傳教網絡規模擴大與金錢資助成正比的合理化理由。他們相信，只有把世俗的利益與崇信上帝的目標實現更好的結合，才足以應付向中國基層社會進一步滲透時不斷出現的各種複雜需要。醫療網點的擴大與宣教勢力的大規模擴張密切相關。據教會自己對宣教師駐在地數字變化的統計，全國宣教師駐在地中，12%創設於 1880 年以前，40%創設於 1880 至 1900 年義和團起事之間，48%創設於 1900 至 1920 年之內。數字表明，後二十年內增設的新駐在地幾乎和以前的總數相等。下列的數字展示更是顯得意味深長，1900 年以後創設的新駐在地中，三分之二是大差會代表創建的，不是普通無宗派小差會的事功。1900 年以後創設的 337 處駐在地中，由小差會創建的不到 100 處。[21]

這些統計數字表明，由分散的個體宣教為主導形式的小差會傳道模式日益受到挑戰。20 世紀初，各大差會為了協調宣教事業，提出了著名的

19　戴德生：《帶着愛來中國 —— 戴德生自傳》，頁 175，北京：人民日報出版社，2004 年。

20　戴德生：《帶着愛來中國 —— 戴德生自傳》，頁 192，北京：人民日報出版社，2004 年。

21　參見《中華歸主 —— 中國基督教事業統計（1901－1920）》中，頁 572。

「協和」理念，即進一步在空間和組織上聯合分佈在不同區域的教派，具體操作主要就反映在教會隸屬的教育和醫療事業之中。中華基督教教育會和中華博醫會的創辦，即開始在財政上實施「協和」行動。在醫療方面的表現是各個差會開始集中資金合辦醫院和醫科學校。如北京協和醫科大學是由差會聯合會和洛克菲勒基金會合辦，福州協和醫學校是由公理會、英聖公會和美以美會合辦，華西協和醫科大學由英聖公會、英浸禮會、美浸信會、倫敦會、豫鄂信義會、加長老會、北美長老會和南美長老會合辦。「協和」理念支配下的醫療事業都擁有雄厚資金作為支持。在各省著名的 20 所醫科學校的預算統計中，全部預算是 2,199,992 元（鷹洋），而以協和名義辦的醫校預算就高達 810,000 元。醫校的辦學資金也日益多元化了。除政府常年補助金外，有的醫校或醫院也嘗試與地方士紳合作，以吸納地方社會的資金，如雅禮醫學專門學校即吸收中國士紳參加。[22]

下面是 20 世紀初「醫務傳教」過程中山西汾州府發生的一個故事，從中可以了解到西醫傳教士在資金使用方面如何處理與地方社會的官員及士紳的微妙關係。1918 年前後，汾州最大的醫院開始了建院選址和徵用土地的工作。從院址選擇包括了三十塊大小不同的分散地皮就可看出醫院規模之大。院址的選擇目標還包括一口供水用的深井。由於三十塊地皮分佈零散，與官府和普通民居相互重疊交叉，在徵用土地的過程中，西醫傳教士不得不運用不同的策略跟形形色色的地方人物打交道。

地皮的三分之一屬於當地政府，本由一個舊軍事衙門所使用，後來在義和團運動後轉歸地方財政稅務局控制。但地方官也是局裏的成員，沒有經過他的允許，根本無法得到這塊土地。這個官員以經常把輕罪犯人定成死罪而聞名於地方，在當地中國人的眼中猶如難纏的「魔頭」。最突出的例子是，一個十六歲的孩子僅僅因為打架就被他判了死刑。

---

22　《中華歸主——中國基督教事業統計（1901–1920）》下，頁 949–952。

事情進展得果然不順利，當財務部門把出讓土地給醫院的公文提交太原府的省內首腦時，他們的批覆是，贊同把土地作為禮物送給醫院。醫學傳教士即以這封信作為擁有土地的證明，可過了一陣子卻沒有了消息，在詢問過一些當地與傳教士關係不錯的人後才得知，按這裏的規矩，私下裏付一些錢還是必要的。傳教士最終向地方衙門付了 600 美元作為給政府辦教育的經費，但這筆錢卻莫名其妙地被退了回來。沒有人能說清問題究竟出在哪裏，只是傳說地方官覺得傳教士們財大氣粗，所以要價 1500 美元出賣這塊地。教堂裏的朋友建議乾脆付了這筆錢，另有一些並不公開與教堂來往的士紳朋友則建議不要妥協，也不要使蠻力對抗，而是想辦法採用間接迂迴的解決方案。

這一年，迫使地方官就範的機會來了。猩紅熱以非常猛烈的態勢襲擊了汾州的兒童與成人。西醫傳教士打電報給北京負責公共健康問題的內務部門，要求全力支援防疫工作。地方官卻到處在城裏張貼出奇怪的藥方以抗衡西醫。這劑藥方包括女人的腳趾甲、竹髓、臭蟲，藥方中說只要把它們統統碾成粉末狀，噴灑進喉嚨，就能抑制猩紅熱的流行。這劑藥方被上報到了北京的衛生部門，不久，地方官就被當作「迷信」的典型，遭到了嚴厲的譴責並被處以重罰。也許是生怕自己會丟掉烏紗帽，這位官員對西醫傳教士的態度馬上發生了根本變化。「因為我們是唯一能救他的人。」起草這份報告的傳教士寫道。這件事在財政部門流傳開之後，地方官在一次會上公開表示說：「如果我們接受了 1500 美元，這只是件很小的事情，小到不足為外人道。可如果我們捐獻了這筆錢，卻意味着辦成了件大事，隨着歲月的流逝，它將不會被忘卻。當大醫院落成後，我們就能說，我們幫助建成了汾州最宏偉的建築。」在這次講話後不久，地方官便親自送來了契約。

舊衙門的土地就這樣得到了滿意的解決，可問題並沒有結束。離這塊土地不遠的地方還有四塊不屬於醫院的土地，其中兩塊地中有水井。一開始，臨汾的西醫傳教士按正常手續購買了其中一口井的使用權，這引起了不滿和訴訟。案子捅到了地方官的面前，他弄濕大拇指的末端，按在簽字上看一看說，契約是假的。就這樣，錢被退給了傳教士，井被判給了另一個人。這個人已完全意識到了這塊地對於傳教士的重要性，價錢越漲越高。緊鄰傳教士居所的另一塊地是屬於一個想要從他們身上發財的人所有，因為從建院位置和擁有水井這個條件看，它是最有價值的一塊。

西醫傳教士立刻展開了新的攻關行動，除了一位中國醫生之外，他們設宴招待了醫院所在街道上的所有頭面人物。街道上一個政務首領的親戚，腹部重達 85 磅的腫瘤被醫院切除了，病人離開醫院時連衣服稱起來，只有 76 磅重，他悄悄告訴傳教士當地許多人慣用的伎倆。於是西醫傳教士們開始慢慢利用本地有影響的人物去說服那些麻煩製造者，用平價收購了這兩塊地皮。剩下的另外兩塊土地是作為鄰居的垃圾場而被使用着，其所有權的歸屬無人知曉。街道首領友好地表示，他們將負責給出這兩塊地的一紙契約，如果所有者出現，他們將負責用公款另外安置他們。作為回報條件的是，他們想要在街道的一頭建一座牌樓，上面刻上醫院的名字，據說這樣可以起到避邪的作用，以保佑整條街道免遭匪劫。[23]

汾州的故事告訴我們，20 世紀初的西醫傳教士不但擁有雄厚的資金做後盾，越來越遊刃有餘地擴大以醫院為中心的醫療社會網絡，同時他們也比以往更加熟悉當地社會運轉的潛在規則，並能更加嫻熟地利用這些規則來達到擴張和滲透的目的。而對這些規則的熟悉則顯然得益於「社會福音派」成為主流之後，對宗教與世俗界限的模糊處理。

## 醫院作為福音傳播的空間

那麼，「醫院」空間對於中國人來說到底意味着甚麼呢？剛到湖南時的胡美對此的體會恐怕是最深的。

---

23　Chou, Fen, *Special Medical Number*, October, 1919, pp.11－22.

胡美是以「醫生」的身份來到長沙的，門診剛剛開始接待病人後的兩個星期，一個病人的出現就把胡美逼到了苦悶尷尬的境地。這天，一個學生被匆匆抬進了診所，病情嚴重到了必須要住院治療的程度。情況發生得如此突然，此時病房還沒有準備好向病人開放，全部的病牀仍然散亂地放在後院進行清洗和消毒。胡美馬上在候診室的後面支起了一張牀，牀上沒有彈簧，只有一個按湖南本地的習慣用纖維繩子織成的牀墊，男孩的母親隨身帶來了鋪蓋和被褥，想讓他睡得舒服一些。

病人呼吸急促，臉泛紅潮，渾身發熱。檢查完胸腔和白細胞後，發現他得的是大葉肺炎。可當時沒有一個受過訓練的護士在身邊，除了一名苦力。男孩的母親自然留在牀邊進行看護，在監督之下對他進行藥物治療和餵食，苦力則盡力在旁邊幫忙。第一個夜晚，男孩就是在胡美、母親和苦力的看護下度過的，可第二天他的病情並沒有好轉。到第三天，男孩的病情進一步惡化了。

第三天早晨，苦力剛進診室就「撲通」一下子跪在了胡美的面前，把雙手絞握在一起，樣子像一個祈禱者。他語調急促地請求胡美趕緊把病人送回家：「先生，您是個很聰明的人，但我知道我們街道上的人正在說些甚麼。我知道他們的想法，您不明白，先生，如果他死在醫院裏，您以前在這裏做的所有工作都將白費。」胡美為這個請求所激怒，一時說不出話來，一陣陣沮喪的情緒瀰漫開來之後，他出於苦力了解鄉民心理的原因接受了這個建議。當擔架被抬進長沙狹窄曲折的街道裏時，跟在擔架邊的胡美心中突然湧起了一種強烈的失敗感，覺得在可以嘗試用現代醫學對抗病痛的情況下，卻輕易地就放跑了第一個住院病人。沒有專業護理，沒有適當的滋補品，這個可憐的孩子就被放回到那個難以想像的環境中，胡美好像怎麼也無法原諒自己。

他把自己的苦悶告訴了國文老師劉先生，劉先生的意見如下：「如果你讓男孩留下來，將會犯一個愚蠢的錯誤。如果他死在我們新醫院的病房裏，這個城市的全體民眾都會反對你，他們也許會襲擊醫院並摧毀它。更為糟糕的是，死亡的消息將散播到每條街道，甚至全省的每個角落。在這個保守的省份裏，西醫的進展步伐將倒退回去。」甚麼原因呢？在鄉民的生活中，靈魂回到那個居留地是最重要的：「當中國人死亡後，屍體會停放在家裏等待靈魂的歸來，如果死亡發生在家庭以外是件很嚴重的事情，因為漫遊在外的靈魂找不到身體停留的場所。靈魂期待着重返身體，身體就像一個『棲息的閣樓』，等待着靈魂的返回。」[24]

「身體」在死亡的時刻能夠給靈魂提供一個棲息之地，在胡美醫生這個外來人看來，劉先生似乎恰恰表達了中國人認為「身體」和「靈魂」之間只存在一種臨時性關係的看法。為甚麼只是在死亡的時刻靈魂才需要身體來裝載它呢？在聽完劉先生的解釋後，胡美一定會悄悄地問。

胡美是以「西醫傳教士」的身份到達中國的。與普通醫生有所區別，西醫傳教士在中國所扮演的角色實際上遠不止於醫學意義上使身體從疾病狀態復原到常態，還主要表現在要處理「身體」與「信仰」的關係：一是通過輸入近代西方醫學體系治癒肉體疾病，即對生物體進行控制，這一層面是工具性的；二是以肉體痊癒為介體傳播宗教信仰，此為最終目的。

不過在「胡美們」看來，「身體」的復原只不過是成全一種持久「信仰」的步驟而已，這種信仰是滲透到生活中能夠改變一個人的精神狀態的持久力量，這完全不同於中國人看待「身體」與「靈魂」的那種功利態度。這種持久力量的獲得可以通過多種途徑達到，一種是經過純粹屬靈式的宗教行為，一種是經過世俗的行為作為中介來實現。前一種是「基要派」的傳教策略，後一種是「社會福音派」的變通方式。

西醫傳教士與早期福音傳播者的歧義點表現在他們多棲身於醫院與診

---

24　Hume, Edwaard H., M. D., *Doctors East Doctors West: An American Physician's Life in China*, pp.61－62.

所的氛圍之內。與此同時，與西醫傳教士的二重角色相協調，醫院和診所的空間又呈醫學與宗教既分割又對應的二元組合狀態。正如一份傳教報告中所說的：

醫院在其中佔甚麼位置呢？它的位置很重要。醫院和教堂總是密切聯合，正是建築物的格局表明了建立教堂才是主要意圖。大禮拜堂和它的旁廳居於正中，男子醫院、女子醫院和學校緊密圍繞着它。作為醫院，我們在教會的職分在於展示上帝對病人的慈愛，對他們宣講基督，並樹立我們所有基督教同人們的信念。

醫院對擴大教會隊伍的另一個貢獻在於，對一些人來說，醫院是荒漠中的甘泉和蔭庇。它或多或少地為男女信徒提供了一個保護所，在這裏他們可以發展基督教信念，在一定程度上遠離身邊異教的不良影響。對基督徒而言，普通的中國社會至多不過是沙漠。對其中一些人而言，它可能成為真正的熔爐，只有道德最堅定的人能在其中前行。這意味着絕大多數人需要一個有基督教氛圍的機構。[25]

與這些西來者的想法不同，在中國人的眼光裏，所謂「西方醫院」完全是一個神秘的所在，在他們的印象中，醫院和那些黑乎乎的尖頂教堂像怪物一樣，完全突兀地切入了他們原本平靜的日常生活中，它與傳統社區的隔絕狀態往往會引起外人的許多猜疑。因為中國人自古並沒有把病人委託給陌生人加以照顧的傳統，中國人的治病程序是以家庭本身為單位，病人身體的治癒是依靠外請的醫生，但護理程序的最終完成是在家庭空間中實現的。更不用說，醫院根本又是教堂的一種自然延伸，對教堂的陌生感

25 *A Glimpse into the Borden Hospital: Extracts from Drs.Rees' and Pearce's Report*, China's Millions, November, 1935.

受會很快延續到對醫院的看法上。正因如此，為了打消中國人進入醫院空間的疑慮，醫院的傳教行為都會儘量向人情化的方向努力。

與西醫傳教士宗教優先的角色定位相適應，一般醫院中都會為初來就診的病人刻意營造一個有利於福音傳播的精神氛圍。醫院裏一般都有較為固定的宣講福音的儀式，候診室常常變相地被改造成教堂，佈置得較為舒適。有時西醫傳教士會出示一些簡單有趣的教義問答手冊和圖片，促使人們思索健康與宗教的關係。比如山西南部的一所教會醫院，每年平均接待兩千位新病人，病人入院時先要登記，然後會被引進作為教堂的候診室，室內常有一兩位佈道人迎接病人的到來，並請他們喝茶休息。當病人的注意力被漸漸轉移到牆上的禱文和《聖經》宣傳畫上之後，這些佈道人就會利用閒談聊天的機會，向他們宣講《聖經》的道理。佈道人還會在桌上有意展示一些《新約》節本和宣道手冊。據西醫傳教士回憶，有大量的病人購買宗教宣傳品，在醫生診病開始前的半小時，教堂內常舉行一種宣教服務，一般說來，傳教士本人因醫務繁忙，只能投入部分精力傳播福音，醫院中往往會僱請一至二名專司宗教的中國人。[26]

針對住院病人的具體情況，醫院內每天下午都有病人可自願參加的教堂祈禱儀式。晚飯後醫院職員在相聚祈禱後分散到每間病房，手持《聖經》課本及《約翰福音》或《約翰三書》等進行宣教，這些課本均用大號字中文印刷，職員們花上二十分鐘到半小時講解《聖經》大意。病人住院時間一般為十六天，在他們離院時，傳教士們總希望病人帶着十六日的上帝恩澤與精神信息而去。

---

26 Hoyte, Stanley, *The Gospel in the Hospital and Its Results*, China's Millions, January, 1923. 我們在其他醫院可以發現類似的情況，請參閱 *Annual Report, Scott Thresher Memorial Hospital*, Kakchieh, Swatow, 1934, p.8. 又如在寧波紀念醫院的一份報告中，曾具體提及病人學唱讚美詩的歌名，如《基督熱愛我》、《有一片快樂的土地》和《眾人之上有位朋友》等等，參閱 *Evanglistic Notes from Hospital Report, The China Medical Journal*, Vol.XV, July, 1901.

這所醫院有兩名專職傳道者，每天在各病房間巡迴視察，無論何時只要發現哪位病人顯露出對《聖經》的興趣，他們就會花費一些時間與這位病人待在一起，不厭其煩地陪同他閱讀、談心和對他進行講解。傳道者還通過教學基督讚美詩的方式，把娛樂與福音灌輸連為一體。正如一位傳教士所形容的那樣，如果你徘徊於這所醫院周圍，你會聽到整個醫院裏充滿了病人的歌聲，他們一遍遍地反覆歌唱直到每個人都能背誦下來為止。[27]

由於病人中大多數人是文盲，而要接觸福音和《聖經》必須學會簡單的識字方法，一些傳教士為此傾注了不少心血。1929 年滄州醫院的一份報告，特別介紹了當地醫學傳教士發明的一套漢字注音系統（phonetic script）。這個學習系統首先會教導病人讀一點識字課本，課本內容包含有簡單的《聖經》道理。以後再選擇部分《新約》內容進行教授，這段學習時間根據病人的知識接受能力從三天到三個星期不等。這套方法使得病人可以用一套包括 70 個印刷體的語音符號去與複雜困難的漢字相對應，這樣，任何人都有希望能逐漸自學認識漢字。這份報告還專門介紹了一位名叫余慧生（Yu Huiseng 譯音）的病人在被治癒後，專門留在醫院推廣這套識字注音系統。余氏本人就是通過這套系統毫無困難地閱讀全部的《新約》，他僅在 1927 年一年的時間裏就教會了 88 個病人使用這套方法。[28]

關於醫院內的佈道方式和程序，各地的教會醫院均有自己頗具特色的一套方法，如漢陽教會醫院的傳教士就提出像通過「耳門」一樣通過「眼門」把福音傳給病人，一幅畫、一卷零散的書頁都將幫助病人理解佈道人的觀點。醫院內有一個習慣，在每次手術前和每個療程的開始都要進行短

27　同上。

28　*Report for the Year 1927*, *Roberts Memorial Hospital*, Tsang Chou, Chihli-China, Tientsin Press, pp.11–15.

暫的祈禱。在另一份報告中，有的病人承認傾聽祈禱是他考慮做一名基督徒的第一動因。[29]

漢陽醫院在每天下午兩點半會定時進行宗教服務，這時大部分病人還在牀上，屋內總會安排一些座位以便於其他病房的人參加活動。活動的題目早已被系統地加以安排，內容包括基本的《聖經》講解等。院內備有三十份不同程度的每日讀本，包括耶穌的生活、死亡與復活的文本。醫院的計劃是，如果病人待上一個月，他將系統學到《聖經》的初步知識，如果病人待上兩個月，就會再次接受一輪訓導。在每月的 10 號、20 號和最後一天，醫院內均有幻燈服務，每幅幻燈片配置了文字說明，有的幻燈片就是為配合諸日課程而放映的。在每月的最後一天，當福音題目講到耶穌受難和死亡時，醫院的同工就會專門放映相關的圖片，以加強震撼的效果。在另外兩個晚上，除了正規講解《聖經》故事的幻燈片外，也放映一些與世俗內容有關的影片包括喜劇片等。與整個的宗教儀式相呼應，漢陽醫院的門口也時常有小販在叫賣宗教書刊或向出入的病人發放《聖經》。[30]

醫院一方面擁有自己的小教堂，同時也與地方教堂保持密切的聯絡，比如安慶的格雷斯（Grace）教堂與著名的聖詹姆（St. Jame）醫院就維繫着頻繁交往的關係。聖詹姆醫院有八名醫生、十二名醫學畢業生和五十名學生護士，每年治療四萬名病人。醫院和教堂的聯繫表現在以下幾個方面：首先，格雷斯教堂是醫院職員的教堂，三十位醫生護士和其他同工職員是基督教集會的會眾成員。第二層聯繫是，醫院中福音傳播工作是由格雷斯教堂的成員來承擔的，這包括每天的佈道活動與教義小冊子的散發，以及在病房診所內與病人進行的牀頭講道工作。當病人離開醫院後牧師會想辦

29 Main, David Duncan, *How Best to Present Christian Truth to Our Patients*, *The China Medical Journal*, Vol.XXVII，May, 1913，pp.156－175.

30 Main, David Duncan, *How Best to Present Christian Truth to Our Patients*, *The China Medical Journal*, Vol.XXVII, May, 1913, pp. 156－175.

法跟蹤其形跡，使病人繼續接觸當地的教會和教堂。第三層聯繫是，格雷斯教堂會儘量動員病人進入教堂參加活動並與之建立固定的交往。其結果是，有相當數量的病人在宗教服務與聚會中受到聖靈故事的感動而皈依。這種情況表明，醫院與教堂在身體與心靈控制角色上有可能做出明確的分工。[31]

醫院中宗教空間的營造有時會採取相當靈活的形式。北部中國有的醫院教堂佈置成茶樓模樣。有一所醫院甚至本身就是一座茶樓，它有一個用覆蓋有緋紅色旋渦飾紋的木柱搭成的院子，院子的一側鑲有摩西十誡，另一側寫有基督主禱文。茶室中放置一些竹椅，環境佈置得優雅明亮、華麗舒適，是一種既是教堂又是休息室的空間格局。人們路過此地可卸下重擔，落座飲茶，邊飲邊聽佈道者問答式的傳教演講在說些甚麼。佈道者總是徘徊穿梭於休息者之中，通過親切自然隨意交談的方式傳播福音。[32]

醫院中諸日進行的儀式性或隨意性的佈道固然可以和醫療過程相配合，在某些病人身上達到肉體與精神雙重再生的效果，但大多數病人的住院週期只有一到兩個月，如何使肉體治癒後的病人在失去宗教氛圍監控的條件下沿襲精神上的自覺信奉，便成為營造醫院宗教空間的佈道者們苦心構想的關鍵環節。山西某所醫院構想出一個跟蹤佈道的方法，當病人離開時為其專門製作一張卡片，上面寫有姓名、年齡和家庭住址、住院時間以及關於其疾病情況的若干解釋，包括他是否已痊癒還是部分得到治療，卡片中專有一格有關病人對福音態度的短暫介紹。

傳教士自己承認：「對許多人來說，我們不得不指出他們並沒有顯示出任何特別的興趣，但是仍有相當數量的病人似乎明白了福音中的信

31 The Rev. Edmund J. Lee, *Introducing Grace Church, Anking, The Spirit of Missions*, September, 1925.

32 Porter, H. D., *The Medical Arm of the Missionary Service, The China Medical Missionary Journal*, Vol.IX, December, 1895.

息。」[33] 環繞醫院方圓約四天旅程之內都有傳教站，當他們接到病人歸鄉後的卡片，會對病人進行家訪。有的醫院在病人出院後，在遞送給當地佈道者的每一封信中都留有一頁空白，要求他們接信後簽出一張收條，內中述及一些對病人的希望並託人帶回醫院，以便保持福音傳播的連續性。[34]

儘管醫院佈道者花費了很多心思在醫院外為病人展佈精神修煉的渠道和網絡，可是他們自己承認這種跟蹤服務仍是一件異常困難的工作。據相關報告的估計，到 20 世紀初，全國仍有 50%以上的醫學教會沒有實施這方面的計劃，那些承認有此計劃的醫院則大部分實施得不夠完善和有諸多缺點。[35] 有的醫院則承認出院後的病人追蹤工作只能在城裏與郊區範圍內進行，再遠則無力顧及。[36]

由此可推知，醫療語境中宗教空間的構建與擴展仍可能會受制於本土因素，這一看法可以清晰地在對滄州醫院的描述中得到驗證。

## 滄州個案

19 世紀末到 20 世紀初，在河北滄州附近方圓七八個縣的範圍內，曾經分佈着二三十個基督教的傳教站。每一站都有用於宗教禮拜祈禱的日常聚會地點。這個地區當時只有一所大醫院，是由倫敦會的西醫傳教士佩爾（Arthur D. Peill）醫生創辦的。據醫生的父親為其所編的書信集中所述，佩爾和天津一位叫羅伯特的醫生（Dr. Roberts）曾一起在這個地區巡迴傳教且成績斐然。值得注意的是，他們的人是以西醫傳教士的身份參與傳播福音

33 *Twentieth Annual Report of the Ponasang Missionary Hospital*, Yale Divinity School Special Collections, March, 1892.

34 同上。

35 Main, David Duncan, *How Best to Present Christian Truth to Our Patients, The China Medical Journal*, Vol.XXVII, May, 1913, pp.156－175.

36 同上。

的，並希望其巡迴佈道能通達滄州的每一個角落。佩爾以此類形式傳教大約是在 20 世紀初（1905 年以前）的一段時期，可是似乎好景不長，由於醫院中病人的急劇增加，西醫傳教士的科學功能被迫凸顯出來，傳道時間和精力也隨之被大大壓縮。佩爾曾為此感歎道：「總部的工作範圍在不斷擴大，需做手術的病人擁擠不堪，數字不斷增加，工作人員的全部力量都要投入到醫院的需要之中，外面的巡迴站逐漸被遺棄了。」[37] 鑒於西醫傳教士兼有雙重身份而無法專司傳道之職，佩爾醫生提出一個培養醫學佈道人員的折中構想，即巡迴傳教的日常系統通過醫生和他們的助手與主幹和分支醫院聯繫在一起，以保持有效的工作能力。[38]

醫學福音傳播者的訓練一般是與大城市的醫學院相互配合。佩爾選派一些中國人去北京等大城市中的醫院進行學習，希望他們能分散到主幹和各分支醫院中去傳播福音。[39] 這些中國人一般與地方教會有密切的關係，其不同則是他們從醫學系統被派往地方診所進行工作。[40] 佩爾的構想對於西醫傳教士的角色變化具有轉折意義，這主要體現在兩個方面：一是西醫傳教士終於確立了自己不同於一般傳教士的福音傳播途徑和網絡，那就是以醫院為宗教精神訓練的集體空間，而不是普通傳教士對世俗領域的滲透與控制。這雖然在空間範圍內縮小了福音活動的伸縮半徑，但比較清晰地劃定了醫學傳教士的準確位置。二是大量起用中國人專司傳播福音之職，以後我們將會看到，這固然起着加快基督教在中國本土化的速度的作用，提高了醫院傳教的效率，卻也會使西醫傳教本身的宗教角色功能趨於退化，以致失去原有的用意。

37 Edited by his father Rev. J. Peill, *The Beloved Physician of Tsang Chou: Life-Work and Letters of Dr. Arthur D. Peill*, F. R. G. S. E, London: Headley Brothers, 1906, pp.19–256.

38 同上。

39 同上。

40 同上。

佩爾醫生把滄州醫院營造為宗教空間的構想，無疑在現實中有過一定的功效。滄州醫院中，病人通過宗教程序和氛圍的持續薰陶而改變自我信念的實例可謂屢見不鮮。佩爾曾評論一位病人說，他「注意到了整個醫院同工之間的和諧與精神上的相互說明，其精神狀態和他所接觸的氛圍極其不同，他被我們的祈禱方式所震撼，開始模仿我們按早中晚的方式進行祈禱」[41]。佩爾在這裏評述的是病人在行為方式上的變化，而沒有談及他的精神狀態與以往的差異。在作為宗教空間的醫院裏，病人等於要經過「生物體」與「精神體」的雙向治療，所以我們要首先加以辨析的是，病人精神狀態在醫院內外的變化是醫療效果本身的支配力量還是基督宣教的控制結果。

下述實例表明，有的患者轉而信奉基督有可能僅僅是因為把醫療結果直接簡單地歸因於基督的神秘力量，信奉暗含功利性的考慮。也就是說，這喚起了對中國本土諸神顯靈的一種傳統記憶。如一位患早期癌症的老人入院治癒後感歎：「那人肯定是個上帝，我來這裏時間不長就已痊癒，而且沒有感到甚麼疼痛。」[42] 儘管傳教士在這則故事後加以評點道：「這位老人在邊治療邊佈道的過程中獲取了兩點思想：一是真實的上帝是一種精神，二是那些尋找上帝形象的人必須對其頂禮膜拜。」但我們始終無法判斷老人的「上帝」意念與傳統神靈信仰的區別何在。再如一位病癒後成了熱心基督徒的男人告訴傳教士，他信奉基督教的首要原因是因為當他自己無力支撐時，只有耶穌是一個可以把孩子安全託付的對象。[43]

另一個值得深思的現象是，並非每一種疾病的治癒都能立竿見影地促成信仰的轉變，只有如白內障之類疾病的治癒較易對精神狀態造成巨大衝擊。傳教士們曾多次引述此類例子。如一位著名的魔術師，其眼盲嚴重干

41 同上。

42 同上。

43 同上。

擾着他的生活，當他在滄州醫院經手術恢復視力後，其處境也從黑暗走向光明，由此他變成了福音的忠實聽眾。一天，這位老魔術師猶豫地詢問，是否他的生活方式與基督徒的身份是不相容的，醫學傳教士消除了他的疑慮，並乘機告知他一些基督教義。在出院以後的時間裏，人們聽到他在開始表演時常用演說的形式向環繞周圍的人羣講述自己從眼盲到被治癒的經過，向驚奇的聽眾宣講傳教士和基督教的好處。[44]

然而，同樣是治療眼盲，我們可以從一則滄州基督徒的故事中發現，中國本土的巫醫互滲律如何仍持續地在自稱已受洗為基督徒的中國人身上顯現。這則故事說的是一位婦女長期患有慢性眼病，導致視力模糊又極度不適，以後發展到幾乎眼盲。也就是在這一階段中，她的眼睛進一步受到熱心卻又無知的基督徒的傷害。據鄰居們說，這個地區有個基督徒曾用驅魔除妖的方法成功地治癒過病人，這種方法實則是在精神恍惚狀態下的一種巫術體驗。在鄰居的影響下，患病的滄州婦女請到了這個異人。在作法過程中，自稱基督徒的這個怪人號稱使用耶穌所用之法，他先往地上吐口水，用唾液和泥土黏合成人體形狀，然後擦進這位婦女的眼中。結果可想而知，病婦的視力不但未見好轉反而變得越來越壞。當傳教士們巡行至這一地區時，這位婦女剛剛住院治療，她的眼睛雖不可能馬上徹底恢復，但已有了明顯好轉。在離院之前她感到非常愉快，希望將來視力會恢復得更好。[45]

這則故事表明，即使對於已受洗的基督徒而言，其對基督徒真諦的理解是否真能擺脫傳統話語的控制也是很難加以確認的。同樣的問題是，通過生物體控制的醫療程序是否真能使病人超越肉體軀殼的制約而達於傳教士企盼的宗教精神的理想境界，也是相當可疑的。

---

44　同上。
45　同上。

由於在西醫傳教士的頭腦中，耶穌作為精神象徵的神跡是通過生物體疾病的治癒得以顯現的，這兩種奇跡的差異性當然會在西醫傳教士頭腦中有明確的界分。可是一旦把兩種貌似統一的神跡表現有目的地通過醫院空間加以灌輸時，卻很容易在病人頭腦中發生混淆和裂變，從而最有可能出現兩類情況：其一，由於宗教與治病幾乎同時進行，病人常常混淆生物體與精神體奇跡顯示的真實作用，即使信教，病人也極易直面醫療效果決定取捨，信教與信醫既取決於直觀表現又無法判然二分。宗教信仰正如韋伯所云，其表現出的內在狀態在性格上是一時的，擁有特殊的所謂「無責任性」。[46] 其二，由於醫療治癒的效果十分明顯，反而掩蓋了其為宗教神跡做註腳的工具性作用。在這種情況下，病人就會止步於對肉體奇跡的驚詫之中而淡化對精神本質的探知興趣。

關於第一點，有以下病例可以為證。1905 年 11 月 13 日的夜晚，滄州婦女醫院發生了一幕有趣的場景，早晨剛送進醫院的一個可憐女孩被截肢後，到晚上由於受寒氣侵襲而瀕臨死亡。醫生已作了最壞的打算，除了進行必要的檢查和服用一般藥品外已感無能為力。這個女孩由於慌亂恐懼而沉默不語，根本無法在語言上進行溝通。醫院的學生們決定以祈禱代替交談，他們馬上投入行動，在病房內為這女孩大聲祈禱。兩個學生面對女孩整整祈禱了兩個小時之久，直到深夜兩點，女孩的臉色漸由疑惑轉為欣喜，並開始要求進食。按傳教士們的結論是：「她的生命發生了重要轉折。」[47]

斟酌這一結論，我們似乎仍然不能從女孩的生命轉折中確認是醫學

46 韋伯：《宗教社會學》，康樂、簡惠美譯，頁 201－231，台北：遠流出版事業股份有限公司，1993 年。

47 Edited by his father Rev. J. Peill, *The Beloved Physician of Tsang Chou: Life-Work and Letters of Dr. Arthur D. Peill*, F. R. G. S. E, London: Headley Brothers, 1906, pp.19－256.

控制的力量還是宗教精神的感動在起主導作用，抑或是二者相互協作的結果。不可否認，在作為宗教空間的醫院中，不是憑藉醫療奇跡的科學顯現，而是獨立依靠宗教福音宣示的依託力量所構造出的精神氛圍的衝擊，也確實使某些病人的精神受到控制而發生轉變。在本節中，我們仍可舉出發生於滄州醫院的一例故事作為佐證。

1901 年，當佩爾醫生回到滄州時，發現一個男孩由於肘部和胳膊的疾病面積擴大而不得不採取肩膀以下的截肢手術以挽救其生命。手術過後幾天，他已完全恢復，可以繼續返校上課。然而，不久起於腳部的腫瘤威脅到了截肢後的殘部，這個男孩又被迫重新進行治療。他的健康激起了地方基督徒的愛心關懷，其健康恢復總是作為祈禱的核心內容之一。醫院採取加進補藥、以氯仿刮擦、用夾板石膏固定等方法盡力進行救治，治療持續了很長時間，收到了部分效果。可是按照基督教規範的標準來衡量，這孩子顯得過於頑皮，經常幹一些違禁之事。醫院中對他的祈禱仍在繼續，而且越來越誠摯和動人，原先是為他的疾病，後來則是為其心靈。按照當時的觀察，這個男孩性格漸漸地變化了，從自負、不服教導和不值得信任，變得謙恭有禮、禮貌有加，其健康在耶穌的庇護下恢復了，最終成為一個新人。[48]

從此例看來，男孩生命的重獲與性格的轉變似乎分屬於兩個過程，特別是肉體治癒之後的精神更新似乎完全與醫學程序無關。這段敘述也可以明顯使人感受到醫院作為宗教空間在道德與倫理層面上的監控能力。

## 「余先生」的故事

下面這則故事的主角「余先生」在傳教士們的眼中是個頗具個性魅力的人，他是一位出色的中國學者，又是名門後裔。1900 年以前，余氏曾被

48　同上。

傳教士收留並戒除了鴉片，只是鴉片的誘惑力實在太大，迫使其反覆多次仍半途而廢。他的傑出口才和既纖細又慷慨的心靈使其聞名於當地，也為他招來麻煩。余先生作為一名中國儒生，曾表示希望用最普通簡易的方法獲取基督教的一幅真實圖像。正因如此，每年地方性的宗教聚會都會在他的心靈中攪起些許波瀾，但余氏卻令人不解地拒絕參加更多類似的集會。儘管已受洗多年，他雖有資格在教堂領取聖餐卻拒不接觸作為聖餐的麪包，也不飲象徵聖血的酒水。

從感覺上來說，他的信仰並非全身心的、純粹的，他的服從是有條件的，他人的勸導只能給他帶來煩惱與不適。在這思想劇烈衝突的過程中，一連數個星期余氏感到十分沮喪，內心既焦灼又痛苦，他自己形容說：「那感覺好像總是有顆釘子穿在鞋子裏令人坐臥不安。」可他決定仍不放棄舊念，並把他自己堅決送給了「魔鬼」。「他的困難並非源於不信，而是他不想向上帝投降。」[49] 佩爾解釋道。

在莊嚴的晨間服務中，中國傳道人楊先生多次試圖通過祈禱聖靈，用其感染力來克服余氏的精神反抗，但收效甚微。一天，當一次福音的集會結束後，楊先生和兩三個醫院的學生留下來，看看能否做些努力使余氏受到感悟。隨着時間的流逝，到深夜時，他們已覺一無所獲而無可奈何，只好決定離開了。楊先生最後說道：「好吧，在分手之前，讓我們做最後的祈禱吧。」出於禮貌，余先生也跪下和大家一同祈禱，他咬緊牙關自語：「沒有任何力量能改變自己。」然而當人們的祈禱聲如波浪般漸次波及余氏時，一種爆發的聲音終於從他的嘴脣裏噴湧而出。在斷斷續續的、間歇性的氣喘聲中，余氏高聲向上帝祈禱，拼命叫喊着讓上帝饒恕自己，懺悔多年犯下的罪過。在他強烈的爆炸式的感情表達下，旁觀者無不動容而感到欣慰。

經過這次情感體驗的大震盪之後，余氏在醫院星期一晚上的一個日常

49 同上。

聚會中，對其思想的衝突做了一番自我詮釋和描述。他解釋說困難不在於信仰的深度如何，而在於怎樣抵禦心靈的裂變。他下定決心抗拒聖靈是因為意識到投降將意味着甚麼，害怕服從上帝後將發生不可測的結果。惡魔在此間已向余氏展現出可獲取的無限榮耀以換取余氏的投靠，可是如果他選擇了上帝，魔鬼將會不斷追蹤他並施之以煩惱與痛苦。余氏說他被撒旦纏住了，許多為他祈禱和給他告誡的人都將為撒旦所憎恨。他由此不斷嘲笑醫院的學生們對上帝傾注的熱情。他形容說，人們的心靈信仰正如被煎烤的餅一樣，有從內部烤焦的可能，這不是上帝之聖靈而是神經病的徵兆，他雖深知聖靈的存在，卻拒不跟隨於它。

余氏思想變化的過程非常具有戲劇性。當學生們為自身之罪大聲懺悔時，余氏表面上和他們一樣熱情地高聲誦讀，但是他的心靈卻堅定地向任何懇求與警告關閉。當讀到「事情總被聰明所誤而應返璞歸真」時，他會默念：「對，我是一個聰明人，因此這與我無關。」當楊先生在星期天早晨的宗教服務中說「對於一個世故的頭腦而言，接受上帝是不可能的」時，余氏會馬上暗示自己：「我就是一個有世故思想的人，我不想領悟上帝的精神。」當人們帶他到婦女醫院參觀，讓他親眼觀察沉迷於福音真理之中的人所發生的令人驚奇的變化時，儘管他承認聖靈也許對自己並無危害，心中劇烈的情感衝突仍使他咬緊牙關，拒絕祈禱。就在轉折出現的這天晚上，當時間悄然逝去時，只有中國式的禮貌最終拯救了他，他畢竟隨眾跪拜了。當他又如往常一樣力圖抗拒這精神洗禮時，一種並非自己能控制的無形力量迫使這位不情願的祈禱者的心靈之門開啟，聖靈贏得了勝利。余氏驚奇地站在這種掃蕩了他心靈壁壘的奇異力量面前，懷有一種敬畏虔誠的感覺。

敍述到此，余氏說他在同魔鬼的戰鬥中感到十分虛弱，當他的欲望被克服後，頓感一陣痙攣貫通全身，酷似惡魔之靈已經撕裂了他，為了使他滯留下來，直到現在他還沒有確認已征服了罪惡，只是好像覺得自我已經死亡，同時惡的欲望也隨之飄然而去。余氏用生動的語言描繪着這神異的宗教體驗，表現得如此的安詳謙恭。他講述着如何有兩個面孔交替出現，一個是敵人的面孔，充滿了凌人的狂暴和仇恨；另一個是耶穌的臉，充滿了同情和博大的愛，使人們嚮往着用美好的願望去讚美上帝。余氏以充滿激情的話語作結：「當上帝用手觸摸我時，我希望低下頭獻出我自己，做上帝希望我履行之事。」[50]

余氏的由抗拒到崇信的過程充滿着一種心靈歷險的感覺，而最終的崇信是一種劇烈的「善」與「惡」對峙的心靈衝突，雙方的力量甚至可以被具象化。從這則故事及其他滄州醫院的個案中我們可以確知，病人在醫院中是有可能獲得某種神秘的宗教經驗的。獲得的途徑可以通過直接的醫療手段，也可以與醫療程序相分離，純粹依靠醫院中宗教空間的力量。一般說來，宗教經驗的獲取是達於宗教信仰的先行條件，同時其獨特體驗的多元化特徵也是最難以用理性把握的對象。

對滄州病人宗教體驗的概括可以從魯道夫・奧托（Rudolf Otto）的看法中尋找到根據。奧托認為，就上帝道德深層的神聖性而言是不可言喻的，是無法靠理性來認識的。宗教經驗不僅僅是一種獨特的情感，更準確些講，還是一種由諸多情感交織而成的情結。這種情結往往以多種形式湧現出來。他描述道：「這種神奇情感的出現，有時猶如一場和緩的潮汐連綿而來，使一種深深敬仰的安寧氣氛遍佈整個頭腦。它也許繼而變成一種更穩定、更持久的心靈狀態。這種狀態可以說是連續不斷地、令人激動地使心靈得到激勵，產生共鳴……它也許驟然之間伴隨着痙攣、挾帶着驚厥自心靈深處爆發出來，或許還會帶來強烈的刺激，叫人欣喜若狂、心醉神迷，以至於出神入化。」[51]

50　同上。

51　Otto, Rudolf, *The Idea of Holy*, London: Oxford University Press, 1958, p.12. 譯文轉引自張志剛：《貓頭鷹與上帝的對話：基督教哲學問題舉要》，頁 168，北京：東方出版社，1993 年。

為了印證這種體驗，我們還可舉出一例滄州醫院祈禱會活動以做比較。1906年1月7日（星期天晚上）是滄州醫院例行的祈禱會。佩爾醫生曾經生動地描述了參加活動之人的現場感覺和表現：「一種負罪的感覺慢慢滋長蔓延和擴展，其中一位婦女醫院的護士流着眼淚大聲哭喊起來，要求得到上帝的原諒。周圍的人受到感染跟着哭起來，似乎在一瞬間，整個房間裏都充滿了懺悔的聲音，如大海的咆哮。有的人涕淚滿面，其感情爆發是如此強烈，以至於在他膝蓋一側積成一個小水窪，其場面給人印象之深非語言可以描述。」[52]

總括而言，作為宗教空間的滄州醫院對入院的病人和同工均有一套相當完整的信仰訓誡程序，這類似於韋伯所說的「儀式性救贖」。但是這種儀式性的控制是否真能從本質而非形式上確證中國人的信仰，則不僅是一種具有普世性意義的心理或生理的感覺和體驗問題，而且還關涉着本土文化的接受策略。

## 修復身體還是救贖靈魂？

剛進入中國境內時，西醫傳教士對自身角色作用的認知與限定仍大致沿襲了16世紀的新教話語，即視醫學為宗教中介的「工具性理念」。如蘭布斯（Walter R. Lanbuth）就指出，身體一旦經過西醫傳教士的神秘觸摸，將成為聖靈的殿堂，這個世界最大的需要是一位能使靈魂與肉體合一的牧師，肉體的健康之重要在於它是活着的上帝精神的住所。[53]

倫敦會的傳教士在對1903年滄州醫療工作進行評估時，有一段話頗

---

52 Edited by his father Rev. J. Peill, *The Beloved Physician of Tsang Chou: Life-Work and Letters of Dr. Arthur D. Peill*，F. R. G. S. E, London: Headley Brothers, 1906, pp.19–256.

53 Lambuth, Walter R., *Medical Mission: Twofold Task*, New York, Student Volunteer Movement for Foreign Missions, 1920, pp.42–43.

可表露其心跡。他說：「醫學傳教士（medical missionary）和醫生（medical man）遠非同義詞，醫學傳教士遇到的是一個『病人』（這個病人有雙重含義，包括身體和靈魂）。」[54]

醫學傳教士不是簡單地以治癒疾病為終極目的，「他也幫助恢復日漸喪失的能力（包括靈魂感受上帝的能力）」[55]，所以治病對於西醫傳教士而言具有一種神秘的象徵性的魔力作用。在西醫傳教士看來，對所謂「真理」的追求絕不應止於肉體由疾病復原至健康狀態，因為肉體的生命只是精神超升的基座。基督精神「只能通過他在肉體中的生命給予真理（truth）以一個新的基座，使之服從於一種全新的力量」[56]。

全新生命的鍛造是通過治癒疾病為精神轉變提供一個新型的住所得以完成的，對病體的控制變成了崇信的前提。西醫傳教士大多確信他屬於一個生活的世界，這個世界應該與上帝的計劃相聯繫，上帝的計劃與人的需要相連接，每個相信上帝的人都會分享它。因為「從耶穌誕生到現在，治癒疾病的神聖藝術是贏得冷淡和公開敵對的人承認其真理的最有利手段。醫學傳教士憑藉他專業的有力實踐，比牧師的說教更為雄辯」[57]。

就耶穌本身而言，他也並未越出自己通過奇跡顯示神性的方式，他並不企圖證明任何事情，耶穌展示的是父親般的形象和生命的活力，在憐憫生命的過程中，他給予自身的真實性格和神義感召以完滿的證明，他的治癒奇跡表露出對人的熱情和愛。[58] 在現代科學的背景下，西醫傳教士尤其應該進行考量的是，如何使世俗的醫學理性與超越的宗教終極關懷有機地

54　Edited by his father Rev. J. Peill, *The Beloved Physician of Tsang Chou: Life-Work and Letters of Dr. Arthur D. Peill*, F. R. G. S. E, London: Headley Brothers, 1906, p.155.

55　Lambuth, Walter R., *Medical Mission: Twofold Task*, New York, Student Volunteer Movement for Foreign Missions, 1920, pp.42–43.

56　同上。

57　同上。

58　同上。

協調，同時又要提防作為表象的世俗理性最終吞噬或模糊基督教的精神內核與目標。然而，當西醫傳教士一旦進入中國社會，他面臨的並非一種個人自我的選擇，而是異域社會的羣體接受策略。異邦的「土著們」似乎寧願青睞於表象行為的立竿見影，而很少願意深究表象背後的精神體驗如何定位。病人們的取向顯然越來越影響到西醫傳教士們的治療態度，也使「胡美們」對中國人在接受身體治療之後，是否能接受和持守被灌輸的「信仰」越來越沒有信心。

雒魏林（William Lockhart）曾經明確指出，如果在「俗人」與「牧師」的雙重角色關係之間進行選擇，那麼醫生應首先是一個俗人，因為他認為，本土人是否信任你，關鍵在於你是否真正幫助他們，而肯定和信任的程度則基於其專業資格的好壞。把信念的灌輸寄予在健康的恢復上，才能使信念被賦予價值。醫院中的佈道應儘量減少喋喋不休的說教，從而與傳教站的職責畫出界線。[59]

不過，這樣一來焦慮就出現了，許多西醫傳教士自一登上中國的海岸，就始終無法處理好如何使治癒身體疾病與規訓宗教信仰的雙重任務處於平衡狀態的問題。在第一個登陸中國的西醫傳教士伯駕的身上，就已嚴重地表現出了這種焦慮。他很清楚地意識到自己對傳教職責的疏忽，卻又感到無可奈何。他在一封信裏寫道：

> 昨晚我閱讀了教會給我的指令，我不無難過地發現，在我心中潛滋暗長的對中國病人和死者的興趣，的確在一定程度上偏離了教會的指令……我對醫藥和外科實踐非常着迷，我不知道如何從中解脱出來。

59 Lockhart, William, *The Medical Missionary in China: A Narrative of Twenty Years" Experience*, London Hurstand Blackett Publishers, 1861, pp.117–119.

伯駕所提到的教會指令是這樣說的:「你可以應用你的醫藥和外科知識,你有機會緩解病人身體的痛苦。你也將盡己所能,讓他了解我們的藝術和科學。但是,千萬記住,你必須只專心照顧那些可以接受福音侍奉上帝的人。你的醫療知識和科學精神都是可敬的,並將貢獻於在中國的傳教事業,但你不得讓它干擾或取代自己作為傳道人的宗教職責。」

伯駕被深深困擾着。1835 年 6 月,他經歷了「精神的黑夜」,只得日夜在密室哭告。他把自己的犯罪感寫在日記中:「每週我都急於醫治所有病人的身體,但至今還沒有喚起他們的靈魂對天國的渴望。」最後,他寫下了自己的懺悔:「我比俗世的醫生有更多的精神信仰,然而作為基督的信徒、牧師和傳教士還遠遠不夠。」

1836 年 5 月,新醫院的工作動盪不安,伯駕又寫道:「我有充沛的體力為無數病人治療,但我沒有足夠的時間同病人交談,讓他們有更多的機會了解我來到他們中間的使命。因而我必須更加警惕,以免自己被魔鬼撒旦所引誘,忙着治療人們的身體,卻讓一些靈魂被他所掌握。」[60]

平時工作量之大使伯駕不堪於雙重角色的重負也許是一個突出原因。西醫傳教士被迫面對的是這樣的事實,相較於他每天在專業工作方面投入的時間和精力而言,他很少有機會去指導和干預福音傳播的努力,每位傳教醫生投入宗教性事務的時間和精力也是很不一致的。在一次宗教會議討論中,有的醫生建議每天投入一半時間專門接觸病人,在病房內的直接宣教工作則交給中國的專門傳道人。有的醫生說,原來花了很多時間佈道,隨着醫務工作的繁重程度的增加,這類工作大多為學生接替了。[61]

在另一些西醫傳教士看來,與一般傳教士的福音傳播策略有所不同,

60 Young, Theron Kue-Hing, *A Conflict of Professions: The Medical Missionary in China, 1835–1890*, *Bulletin of the History of Medicine*, Volume 47(1973).

61 *Medical Evangelism Conference Discussion*, *The China Medical Journal*, Vol.XXIX, July, 1915, pp.241–243.

西醫傳教似乎更側重於從行動中體現愛（love in action），所謂「活出基督來」的意念使耶穌也轉換成了醫學程序中可控制的一個符號與影像，這樣一來，行動的天秤就會急劇向科學的工具理性傾斜。非常典型的一個現象就是在西醫傳教的過程中，耶穌本身開始得到越來越多的注意，教義的訓導則被擱置在了第二位，最後鐘擺終於擺向了極端，醫療傳教的話語蛻變成了從「關於耶穌的宗教到耶穌的宗教」（religion about Jesus to the religion of Jesus）[62]，教義的宣講和體驗的目的轉變成了耶穌神跡在醫學中的世俗表現。

按我個人的理解，所謂「耶穌的宗教」，就是儘量使之傾向於一種世俗生活的行為趨向。比如通過情景的移入，使耶穌以凡人身份對象化於人類的病體。「耶穌的再現」與醫療過程是密不可分的，傳教士必須站在病人立場上行事，正像耶穌站在尋求其幫助的那些人的位置上一樣。

有的傳教士曾經明確示意了這一過程：「我們必須記住，耶穌本身教導我們，因為我們能夠像對待他一樣對待他的人類兄弟。我們每一個病人的需要都代表着耶穌本人的需要，這種需要並不少於耶穌對我們的需要。當我們做一例癌症的手術時，是耶穌躺在手術台上，我們難道為這些病人會比為耶穌本人做得更少嗎？當病人發生骨折時，那是耶穌的腿斷了，我們能忍心使他成為一個跛子而殘廢嗎？傷寒病人在他們命若游絲時，當他們因發高熱而痛苦、皮膚因病痛而乾裂時，我們應視其為耶穌即上帝之子在受折磨。」[63]

在西醫傳教士的信念裏，耶穌是全部又是在全體之中（Christ is all and in all），耶穌在全體之中的表現可能體現為一種相當世俗化的病體治癒過

---

62 Somervell, T. H., and D. J. Thompson, *Medical Missions Today*, Livingstone Press, London, 1944, pp.3–8.

63 同上。

程，同時「它應該超越愛和同情、善心或拯救的欲望」，把耶穌提供給世界是他的中心工作，這項工作必須達到新的境界，也即超越世俗事物本身。到此為止，醫學傳教士已經陷入了自設的陷阱。他們自問：「我們該怎樣把耶穌提供給世界，而不是僅僅依靠跟隨其自身選擇而服務於受難者呢？」換言之，西醫傳教士該如何在理性治療（rational treatment）行為中體現宗教的價值而避免停留於世俗無法超升的慈善層面？[64]

雒魏林在區分俗人和牧師角色時，提出了一個宗教功能的實現途徑問題。那就是醫療過程本身能完整地體現上帝的恩澤，還是在醫療過程之外要額外進行福音的灌輸？雒魏林曾經不樂觀地認為，一個人企圖承擔雙重責任的努力幾乎肯定會歸於失敗。一個勤勉的醫學傳教士應在其全部時間裏開掘其職業，把他的精力貢獻給醫學和外科實踐，除非在沒有人擔任牧師傳教的情況下，他才出來佈道，這種角色與正統傳教士有所區別。

## 靈魂拯救為甚麼總是失望大於希望？

事實證明，傳教士雖付出了很大努力，結果卻似乎並不理想。其癥結在於，當西醫傳教士完成病人的身體治療，同時又希求在身體之外的靈魂層面拯救對方時，無法有效地檢驗對身體——靈魂雙重治療的效果。就身體治癒而言，有一系列近代科學的標準作為驗證的依託，而宗教信念（faith）則是趨向於不可見之世界（unseen world）的力量，沒有有形的標準加以控制。

醫學傳教士一般認為，如果缺乏信念的支撐，那麼科學設備和全部的人類治療技藝將面臨失敗的危機。然而，醫學治療的成功卻很難通過制度化的有形方式證明是一種宗教信念的勝利。西醫傳教士最大的擔心就是病人把科學的成功與宗教信念的影響截然拆開而導致對醫學效果的直觀迷

64　同上。

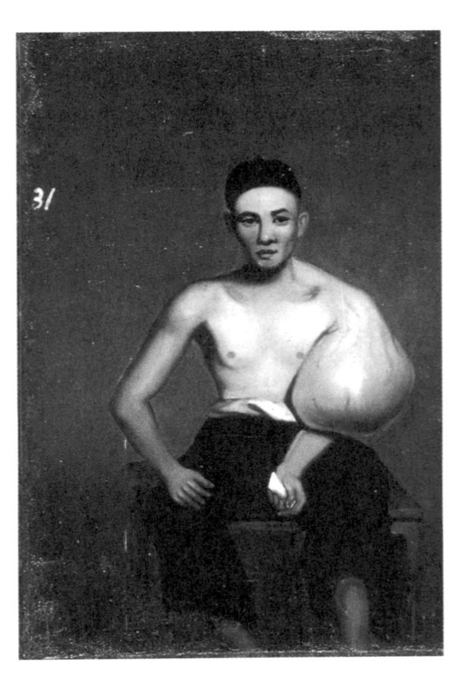


這張林華繪製的油畫名為「鮑阿星（Po Ashing），23 歲，約作於 1837 年，油畫，24×18 英寸」。選自耶魯大學醫學院庫欣／惠特尼醫學圖書館（Harvey Cushing/John Hay Whitney Medical Library）的藏品。

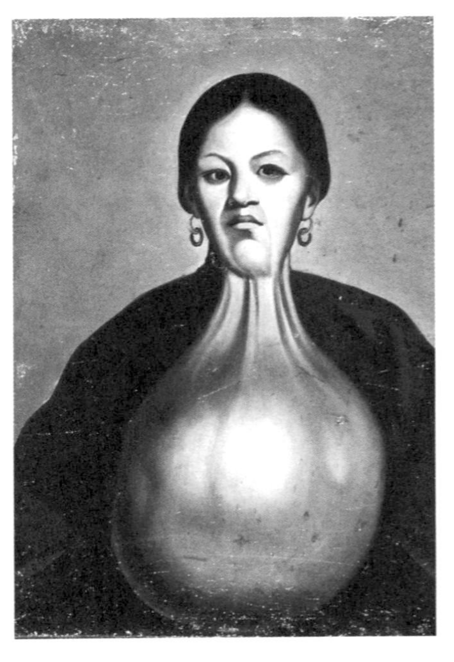

這張林華繪畫名為「楊舍，20 歲，約作於 1838 年，油畫，23×18 英寸」。選自耶魯大學醫學院庫欣／惠特尼醫學圖書館（Harvey Cushing/John Hay Whitney Medical Library）的藏品。

戀，最終失去了對宗教信仰的認識，失去了靈魂拯救的機會。他們也普遍認為，中國人直觀崇信醫療效果而拒絕深層次的精神洗禮是與其文化背景有關的。

比如，醫生們普遍覺得中國病人在治病時缺乏耐心，總是希望在最短的時間內治好疾病，否則就會靠不斷地變換新醫生來證明療效，這同樣使他們難以有耐心來培養對基督的信仰。這就迫使西醫傳教士總是不斷地提示別人一兩次治療是很難奏效的，並隨之暗示信仰培育的艱難：「人們大多因身體的疾病走進醫院並且希望醫生會治癒他們。但身體的治療就夠了嗎？疾病痊癒事情就結束了嗎？再沒有其他應該做的了嗎？病人們再沒有其他需要了嗎？朋友們！你們的病被治好之後，就不可能再重新患病了嗎？你們從沒有考慮過自己靈魂的健康嗎？主耶穌是『道成肉身』。如果你們聆聽祂、盼望祂、信仰祂，祂就會治癒你、救贖你、保佑你。那就是說，你們的靈魂，因為信仰主耶穌，將享有天國的喜樂。」[65]

許多西醫傳教士在福音傳播過程中感到沮喪和失望，因為通過醫療工作幾乎沒有甚麼人被真正引向基督，病人的痛苦被解除了，對醫生的偏見消失了，但是直接導致靈魂知道「唯一真實的上帝及他派遣的耶穌之人則少之又少」[66]。有的傳教士認為其真正緣故是醫院中缺乏專業傳播福音的人員，實際上更重要的原因尚在於本土文化環境所起的抗拒作用。傳教士普遍認為，中國本土的宗教缺乏感情（feeling）色彩（有的傳教士說中國人「hasn't the life」），不容易使人身心交融地達到透悟的感覺。中國人對道教和佛教的崇拜是一種空洞的儀式，「在偶像面前持續地出現亮相似乎是宗教的唯一目的」[67]，埃爾希克拉克（Elsieclark）寫道。

一位女傳教士切尼（Monona Cheney）判斷說，她在五歲時比大多數七十歲的中國人更能「理解精神上的事物」，因此她用「狹窄的物質主義」概括中國宗教產生的背景及其形式。[68] 當中國人接受基督教時，傳教士們總是擔心他們用一種錯誤的精神歪曲了真諦。在傳教士的印象中有許多證據表明，中國人常常把基督教聖禮簡單加於道佛行為儀式之上，就自以為完成了根本性的轉變。耶穌被許多人當作神秘的偶像加以崇拜，祈禱

---

65　*Gleanings from Hospital Reports*, July, 1936.

66　*Evangelistic Work in Hospitals*, *The China Medical Missionary Journal*, Vol.XV, July, 1901.

67　Hunter, Jane, *The Gospel of Gentility: American Women Missionaries in Turn-of-the Century China*, Yale University Press, 1984, p.187.

68　同上。

和基督精神蛻變為一種有用的工具，甚至成為世俗政治協調社會秩序的手段。

在山西，一位地方官員甚至在衙門裏設席宴客，向傳教士熱心請教在監獄中如何佈道的方法，並想廣為推行。一位傳教士很有信心地發現這位詢問佈道之法的官員在尋求「真理」方面繼續有所進步，他一直閱讀《聖經》，不斷向傳教士請教問題。然而，也就在感恩節這一天，這位官員在一項福音服務中建議，全體農民都應該成為基督徒，原因是他發現基督教使人們對動物的態度比以前更為友善，他說若果真如此，地方官當起來可就要輕鬆多了。[69] 由此可見，這位地方官員對基督教的試探態度絕非出於一種精神上的整體認知，而是出於相當功利的世俗權力控制的需求，在他那裏基督教成為監控社會秩序的中介物。

一些傳教士也認識到，在中國，基督信念作為一種理性的選擇是在儒學範圍內進行的，中國本土信念缺乏對罪惡的懺悔、悲傷和把基督作為救世主的欣喜，對他們而言宗教很難成為「個人事務」[70]。一位醫學傳教士在參加完新年祭神儀式後問了一個問題：這許多人是實際上祭祀那泥神（mud god），還是他們僅僅簡單地把它作為一個「精神意義的象徵」（symbol of spiritual significance）[71]？

韋伯曾經認為，如中國祭神活動的這種禮儀性救贖，極易將信徒限制於旁觀者的角色或被動性操作上，儀式參與者的心境可能在一剎那變得虔敬，從而確證了救贖，但這種所謂內在的狀態性在性格上總表現為是一時的，並且具有特有的「無責任性」，在祭禮過後——好比傾聽一場彌撒或

69　同上。

70　同上。

71　Hemenway, Ruth V., M. D., *A Memoir of Revolutionary China, 1924–1941*, edited with an introduction by Fred W. Drake, The University of Massachusetts Press, 1977, p.39.

觀賞一齣神秘劇後，其對行為方式的影響幾乎是微不足道的，其中缺乏產生出某種確證要求的內在動機。[72]

以前述的滄州個案來驗證韋伯的這一宗教社會學結論，儘管仍可找出一些具有宗教經驗的有說服力的例證，但似乎不見有「救贖確證」（certitudo sulutis）的完整表現，即對生活態度有意識地持有一種持續性的統一的基本立場。比如有的鴉片吸食者經治療後戒掉毒癮皈依基督，可是不久毒癮復發，他又會拋棄信仰重歸吸食者的俗眾行列。又如滄州那位以巫術治眼病的基督徒肯定也未達到救贖確證的最佳狀態。

基督的形象與本土偶像經常混淆是西醫傳教士面臨的又一難題。在山東的一位傳教士福特（Graw Ford）在登州傳教時就被認為是聖人孔子的化身，鼓動人們向善。羅林森（Frank Rowlinson）有一個很精闢的觀點，他認為在中國，基督教被人們所接受並非其神學在起作用，而是其產生好人的能力。[73] 例如，貴州一個得腫瘤的病人專門找到廣州傳教士醫院，當腫瘤被切除後不久就恢復了健康，他回家之前寫了一封感謝信，信中說：「我將和我的朋友們回貴州了，回家後，我將每天燒香點蠟，向地磕頭，回謝神聖的基督和上帝及上天的莊嚴崇高，我將把他們的名字寫在紙上廣泛向眾人傳播。」[74]

信裏涉及三個概念：基督（Jesus）、上帝（God）和天（Heaven）並列而提。這實際上並不證明他已真正信奉西方基督教，而是摻雜着原始多神崇拜的痕跡。正是在他離開之前，傳教士曾欣喜地評論道：「他的身上已顯

---

72 韋伯：《宗教社會學》，頁 201－231。

73 Rawlinson, Frank, ed., *The Church as Revealed in the National Christian Conference*, Shanghai: Oriental Press, 1922.

74 Lockhart, William, *The Medical Missionary in China: A Narrative of Twenty Years' Experience*, p.169.

示出基督宗教並不僅僅是一個外在的表面化的儀式，而是要努力使之成為真正傳遞基督精神的手段。他內心要真正崇敬真實的上帝，而非像崇拜偶像那樣用燒香點蠟的方式搞成儀式化的東西。」[75] 然而，病人上述的表達卻與此結論正好相反。

在西醫傳教士們的眼裏，肉體拯救是走向靈魂救治的第一步，而非終極手段。中國人則認為肉體痛苦與精神作用無關，精神與肉體的救治不存在根本的歧義和差別，也不存在宗教規定意義上的層次遞進。這樣一來，肉體的直觀救治恰恰堵死了宗教福音的傳播途徑，因為科學的直觀衝擊引起的震撼恰恰與中國人注重行為功能的實用傳統不謀而合。

大衛・詹森（David Johnson）曾指出，在中國文化表演中，強調行為而非教條，強調權威而非邏輯，強調歷史而非理論。詹森在研究中國目連戲的過程中，發現目連戲之所以具有感官衝擊力，是因為舞台與現實的距離通過表演而抹平了、消失了，強烈的現場感是功利作用的表現形式。目連戲中反映出的「真實」為表演所掩蓋，變得不甚重要。[76]

身體的治療也可視為一種「儀式」，這種儀式的現場感是第一重要的。當治癒的結果出現時，它是一種極其逼真的現實表演，而西醫傳教士所認定的這種現場表演後面的基督精神存在的真實性則成為次要的了。由此我們可以理解，為甚麼科學在中國極易演變為一種宗教式的尊崇，因為科學的儀式化表現更具有實用的與現實接近的特徵。

「醫務傳教」中對「科學」角色的無意識強調，是和「社會福音」觀念的

---

75　同上。

76　Johnson, David, *Actions Speak Louder Than Words: The Cultural Significance of Chinese Ritual Opera*, From *Ritual Opera Operatic Ritual*, "*Mu-Lien Rescues His Mother*", in David Johnson, ed., *Chinese Popular Culture*(Chinese popular culture project, 1989).

傳播及主流地位的確認有關。社會性福音行動的拓展已證明傳統的個人資源不足以支持基督教秩序精神的鞏固，不足以適應傳教規模及其相關事業的擴大。傳教士發現自己必須既和傳統的福音慈善機構協調與競爭，又要適應漸趨社會化的基督教秩序的挑戰。他們被迫越來越多地為世俗的事業留下更多的位置，甚至有些宗教組織都不敢公開打出傳教的招牌。

比如湖南的湘雅醫學院是由聞名於世的「耶魯—中國計劃」所實施的重點工程。但如論者所云：耶魯精神在 20 世紀已被詮釋為一種教育功能的含義，宗教的內核則被微妙地忽略或有意地被抽換掉了。耶魯精神突出教育顯然是為了迎合中國新政的世俗需要，這十分突出地反映在「耶魯—中國計劃」英文名稱的爭議與改動上。「耶魯—中國計劃」的英文原有名稱是 Pioneer of the Yale Mission in China，後來卻被改動成 Pioneer of the Yale-in-China。[77] Mission 被去掉的原因明顯是要突出此項計劃的教育功能，而迴避正面的宗教宣傳。

「社會福音派」的理念也影響到了西醫傳教士本身訓練風格的轉變。20 世紀的美國新教傳教士中許多人所受訓練是非正規化的，他們往往不具備高深的宗教神學訓練，而只具備常識性的知識，如有的人只在與宗教有關的學校中選修過一些課程，有的人只上過兩年所謂的「聖經學校」（Bible schools），因此他們更像世俗的教育者而非神學學者和宗教思想家。在福建傳教的女醫生羅斯・海明威（Ruth Hemenway）準備從美國出發前甚至還沒有上過《聖經》選修課，只好在赴華之前很短的時間內臨時補修。據她的回憶錄記載，在 13 歲的時候，一位老師在課上評論《舊約》中的一場戰鬥時，聲稱這個傳說充分證明哪支軍隊相信上帝它就將贏得戰爭，而海

77 Holden, Reuben, *Yale in China: The Mainland 1901–1951*, New Haven, The Yale in China Association Inc., 1964, p.79.

明威卻惡作劇式地發問：「如果雙方都信上帝怎麼辦？」這一突如其來的問題搞得這位老師無言以對。[78]

這則童年趣事說明，在中國傳教的醫生們在其早期的宗教訓練和信仰的純粹度方面是否已符合理想中的要求是頗令人懷疑的。海明威的經歷還表明，由於他們的宗教信仰缺乏通過個人感悟而達到的高度，所以在他們從事具體的醫療事業時，對自身扮演的宗教與科學之雙重角色的貫徹也會發生動搖，從而產生巨大的困惑。海明威自稱在中國感到一種無言的壓力

78 Hemenway, Ruth V., M. D.: *A Memoir of Revolutionary China, 1924–1941*, pp.16–51. 西醫傳教士本身的態度在 20 世紀初已極大影響着醫院中基督徒數目的增減，下面提供的一組數字可以為證：四川重慶教會醫院 1940 年全院職工中基督徒數目。如下表所示：

**四川重慶教會醫院基督徒人數（1940 年）**

| 類別 | 總數 | 基督徒數目 |
|---|---|---|
| 醫生 | 13 | 11 |
| 護理人員 | 25 | 24 |
| 技術與事務人員 | 22 | 17 |
| 學生 | 111 | 74 |
| 敷裹員 | 12 | 0 |
| 僱工 | 96 | 10 |
| 總數 | 279 | 136 |

又如 20 年代的一份傳教士報告指出：醫學院的制度已不是作為宗教工作的機構而是作為科學機構加以發展的，教師被聘請至學校授課不是因為他們的宗教興趣或信仰而是憑藉他們的專業資格。已很少有教師對宗教工作感興趣，儘管傳教士反對生活的物質主義（materialistic）的看法。根據對協和醫學院學生的宗教意向進行的統計：1936 年協和學生中 50%的人完全漠視基督教，20%的學生偶爾表現出興趣，25%的人有強烈的興趣，5%的學生是反基督教者。參閱：Bullock, Mary Brown, *An American Transplant: The Rockefeller Foundation and Peking Union Medical College*, University of California Press, 1980, pp.116–117。

包圍着自己。她自述說：「我在這個世界的一角中被隔離了出來，故而感到十分孤單。生活是如此的複雜，我越來越覺得要疏離於那些被灌輸的思想。甚麼因信得救，信甚麼？耶穌是處女生的嗎？猶太人是上帝的寵兒嗎？基督之死是為了拯救我嗎？一個人縱然相信這些事件曾經發生過，可如此的信念怎麼可能成為一個人信奉宗教的心靈基礎呢？宗教的本質是甚麼？我不知道。也許有一天，我將找到答案。同時我的唯一宗教就是醫療工作，因為有如此多的人需要醫療拯救。」[79] 海明威的自白可謂直截了當地揭示了西醫傳教士自身角色的錯位現象和宗教色彩的退隱程度。她的另一段自述甚至認為，中國本土的宗教至少在許多方面與基督教可以等價看待，甚至更優於基督教，因此她根本說服不了自己去熱心地改變病人的宗教信仰。[80]

## 內心衝突的世俗根源

西醫傳教士東來顯然抱有從肉體與精神上征服「他者文化」的雙重目的。十字架之光照耀下的宗教救贖無疑是一種共通的理念，而生物體的治癒不過是十字架神性的一種世俗詮釋而已。自從伯駕在廣州建立第一所教會醫院以來，西醫傳入中國的趨勢發展很快。據統計，到 1887 年為止，共有 150 名傳教醫生來到中國，大部分是從美國來的，其中有 27 名女性，33 名具有神學或醫學學位。「1905 年的報告說明當時在華傳教士 3445 人，其中行醫者 301 人（男 207 人，女 94 人）、教會醫院 166 所、診所 241 所。」據 1915 年的報告，中國當時已有 23 所醫學教會學校，在校學生男 238 名、女 57 名，護校 36 所，學生 272 名。該年基督教會統計，當時共有 383 名外國醫生、119 名中國醫生、509 名中國醫助、112 名外國護士和 734 名中國護士，330 所醫院、13455 張牀位、223 所診

79　Hemenway, Ruth V., M. D.: *A Memoir of Revolutionary China, 1924–1941*, pp.16–51.
80　同上。

所，年治療病人約 150 萬。1923 年根據《世界傳教士地圖冊》(*The World Missionary Atlas*)統計，中國這時已擁有分佈於世界各地的外國傳教士的 43%，以及 32%的護士、61%的受西醫傳教士訓練的本地醫生、53%的醫院牀位、58%的醫學院。到了 1935 年至 1936 年，傳教醫生在中國的所居比例還在上升，如下表所示[81]：

基督教會舉辦的醫藥事業按地區分佈（1935 至 1936 年）

| 地區 | 醫師數 | 護士數 | 醫院數 | 病牀數 | 門診機構 |
|---|---|---|---|---|---|
| 亞洲 | 1247 | 9363 | 676 | 45320 | 1284 |
| 其中：中國 | 662 | 5829 | 308 | 21658 | 620 |
| 非洲 | 24 | 1025 | 249 | 11015 | 331 |
| 澳洲 | 38 | 2368 | 149 | 11382 | 288 |
| 拉丁美洲 | 37 | 325 | 17 | 807 | 37 |
| 巴爾幹半島 | 8 | 9 | 1 | 90 | 11 |
| 合計 | 1354 | 13090 | 1092 | 68 614 | 1951 |

然而，到了 20 世紀初期，也就是在醫學院和醫院的制度化規模不斷擴大，從事醫療與就醫人數持續增加，中國人的肉體疾病不斷得到治癒的情況下，醫院作為宗教空間和醫生作為神性傳播者的功能卻令人詫異地不斷萎縮和蛻變。以下僅以北京的協和醫學院為個案，約略考察一下這一現象發生的基本輪廓。

眾所周知，協和醫學院的成立與發展和醫學傳教士有非常密切的關係。可是自從 1915 年以來，協和內部成員的結構比例卻發生了引人注目的變化。最突出的一點是，本由大部分傳教士醫生構成的外國職員的比例

81　轉引自趙洪鈞：《近代中西醫論爭史》，頁 35。

呈大幅度下降的趨勢，已差不多完全為沒有任何宗教背景訓練的外國人所取代。醫院的主體語言則改由中文取代了英文，醫療護士人員中外國人所佔比例削減至只佔總人數的15%，協和的畢業生到後來已很少在教會或內地醫院工作。

有人根據協和醫學院在1925年向畢業生發出並收回的調查卡進行分析，老畢業生約有42%的時間在教會學校中度過，只有7%的時間不受教會控制。新協和畢業生則大約用一半時間貢獻給了醫學院本身。如果扣除兩個羣體在協和醫學院內所度過的時間，我們會發現老畢業生往往花46%的時間待在教會醫院中供職，而新畢業生在同樣情況下則只會花17%的時間。很清楚，新畢業生更願意把時間花費於醫學院的其餘事務中而不是參與教會和醫院的福音傳播工作。[82] 如下表所示：

**協和醫學院畢業生受教會控制時間的分佈變化**

| | 教會控制 | 非教會控制 |
|---|---|---|
| 人員數量 | 106 | 64 |
| 畢業以來的全部年份 | 770 | 208 |
| | 百分比 | 百分比 |
| 教會醫院或學校 | 42 | 7 |
| 協和醫學院中的職業 | 12 | 58 |
| 個人或契約性行為 | 25 | 11 |
| 公共或政府服務 | 18 | 9 |
| 國外 | 3 | 14 |
| 不從事醫療事業 | | 1 |

82 *Laymen's Foreign Mission Inquiry Fact-Finder's Reports CHINA*, Volume V, Supplementary Series Partteo, Orville A. Petty editor, Harper/Brothers Publishers, New York and London, 1933, pp.432–475.

另外一種屢被西醫傳教士非議的現象是，學院的道德和宗教影響已不再與其科學優勢等價看待，這甚至違背了洛克菲勒集團的捐獻初衷。約翰・洛克菲勒（John D. Rockefeller）曾說過，希望協和醫學院不僅在醫學方面展示給中國人西方文明的最好形式，而且在腦力發展和精神文化方面做出表率。[83] 可是，事實上在協和醫院的職員中已日益缺少當初傳教士具備的那種宗教服務與犧牲精神。對病人所進行的福音宣示和啟蒙工作因此被嚴重削弱了。醫院職員的選擇日益排斥有傳教色彩之醫務人員，而代之以僅僅從科學立場上擇取其能力的取向。這又會影響到醫院傳播福音的質量和有效性。1920 至 1921 年度的統計中，1847 名住院病人的信仰分佈百分比如下所示：佛教 29%，基督教 14%，儒教 12%，伊斯蘭教 1.5%，無信仰者 43.5%。可是，在對住院病人進行的 3208 次個別調查訪談中，只有 112 人承認去過教堂，77 人準備受洗。與此同時，協和醫學院的宗教和社會工作系的經費預算卻有下降的趨勢，只佔全院預算支出的 0.7%。[84]

自從 1920 年以來，協和醫學院外國教授的比例從 100%降至 48%，外國職員的比例從 73%降至 25%，外國護士的數量從 59%降至 4%，這種趨向可以說是當時波及全國的國家主義運動的現實表現。在同一時期，許多教會學校被迫重新登記以適應新式教育的本土化需要。儘管護士訓練學校沒有像醫學或其他學校那樣面臨登記問題，在醫院裏進行宗教宣講也不受外界政策的限制，但從中要挑選出合格的候選者仍有相當困難。醫學院內來自非教會學校的學生比例日益增加，這是因為學生中基督徒的比例有所下降的緣故。

20 世紀中國醫院作為宗教空間功能的削弱，協和醫學院只是眾多個案中的一個典型而已。這表現在護士成分比例的日趨本土化方面。對於整

83　同上。

84　同上。

個中國而言，到了1931年，全部235所醫院中的36%已沒有外國護士，33%有一個，21%有兩個，只有10%的醫院有超過兩名以上的外國護士。如果考慮到有些護士尚在休假之中，這些比例數字仍會有所下降。在醫學院畢業的中國護士的比例，24%的醫院一個也沒有，11%有一個，14%有兩個，46%有兩個以上。如果把中外護士的數目加在一起計算：14%的醫院沒有醫學院畢業的護士，10%有一個，13%有兩個，44%有兩個以上。[85]

醫院中外國傳教士及護士比例的減少對福音傳播空間的構造有相當嚴重的影響，它使得醫院作為宗教空間很難維持其原有的純粹度，而有可能更多地摻入了中國教徒的獨特感受與理解，從而更具有本土化的特徵。這也許僅僅是問題的一個方面。另一方面，西醫傳教士本身的角色衝突至此也越演越烈，其宗教角色功能日益屈從於作為科學功能的醫療程序的界定與制約。

據1931年對111名傳教醫生所做的問卷調查進行分析，我們會印證以上的結論。按照問卷設計，這111名醫生回答的第一個問題是：「作為醫學傳教士，你認為醫學治療和宣講福音哪項工作更為重要？」大約67%的人回答說二者同樣重要，不可分割，29%的人認為醫療關懷更為重要，只有4%的人確認傳播福音是首要的工作。[86]

第二個問題是：「如果醫生的職責最終僅僅是治療疾病而非引導病人皈依基督，那麼你還會滯留在中國嗎？」許多醫生拒絕回答這一問題，有26人做了明確答覆，其中18個人確認他們將留下來，8個人持否定態度。[87] 對這個問題的回答表明，大多數西醫傳教士已經悄悄地改變了以傳

85 同上。
86 同上。
87 同上。

播福音拯救靈魂為第一使命的原始動機，而把對肉體的治療視為首要職責。在中國當時的各大醫院中，一個宣講福音者要兼顧50個牀位，對每一位醫生來說，這個數字還要加倍，平均每人兼顧56個牀位。[88]

在這種情況下，要使傳教士醫生付出太多精力去向病人進行福音啟蒙的確有些勉為其難。正如一位傳教士所評論的：「外國醫生到底應該在精神生活方面投入多少時間和精力是不可能做出硬性規定的。有些人的身份四分之三是佈道者，四分之一是醫生⋯⋯另一些人認為醫學傳教士的時間應加以平均分配，或者正好倒過來，四分之三是醫生，四分之一是佈道者。」[89] 在1931年的一份對107所醫院福音工作所進行的調查報告表明，這些醫院平均每週宗教服務時間（以小時計算）在病房是7.1、診所是4.8，少於30個牀位的醫院或診所的福音工作時間是3.7，超過100個牀位的醫院是15。[90] 由此可見，西醫傳教士和醫院同工對宣道工作的重視程度是很不均衡的。

醫學傳教士對福音傳播的相對忽視和陷於繁忙醫務之中所表現出的無奈，必然影響到基督教在醫療語境中傳播的速度和範圍。20世紀初，有91位醫生對病人中的基督徒比例進行了估算，其變化幅度從25%到0%不等，平均比例是6%，這個百分比數字對大小醫院均很適用。[91]

對45所醫院中信仰基督教的數字進行統計的結果是，每所醫院平均每年皈依的人數是18人，少於30個牀位的醫院和那些擁有100個以上牀位的醫院各自報告的每年皈依人數平均分別是25人和32人。一年平均有

---

88 同上。

89 Huntley, George A., The Missionary Side of Our Work, *The China Medical Journal* Vol. XXV, May, 1911.

90 *Laymen's Foreign Mission Inquiry Fact-Finder's Reports CHINA*, Volume V, Supplementary Series Partteo, Orville A. Petty editor, Harper/Brothers Publishers, New York and London, 1933, pp.432–475.

91 同上。

18 個人皈依基督教，這意味着全國在一年當中只有 4000 多人踏入了教會之門，這個數字與傳教醫生所治癒的病人數字相比是微不足道的。[92]

20 世紀 30 年代初對西醫傳教士所做的問卷調查中還有十分關鍵的一項，就是綜合考察作為宗教空間的醫院以何種途徑使皈依更為有效。調查者開列了六個問題，依其有效性程度排列如下：（1）醫院職員的基督精神；（2）本地傳道人的態度方法；（3）完好的醫療照顧；（4）外國醫生的態度；（5）宗教服務；（6）基督教文學。[93]

從這份調查中，我們可以分析出幾層信息。首先，居於第一有效性的基督精神有可能僅僅昭示着某種世俗倫理的意義，即基督之愛的氛圍營造只具有為病人消除疑慮與放鬆精神的作用。其次，「完好的醫療照顧」和「外國醫生的態度」分別排在第三位和第四位，列於「本地傳道人」的影響之後。這說明醫院中的基督教宣道已逐漸成為一種本土化的行為，並已日漸為中國人所控制。與此同時，西醫傳教士的宗教功能卻日益退化，被置於醫療的直觀效果之後。這又從側面揭示出，對於西醫傳教士的雙重角色而言，肉體治癒的失敗反而成了病人皈依的一個關鍵因素，這就難免會迫使西醫傳教士的科學和宗教角色發生錯位。這項統計中仍有一點值得注意，那就是在大醫院中，各個因素的有效次序很少發生變化，只是在少於 30 個牀位的醫院中，（2）、（3）項的有效次序正好顛倒過來，完好的醫療照顧比本地佈道人的作用更為重要。一般說來，少於 30 個牀位的醫院皆分佈於農村地區。這證明越是深入基層，中國病人對肉體治癒的切身感受就越為直接，基督教的福音傳播策略就越有變形或失敗的可能。

最後，醫院系統與地方教堂的關係可以說是直接影響福音傳播的範圍和深度的另一重要因素。根據對普通民眾、教堂人員和地方官員所做的一

92　同上。

93　同上。

項調查統計，中國民眾對醫院的醫療工作顯示出了較為濃厚的興趣，其比例要高於教堂人員和地方官員。如下表所示[94]：

**對醫療工作感興趣的程度和趨向**

| | 公眾 | 教堂成員 | 官員 |
|---|---|---|---|
| **興趣：** | | | |
| 強烈 | 31 | 23 | 13 |
| 中等 | 63 | 70 | 60 |
| 無明顯興趣 | 6 | 6 | 25 |
| 敵對 | 0 | 1 | 2 |
| 總數 | 100 | 100 | 100 |
| **興趣趨向：** | | | |
| 增加 | 80 | 57 | 54 |
| 固定 | 18 | 42 | 43 |
| 減弱 | 2 | 1 | 3 |
| 總數 | 100 | 100 | 100 |

分析此表，令人頗感奇怪的是，教堂成員對醫療工作的興趣比預想的要低，這反映出教堂與醫院之間的關係有不協調的地方。醫生們總是抱怨說，教會的牧師和同工並不打算在培養病人的宗教信仰方面花費時間和精力，而教堂則希望醫院削減日常經費以服務於教堂之內的活動。雙方往往各執一詞，爭執的結果導致了一個奇怪的現象：醫院規模越大，與地方教堂的聯繫反而顯得越脆弱。因為大醫院擁有較雄厚的財力可供支配，教堂就總想插手對資金的分配進行控制，由此造成雙方更為複雜的糾葛和矛盾，最終削弱了醫院系統中福音傳播的力度和範圍。

94　同上。

概言之，西醫傳教士在 20 世紀的中國所扮演的角色與 19 世紀相比發生了很大變化。其突出表現就是，面對中國本土文化策略的頑強抵禦和現代科學話語霸權地位的全面奠定，西醫傳教士的雙重角色發生了更加嚴重的錯位，宗教承擔的神聖意義在世俗氛圍的浸淫下似已變得無足輕重。

# 第二章
# 對陌生空間的恐懼與接納

在中國傳統文人的筆下，西方的基督教活動總是和某種神秘恐怖的空間想像聯繫在一起。明朝末年，一位名叫黃廷師的進士寫了一篇題為《驅夷直言》的文章，他給耶穌起了個古怪的名字——「寮氏」。文章是這樣說的：寮氏的信徒四處攻略他國，攻下後就設置一個名叫「五院」的地方，統稱「巴禮」。黃氏描述「巴禮」的情景說，死者都被埋在巴禮院內，等到五十年以後，取出骨頭火化，用妖術調製成油水，分五院儲藏。進入院內的人，只要用這油水抹在額頭上，人立刻就會變得痴呆順從。我們中國人不懂這背後的玄機，往往誤以為是種聖油、聖水。[1]

黃氏更進一步發揮其想像力，斷言教堂是教士淫蕩的所在，院中的女子，不論已嫁未嫁，凡是有些姿色的，或者被罰在院內灑掃挑水，或罰在院內侍奉寮氏，任由巴禮姦淫。還說如果男人要解除自身的罪惡，就必須用白布做成的長衣，自頭面罩至腳下，用五六條繩索，在索尾繫上鐵釘，

1　夏瑰琦編：《聖朝破邪集》，頁 176，香港建道神學院，1996 年。

勒令他們抽打自身的脊背，直到血流滿地，押遍五院為止。所謂「蓋借虐男人之法，以嚇婦人也，其淫酷蓋如此哉」[2]。

這種鮮血淋漓的場景只不過是當年上層知識精英製造出的無數基督教妖魔化版本中的一種說法而已。據馮客（Frank Dikotter）的分析，這種「妖魔學」和「畸形學」是建立在傳統「地理學」基礎之上的。甚至當年像譚嗣同這樣的人物都把世界想像成華夏之國（包括中國、韓國、越南和緬甸）、夷狄之國（日本、俄國、歐洲和北美）、禽獸之國（非洲、南美和澳大利亞）等幾個部分。[3]

西醫傳教士作為耶穌基督的代言人，自踏上中國土地的那一刻起，似乎就不可避免地面臨着被「妖魔化」的命運。他們無法通過行醫而使中國人信奉上帝的諸多煩惱，曾經像疫病一樣到處蔓延。他們總是感覺自己殫精竭慮的工作似乎並沒有感動多少中國人，卻時常眼睜睜地看着他們被治好身體傷痛卻又若無其事，毫無虔敬之心地捨福音而去，絲毫沒有因靈魂不被拯救而面露羞愧之色。

其實，對大多數普通的中國人來說，一幫金髮碧眼的外國人強行楔入一個完全由熟人支配的透明度較高的地方場域，是很容易引發許多聯想的。新建於社區內的教堂大門為何常年緊閉？為甚麼不斷有幼童被攜入堂內而從此消失？為甚麼許多人進入醫館會迅速死亡？這些都是中國人心中難以化解的疑團。當年曾國藩處理天津教案後得出的數條結論，就頗能反映國人的心理。他認為民眾對教會反感是出於以下數種原因：教堂大門終年鎖閉，狀態詭秘，無法使常人窺測到內裏活動；到教方場所治病的人，又多有被留不復出或堅不肯歸者；教方收納孤貧甚至疾病將死之人，而所

---

2　同上。

3　參見《譚嗣同全集》，卷 1，頁 231–236，北京：中華書局，1981 年。又可參見馮客（Frank Dikotter）：《近代中國之種族觀念》（*The Discourse of Race in Modern China*），南京：江蘇人民出版社，1999 年。

施有關聖事又令教外人詫異；教堂院落中人員分類而處，甚至有母子終年不能相見者。[4]

直到 20 世紀 50 年代，一份出自陝西地區的回憶資料仍披露出當地居民對教堂神秘活動的不解情緒。西安市糖房街天主堂對面，有座黑色大門經常關閉着的房子，那就是天主堂孤兒院。實際主持人是天主堂總堂的義大利籍葛露膏神甫。在該院左隔壁已經居住幾十年的衞老漢說：「院裏從來不准外人進去，不知裏頭幹些啥。國民黨狗日在的時候，兇狠的匪軍就不讓進，說是『外國人辦的，有獨立權』。」[5]

在民眾對西方人想像的幻覺中，一切原來發生在社區內部的正常現象都會因為外國人的介入而突然變得怪異離奇。比如嬰兒死在中國傳統的育嬰堂中並非怪事，而且死亡的比例一直相當高。[6] 可一旦「耶穌」的使者被看作妖魔，教會育嬰堂中嬰兒的死亡無論出於何種原因，自然就會與虐殺兒童的神秘想像直接勾連在一起。不少有關教案的報告中曾經反覆描述過以下的情形：每當看到嬰兒的屍體在夜晚被悄悄運出教堂的後門，草草掩埋在荒涼的墳地中時，一個令人驚恍不安的詞就會猛然出現在中國人的腦海裏：「採生折割」。

4　參見《曾國藩全集・奏稿》，第十二冊，頁 6980－6981。

5　戴仁中：《西安市糖房街天主堂「孤兒院」殘害我國兒童的罪行》，載《羣眾日報》，1951 年 5 月 14 日。

6　日本學者夫馬進的研究表明，同治時期松江育嬰堂的嬰兒死亡率高達 48% 至 50%，海寧州城留嬰堂在光緒十七年五月到十二月間的嬰兒死亡率也有 39%。參見夫馬進：《清代松江育嬰堂的經營實態與地方社會》，載《東洋史研究》，卷 45，3 號；《清末的保嬰會》，載《對世界史的質問》，系列 5「規範與統合」。均引自王衛平：《清代江南地區的育嬰事業圈》，載《清史研究》，2000 (1)，頁 77。

## 重設內與外的邊界

### 「採生折割」：官方與民間的想像

清末教案的發生與謠言的製作和流佈密不可分。據學者統計，與教案有關的謠言種類竟多達12種，包括採生折割、誘姦婦女、迷藥、投毒、剪辮、教堂大門緊閉生疑、誣傳教士刨挖墳塋、誣教民為匪、誣教堂藏軍火等多種，而以「採生折割」為名引起的教案在所有謠言流佈中佔據了最重要位置。研究者曾對晚清的344起各種類型的教案進行了統計，發現「因謠言引發的教案就達202起」，其中因「採生折割」類謠言引發者有48起，佔總數的23.76%，在能夠列出具體名目的各類原因中佔第一位。[7]

何以「採生折割」之術會如此成為謠言傳佈的焦點呢？在士紳和官府的眼中，「採生折割」這個詞曾明載於法律重典，比一般難以用刑律定位的迷藥、剪辮等想像行為顯然更有歷史記憶的制度源頭，一旦書寫於檄文之中，往往平添幾分說服力。事實證明，「採生折割」謠言的傳佈恰恰是士紳與官府及民眾無意或有意合謀的結果，與一般意義上自然流佈的謠言有別。

「採生折割」在中國古代社會中是一個法律概念，字面的意思是指「取生人耳目臟腑之類，而折割其肢體也」[8]。「採生折割」作為正式刑律術語進入王朝法典應不會早於唐代。對「採生折割」行為的處罰並不見於《唐律》。《唐律》僅設有禁止「肢解」人體的條款，將之視為一種針對受害人靈魂的罪行。[9] 由於元代「採生」之風大盛，嚴重影響了社會秩序的安定，所以明代刑律中才增加處罰「採生折割」的條款。[10]

---

7 蘇萍：《謠言與近代教案》，頁33，上海：上海遠東出版社，2001年。

8 《大清律例增修統纂集成》，卷二十六，《刑律人命》。

9 薛允升：《讀例存疑》，北京：翰茂齋，1905年。

10 參見孔飛力：《叫魂 ── 1768年中國妖術大恐慌》，頁117－119，上海：上海三聯書店，1999年。

據史料顯示，宋代湖廣一帶即流行殺人祭鬼的風俗。《宋會要輯稿》中有一條史料說到淳化元年八月二十七日，峽州長楊縣民向祚與兄收取了當地富人十貫錢，從事「採生」活動，其目的是殺人祀鬼。[11] 兩人合謀殺死了縣民李祈的女兒，「割截耳鼻，斷支節以與富人」[12]。又有記載說：「湖外風俗，用人祭鬼，每以小兒婦女生剔眼目，截取耳鼻，埋之陷阱，沃以沸湯，糜爛肌膚，靡所不至。」[13] 為的是偷竊小兒婦女販賣人口，牟取厚利。所以，宋代官府對「採生祭鬼」的行為屢次發出禁令，如「真宗咸平元年十月二十八日禁峽州民殺人祭鬼」[14]，又如「寶元二年十一月通告川陝、廣南、福建、荊湖、江淮禁民畜蛇毒蠱藥殺人祭妖神，其已殺人者許人陳告賞錢」[15]。可見，宋代以蠱毒殺人祭鬼的區域分佈相當廣闊。

元代採生之風仍然盛行，在湖南常德和澧縣地區就多有採生祭鬼、蠱毒殺人之家，峽州路（湖北宜昌）也有「採生蠱毒」的事情發生，可見採生與蠱毒殺人常被人們視為同一類的反常行為。[16]《元典章》的一篇文書中特意指出兩湖地區采生祭鬼幾成風氣。文稱：：「土人每遇閏歲，糾合凶愚，潛伏草莽，採取生人，非理屠戮。彩畫邪鬼，買覓師巫祭賽，名曰採生。所祭之神，能使猖鬼，但有求索，不勞而得。」[17] 所謂「能使猖鬼」，就是把人殺害後通過法術復原人形，然後以鬼附身，驅使其為己所用，達到自身的目的。

---

11　徐松輯：《宋會要輯稿》，第一百六十五冊，刑法二，卷二萬一千七百七十七，北京：中華書局，1957 年。

12　同上。

13　徐松輯：《宋會要輯稿》，第一百六十五冊，刑法二，卷一萬九千三百九十二，北京：中華書局，1957 年。

14　徐松輯：《宋會要輯稿》，第一百六十五冊，刑法二，卷二萬一千七百七十七，北京：中華書局，1957 年。

15　同上。

16　《元典章》，第四十一，《刑部三・不道・禁採生祭鬼》，轉引自陳高華：《元代的巫覡與巫術》，載《浙江社會科學》，2000 (2)。

17　同上。

陶宗儀《輟耕錄・中書鬼案》中也記載了一個故事。說元朝至正二年，巫者王萬里在陝西興元學到了採生的方法，並花錢從一個術士手裏買下了兩個可以用「採生術」役使的奴人。[18] 加上後來又收服了一名叫月西的女子，王萬里共擁有三個經採生後供役使的「奴隸」。[19]

從「採生」殺人祭鬼和殺人役鬼兩種方式觀察，以殺人役鬼獲利為主導方式，這與傳統巫術中的「叫魂」術通過迷人心性，驅使為役以行己意的做法有些相似。[20] 其區別在於「採生」是通過殺人之後，複製形體以供役使，「叫魂」術則是迷幻受害人本心，供己役使，但一般不傷及性命，兩者危害生命的程度顯然有所不同。採生現象由於在元代已經非常普遍，甚至威脅基層社區的秩序，以至於在明代以後不得不列入國家重典予以嚴懲。

清代對採生現象的處罰規定更加細密，據《大清律例增修統纂集成》卷二十六《刑律人命》輯註的解釋，「採生折割」被正式判定為一種巫術行為，並成為固定的刑律用語。輯註做註解時已把製造採生妖術者分為數種，其一是「或取人耳目或斬人手足，用木刻泥塑為人形，將各件安上，乃行邪法，使之工作」[21]。其二是「又有採取生人年月生辰，將人迷在山林之中，取其生氣，攝其魂魄，為鬼役使」[22]。另有一種是「更有剜人臟腑及孕婦胞胎室女元紅之類，以供邪術之用，皆是採生折割」[23]。

所以《大清律例》中有一段話規定「採生折割」的具體行為應是：「謂將人致死，取其官竅，以行妖術或使術法邪道，採取生時歲月，將人迷入深山僻處殺死，割取形骸，剜其五臟生氣，攝取魂魄，為鬼役

---

18 陶宗儀：《輟耕錄》，卷十三，《中書鬼案》，轉引自陳高華：《元代的巫覡與巫術》，載《浙江社會科學》，2000 (2)。

19 同上。

20 孔飛力：《叫魂 ── 1768 年中國妖術大恐慌》，頁 117－119。

21 《大清律例增修統纂集成》，卷二十六，《刑律人命》。

22 同上。

23 同上。

使。」[24] 另外，「誘拐兒童」與「攝取藥引」也往往被歸於「採生折割」之列。《大清律例》稱：「又或誘拐幼童，炙其五官百骸，配藥以神醫治各竅之妙，又一術也。又或藥迷孕婦於深山，取腹內胎為一切資生藥，又一術也。又或用人祭邪神，又一術也。」[25]

按《大清律例》的定義，「採生折割」顯然歸屬於妖術傷生的重罪之列，需予嚴懲。在清代的日常生活中，似乎也出現過類似的真實事件，如乾隆十四年江蘇潘鳴皋案稱：「潘鳴皋既刨掘孩屍，給顧景文煉熬合藥，復為拜師求術，得受孩方，即自覓孩屍煉賣。」[26] 嘉慶十六年十一月，張良璧採生斃命一案則稱，張某「舔吸嬰女精髓前後共十六人，致斃女孩十一人，成廢一人」[27]。

又有廣東香山縣採生案，說的是一個痲瘋病人想花一百二十兩銀子僱人挖取人膽治病，結果剖膽人被抓後依採生折割律凌遲處死。[28]

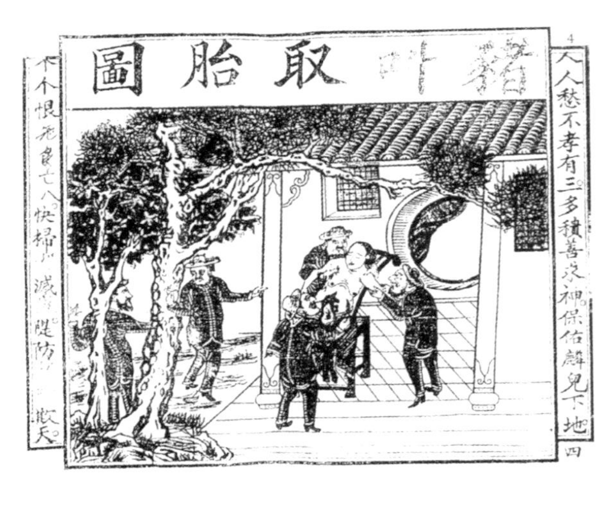


此圖選自當時流行於民間的反教宣傳品，畫面上「洋鬼子」們「剖腹挖心」的動作準確反映出中國人頭腦中對傳教士的極端想像。（選自蘇萍：《謠言與近代教案》，頁209）

24　同上。

25　同上。

26　同上。

27　同上。

28　同上。

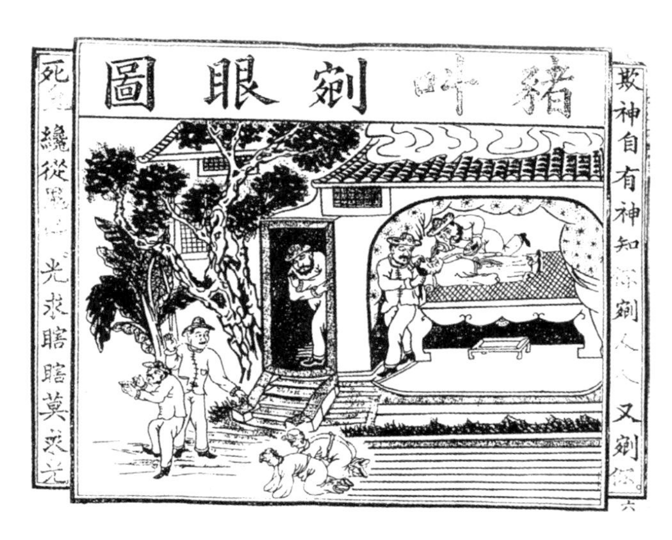


此圖表現的是「洋鬼子」們「盜取眼睛」時的場景。反教揭帖中表現出的這些經典圖景被如此直觀化之後，無疑具有更強的視覺衝擊力。(選自蘇萍：《謠言與近代教案》，頁 18)

值得注意的是，與前朝事例相比，清律中對「採生折割」一詞的解釋是不規範的。其中所列案例有些比較符合「採生」的原始含義，即殺生後攝人心魄，為鬼所役使。這類原生態的採生行為因為不僅限於個人，而且很易四處播散，發展為一種連環套式的系列現象。如元朝王萬里可役使「三鬼」四處活動，這樣不僅會破壞當地社區基層的生活秩序，更主要的是會越出一般社區的控制範圍，威脅整體的帝國安全。而另一些案例則純粹屬於對基層傳統異端習俗的崇信，如舔吸精髓和謀取人膽以治痲瘋等，都是屬於相當個人化的行為，一般不易擴散成「為鬼所役」那樣的連鎖行動，但對狹義上的社區秩序構成了威脅，所以更能引起普通民眾的注意。

在清廷的眼裏，對採生行為的處罰基本上還是從維護整體社會秩序的平衡角度予以考慮的，更加注意其擴散的範圍對王朝統治的威脅程度。如乾隆年間對剪辮案的「想像式建構」，使一個地方性案件通過複雜的程序放大，成為一個似乎足以威脅國家整體安全的政治性神話。其關鍵的依據就是把剪辮叫魂的行為想像成了一種強力的傳播過程，甚至具有波及數省的強大能量，而這又是因為驅動叫魂程序的術士具有飄忽不定的廣泛流動性的緣故。而屬於毀損人體以入藥的單純「折割」行為因為沒有連動式的傳播性，所以不被當作處罰主體而零散依附於針對「採生」的重罰條規之下。官方的觀察視界與基層民眾對「採生」的直觀感受並不完全一樣，一般民眾更關心當下處境中對自身日常生活有直接影響的行為，例如發生在本鄉本土境內的神秘事件到底對其切身利益有何影響，一旦出了他們能夠直接感受的生活圈子，往往就會漠然許多。

換言之，從空間邊界的感受而言，對外來陌生人的警覺程度也往往和他們的生活邊界直接相關，出了這個邊界，感受和反應的程度就會相應減弱。所以，普通民眾對鬼役式的叫魂和採生現象並不敏感，因為它們往往不固定在某一個基層社區之內，具有相當大的流動性，即使發生了，也會很快遊走出社區的視界。相反，普通民眾對具有個人色彩的「折割」行為常常反應十分強烈。這種民間和官方對「採生折割」現象反應的差異性也集中發生在晚清以來對「反教話語」的具體構造之中。

## 反教話語的製作

對「採生折割」的恐懼存在着官方和民間兩種不同的反應模式，官方更多地視其為對帝國整體安全的威脅，而民間更易把它視為對鄉土生活正常模式的疏離。也就是說，「採生折割」破壞了社區的倫理秩序和地方感覺，可是基層民眾的打教很可能表現為直觀的宣泄和過激的行動，而不會以書面的規範形式表達出來。因此，大部分的反教揭帖均是地方鄉紳所書寫，他們往往把一些民間對外人異端行為的厭惡冠以「採生折割」這一正式的法律術語，以增強其想像與傳統律令對妖術懲罰的一致性，同時也使反教行為有了法律依據而趨於合理化。

揭帖中出現「採生折割」字樣的例子有很多，如《江西撲滅異端邪教公啟》中就曾說：「乃有奸民羅安當、方安之，倡行邪教，煽惑愚民，甚至採生折割，姦淫婦女，錮蔽兒童，行蹤詭秘，殊堪痛憾。」[29] 江西巡撫沈葆楨在諮送總署的「委員密訪（百姓）問答」中，談及南昌育嬰情況，當地士紳就直接使用了「採生折割」這個詞，原話為：「我本地育嬰，都是把人家才養出來的孩子抱來哺乳，他堂內都買的十九歲男女，你們想，是育嬰耶？是藉此採生折割耶？」[30]

對於中國人以育嬰比附於「採生折割」的謠傳，西方人有自己的認識和看法，西華（George F. Seward）曾引《北華捷報》中一位醫生的看法說：「用幼孩的人體來製藥的說法，對中國人來說是相當熟悉的事。他指出《本草綱目》將藥物分為十六大類，最後一類中專門描述至少有三十九種藥材係從不同性別與年齡的人體中擷取。皮膚、骨骼、肌肉、人腦、指甲、汗水、血液、眼淚和其他不勝枚舉的分泌物，均可按特定目的用於製藥。」[31]

在漢口教會醫院（the Hankow Medical Mission Hospital）的一份報告中，有如下結論：「中國人相信：人體中任何患病或不健全部分，均可取用別人相同部分的健全器官來修補或更新。」[32] 而下面的一段描述則似乎更像是出於想像：「在對華人的醫療手術中被醫院切除的眼睛和人體中的其他部分，經常用酒精保藏起來，作為形象的教學用品，而本地人也正是用這一方法從這一類令人作嘔的事物中調製實際上供做藥品的物品。」[33] 有的西方人則把「採生折割」與古代習俗中的「割股療親」行為相提並論。[34]

不過，在與中國官方來往的文書中，西方傳教士與外交官卻一再試圖

29 《江西撲滅異端邪教公啟》，見王明倫選編：《反洋教書文揭帖選》，頁 116，濟南：齊魯書社，1984 年。

30 《江西撲滅異端邪教公啟》，見王明倫選編：《反洋教書文揭帖選》，頁 117，濟南：齊魯書社，1984 年。

31 《清末教案》，第五冊，頁 61，北京：中華書局，2000 年。

32 《清末教案》，第五冊，頁 62，北京：中華書局，2000 年。

33 《清末教案》，第五冊，頁 61－62，北京：中華書局，2000 年。

34 同上。

澄清育嬰堂與中國「採生折割」行為的比附關係。如同治元年法公使致總署照會中說，收集遺棄嬰孩，收養堂內的目的是：「稍長各授以業，及時婚嫁，而後遣之。各堂行此已久，並非創舉。在傳教士，舉泰西各國義助之財，竭心力以佈之中國，方恐為善之不足，何至窮兇極惡，等於採割之流。」[35] 在一份照會中也說一些不明真相者「非謂奉教者有採生折割之事，即指奉教內有謀為不軌之人」[36]。從行文措辭上看，這兩篇照會顯然是由地方士紳代筆，士紳以「採生折割」描述外國人的育嬰行為，不僅是想藉此表達自己對此類現象的認識，也是想通過這個方式代民眾立言，試圖以同樣的措辭概括民間普通百姓對教會的空間想像。

有意思的是，由士紳起草的反教揭帖，由於頻繁使用官用的「採生折割」用語，以至於反過來影響到了官方文書中對反教活動中異常現象的判斷。如在貴州教案的一份折子中，御史華祝三就說：「如該教民等平日恣意橫行，有採生折割等情事，則殺之不為冤屈。不得謂教民犯法，概從寬宥也。」[37] 這份摺子中關於「採生折割」的措辭顯然受到了反教揭帖的影響，而不是自上而下給教案下的具有法律內容的定性。這是底層話語反向影響官方判斷的一個實例。又如天津教案波及北京時，御史賈瑚就奏稱：「臣又聞所拐兒童，或用其目，或剖其心，雖係傳述之語，而採生折割，律有明文，又安知非需此而為是也。」[38] 賈瑚顯然是從民間揭帖中尋覓事實，然後套用「採生」律法加以概括。這是民間思想影響官方認識的又一例。

「採生折割」從一種異端邪術被建構為晚清反教話語，經歷了一個相當複雜的演化過程。我們基本上可以分兩個層面加以考察：第一個層面是反

35 《教務檔・江西教務》，同治元年八月二十二日總署收法國照會，轉引自呂實強：《中國官紳反教的原因（1860－1874）》，「中央研究院」近代史研究所，1986 年。

36 《清末教案》，第一冊，頁 264，北京：中華書局，1996 年。

37 《御史華祝三奏請持平辦理貴州教案不得遷就洋人折》，見《清末教案》，第一冊，頁 321。

38 《御史賈瑚奏為請飭步軍統領等衙門嚴緝迷拐幼孩匪徒折》，見《清末教案》，第一冊，頁 804。

教話語的製造過程，即通過揭帖、口傳謠言等逐步加以擴散，成為普通民眾頭腦中恒久難變的神話喻示，或者說形成了一種「公共話語」。第二個層面是反教活動往往是某一個偶然事件觸發了民眾積存已久的想像，從而引起了相當暴烈的社會運動，而這一運動的發生恰恰是對「採生折割」神話進行放大式想像造成的具體結果，兩者的聯動關係最為生動地反映出民眾對陌生化空間的恐懼感。

如果從類別和起源上分析，「採生折割」通過想像轉換成規範的「反教話語」是由《湖南合省公檄》（咸豐十一年）開始的。《公檄》中並沒有出現「採生折割」的字樣，可是其內容對基督教義和傳教社區所做出的近乎荒誕的大膽描寫，可以說把士紳對異端行為的想像力發揮到了極致，其內容對傳教社區的概括，幾乎成為後來出現的形形色色反教揭帖的參照文本。此文本的特點是首先把耶穌想像為不過是個能治病的凡人：「耶穌既為天主，其神聖宜非人思議所及，乃考其所述，不過能醫。夫徒能醫即為聖人，則扁鵲、華佗等之能起死回生者，皆聖人矣！況天下甚大，耶穌一人，能救幾何？」[39]

有了這個前提，公檄的內容就自然開始轉移到了對屬於醫術異端行為的想像上了。因為基督教初入中國，往往是以行醫為手段接近民眾，以疾病痊癒乃上帝所賜為由徐徐勸導其入教，所以傳教士的形象往往與醫生的形象密不可分，只是由於中西醫在對待身體治療方面的差異性，如內外科之別和對身體解剖觀念的誤解等等，導致了士紳和民眾對基督教治療行為的猜忌，而西方醫學中的解剖術也很容易讓人聯想到有些類似於傳說中「採割」之術那樣，通過折損人體以達行妖術的目的。如龍巖州兩位教士欲租民房當醫院時，當地出現的揭帖就有妖魔化的描述：「近來有猴形番獸二隻」現身，「自稱醫士救世，設教禮拜訓民」，目的是「實欲盜我人體之

---

39 《湖南合省公檄》，見《反洋教書文揭帖選》，頁 2。

寶，詐稱醫生。實欲刺人心肝，盜人腦髓，取人眼目，破人膳子」[40]。所以民眾對傳教士的解剖術才有如下之想像：「有病不得如常醫藥，必須教中人來施針灸，婦人亦裸體受治。如不癒，死後剖其臟腑頭顱，考驗病之所在，著書示後。」[41]

從第一層面即「反教話語」的建構內容而言，《公檄》中基本上吸取了原有關於「採生折割」刑律中對身體破損狀態的直觀描述，然後把它經過加工移植於對傳教人或教民行為的揣測上，但基本迴避了「採生」行為中役鬼害人這一重要情節，顯然是覺得直接這樣移植可能會顯得過於荒誕不經，難以用此說服民眾。只有比《公檄》稍晚的一份揭帖中談及：「其尤謬者，能咒水飛符，攝生人魂與姦宿，曰神合。又能取婦女髮爪置席底，令其自至。取童男童女生辰粘樹上，咒之，攝其魂為耳報神。星家多師其術者，以搬運之術盜人藏金，曰還本。」[42] 這種描述頗與「採生」術中「以鬼役人」的情形相似，但以後的揭帖中很少出現類似的想像式描寫，同時民間也很少以此種描寫去猜測臆度傳教士和教民的行為，所以以後出現的反教話語和與之對應的反教運動基本上是以《公檄》中的固定套路為藍本。

如果大致劃分，《公檄》中對身體破損的想像性移植主要集中在以下幾個方面。

（一）姦取黑棗、紅丸：《公檄》中詳細描述了外國人如何通過姦淫婦女身體以獲取藥物的過程，方法是設法誘使婦女昏迷後，用小刀割取子宮中的黑色顆粒或紅丸狀物體，「該婦女並不知其為，但氣神消阻，縱以藥保不死，而終身不育矣」[43]。

---

40 《英使抄送龍巖州反教揭帖》，見《清末教案》，第二冊，頁 392。

41 饒州第一傷心人：《天主邪教集說》，見《反洋教書文揭帖選》，頁 9。

42 同上。

43 《湖南合省公檄》，見《反洋教書文揭帖選》，頁 5。

此敍述中有兩點值得注意：第一點是這種獵取人體器官以做他用的方式頗符合原有民眾對「採生折割」行為的心理想像。第二點是摘取人體器官後又特意突出強調了會導致婦女終身不育，如此使人絕後的殘忍虐行因為最直觀地撼動了中國的倫理秩序，所以比別的故事更容易廣泛觸發眾怒。

（二）吸取童精：這幾乎是十分標準的對「採生」行為的想像。前引《大清律例》中特意揭示了對吸食十六名童子精血罪犯的重罰，《公檄》中顯然把類似的過程更加戲劇化、具體化了，其繪聲繪色的描述頗具現場感和震撼力：「該教有吸取童精者，迷騙十歲以外童男，以濂水滴諸頂門，或作膏藥，貼諸眉額，其童之精，即從下部流出，彼則如吮乳然，盡情取之，彼童瘦軟數日而死。又或以藥貼足心，以針破泥丸處（氣朦子），腦漿並通身骨髓，自頂湧出，伊收取入瓶，餘則舔而食之，彼童即死。」[44]

（三）以眼入藥：這類描寫後來成為「剜目挖心」等反教話語的淵藪，甚至以相當標準化的形式不厭其煩地反覆出現在各種反教揭帖和謠言之中，通常也只是略微有所修正：「從教者將死之時，必有同教數人來，屏去其家之親屬，伊等在內念經求救。其實趁其人尚存氣息，即剜其目，剖去其心，為彼國造偽銀之藥，然後以布束屍，聽家人殯殮。」[45]

在稍晚出現的《天主邪教集說》（同治元年）中，更具體地想像出剜目煉銀的神奇故事，甚至說用中國鉛百斤就可煉銀八斤，其餘九十二斤仍可賣還原價。煉銀成功的條件是必須用中國人的眼睛做配藥，西洋人的眼睛是無效的。「故彼國人死，無取睛事，獨中國人入教則有之。」[46]

除了以上反教話語頗合「採生折割」原旨外，還有一些揭帖所散佈的謠言雖非完全吻合「採生」神話的模式，卻也明顯受到相關敍述的影響。

44 同上。

45 同上。

46 饒州第一傷心人：《天主邪教集說》，見《反洋教書文揭帖選》，頁 9。

如廣東陸豐縣人鄭獻琛在惠來縣南陽教書，從 1891 年開始在惠來潮陽、普寧等地傳發揭帖。其中 1892 年的一份揭帖中就以詩歌的形式揭出教士放毒，頭四句就說道：「番鬼使人放藥，毒藏餅果糕糖。路上使孩拾取，食後必定凶亡。」[47]

## 謠言傳播與教堂空間

反教話語與反教運動之間之所以會形成某種連動關係，首先起因於民間百姓對陌生空間切入傳統社區的疑慮和恐懼。教區進入中國基層社會雖然並沒有完全取代其原有生活方式的企圖，但是其「社會基督化」的使命和信念使得教區在吸引教眾方面所進行的拓展，始終與傳統社區的生活模式很難有效地融合。從組織形式和心理接受狀態而言，兩種不同的場域也缺乏必要的溝通渠道。而人們相互處於熟悉化程度很高的狀態之中的地方社會，人際關係的透明度也很強，正如費孝通所言，鄉土本色常常會表現為「一個『熟悉』的社會，沒有陌生人的社會」。因為孩子都是在人家眼中看着長大的，在孩子眼裏周圍的人也是從小就看慣的。[48] 教區嵌入傳統社區之後，等於在透明化的人際關係網絡中加入了不透明的因素。從表面上看，這種對傳統社區的滲透與原來歷史上發生過的一些陌生勢力的干擾有些相似，比如與一些遊方僧人的介入有些相似，但實際上已發生了很大變化，應被看作一種與以往空間想像完全不同的「現代性事件」。

朱迪思・懷曼（Judith Wyman）曾指出，以往的歷史著作往往把地方民眾對基督教的攻擊視為在宗教、社會、經濟和政治互動的背景之下對帝國主義的憎恨，這種知識框架基本上把中國與西方置於截然相反的兩個對立面加以認識，而沒有考慮到地方民眾對西方滲透的反應必須被看作在地

---

47　《廣東揭陽縣揭帖》，見《反洋教書文揭帖選》，頁 21–22。

48　費孝通：《鄉土中國》，頁 5，北京：三聯書店，1985 年。

方社區自身語境之內發生的變化。[49] 她在研究重慶教案發生的地方背景時指出，川省人口經常受到外來人口入川所帶來的社會壓力，這就造成內部人口和外來者之間在空間分界方面的緊張關係，正像中國家庭內部的人往往會懷疑外來人的可靠性一樣，在許多方面對西方人的妖魔化處理和謠言製造也如鏡子般映射出對傳統內外之別的界分概念，在這種情況下，外國人被當作靶子攻擊不是因為他們具有洋人的特性，而是因為他們掉入了一個龐大而廣泛的對外來者進行區分的類別範疇之中。[50] 所以有人還舉例說，19 世紀末的傳媒往往把傳教士的詭秘行徑與傳統的寺廟道觀中和尚道士的行為相提並論。[51]

在教案文獻中，有些「採割」話題確實與一些具有流動特徵的人羣相聯繫。光緒十九年（1893 年），河南彰德一帶的一份揭帖中所描述的「採割」歹徒就是「裝扮如乞丐狀，於村中見小兒，以手摸其面，小兒即隨伊走」，到目的地後「賣於洋人，將小兒倒懸半天，即挖其眼睛，取其心肝」[52]。光緒二十三年（1897 年），山東巡撫李秉衡奏報金鄉縣破獲「採割」案，案犯身份也是一名四處流動的醫生，「因生意淡薄，貧苦難度，獨自起意迷拐幼孩，希圖採割配藥，給人治病漁利」[53]。似乎都與流動人羣的作案有關。

儘管如此，區別仍然是明顯的。教區的特點是在傳統社區內建立了一個與之相對峙的封閉型空間，這個空間相對固定，幾乎不具有流動性。這與遊方僧人在傳統社區長時段的生命流程中，只具有瞬時聚散的流動特性當然有相當大的區別。這種「近代特徵」也會大大影響謠言製作和流傳的

---

49 Wyman, Judith, *The Ambiguities of Chinese Antiforeignism: Chongqing, 1870–1900*, *Late Imperial China*, Vol.18, No. 2, December, 1997.

50 同上。

51 蘇萍：《謠言與近代教案》，頁 240。

52 「中央研究院」近代史研究所編：《教務教案檔》，第五輯，第二冊，頁 685。

53 戚其章輯校：《李秉衡集》，頁 452–453，濟南：齊魯書社，1993 年。

方式。比如面對聚散不定的陌生流動人口，地方士紳往往會集中在對其拐賣兒童、攝人心魄等等類似「叫魂神話」這類謠言的製造上，因為魂魄本身具有遊走不定、難以定位的性質，「叫魂」故事的製造也就往往具有跨地域的流動特徵，而用此比附於相對居處穩定的傳教士似乎不妥，也難以讓人確信。與之相比，教堂陰森封閉的空間，伴以神秘莫測的教會儀式，更易引發類似「採生折割」故事中損毀人體的想像。所以，揭帖中反教話語的製作中對教堂神秘空間的聯想，大多取材於「採生折割」故事中有關殘損肢體的部分，予以改造加工，而不取其原意中對「驅鬼攝魂」的描寫，說明他們明顯考慮到了傳教士與傳統的外來陌生人在空間控制方面已有很大的不同，所以要分別加以對待。

從傳教士自身的角度來說，他們也意識到了天主教育嬰堂和孤兒院所遵守的保密制度，或者是幽閉狀態，容易引起人們的懷疑。在美國駐上海總領事西華致戴維斯（Davis）的信中，曾徵引《教會通報》對中國人與西洋人育嬰方式差異的評論，其中提到：按照中國人的慣例，本地人辦的孤兒院要由院長將收容兒童的有關情況向地方官一一報明；兒童的父母可以同兒童見面；如果有人想要收養某一個幼童，他可以這樣做；如果父母願意的話，也可以將兒童重新帶回家裏。其他國家雖然也有類似的規章制度，可是在中國，幼童一經送進（天主教）孤兒院，便不允許訪問見面，父母也不能將其帶回，任何人都不能將其收養。這樣的方式引起了嚴重的懷疑。雖然證明並沒有搞甚麼挖眼剖心一類的事，但由於孤兒院管理所採取的保密形式，人們還是疑竇重重。[54] 可見，空間的「公開性」與親屬系統的介入是消除懷疑的重要因素。育嬰堂從陌生化的空間狀態向中國鄉土「熟人社會」的滲透，需要得到官方與普通鄉民包括最親近家屬的多重認可。

---

54 《清末教案》，第五冊，頁 66。

另外,育嬰堂引起當地百姓懷疑還在於其收買嬰孩的行為有悖於中國的日常倫理。美駐華公使鏤斐迪就曾分析說,鑒於中國人不願意將幼孩交給他們去照管,這些機構的管理人員便對那些把幼孩交給他們看管的人,按人頭逐個提供一筆錢。這些幼孩一經送進他們的孤兒院,其父母、親屬或監護人便不能再行使管理的權利。這很容易引發中國人的聯想,認為育嬰堂通過給予酬金的做法,引誘人們為了獲得酬金去拐掠幼孩。人們還認為神甫或修女一向慣於利誘人們將病入膏肓的幼孩送到他們那裏,藉以達到臨終末刻付洗的目的。這樣一來,許多奄奄一息的病孩便被送到這些機構去受洗禮,而抬走後很快就死去。[55]

這段西人自己的評論顯示出他們已經多少意識到,西式育嬰堂引進的管理方法遵循的是近代意義上的西方委託制原則,這一原則是拒斥鄉土親屬網絡介入的,這已成為導致清末教案衝突的一個重要的社會原因。其實,情況並非如此簡單。早在同治五年二月(1866 年 3 月),南京部分紳士就在一份公稟中,對傳教士「挖藥剜目」等事提出了質疑,並力求把本地對製造這類事情的異端分子的懷疑與傳教士的所作所為區分開來。公稟中說:「又聞沿海地方,有陰行幻術,蠱惑鄉愚,甚至有挖藥剜目等事。即非彼國人所為,若匪徒異其會服,冒託其名,民間無從辨認。聽之則害民,攻之則恐誤,懷疑相處,其何能安?」[56] 這是少有的一份民間紳士為傳教士辯護的文件,但懾於當時的情境,大多數紳士仍積極主張禁止教堂育嬰的權利。

從晚清發生的各種教案起因模式觀察,最終形成羣眾運動的動因均與反教話語的導向相吻合,而官府的介入往往扮演着強化這些導向的角色。比如官府在天津教案的發生過程中就起着某種觸媒和催化的作用。1870

55 《清末教案》,第五冊,頁 2。

56 《南京紳士公稟》,見《反洋教書文揭帖選》,頁 135-136。

年6月6日，天津捕到由靜海誘拐孩童來津的張拴、郭拐二人。二人供認用藥迷拐幼童，可是否以幼童身體為配藥之方，並沒有確鑿的證據。甚至一些傳教士還發現，告示上所用的人名中有「拴」、「拐」的字眼（拴作綑綁解，拐作綁架解），這樣的字眼兒不大可能被華人選作人名，這使人一望就知其出於杜撰。[57] 但天津知府張光藻會同知縣劉傑複審後貼出的告示，其措辭卻很曖昧，其中說：「風聞該犯多人，受人囑託，散佈四方，迷拐幼孩取腦挖眼剖心，以作配藥之用。」[58] 內中用「風聞」二字，說明宣示的種種恐怖行為並非由二犯招供所得，而是純粹出於猜測。

這種猜測的思路明顯受到反教揭帖中對「採生折割」詮釋的影響。同時，這種曖昧的口氣和猶疑不定的揣測通過官方告示公佈出來，無疑強化了反教話語中刻意製造出來的謠言的真確性。這份告示等於說明原屬傳聞性質的「迷拐幼孩取腦挖眼剖心」完全可能是現實中的真事，「迷拐犯」受人囑託實有所指，不言而喻讓人聯想到傳教士和修女。由此可見，這份告示無異於官府與士紳聯手製造謠言的傑作。這點西方人看得很清楚，其觀點是：「那些官吏如果不是實際上在煽動暴亂，也是在鼓動有可能引起暴亂爆發的那些想法。」[59]

特別重要的是，揭帖中流行的反教話語經過官府文書確認後，實際上為反教話語迅速轉化為具體的反教行動提供了可信的依據。天津教案發生前夕，各處就不斷有人將教民當作拐犯扭送府縣衙門，甚至毆打致傷。[60] 在官方呈報的文書中，也往往對案情肆意渲染，敘述得活像一個個恐怖故事。如華陽教案發生後，四川總督劉秉璋在致總署電中就把福音堂塑造成

57　《山嘉立教士致鏤斐迪函》，見《清末教案》，第五冊，頁22。

58　劉海岩：《有關天津教案的幾個問題》，見《近代中國教案研究》，頁227，成都：四川省社會科學院出版社，1987年。

59　《清末教案》，第五冊，頁82。

60　劉海岩：《有關天津教案的幾個問題》，見《近代中國教案研究》，頁227，成都：四川省社會科學院出版社，1987年。

了一個恐怖害人之所，其中說，福音堂內發現一個被迷惑的男童，鼻內有黑藥，周身綿軟，口不能言，當用涼水將藥洗去後，灑水進喉，才稍微清醒，卻仍不能說話，只能寫字，「據寫稱十三歲，名黃廷福，油店生理，洋人將伊扯進福音堂，兩手綑吊，口鼻內灑以黑末藥，遂不能言」，然後用洋鐵匣裝藏於地板之內，又說洋鐵匣內有大小骨頭十六塊。[61] 這樣的敍述極易使人們把教士想像成嗜血殺人的魔鬼，結果華陽縣英法教堂、醫院共七所均遭打毀。[62] 而且，顯然這種呈報會對上峯的判斷有相當影響。

另一類教案則不用經官府確證，普通民眾已自然建立起了「採生折割」和傳教士行為之間的因果聯想關係。這類教案一般集中發生於 19 世紀 80 年代至 90 年代，這段時間發生的教案又往往與教會所辦的育嬰堂有關。其實，從空間功能的意義上而言，一般民眾實際上無法分清教堂、醫館與育嬰堂等機構之間的區別。這是因為教區的功能結構與傳統社區人們所熟悉的情況完全不同，民眾一般對陌生空間的切入只具有整體性的認識，對它的實際功能只能根據整體狀態進行想像。

一個在東北從事醫療服務達十年之久的醫學傳教士曾經講了一個有趣的故事。1884 年夏季的一天，一位法國天主教神甫來醫院拜訪，他身着普通的黑色長袍，乘馬車匆匆而來，在醫生的房間裏聊了一段時間就離開了。在神甫到訪的這段時間裏，診所裏擠滿了病人，神甫到來的消息很快傳遍了診所，變成一則新聞。一兩天後，擁擠的人羣開始聚在傳教士的門口，顯得喧囂而情緒激動。令人驚異的是，一個荒謬的謠言就在如此短的時間裏散佈開來。人們居然深信不疑地哄傳，天主教士與診所合謀串通，不惜以重金獲取幼童的眼睛和心臟。當這位法國教士到訪時，人們確信他

61　《前四川總督劉秉璋為據稟華陽教堂有迷惑幼童事致總署電》，見《清末教案》，第二冊，頁 577。

62　同上。

的黑袍下就挾帶着一個小孩，然後同診所醫生退隱到一間黑屋子裏把孩子稱了重量，挖出眼睛和心臟，商定了買賣的價錢。這項交易已進行了相當長的一段時間，不久就有輛馬車載着幼童的眼睛和心臟離開了這座城市。上述謠言中所涉及的三個平常事件都曾發生過，這三件事分別是一個穆斯林小孩神秘地失蹤、法國神甫拜訪了診所和一個洋人曾乘馬車離開了這座城市。這三件絕不相關的事情被民眾出奇的想像力拼合起來，被賦予了新的神秘意義，在深層意識中又與「採生折割」的傳說圖景相銜接，於是就形塑出了一幅令人恐怖的教士劫子圖。[63]

另一個故事大約發生在這則謠言流行的同時。一位母親帶着她的年幼女兒來醫院治療，在母親向醫生詳述病症的過程中，女孩由於害怕洋人和陌生的環境，自己溜出了房間。當母親滔滔不絕的訴說平息下來後，回顧四周發現女兒不見了，她一激動闖入候診室尋找，仍不見女兒的蹤影。在院子內外搜查一遍後，母親開始懷疑醫生偷走了她的女兒去做謠言中所說的試驗品，於是開始暴跳着讓醫生把人交出來，經過一番吵鬧，最後才打聽到女孩跑到了醫院外的一家小客棧中。經派人查找，這個「小逃亡者」果然正在慶幸安全逃脫了洋人的魔掌。[64]

這兩個故事也說明了為甚麼教案一旦發生，除教堂之外的教會附屬機構也都同樣易遭襲擊的緣故。比如蕪湖教案的發生，就是因為蕪湖天主教堂的兩個中國修女外出探視病人，帶回患傳染病家的兩個小孩，在街上遇到小孩的親戚想將小孩帶回去，修女不肯，圍觀的人羣指斥她們拐騙幼孩，挖眼製藥，將她們扭送縣署。不久以後，有個姓胡的婦女到天主教堂向神甫要兒子，後面跟着二十多人。胡姓婦女大聲喊叫「洋人把我的兒子

63 Christie, Dugald, *Ten Years in Manchuria: A Story of Medical Mission Work in Moukoen (1883–1893)*, London, pp.13–14.

64 同上。

拐騙來了」，於是人越聚越多。下午五時，羣眾開始向教堂內扔石塊，那姓胡的婦女喊道：「放火燒掉這些拐帶孩子的洋人的房子。」教堂、學校及教士住院，頃刻間都化為灰燼。[65]

這是比較典型的民眾對陌生空間混淆不清導致打教的例子，而且這些例子同樣具有相當廣泛的示範作用。比如發生於 1891 年 4 月的武穴教案，就是蕪湖教案的餘波反應。1891 年 4 月，蕪湖教案之後，沿江一帶謠言四起。按照張之洞的說法，湖北武穴距廣濟縣城七十餘里，僅有武黃同知及龍坪馬口二巡檢駐紮，「向有英國福音堂而無育嬰教堂，民教相安已久」[66]。可是 4 月 29 日傍晚，有廣濟縣人天主教民歐陽理然，肩挑幼孩四人，行至武穴街外。「據云將送往九江教堂，適為痞匪郭六壽等所見，誤信訛傳，疑幼孩送入教堂，即遭剜眼蒸食，肆口妄言，激動公憤。」[67] 當地民眾誤以為武穴教堂就是收養幼孩之處，於是往窗內投擲石塊，擊破了屋內洋油燈導致失火，火勢蔓延燒毀了一層洋樓。[68] 類似的現象前後也發生了不少，1892 年 7 月就有「宜昌府城外地方有因尋幼孩，焚毀天主教堂之事」[69]。據當事人朱金發供認，當他「路過聖母堂，見眾人吵嚷，問係游姓失去幼孩在聖母堂尋出，因平日誤信訛傳洋人有殘害幼孩之說，又因見有瞽目小孩數人，懷疑逞憤，不服彈壓，同眾打鬧聖公會新造房屋」[70]。

由於民眾分不清教堂、醫館和育嬰堂在公益事業上的功能區別，故教案一旦爆發，它們往往一起被夷為平地。如英國內地會醫學傳教士戴德生在揚州租賃房屋、設立診所後不久，周圍就出現了小字帖，慢慢又出現了大字帖，「內言教士係耶穌教匪，遇以臨死之人挖取眼睛，所蓋育嬰堂係

65　馬昌華：《清季安徽教案述略》，見《近代中國教案研究》，頁 203。
66　《湖廣總督張之洞奏報武穴教案辦理完結情形折》，見《清末教案》，第二冊，頁 496。
67　同上。
68　同上。
69　《湖廣總督張之洞奏報宜昌教案辦理完結情形折》，見《清末教案》，第二冊，頁 562。
70　同上。

為食小兒肉而設等語，因此附近百姓情急，遍街喧鬧辱罵，以致朝暮不得安生」[71]。戴德生連續兩次致信揚州知府抱怨：「因謠言誣弟處烹食嬰兒之故，弟處向無開設育嬰堂之例，並未買過嬰兒，遭此奇冤，是何道理？」[72]可見，民眾一般都把外國人居住地籠統地視為同一種陌生化的空間，而無意對其功能細加區分，一旦如拐騙嬰孩這類謠言傳播開來，也極易籠統地以外國人居所為打教對象。

「採生折割」作為被律例化了的異端行為，雖然最早出現於官書的判詞與呈文之中，卻在19世紀中葉以後逐漸通過反教渠道泛化為一種地方性體驗。這種地方性體驗在謠言鼓動下採取的行動呈現出驚人的一致性，也頗可視為地方社會中相似的習性促成相似的實踐結果。與此同時，教案謠言中所透露出的對醫療空間頗為雷同的疑懼性表述，也映現出地方社會對醫院委託制度的不信任態度。

晚清地方士紳充分利用了民間流傳的獵取人體器官的巫術故事作為建構反教神話的傳統資源，同時又以標準的刑律術語「採生折割」使這種想像結構具有了官方化的歷史依據。事實證明，反教謠言的流傳之所以達到使上下層均羣起呼應的效果，是因為揭帖中以民間巫術傳說作為向普通民眾傳播恐懼的媒介，而以「採生折割」的規範性術語博得官方的同情和認可。其結果是，當反教風潮席捲各地時，一方面，老百姓通過反教揭帖和謠言把傳教士和外國人與殘損肢體的巫術施行者勾連起來加以聯想；另一方面，地方官吏又往往以「採生折割」律例的合法性為依託，故意為反教行為網開一面。所以，晚清反教話語的製作和傳播，常常是基層士紳、民間百姓、地方官府的力量交叉作用的結果。

71 《英使阿禮國為揚州教士受擾請即查辦事致奕訢照會》，見《清末教案》，第一冊，頁611。
72 《錄戴教士致揚州知府信》，見《清末教案》，第一冊，頁615。

# 病人是怎樣委託給外人的？

## 醫院與「委託制」

中國民眾對醫院的警覺不僅和殘忍的「採生」想像有關，還與無法接受其在日常生活中體現出的不同倫理秩序有關，特別是醫院中由陌生人護理病人的制度極易引發各種奇怪的聯想。胡美曾在他的一本回憶錄中寫道：「當一個西醫提到使用護士的時候，根本沒有人知道他在說甚麼。任何時候他說要護理病人，都會引起震驚和恐慌。人們會說：『甚麼？讓女孩子們做那種傭人的工作！誰聽說過把一個外人請進家門來照顧病人？』他們堅持讓母親、姐妹、傭人們總是在身邊伺候。沒有任何外人有可能接近中國家庭一步。」[73]

1884 年，當第一位新教護士來到中國時，她發現醫院護理幾乎還是一片未開墾的處女地，最終由此驚歎早期基督教醫生在病人沒有任何適當護理的條件下所取得的成就。在簡陋的病室裏，到處可以看到病人們睡覺時穿着自帶的衣服，鋪蓋着自帶的被褥，由他們自己的親友照顧他們，給他們餵飯。[74]

在胡美創辦的雅禮醫院裏，一些出院回到鄉村中的病人告訴鄉親們最多的話題往往也是手術室、麻醉劑和揮舞着小刀的醫生。病院中很多病人很害怕看到醫生和助手身穿用原色布做成的白大褂。因為白色是喪葬的顏色，原色的白布外衣是參加喪禮人員的裝束。

一個村婦好不容易被村裏人說服後來到了「動刀子」的醫生所在的雅禮醫院，卻並沒有被事先警告手術室裏可能會發生的情況。她躺在擔架上

---

73 Hume, Edward H., *Doctors Courageous*, Harper & Brothers Publishers, New York, 1950, p.244.

74 同上。

被推進手術室，然後小心地被放置在了手術台上，當皮帶緊緊扣住她的身體時，她突然睜開雙眼，一下子跳下了手術台，衝到走廊裏高聲尖叫：「我就知道我一被送到外國人的醫院中就會死，我看到一堆送葬人圍着我，我發現自己正被送往墓地。」

當她被送回村莊裏時，她的內心終於恢復了平靜，因為她已經成功做完了一次骨盆手術。事後她告訴朋友一次令人感到恐怖的醫院經歷。一天晚上，到了餵藥的時間，她說：「醫院的護士把一顆小白片藥丸放進我的嘴裏，告訴我用茶服下，說這藥可以幫助我入睡。可她剛一離開牀邊，我就把藥給吐了。誰知道這些穿着白喪服的人，是不是另一批想把我送進墓地的人呢？又有誰能保證這些人不是想用毒藥毒死我呢？」[75]

的確，當中國人看到一種名叫「醫院」的東西在自己熟悉的環境中出現時，恐怕最難以接受的就是「住院」制度。他們大多要問：「放着周圍的親戚朋友不用，我為甚麼要把家人託給一幫陌生人照顧呢？」可偏偏這種古怪的行為又與那些「鬼鬼祟祟」的傳教士有關。

現代醫療體系中「委託制度」的產生確實與傳統的基督教生活方式密切相關，比如日常醫學治療與教堂活動都具有隱秘的特徵。威爾遜（Robert N. Wilson）曾經將醫生和病人的關係與教士和教區居民的關係做比較，闡明了兩種關係都具有隱蔽性的觀點：「假定要對付拯救靈魂和醫治疾病的活動，必須簽訂個人之間的契約。自我啟示對於探究靈魂或者自己對受保護的環境的需要是如此重要，醫生的診室是中世紀大教堂不受侵犯的聖殿合適的現代類似物。」[76]

---

75 Hume, Edward H., M. D., *Doctors East Doctors West: An American Physician's Life in China*, p.82.

76 Wilson, Robert N., *Patient-Practitioner Relationships*, in *Handbook of Medical Sociology*, H. E. Freeman, S. Levine and L. G. Reeder, eds., Englewood Cliffs, N. J.: Prentice-Hall, 1963, p.289.

也就是說，教堂生活的隱秘性有可能直接影響到了醫療空間相對封閉的結構特徵。與此同時，這種隱秘性在委託制度發展的脈絡裏亦是必不可少的自足條件。

關於「委託制」的理念，西醫傳教士巴慕德（Haroll Balme）曾經有一個非常精闢的說明。他認為，現代醫學有兩項革命性的突破：一項是對「準確真實性」（exact truth）的尋求。由於生物化學等學科的出現，人體已可被展示為一幅清晰的圖像，觀察這類圖像，醫生可以解釋病人機理的變化，通過顯微鏡的儀器，就可儘量避免錯誤地做出決定，使治療高度接近真實。

第二個革命性事件是「託管制度」（trusteeship）的出現。「託管」的信念是「國際聯盟」（the league of nations）所表述的國際責任最新思想的直接產物，但其最早起源於對個人的尊重。「託管」的理念已經成為醫生護士對待病人的基本準則。這種信念的基本表述是，與病人相關聯的每一件事如健康、生命等等會依賴一種宗教的信任委託給醫生，而醫生則會把醫療行動作為對上帝及其追隨者的回答。這一中心思想已貫穿進現代醫療與護理系統之中，包括現代醫院、診所、紅十字會、救濟院與收容所。[77]

其實，巴慕德所講的醫學在「準確真實性」與「託管制度」兩方面的突破在社會史意義上是相互聯繫的。「準確真實性」的尋求有些類似於福柯所講的「檢查」（examination）程序。在這一程序中，每個個體被文件技術所環繞而成為一個個案（a case），每個個案只能被置於非常專門化的條件下加以分析，這是家庭和社區所不具備的。其結果就有可能使病人暫時脫離社區與家庭的控制，在一種極為陌生的「公共空間」中得到專門化的檢視。「委託制度」正是此類控制的形式化說明。

77 Balme, Harold, *China and Modern Medicine-A Study in Medicine Missionary Development*, 1921, p.19.

形式化的空間區分可以由西醫傳教士胡美博士所舉示的一個例子加以驗證。20 世紀初葉的湖南地區，有一家姓梁的父親病重時，其子特意邀請了當時任湘雅醫院院長的胡美博士和一名姓王的老中醫共同會診，這在湖南地界是破天荒頭一次，梁家公開聲明是想藉此檢驗和比較中西醫的不同治療效果。王醫生歲數大，被首先邀請進行檢查，他彎腰仔細傾聽病人發出的每一種聲音與不規則的呼吸，以及低聲的呻吟，然後開始提問題和把脈，並仔細檢查舌頭和眼睛。輪到胡美時，他按照西方病人昏迷時的檢查程序工作了一遍，如把脈，檢查瞳孔、舌頭和反應能力，然後用聽診器和溫度計進行診斷，再捲起病人袖子量血壓。雙方都檢查完畢後，王醫生根據王叔和的理論分析說，病人可能有嚴重的腎病，如果發展下去會牽連到心臟。胡美基本同意王醫生的結論，只是表示必須等實驗室化驗的結果出來後，才能證實自己的結論。

在胡美看來，王醫生無法從化學實驗和顯微鏡中得到證據，只是光憑一種信念，這是不夠的。從空間意義上看，二者的診斷程序反映出了場所的差別和作用，王醫生可以完全在家庭範圍內和在病人親屬的監控下完成診治的全過程，而胡美則需在家庭之外的另一個空間中檢驗治療結果，以此結束治療程序。[78] 這種檢驗是無需在家庭成員的控制下完成的。這個例子生動地說明了中西醫在社區與醫療空間分割方面的差異性。

醫療空間與社區範圍的相對隔離既可成為現代醫學程序運作的基礎，又可成為「委託制度」得以在醫院貫徹的必要條件。這是就形式而言觀察到的現象，如果深究「委託制度」的起源，我們發現它與基督教對宗教生活與世俗世界的劃定有關。基督教共同體與世俗生活相衝突的根源，往往在於如何在宗教生活的規範背景下處理社區的倫理關係。

---

78　Hume, Edward H., M. D., *Doctors East Doctors West: An American Physician's Life in China*, pp.192–196.

韋伯曾引述《馬太福音》中關於家庭關係的闡述主旨：「凡是未能與家族成員，與父親、母親為敵者，就無法成為耶穌的門徒。」[79] 這句話暗示了宗教空間與家庭空間的對峙關係。韋伯接着闡明這種對峙關係的宗教學含義：「依據先知預言創建出新的社會共同體，特別是形成一種盼望救世主降臨的教團宗教意識時，自然血緣與夫妻共同體關係的價值，至少相對而言便會被降低。在氏族的巫術性束縛與排他性被打破的狀態下，新的共同體內部裏，宗教預言開展出宗教性的同胞倫理。此一倫理，便是徑而取代『鄰人團體』—— 無論其為村落、氏族、行會共同體或從事航海、狩獵、征戰冒險事業者的共同體 —— 所提示的社會倫理性行動原則。」[80]

韋伯這段話十分清晰地澄清了「委託制度」發生的宗教學源流與基礎。如果將其轉移到醫療空間的「委託」性質上加以理解，我們仍然會看到韋伯的判斷是有效的，因為近代西方醫療空間的產生從根本上而言是脫胎於宗教空間的制約的，這從任何一部西方醫學史中都可以得到證實。在 17 世紀以前，西方的醫院完全不是如常人想像的那樣，是病體治療的專門機構，然而卻是病體有可能得到關懷的場所。一些社會史學者認為基督教對病人強調的是關懷（care）而非治療（cure）；在基督教中，疾病的發生被設定為超自然的原因，治療則被視為一種病人心理由躁動趨於平和的超自然式的安撫方法。病人棲居於教堂，由此被明顯賦予了「委託」的特徵，交付身心以減輕痛苦是一種非世俗社區的行為。

與之相應的是，早期的醫院與教區的教堂幾乎是一體的，而且經常相互模仿。教堂既然是社區的中心，自然就要經常承擔社會義務，例如疾病難民的安置。神甫儘管沒有受到甚麼醫療訓練，卻要承擔繁重的社區工

79 馬克斯・韋伯：《中間考察 —— 宗教拒世的階段與方向》，見《宗教與世界：韋伯選集》，康樂、簡惠美譯，頁 110，台北：遠流出版公司，1989 年。
80 同上。

作。從空間上而言，完全可以說西方醫院與世俗社區隔離的「公共空間」性質可直接比附移植於教堂在社區中的位置。歷史還記載，英國最早的醫院亦是由僧侶於 1076 年建立的。痲瘋病院隔離於家庭的冷峻設置更是基督教原罪觀懲戒形式的世俗表現，醫院成了聖堂的外延形式。[81]

在中國，「家庭空間」從未具有自明的正當護理意義。相反，西醫傳教士們根據病因學做出的判斷，卻總是把家庭空間視為疾病的淵藪，從而將其歸入被排斥之列。例如，西醫傳教士對於「瘋癲」狀態的界定，就常常把家庭空間對病人的控制視為導致病痛的一大原因。在西醫傳教士的視界裏，造成瘋癲的原因頗為複雜，但或多或少與家庭的內耗有着密切的聯繫。例如，中國的一夫多妻制現象經常使婦女在空間壓抑下導致家庭糾紛。傳教士告訴我們，一位婦女如果是男人十個妻子中的一個，人們可以想像，嫉妒和病態的感覺肯定會常存腦中。[82]

「家庭」也是抑制正當信仰、妨害心理健康的罪魁。下面就是一則醫院如何從家庭中拯救中國弱女子的故事。一個健康如花的十六歲少女，進了教會學校並成為基督徒。當家庭迫使她放棄信仰時被嚴正地拒絕了，家庭於是把少女驅趕出學校乃至盡毀其書，斷絕她與基督教朋友的來往。這些做法在女孩堅定的信仰面前歸於失敗，但少女的代價卻是慘重的，她精神失常了。在如此狀態下，家人仍堅決反對讓少女進入基督教醫院進行診治。經傳教士出面干預，家庭成員最終認識到自己對孩子的要求過於嚴苛殘酷。故事的結局自然是圓滿的，在醫院的護理環境裏，少女得到了很好的治療和恢復，重現了青春與美麗。其家人也居然大受感動而皈依了基督。[83]

---

81 Cartwright, Frederick F., *A Social History of Medicine*, Longman Inc., 1977, pp.30–31.

82 Selden, Charles, *A Work for the Insane in China*, *The Chinese Recorder*, May, 1909, p.264.

83 同上。

這則故事的敘述架構實際上早已預設了「家庭空間」與「醫療空間」的對立關係，家庭空間的昏暗污濁和強霸專制與醫院空間的潔淨光明恰成鮮明的對比。其潛在的話語是，要想擺脫病態的生活，獲得身心的解放，就必須衝破家庭的束縛，進入新型的醫療空間。家庭空間的自明合理性在醫療權力的示範作用下被象徵性地瓦解了。

尤為重要的是，在家庭空間中被視為司空見慣的日常生活問題，進入醫療空間後卻會被進行病因學的處理，納入醫療體系的監控程序。一個突出表現是對「手淫禁忌」的態度。按西方的理論標準衡量，中國的家庭空間缺乏對隱私權的保護，這是構成精神病態的溫牀。比如手淫在當時的中國很普遍，中國人的習慣卻傾向於阻止婦女進行手淫。每個婦女都希望結婚然後做母親，但是如果丈夫發現她手淫，妻子將被羞辱地送還父母，她在眾人面前將成為不潔婦女的形象，一點也得不到寬恕。所以，很少有婦女敢冒在家人和世人面前丟臉的危險繼續手淫。與家庭控制相對應的是，醫院對「手淫禁忌」採取了寬容的態度，有的西醫傳教士發現，醫院中的婦女雖也有沉溺於手淫者，卻大可不必像家庭中那樣承擔沉重的道德壓力，而是被納入了醫療處理的合理程序。[84]

可見，現代醫療體系中委託制度的形成同基督教共同體與世俗社區隔離的歷史現象有頗深的淵源關係。也正是因為有這種傳統作為支撐，當西方人把自己的親人委託給醫院進行治療護理時，並不覺得有甚麼異常怪誕之處。也就是說，「委託」理念是建立在社區對醫療空間源於宗教生活的信任感之基礎上的。

---

84 Selden, Chas C., *Conditions in South China in Relation to Insanity, American Journal of Insanity*, Vol.LXX, No. 2, October, 1913, p.418.

## 慈善組織與「醫院」的區別

從歷史記載來看，中國人的頭腦中自古就缺乏外在於家庭的醫療空間的概念，更遑論保健與護理的現代醫學意識。一般而言，中國的醫療與護理程序均以家庭為單位，治療過程也是圍繞家庭得以進行。現代醫療系統的嵌入，則是在「家庭」之外另立了一個對於普通中國人來講完全是陌生的空間。其形式具有不相容於中國傳統社會的邊緣性質。據醫學史家研究，中國傳統社會的醫事制度基本上是圍繞王權的需要而設置的，歷代的太醫院系統雖分科頗細，如元明兩代太醫院均分十三科，但都是據中央官員的需求而定。[85]

李約瑟從維護中國科學在世界中的先導性地位出發，認為有關醫院的比較完整的概念至少在漢代時期就已經出現。第一個附帶有診所的救濟機構是由西元 491 年的南齊君主建立的。西元 510 年，第一所政府管轄的「醫院」也隨之建立。省一級半官方半私人的「醫院」在隋代似已出現。比如西元 591 年，隋代有一位退休官員就曾出家資為感染流行病的數千平民提供藥品和醫療服務。李約瑟特別提到蘇東坡在 1089 年任職杭州時，為自己在杭州建立的政府醫院提供了豐厚的捐助，從而為其他城市樹立了榜樣。[86]

查考史籍《南齊書・文惠太子傳》，其中確曾記載，南齊有「六疾館」以養窮民。《魏書・世宗紀》稱有收治京畿內外疾病之徒的醫館，由太醫署「分師療治，考其能否，而行賞罰」。再往後則唐代有「養病坊」，宋代有養濟院、安濟坊、福田院、慈幼局、漏澤園等。《元史・志第三十八・百官四》則稱，元代有「廣惠司」，除「掌修製御用回回藥物及和劑」外，

85　廖育群：《岐黃醫道》，瀋陽：遼寧教育出版社，1991 年。

86　Needham, Joseph, *Clerks and Craftsmen in China and West*, Cambridge University Press, 1970, pp.277-278.

亦「以療諸宿衛士及在京孤寒者」。元代的「大都惠民局，從五品，掌收官錢，經營出息，市藥修劑，以惠貧民」，燕京等十路曾設過「惠民藥局」，「官給鈔本，月營子錢以備藥物，仍擇良醫主之以療貧民」[87]。

以上舉示的這些片段史料似乎已能連綴出一幅古代醫院頗具規模的空間效果圖。如果細究其特徵，不難發現這些機構大多緊密附屬於太醫院體系，如大都惠民局從五品，受太醫院轄制，實際是御藥院的一種。由於為王權服務的職能所限，古代醫療機構為平民醫治的程度和規模肯定受到很大限制，而且這些機構「施醫給藥」的行為並未從古代慈善網絡的功能中分化出來，從而並非近代意義上醫療專門職事的表現，極易受人亡政息世事變動的影響。

中國由私人運作的醫療空間出現於晚明時期。據梁其姿的研究，到了明代，帝國社會福利責任的一部分已經轉移到了地方，官方在公共健康事物方面表現出的能動主義傳統漸呈萎縮狀態，晚明帝國已基本停止在醫療照顧方面作為民眾福利的中樞系統發揮正常的作用。明清之際，地方私人組織逐步替代了國家的職能。[88] 晚明學者楊東明曾在家鄉河南創設廣仁會，專門為地方民眾的需要提供藥方和醫療救助。他說動地方富紳作為贊助人，每天接待病人約 700 人。最突出的例子是鄉紳祁彪佳的作為，他從官位退休八年以後組織了一家慈善診所，診所的成立正值饑荒與傳染病威脅其家鄉紹興的時候。在兒子死於天花後的第 10 天，祁彪佳與十位有名望的地方醫生達成協議合力運作診所。診所坐落於城裏最古老寬敞的大廟之內，每天有兩位醫生提供醫療服務，每位醫生六天一換班輪值。在 1636 年第六至第八個月的時間裏約有一萬人獲救。隨着時間的流逝，診所組織

---

87 廖育群：《岐黃醫道》，頁 282，瀋陽：遼寧教育出版社，1991 年。

88 Leung, Angela Ki Che, *Organized Medicine in Ming-Qing China: State and Private Medical Institutions in the Lower Yangzi Region, Late Imperial China*, Vol.8, No.1, June, 1987, p.145.

日趨複雜，成員已包括一名總管、一名會計、一名登錄員和一名醫療總監。兩間隔離男女病人的房間也建立了起來，由 12 名醫生輪流負責。明末清初，這類診所已成為城市基礎制度的一部分。[89]

明末清初地方精英雖在相當程度上使醫療程式擺脫了皇權控制的模式，並順利轉移為一種「地方性事務」，但是地方精英所支持和運作的診所體制仍沒有擺脫傳統慈善事業的形象。比如 1693 年江南成立的一家診所，其主體功能是在六至七月份分發藥品、掩埋屍首，常年派發棺材等慈善活動。[90] 診所系統也沒有像西方社會那樣真正從醫學專門化的角度界定出基層社會與醫學空間的嚴格界限。18 世紀歐洲醫學革命的一個最突出的成就，就是利用醫學空間把病人與他的家庭和社區組織徹底分割開來，醫療空間實際上具備了某種「虛擬家庭」的作用。[91]

從 13 世紀到 19 世紀，西方醫院的功能尚有一個被層層剝離的過程。例如在 13 世紀的時候，除了圈禁痲瘋病人外，醫院的目的根本無法明確界定，它可能是養老院、避難所、未婚母親教養院、旅遊者的客棧，也可能是治病的地方。最為重要的是，醫院也許會包容全部這些目的和功能。13 世紀以後，醫院才開始慢慢拒絕收容並無真正病因的社會人員，它兼具流浪漢旅館和招待所功能的時期才得以終結，醫療空間由此完成了與一般慈善組織的分離。明清之際的中國診所顯然還沒有出現這種近代式的分化現象。[92]

按照福柯的說法，現代醫療空間必須具備兩大相關要素，即展佈（distribution）和分析（analysis）。人們在醫院中會觀察到怎樣分配病人使之相互隔離、醫院空間如何被分割，以及疾病如何在分析程式中被系統地

89 同上。

90 同上。

91 福柯：《瘋癲與文明》，劉北成、楊遠嬰譯，頁 224–226，台北：桂冠圖書公司，1992 年。

92 Cartwright, Frederick F., *A Social History of Medicine*, pp.30–31.

加以分類。行為和組織化的程序在醫院中逐步代替了簡單的身體行動。所謂現代人道主義的誕生正是伴隨着醫療空間中知識、身體、計劃、統計數字的日益完善。[93] 很顯然，在明清之交的江南地方性診所中，雖有對病人醫治空間進行「分割」與「分析」等現代功能萌芽的出現，但是對病人治療程序的控制與護理，以及對病人實施專門化的隔離等措施尚處於不健全狀態，無法達到類似西方醫療空間形式化的監控標準。從這一層面來看，地方性診所仍是社區運作的一個組成部分而無法獨立出來。

因此之故，中國江南乃至其他地區的地方性診所不可能成為與社區服務暫時分隔的受託機構。最明顯的例子是，中國人根本無法接受把親人託付給陌生人照顧這種絕情的方式，而西方醫療空間的現代性真諦恰恰就是對所謂「委託制」的默認，身心的交付成為進入現代醫院的基本前提。

## 大樹底下動手術

在非西方社會中，診斷與治療通常都有公開的方面，這在現代西方人看來似乎是非常陌生的，有時簡直變得不可思議。哈珀（Edward B. Harper）在對印度南部邁索爾（Mysore）邦的薩滿集會作研究後曾經指出，只有九個病人參與的集會卻有三十五個人參加，地點是在神殿內，薩滿當着會眾的面開出醫治處方。[94]

治療活動的公開性在中國社會的表現似乎也並不鮮見。把道教、佛教術士請至家中進行招魂降魔的表演已為人們所熟知，雖然尚沒有充分的材料證明中國普遍存在着如印度般大規模的薩滿式集會治療，但是以家庭為

93 Foucault, Michel, *Discipline and Punish: The Birth of the Prison*, Vintage Books, New York, 1977, pp.145－156.

94 Harper, Edward B., *Shamanism in South India*, *South Western Journal of Anthropology*, 1957, pp.267－287. 轉引自喬治・福斯特等：《醫學人類學》，陳華、黃新美譯，頁 167，台北：桂冠圖書公司，1992 年。

單位的治療程序仍足以證明治療有相當公開的透明度，其基本特徵是醫生全部的治療過程需在病人家屬或朋友目光可及的觀察範圍之內連續地加以完成。前面所舉王醫生與胡美在梁家鬥法的例子，除了在治療技術上的差別外，我們仍可注意到，王醫生的基本診療程序完全可以在家屬的目光監控下不間斷地完成，而胡美的工作則必須在與家庭分割開的實驗室中最終結束。這不僅關涉中西醫學體系的差異，而且也關係到中國人與西方人對空間感知的巨大差別。這種空間感的差別就集中表現在治療過程是在一個熟悉和公開環境下展示連續的技術動作，還是在一個陌生空間裏的隱秘行為。

經過一番周折，西醫傳教士們終於意識到，西方的醫療系統之所以遭到中國百姓的疑懼，一個主要原因在於西方醫院治療的隱秘性與中國醫療過程的公開性具有很大的不同。西方醫生要想得到中國人的充分信任，就必須被迫使西醫技術認同於這種公開性的特徵，以克服中國病人的陌生感與距離感。西醫傳教士也確實在醫療的公開性方面屢有動作。英國長老會報告中曾經提及一位名叫豪伊（Howie）的醫生，他於 1889 年開始進入中國工作。這位醫生的第一例手術就是在一棵大樹下公開舉行的，目的是讓旁觀者看到手術沒有甚麼害人的圈套和秘密。在切除一位婦女的一隻病眼時，他不得不小心翼翼地把病眼裝在一個酒精瓶中歸還給病者，否則自己的行為一不留神就會印證流傳甚廣的用病人眼睛做藥引的反教神話。

在豪伊工作的地區，教會曾付出許多努力，卻很難平息當地人對外國人的反感，然而當豪伊為倒在自己門口瀕臨死亡的一個乞丐做了一例公開的截肢手術後，他終於贏得了當地人的尊重。人們既驚訝於手術的成功，又吃驚地看到一名洋醫生對乞丐表現出的關懷態度。[95]

---

95 M. S. Bates Papers: RG10, *China Drafts*, Yale Divinity Library, New Haven.

在 1904 年的一份報告中，曾記錄過一次新診所進行第一例全身麻醉手術的情況。在新診所，使用普通麻醉法進行手術的第一個病例是切除腿上的死骨。住在附近的人好像都很悠閒，紛紛跑來觀看，許多路人似乎也很感興趣。守門人盡力讓人羣待在門外，但是手術室還是成了整個房子中的一個公共空間，也成了住在後門的鄰居們的通道。守門人看到沒辦法擋住人流，最後只能努力維護着手術台周圍的一小塊必要的空間。由於這是第一次手術，而且手術室變得如此公開，看來不可能驅散好奇的人羣，特別是在人們都秩序井然的時候，所以最終有一百多人觀看了手術的部分過程或全過程。幸運的是，病人被麻醉得很好。當醫生取出幾塊死骨在人羣面前展示手術成功的時候，人們看上去都很高興，醫生們也都鬆了一口氣。他們緊張地在報告裏寫到，如果出了事故，「這則故事也許會講得更長」[96]。

在江西一帶的山區，西醫傳教士所做的一例公開手術演示甚至也遭到了懷疑。在手術過程中，圍觀的病人家屬非常懼怕看到鮮血湧出，紛紛躲避回家靜等結果，只剩下兩三位醫生留下來繼續照顧病人。手術後，布斯菲爾德（Bousfield）醫生拿着髒衣服到溪流中沖洗，病牀也按病人的要求被置放於屋外予以展示。這些行動都是為預防村民們傳言，鬼（devil）要來騷擾他們，因為村民看見血跡出現在病人的繃帶上，認為鬼會尋跡而來。結果鬼終於沒有出現，住院病人的病情也漸漸好轉了起來。治療過程給村民留下了深刻印象，消息很快傳遍了村莊。[97]

醫療的公開化儘管在相當程度上消除了中國人對醫院的陌生感，但是醫院中封閉的療養方式和長期的護理過程仍使中國人感到很不適應。下面

96　*The Thirty-Third Annual Report Ponasang Missionary Hospital for the Year Ending*, December 31st 1904, Reel 242, Yale Divinity Library.

97　Bousfield, Lillie Snowden, *Sun-Wu Stories*, Shanghai, Kelly and Walsh Limited, 1932.

的故事就是一例。福州的一所醫院收留了三個患髖關節病的男孩，其中一個來自遙遠的農村，是由奶奶背着走了很長的路才趕到醫院的。最初孩子對醫院的陌生環境很不適應，當他被固定在一張特製的牀上進行治療時，他由於害怕而大哭大鬧。經過一段時間，孩子終於習慣了這種治療方法，但他的奶奶並不高興。她不明白為甚麼需要花這麼長的時間才能顯示治療效果，要求醫生每天使用更有效的藥物促使男孩儘快恢復。幾個星期以後，奶奶因為想家，再也不願意待下去。她整夜哭喊，第二天早晨對醫生說孩子死去的父親將要下葬，男孩必須在旁穿孝服守護，否則就是不孝，最終還是堅持把男孩背回家了。醫生明知道她在說謊，卻又無可奈何，只是感到非常失望，因為孩子尚未完全康復。[98]

一個發生在貴州安順府的個案則形象地說明了中國人接受醫療空間的艱難過程。西醫傳教士在接收第一個住院病人時，了解到在此之前已有六位本地醫生使出渾身解數試圖治癒女孩的重病，均以失敗告終，於是病人的父母只好把孩子送到這方圓兩星期路程之內唯一可找到的外國醫生的手中。醫生描述說，女孩待的房子只有唯一一扇緊閉的窗戶，陽光與空氣根本無法進入，病人彷彿被裹在帳篷裏或被封於玻璃瓶中。經過檢查，女孩幾乎已無復原的希望，她的父母對女兒是否能痊癒也深表疑慮。在房間的通風問題上，醫生和病人的父母意見無法達成一致，幾經磋商，父母抱着無可奈何的態度同意女孩轉往傳教士醫院。按醫生自己的形容，從女孩入院那一刻起，自己的心情就變得極度緊張，每天的時間幾乎都要在祈禱中度過。「幾乎無法用筆觸表達我們的感覺。」醫生感歎地說道。作為第一例住院病人，女孩入院的消息此時已傳遍安順府遠近的地區，街上的人都在不斷把此事當成茶餘飯後的談資加以議論。

98 *Report of Woman's Hospital*, *Foochow City*, Papers of the American Board of Commissioners for Foreign Missions, unit 3, Reel 242, Yale Divinity Library.

醫生寫道：「中國醫療技術在經過公平較量之後被棄置一旁，人們開始想，那麼外國人又能怎樣呢？我們聽到各種議論，說如果外國醫生能夠救活女孩，他們將在本地區贏得巨大聲望。可是我們感到信心是如此的虛弱，心情又是如此的悲觀，因為在一星期之後，我們的病人仍是那樣衰弱，持續昏迷不醒，肺部的感染仍在擴大，我們差不多要放棄最後的希望了。」這位醫生向護士建議，如果女孩沒有顯露出任何恢復的跡象，她最好被送回家去等死，以免引起猜忌。女孩聽說後堅持要留下來。以後幾天，儘管她的恢復是緩慢的，並有其他併發症出現，但她還是慢慢復原了。信任危機終於就這樣平穩地渡過了。

在女孩住院期間，有一位福音傳道人拿給醫生一張從街道上顯眼的地方摘下的揭帖，這張揭帖是一些仇視外國人的人張貼的。其中宣稱，住院的女孩是被一個張貼人所求拜的偶像應答治癒的，是偶像指點迷津的結果。這張揭帖不僅說女孩的恢復與西醫的努力沒有關係，而且認為病人的痊癒在任何情況下都是一個自然事件，企圖由此證明西方醫藥和治療沒有任何效果。[99] 從內容來看，這張反西醫揭帖的出現與以往的反教揭帖有所不同，它已不是從正面通過謠言直接攻擊西醫傳教士的工作，而是在公開治療成功之後與西醫爭奪終極治癒權。這說明，醫療過程的公開化已經基本摒除了中國百姓頭腦中原有的恐怖神秘的圖像，西醫多少可以站在與宗教偶像崇拜和傳統治療的同一條水平線上參與合法性的爭奪。

## 恐懼感的消散

西方醫療制度由於建立在基督教委託制度的信念基礎之上，其構造具有隱秘而非公開的特點，故而與非西方治療過程的儀式化規制是迥然不同

99　Fish, E. S. *Anshunfu, Kweichow: Our First In-Patient*, *China's Millions*, February, 1916, pp.25－27.

的。這是因為傳統中國人往往把不舒服或嚴重的不適看作不僅是病人身體內的機能障礙，而且也是因為病人與社會之間關係出現了不和諧。所以，他們認為疾病不可能通過臨床治療完全被解決，一般的疾病類型學分析也無力推導出病因。與此相反，家庭氛圍內親屬與朋友的在場即使無法真正在疾病的機能診斷上發揮作用，也可以通過儀式性和象徵性的「在場」，協調病人與社會的關係。[100]

因此，陌生的醫療空間如果要真正得到中國人的認可，就必須考慮在純粹臨床治療的理性監控之外，設法保留或者模仿病人原有的家庭環境及人際關係，從而最大限度地消除病人的疏離感。胡美在佈置雅禮醫院的診室時已經開始注意到這個問題，在走廊的兩側，他僅僅佈置了四個相鄰的工作間，走廊則直接通向街道，以使整個的診所空間能置身於相鄰的那些小旅店和商店之中，好像和它們沒甚麼區別。「我們決定使房間保持開放狀態，以使每個人能自由地進入和到處參觀。」[101] 胡美說。

其實，有些人類學家如弗里德爾（Ernestine Friedl）早已注意到一些農村地區醫院中模擬家庭狀況的情形。她觀察到一所典型的希臘農村醫院，在一間有四個牀位的狹小病房中，病人自己攜帶牀鋪和衣服，並一直由家庭成員陪伴着，由他們來餵食。在希臘傳統中，住院治療象徵着病人被家庭所拋棄。與大多數美國人不同，希臘人認為，人類的伴侶關係對於危重病人和健康人是同樣重要的。用當代醫學的觀點看，這種不正規的、髒亂的和擁擠的醫院可能會受到批評，但是，這種醫院對希臘文化來說，很可能有較高的治療作用。[102]

類似於希臘農村醫院的情況在中國 19 世紀末 20 世紀初的西式醫院裏

100 喬治・福斯特等：《醫學人類學》，頁 182－183。

101 Hume, Edward H., M. D., *Doctors East Doctors West: An American Physician's Life in China*, p.42.

102 喬治・福斯特等：《醫學人類學》，頁 251。

可謂屢見不鮮。因為不可能滿足被送入醫院的病人的營養需要，病人只好自己在房間裏烹調食物，往往使醫院的病房充斥着各種食物、輕便的火爐和易燃物，這使醫院活像個骯髒的儲藏室。[103] 福州醫院的一份報告中說，一位官員的小兒子被帶來做手術，他們專門租用了一間房，由母親陪同住了幾個月，直到完全康復。[104] 我們在朝鮮農村的醫院中也會發現同樣的情況。文獻中說：「在醫院裏，每個病人都有一個或多個親戚陪同，有時病人單獨在牀上，有時陪同者乾脆也一起睡在牀上，以至很難分清誰是病人。家庭用自己的方式照顧病人，因為他們不信任護士，如果醫生或醫院機構反對這樣做，他們就把病人帶回家。」[105]

醫院在開始時只是無可奈何地被動接受中國人護理病人的特殊方式，因為醫生們認為，對在醫院中治療的病人採取嚴格的規訓辦法常常是無效的。一份報告是這樣說的：「為了克服中國人對醫院產生的反感，在健康狀況允許的情況下，我們給予住院病人以全部的自由，允許他們出門進城和接受任何拜訪。我們也並不試圖強行阻止早已普遍化的吸食鴉片的習慣。為了取得更多的信任，每天從一點開始直到持續幾個小時，我們都會打開醫院的主門和住院病房的門，中國的外診病人可以直接進來拜訪他們的醫院同胞並自由交談。」最後，甚至到了病人想進就進、想出就出的地步。病人在他們認為最適宜的地方睡覺，從事他們想從事的一切活動。四川一帶有的醫院的病人根本不按約定的檢查時間回來，經常在治療期間兩

---

103 Bretelle-Establet, Florence, *Resistance and Receptivity: French Colonial Medicine in Southwest China, 1898–1930*, *Modern China*, Vol.25, No.2, April, 1999, pp.193–194.

104 *Report of Woman's Hospital*, Foochow City, 1901, *Papers of the American Board of Commissioners for Foreign Missions*, Unit 3, Reel 242, Yale Divinity Library.

105 Murray, Florence J., *At the Foot of Dragon Hill*, E. P. Dutton Company, Inc., New York, 1975, pp.136–137.

三天不見蹤影。當醫生已約定好給病人看診的時間後，卻經常發現這位病人只留下一張空空的病牀在等着他。[106]

西醫傳教士也曾嘗試過用嚴格的制度來規訓中國病人。有一所醫院在引進了現代炊事設備後，護士長安娜・奧爾松就開始嚴格要求病人家屬離開醫院，並認真向護校學生傳授如何滿足病人需要的護理知識，讓醫院廚房做病號飯等。[107] 不過在相當長的一段時間內，這樣的嘗試顯然只具有個別的意義。

西醫傳教士到後來開始有意識地在醫院中創造出病人療養的家庭式環境，如在一篇文章題為「病人應儘可能在醫院中被安置得舒適」的一節中，作者寫道：「我們經常看到婦女入院時忘了帶洗臉盆、梳子、洗臉毛巾、枕頭、衣物等等，這並非因為她們窮，而是因為剛到醫院感到陌生而激動，以至於把這些事置諸腦後。如果為她們準備好這些必需品，我想病人將很快感到醫院與家庭是一樣的，也許思想上會因舒適而有所觸動。」[108]

有證據表明，伯駕醫生在廣州時最初曾試圖把治療限制在眼病範圍之內，理由是大多數眼病病人都是非住院者，眼病治療是一個最少感染危險的領域，比截肢與腫瘤手術恢復要快得多。伯駕還有一點考慮是，他希望病人在手術前有一個很好的健康狀態，必須要經過一兩個星期的護理以增強對感染的抵抗力。一旦承擔起外科手術，伯駕就不得不在大多數的護理

106 Bretelle-Establet, Florence, *Resistance and Receptivity: French Colonial Medicine in Southwest China, 1898–1930, Modern China*, Vol.25, No.2, April, 1999, pp.193–194.

107 齊小新：《口述歷史分析 —— 中國近代史上的美國傳教士》，頁 141，北京：北京大學出版社，2003 年。

108 Maxwell, J. Preston, *How Best to Obtain and Conserve Results in the Evangelistic Work amongst Hospital Patients, The China Medical Journal*, Vol.XXVI, November, 1912, p.341.

工作方面允許家庭介入醫院而不是招聘付費的護士，只要有空牀位，就必須允許家庭成員入院陪牀。[109]

事實證明，家庭與親屬關係的引入，使得醫院縮短了與傳統社區之間的距離，也使得病人的家庭成員有機會了解西醫治療的全過程和異於中醫的方法，打破了空間上的神秘感，住院人數也由此而不斷增加。伯駕曾認為接受婦女住院病人最為困難，因為婦女進入租界是非法的，她們留院也必須由親屬陪同，結果 925 個病人中仍有 270 個女病人同意住院，這讓他感到很驚訝。[110]

需要提醒的是，中國人在形式上接受醫療空間，並非接受西方病因學分析的自然結果，而是家庭護理習慣的自然延伸，所以總會在護理過程中帶進原有的傳統思維和行為方式。例如在一個以聖伊莉莎白（St. Elisabeth）命名的醫院裏，由地方傳統支配的信仰與風俗習慣仍起着相當有力的支配作用。由中國人擔任的護士總說在晚上能聽到惡神（evil spirit）在周圍徘徊發出的聲音，探訪醫院的人經常被發現在病人牀下燒紙錢或放置食物以取悅餓鬼，有的陪牀者則好念咒語驅魔逐妖。如一位女病人的丈夫說他燒紙錢是為了平息惡鬼的憤怒，使之不再跟蹤其妻子進入醫院。[111]

聖伊莉莎白醫院發生的最令人吃驚的事情是婦女病房買賣嬰兒的現象。每年婦產醫院均有 700 多個嬰兒出生，其中無疑有不少漂亮的孩子。最嚴重的問題出在孩子的性別上，如果一個女孩降生，母親往往會棄之而獨自回家，除非家裏已有了幾個男孩。婦產醫院經常成為嬰兒交易與買賣

109 Gulick, Edward V., *Peter Parker and the Opening of China*, Harvard University Press, 1973, p.163.

110 Ibid., p.57.

111 Votaw, Maurice E., *Our Hospital for Women and Children in Shanghai Crowded to the Doors, the Spirit of Missions*, Feburary, 1926, p.117.

的場所。如果一個男孩長得非常漂亮，他一般會值 15 至 20 元（dollar）。如果一個婦女已有一些孩子，她經常會樂意卸下新生兒這份額外負擔，把男孩賣給一位生下的嬰兒沒有成活的母親，她自然不會泄露自己把親生兒子處理給了別人這一秘密，死嬰的母親也不會告訴家人她帶回家的不是自己的骨肉，這樣雙方都會感到滿意。[112] 儘管產生了如此多的弊病，西方醫院對家庭與社區人際倫理關係的有限認同與移植，畢竟縮小了西方醫學與中國百姓之間的距離，至少在雙方之間形成了一個「談判的場域」。

## 對非常狀態的控制

### 瘋人禁錮史

許多史實證明，西方醫療空間移植進中國社會使得中國人的治療觀念確實發生了明顯的變化。這只是問題的一個方面。與此同時，醫療空間的切入在某種程度上是否相應地與中國人可以接受的地方感覺和習慣相適應，亦是其能否在中國社會中立足的一大關鍵。對瘋癲觀念的認知及其空間禁閉的處理在中西社會中的表現，能夠昭示出這種相互協調的過程。

在中國古代，癲狂的概念早已被視為病態行為。據《黃帝內經・靈樞》卷五之《癲狂》條所述，癲狂的表現為失眠、食欲不振、誇大妄想、自尊心強且常吵鬧不休，甚至「棄衣而走，登高而歌，或至不食數日，逾垣上屋」[113]。至於中國人對於瘋癲的態度，據維維安・Ng（Vivien Ng）的研究，基本上趨向於「有機體論」的觀點。中國醫生普遍把瘋癲的許多形式理解為機體性失調，他們用於解釋「癲」和「狂」的語言與解釋其他疾病沒有甚

112 同上。

113 《黃帝內經・素問》，卷三。

麼區別。對於古典的中國醫學來說，區別肉體與精神，把它們看作相異的東西是不可思議的，類似行為失調的癲狂病症被認為只是生理機能失調的一個表現。在醫療的記錄中，沒有證據涉及把瘋癲原因歸結為道德墮落的倫理性行為，這與 18 世紀晚期的英國乃至西方把瘋癲與道德聯繫起來加以考慮的取向是迥然有別的。[114]

從地方傳統的角度而言，普通百姓和司法部門的觀念趨於一致，都是比較忽視癲狂的個人因素，而只是着眼於社會和法律方面的問題，特別關注的是癲狂的非理性態度較易轉化為破壞性的行為，凝聚成對社會正常秩序的侵擾。因此，對癲狂的判斷與處置往往都是出於司法而非醫學的態度。癲狂的醫學與司法術語甚至可以相互置換。[115] 據學者考證，古代中國社會對待瘋子實施法律原則的確實證據最早見於《後漢書・陳忠傳》。[116] 在西元 100 年左右，陳忠向皇帝建議「狂易殺人，得減重論」，他的建議得到批准，成為第一條專用於瘋人的法律，尤其針對犯有殺人重罪的瘋子。以後歷代律例雖屢有變化，《唐律》甚至把瘋癲與痲瘋、失明及喪失雙足等殘疾並列為「疾」[117]，但對瘋癲的法律化處理仍佔上風，只是在拘禁與處罰的寬嚴程度方面有所變化。清代則經歷了早期「治罪甚寬，嚴於監禁」，到後期「治罪從嚴，疏於監禁」的不小變化。

值得我們留意的是，處置瘋人的空間儘管屢有伸縮，卻始終搖擺於「法律空間」和「家庭空間」之間，只是無論搖擺到哪一類空間之中，瘋癲禁閉的最終目的都是從社會安全與穩定的角度出發而實施的，與醫學意義

114 Ng, Vivien, *Madness in Late Imperial China: From Illness to Deviance*, University of Oklahoma Press, 1990, pp.25－62.

115 瑪塔・李邱 (Martha Li Chiu)：《中國帝制時代的瘋狂行為：法律個案的研究》，見林宗義、名瑟・克萊曼 (Arthur Kleinman) 編：《文化與行為：古今華人的正常與不正常行為》，柯永河、蕭順義譯，頁 62－66，香港：香港中文大學出版社，1990 年。

116 同上。

117 同上。

上的疾病治療無關。這一論斷可以從《大清律例》對「瘋癲」的禁閉條款的變化中得到證實。1689年，清政府頒佈法律，清楚地界定了瘋人親屬、地方系統和官方的責任。清律中首先規定如家庭中出現瘋人必須立即向地方申報，同時需立即承擔起禁閉的責任。條例中規定：「瘋病之人如家有嚴密房屋可以鎖錮的，當親屬可以官束及婦女患瘋者，俱報官交與親屬看守。」[118] 地方官甚至被勒令「親發鎖銬」，配合家庭的禁閉行動，如果親屬鎖禁不嚴，致有殺人者，則會將親屬嚴加治罪。

除家庭外，對瘋人禁閉的責任進一步擴大至社區宗族。如果痊癒不發，報官驗明取具，族長地鄰辦過甘結手續，瘋人就會獲得釋放。如果不經報官及私啟鎖封者，就要受到嚴厲處罰。比較引人深思的是如下數款規定：「若無親屬，又無房屋者，即於報官之日，令該管官驗訊明確，將瘋病之人嚴加鎖錮監禁，且詳立案。」[119] 也就是說，只有在家庭已全無能力控制瘋人對抗的情況下，才會考慮轉至法律空間中進行監督。換言之，法律行為只是對家庭禁閉的一種補充形態。

這裏需要略加申明的是，瘋人的禁閉儘管在國家與社會功能的意義上是出於安全的考慮，特別是滿人作為異族入主中原以後，使出於安全考慮的禁閉大思路又增加了一分理由，但是，禁閉的主體空間既然落在了家庭之內，禁閉的外在法律規條就有可能內化為普通的家庭倫理。瘋癲病人至少在親情監護的環境下，仍具有實質性的家庭成員的地位。

家庭空間禁閉病人的核心傳統一直延續到當今的華人社會中。林宗義教授提供的一份對溫哥華華人社區的調查結論顯示，中國人家庭對瘋人有一種特別的處理方式，即從容納到逐漸向外排斥的過程，這個過程分為五個階段。第一階段是家族內部的處理時期，也就是拖延，有時候甚至延遲

118 《大清律例增修統纂集成》，卷二十六，《刑律人命》。
119 同上。

十年到二十年之久。家人在家庭內部動用所有能想到的治療方法，也儘可能動員家庭全部力量參與，直到無法維持才轉入第二階段，就是拜託可信賴的外人，比如親近的友人或是地方上的長者，希望藉此力量幫助矯正瘋人的異常行為。第三階段是請來家庭外以治療為業的人員，比如藥草治療師、內科醫生及神媒道士等，希望這些人有助於治療，這時患者仍保留在家族的範圍內。

第四階段是從患者被內科醫生等外人確定為精神病，而且家人也承認時開始的。被貼上精神病標籤也意味着家族內部處理精神病患者的力量已經到了極限。經過門診與住院治療，發現患者康復的希望越來越渺茫，在經濟上和心理上都已無法再承受獨力照顧患者的重壓時，就最後進入了排斥患者的第五階段。家人放棄了希望，只好認命說家庭內有一位治不好的精神病患者是上天注定的，然後將患者送到遠方的精神病院，並儘可能不去想患者的事情。[120] 這五個階段的變化特徵說明，瘋癲治療需由家庭為原點，逐步似水波一般推向社區，再從社區由內及外地推至社會上更廣闊的範圍。即使是在承認精神病院作用的情況下，中國人仍會認為家庭治療的倫理作用具有優先性，這顯然不是從醫療角度推導出的結論。因此，精神病院要想贏得中國人的好感，就不僅需要在治療效果上有獨到之處，而且在醫院的組織方式上也要符合中國人的倫理習慣。以下我們將以惠愛醫院為個案檢驗這一觀點。

與中國傳統社會對瘋癲觀念與禁閉的處理背景有所不同，18 世紀末，瘋癲在西方世界裏的基本內涵是一種非理性（irrationality）而非動物性（animality），在喬治・詹普森（George Jepson）所發展出的「道德治療」（moral treatment）的觀念影響下[121]，病人被希望像一家人一樣生活在一起相

---

120　林宗義：《精神醫學之路 —— 橫跨東西文化》，趙順文譯，179~180 頁，台北：稻鄉出版社，1990 年。

121　Digby, Anne, *Madness, Morality and Medicine: A Study of the York Retreat, 1796–1914*, Cambridge University Press, 1985, pp.16–27.

互幫助、相互支持。他們在高度發展的管理系統中重新得到社會化。在中世紀的歐洲，瘋人的照顧要靠家庭支持。到了 18 世紀初期，瘋人收容所仍然規模狹小、運行分散，很少存在有目的的建構（purpose-built）。[122]18 世紀末 19 世紀初，精神病現象開始被視為醫學處理的問題，病人和其他人口開始被隔離開來接受醫生的監管，實現了所謂「異常的『醫學化』」（"medicalization" of deviance）過程。[123] 這一轉型過程的實現基礎簡單地說是受到福音派教義（Evangelicalism）和邊沁主義（Benthamism）[124] 兩種哲學思想的交互影響。福音派教義推崇人道主義和家長式統治，邊沁則強調專門化和效率的影響。福音派僅僅滿足於使現存社會框架之內的個人道德化，功利主義者則尋求社會框架自身的道德教化，強調要提供一個排除社會惡行的制度機構，他們認為在許多方面這比自我正義（self-righteous）的福音派觀點更為有效。[125] 瘋癲的文化含義由此開始轉變，並影響到 19 世紀一些改革家的觀點。人們普遍認為，社會作為一個整體是一個自由發展的過程，瘋人不再是一隻動物，或被剝奪了全部人類的殘存特徵。相反，他具有人的本性。儘管瘋人缺乏自制和秩序的觀念，但仍是一個完整的人。他缺乏的本質經過恢復後，也許仍能成為理性的公民發揮作用。[126] 福柯曾形象地把「瘋人院」稱為「模擬的家庭」，其特點是它並不真正由實際的家庭氛圍和人員所構成，而是由各種符號和動作構成的虛擬的家庭氛圍。[127] 這種虛擬狀態與中國的家庭空間完全不同，表現出的是一種外在於家庭的理性控制形式。

---

122 Scull, Andrew, *The Most Solitary of Afflictions: Madness and Society in Britain, 1700–1900*, Yale University Press, 1993, pp.10–93.

123 同上。

124 同上。

125 同上。

126 同上。

127 福柯：《瘋癲與文明》，頁 224–226。

## 虛擬的家庭

19 世紀末葉，虛擬家庭結構伴着西醫東傳的陣陣塵煙，悄然步入了中國。早在 1872 年，美國長老會醫學傳教士嘉約翰（John G. Kerr）就已向教會表達了一個信念，即由基督教會主持對中國精神病人實施「理性治療」（the ration treatment）的時刻即將來臨。[128] 但他的建議遭到了廣東醫學傳教士協會的反對。在 1886 年慶祝廣州醫院開辦十五周年的紀念慶典上，嘉約翰再次強調建立精神病院的重要性。四年以後，1890 年，在上海的傳教士工作會議上，嘉約翰的計劃終於得到了回應。1892 年，嘉約翰在廣州城郊的芳村自費出資 200 美元購得 17 畝土地建立起了病院。病院的頭兩所建築物是用一位不願透露姓名的醫學傳教士捐贈的 500 美元蓋起來的。嘉約翰夫人曾興奮地寫道：「1895 年 2 月 28 日，一個男人身背一個精神病人站在了醫院門前，這是中國歷史上第一個入院治療的精神病患者。」在病人的家裏，他被鎖在一塊巨石旁達三年之久，入院前已喪失了步行能力。第二個入院的病人是一位婦女，她被發現坐在一間木屋裏的地板上，鎖鏈的一頭纏繞着她的脖子，另一端被釘牢在她身後的地板上。[129]

關於惠愛精神病院創建的目的和功能，嘉約翰明確指出其具有家庭所不具備的醫療條件，其目的是為那些被他們的家庭和朋友帶來的精神病人提供一個棲身之地，這裏比他們在自己的家中有更好的條件，能使他們得到更周到的關懷。在家庭裏，病人經常遭受不明智和粗暴的待遇，有時甚至被置於死地。[130] 另一位傳教士恂嘉理有同樣的觀點。他說：「創設此等醫院，有數大原因，雖然癲人之中未必盡皆狂態，然比較在家庭中休養，

---

128 Selden, Chas C., *The Story of the John G. Kerr Hospital for the Insane*, *The Chinese Medical Journal*, Vol.52, November, 1937, pp.706－714.

129 同上。

130 Selden, Chas C., *The Need of More Hospital for Insane in China*, *The China Medical Journal*, Vol.XXIV, September, 1910, p.326.

不若在醫院更為合宜。因離別環境而入院留醫，有痊癒之希望，且狂態發動之時，殺人放火、毀物拆屋之事，在在堪虞。」[131] 對醫院所謂「離別環境」的定義，已經把醫療與家庭空間有意做了界分。

惠愛醫院的管理方式基本上是英國約克郡診所的一種移植和翻版。嘉約翰曾經明確倡導理性治療方法，並親自把它濃縮概括成三項治療的具體原則。在提出這三項治療原則之先，嘉約翰特別提出三條有別於法律處理的對待精神病人的原則：第一，凡入院者皆為病人，如果他們的言行表現出非理性的特徵，那並非他們的過錯；第二，這是醫院，不是監獄；第三，儘管完全處於瘋癲狀態，這些病人仍是男人或者女人而不是野獸。有了這三條原則作為先導，嘉約翰進一步提出了相當變通靈活的治療程序：（1）儘量運用勸說的手段——在必要的情況下最低限度地使用力量管理；（2）給予病人自由——在必要的情況下才實施最低限度的監禁管束；（3）在溫和的態度下使病人伴以休息、熱水浴、戶外活動、身體鍛煉和職業勞動——在必要的情況下最低限度地實行藥物治療。在這套原則中，對理性與非理性界限的有效甄別被作為管理的基礎而得到了推廣。[132]

在建築地點的選擇上，嘉約翰則嚴格遵循西方精神病院虛擬家庭的形構原則，惠愛醫院儘量避開喧囂煩擾的環境，為病人提供舒適的治療空間。經過一段時間的發展，醫院租用了周圍的大片土地建設供療養用的單棟村居式系統（the cottage system）。[133] 這些住所被設計成微型的分散式家居型建築，而不是大型的機構式建築物，對於敏感的病人療養更為適宜。

---

131 恂嘉理：《廣州惠愛醫院小史與概況》，載《中華基督教會年鑒》，第 8 期，中國教會研究中心印行，1925 年。關於惠愛醫院的專門研究，可參見：Diamant, Neil, *China's "Great Confinement"?: Missionaries Municipal Elites and Police in the Establishment of Chinese Mental Hospital*, *Republican China*, November, 1993, pp.3–9.

132 Selden, Charles, *A Work for the Insane in China*, p.262.

133 *The John G. Kerr Refuge for Insane, The China Medical Journal*, Vol.XXII, March, 1908, pp.83–84.

單居型建築也可造成使吵鬧的病人與安靜的病人相互隔離的效果。病人分散其間，亦可參與種植花草、蔬菜，從而做到自食其力。

在中國，人們習慣於把私人場所和公共機構用高牆環繞起來，禁閉於高牆中的病人很難有居家的感覺。為了製造出充分的「家庭感」，隨着徵地的不斷擴大，醫院周圍只是簡單地圍起了約一人高的籬笆。[134]

新病人在入院時要立即除去鎖鏈和腳鐐，醫生在病房中迅速進行甄別，觀察其是否情緒失調，是否有不潔習慣，脾氣屬於喧鬧還是安靜，是否有癲癇或其他疾病，在區分出情緒不穩和具有危險傾向的病人之後，就會給予其他人以自由。由於病人總是確信自己被不公平地禁閉在監獄之中，惠愛醫院往往要付出很大努力解除病人這種被監禁的感覺。醫院管理員堅持不穿制服，目的是避免病人把他們當作士兵和警察。

惠愛醫院道德空間的建構還反映在內部的裝修設計上。比如建築地面原先使用瓷磚，但病人經常予以破壞，用碎片來傷害自己，所以新建築的地面改用水泥混凝土取代瓷磚，既潔淨又安全防火。又如窗戶的安裝，原先全部用筆直的鐵條裝飾，為了使病人克服被囚禁於監獄中的感覺，而有在家裏的印象，醫院對窗戶的形狀和構圖刻意進行了改造，鐵條被裝飾彎曲為帶花的圖案，有的鐵條呈十字交叉形狀，十字周圍均鑲以薄玻璃，鐵條之間的空隙十分狹小，容不得人體穿越而過，漂亮的窗戶裝飾不會給人以蹲監獄的感覺。[135]

儘管惠愛醫院在模擬家庭氛圍方面做了大量努力，但是就醫院報告中的統計數字來看，病人的恢復率並不算高，相反死亡率卻相對較高。自 1898 年正式建院以來，到 1910 年止，惠愛醫院已收留 1458 位病人，僅

---

134 同上。

135 Selden, Chas C., *Treatment of the Insane*, *China Medical Journal*, July, 1909, pp.221－223.

1909 年一年即有 239 位病人入院，198 位被釋放回家。病人入院治療的情況如下表所示[136]：

| 治療 | 97 人或佔入院者的 40%，佔釋放者的 49% |
|---|---|
| 恢復 | 16 人或佔入院者的 6%，佔釋放者的 8% |
| 沒有恢復 | 37 人或佔入院者的 15%，佔釋放者的 18% |
| 死亡 | 48 人或佔入院者的 21%，佔釋放者的 24% |

從上表觀察，沒有恢復和死亡的病人比例仍很高，這一現象的出現是因為病人在家庭中長期消耗，以至於到達醫院時不少人已到了奄奄一息的地步。有的親屬甚至聽任其自然死亡，病人被鎖在屋外院子裏的大石頭上，暴露於風吹日曬之中無聲無息地死去。在精神病學和精神病院傳入中國以前，對精神病人使用家庭暴力常常是因為多年內耗，親屬們已承受不了如此巨大的精神壓力不得已而採取的極端行為。放逐病人於醫院之內則已相當於林宗義所說精神病人管理的第五階段。在這一階段中，病人已被強行排斥於家庭之外，以防其進一步對範圍更大的社區生活造成影響。

有一個例子頗能說明問題。為了對付一個有暴力行為的男精神病患者，他的母親竟僱用流氓暴徒打斷了親生兒子的一條腿和一隻胳膊，目的僅是為了使兒子喪失恐嚇鄰居的能力。這個可憐人的痛苦是如此的巨大，以至於最終想要自殺。此實例說明中國人對瘋癲狀態的界定與處理方式，在相當程度上受社區環境的支配和影響。在一般中國人的頭腦中，並沒有

136 Selden, Chas C., *The Need of More Hospitals for Insane in China*, pp.323–330. 按照沈家本的說法，清政府在 1908 年已承認清律強迫家庭或鄰居登記圈禁瘋癲病人的條款在實施過程中已宣告失敗。參閱 *Madness in Late Imperial China: From Illness to Deviance*, University Oklahoma Press, 1990, pp.74–75. 也正是在 1908 年以後，惠愛醫院接受的政府病人數量開始超過了私人病人的數量。

把精神失常當作疾病之一種的概念。也就是說，西方的疾病類型學分析在普通百姓中完全是一種陌生的認知體系，這一點與溫哥華華人社區的情況尚有區別，他們是在承認精神病治療的有效性前提下採取自我保護的行動的。普通中國人在家庭中禁閉精神病人，往往是考慮到病人對社區安全與利益的威脅，而不是醫療氛圍的營造。一旦精神病人對社區構成威脅，家人就寧可採取放逐的策略，以重新爭取社區對其自身位置的認同。

不少病例證明，中國家庭對病人的態度是受羣體取向而非個人的疾病因素影響的。有一個例子是，北京教會學校的一名青年學生臨近畢業時得了精神分裂症，他被帶到協和醫院進行檢查治療。當時協和尚無精神病院，學生的精神狀況變得越來越壞，當他騷擾鄰近的病人時，引起了普遍的反感。他的父親被要求對此負責，一氣之下試圖把兒子沉入離家不遠的河裏以保護自己。這位父親就是明顯感受到了團體壓力的威脅，才試圖做出如此過激的選擇。

正是因為中國人對精神病人的態度受羣體利益取向所左右，所以他們對精神病人禁錮空間的選擇往往搖擺於家庭與監獄之間。僅僅是出於安全角度的考慮，他們採取的禁閉與鎖囚的暴力方式是基本一致的，甚至將精神病人和刑事罪犯關在一起。20 世紀初，北京有一個名目上是精神病人收容所的地方，其囚禁方法和監獄無甚區別，禁閉過程中也時常使用鎖鏈，無人關心病人的身體是否舒適，許多人在惡劣的生活條件下得了肺結核病。據傳教士報告，這間收容所同時關押着 150 個罪犯，因為沒有其他監獄可以收容他們。[137]

據惠愛醫院歷年的報告記載，不少送往醫院的病人並不是完全出於病情輕重的考慮，而是因為病人已嚴重威脅到了社區的正常生活秩序，或者

---

137 Ingram, J. H., *The Pitiable Condition of the Insane in North China*, *The China Medical Journal*, Vol.XXXII, March, 1918, p.153.

已威脅到了家人在社區中的合理位置。因此，病人的恢復與否並不完全取決於醫學意義上的病情是否好轉，更重要的是取決於病人是否為整個社區環境所接納。如惠愛醫院 1916 年至 1917 年的報告中曾列舉了幾個病人的例子。有一名男子經過醫院的治療，身心兩次得到了恢復，兩次被釋放回家，但是在第二次回家後的兩三個星期內他又被送回了醫院，原因是病人在醫院之外的環境下無法控制自己而經常犯病。更明白些說，病人在經過醫院模擬家庭氛圍的薰陶後，反而已不適應社區的生活空間。在此情況下，惠愛醫院決定再次收留他，安排他負責管理醫院的蓄水及排水系統，經過三年療養的時間，這名男子最終康復了。[138]

另一個例子是，一位男病人被他的兄弟送到了醫院，病人的兄弟請求醫院不要把病人送回家庭，因為他害怕病人會被村裏的人殺掉，因為在發病的時候，病人曾出現不正常的暴力侵害行為。惠愛醫院接納了這位病人，讓他負責醫院的洗滌工作。病人曾經舊病復發，連續一兩個星期陷入深深的煩躁消沉狀態，甚至想要自殺，經過洗浴治療法的持續醫治終於恢復正常，情緒變得開朗起來，不但恢復了原有的工作能力，而且兼職負責部分福音傳播工作。這一病例清楚地說明，精神病院成為社區與家庭對非正常人進行監控的延伸機構。站在普通中國人的立場來看，惠愛醫院與監獄的功能沒有區別，普通中國人甚至認為入院可能有去無回。1922 年至 1923 年的報告中，講述了一個已婚婦女在自己心愛的孩子死亡以後，因悲痛過度導致精神失常而入院，在她恢復後回到家中時，發現丈夫已經死去了，她的房子和全部家產都被其他人瓜分，人們所持的理由是，他們不相信她能活着回來。婦女由此感歎道：「村裏人真是太沒有良心了。」[139]

---

138 *The John G. Kerr Refuge for Insane, Report for 1916 and 1917*, pp.1–14, Yale Divinity School Special Collections.

139 *Report for the Years 1922 and 1923*, p.4.

1924 年的報告中有一則故事值得在此評述。這年有個男子帶着極大的煩惱來到惠愛醫院，看看是否能把姪子的媳婦帶回鄉下。他告知醫生下列緣由：他姪媳的家庭發現病人消失了，遂懷疑她的丈夫把妻子趕出家門另娶了新歡為妾。姪媳的家屬並不能接受她已犯了精神病這一解釋，當建議他們去醫院自己驗證時，家屬們根本聽不進去並且態度十分粗暴。妻子的宗族比丈夫的宗族勢力強大，丈夫向自己的宗族祈求幫助是無效的。事態越來越嚴重，姪媳的家屬有一天一起擁入她丈夫家中，藉口他不好好招待客人，宰殺了他家的豬和各類家禽，設宴招待了自己，並且還威脅說要殺了他。醫院無奈只好動員病人回家，但遭到病人的堅決拒絕，叔叔最終也無法把她帶走。約六個月後，這位婦女死在了醫院，故事也就此結束。[140]

這一病例說明，一個人如果不幸患有精神病，只要他（她）本人不足以構成對家庭或社區日常生活的威脅，或者人們對其評價按社區的標準尚屬於正常範圍，那麼，她就仍會被社會所接納。在此情況下，如果病人消失於社區公眾的視野之內而進入了精神病醫療空間，反而顯得不那麼正常了。這恰恰昭示出，中國人即使到了近代，對精神病類型的認知往往仍受社會因素包括地方感覺的強烈支配，而不是從醫學分類的現代性知識系統出發的。

## 瘋癲治療與地方政治

惠愛醫院自從 1898 年正式接納第一個病人起，基本上是為私人家庭的病患者服務的，與地方和公共機構沒有甚麼關聯。可是在 1904 年的一天，廣州衙門的一個皂吏帶着一個病人出現在惠愛醫院門口，他隨身帶來一封信，其中說希望醫院與地方衙門合作，接受送來的病人，條件是由地方政府每月負擔這些「公家病人」的醫療費用。結果這個病人被醫院收留

140 《廣州芳村惠愛醫院徵信錄》，頁 5，耶魯神學院特別收藏。

了，隨着一封回信被帶進衙門，由此開始了政府與惠愛醫院長達二十三年的合作交往。這一天可以說是瘋癲治療與地方政治發生聯繫的重大轉捩點，其意義首先在於精神病院的存在得到了地方政府的正式認可，其次是惠愛醫院由治療家庭病人為主體的功能，隨着政府病人入院數字的不斷增加而發生了轉變。自此之後，醫院和地方紳士達成協議，他們負責選定和購買地皮，通過地方官府審批再交付給醫院，並應允每年向醫院提供部分說明。官府從此開始大量向醫院輸送病人。[141]

到 1909 年，惠愛醫院內收容的 194 名病人中，有 99 名是被官方送來或接受官方資助的。這 99 名病人中約有一半來自香港，這些人最初被送到英國殖民地中的政府精神病收容所（Government Lunatic Asylum）接受監管，然後又按團體規模整批移交給了廣州的中國官員，最後再轉到惠愛醫院。而就在幾年前，這批精神病人中的嚴重者照例會像普通罪犯一樣被投入監獄，那些明顯具有非攻擊性特徵的瘋人則會被趕到大街上四處遊蕩。這 99 名病人中的另一半人是廣州地方政府從大街上收容起來送往醫院的，這批人在街上流浪時往往不能照顧自己，並有潛在的暴力傾向。[142] 到 1910 年，醫院內已收留了 122 名由官府送來的病人，他們大部分是從廣州街道上撿來的。[143]

隨着 1911 年辛亥革命的勝利，廣州地方政府處於政權交替的過渡時期，維持這些「公家病人」的費用來源暫時中斷了，但民國政府成立之後，所有病人的費用即被全部付清，沒有再行拖欠。惠愛醫院接納政府病人的功能亦沒有甚麼明顯的改變。按醫院報告中所說，地方政府和醫院的關係從 1904 年到 1922 年保持得最為和諧，1922 年在北方爆發戰爭時，日常

141 Selden, Chas C., *The Need of More Hospitals for Insane in China*, pp.323–330.
142 Selden, Charles, *A Work for the Insane in China*, p.262.
143 Selden, Chas C., *The Need of More Hospitals for Insane in China*, pp.323–330.

資助的時間被推遲了。也就在這段時間內，政府提供的病人數目卻有了持續增長，醫院每天的費用越來越難以為繼。最困難的年份是 1925 年，500 多名病人滯留院中，醫院約需 33,657.15 元金額的資助，而政府只能付出 630.00 元的數目。其間，100 名病人被迫由官方移置於新開設的政府收容所中。[144]

面對如此的困難，香港政府主動承擔了港島赴粵者的費用，部分緩解了資金運轉的緊張狀況，但是仍有 300 多名病人的費用供應不足。到了 1927 年，政府欠款已高達 89,798.23 元。1924 年，為了擴大醫院的建設規模，惠愛醫院的助理醫生和中國職員曾遠赴香港、夏威夷羣島及美國西海岸尋求中國華僑的幫助，得到了熱烈的響應，只是由於政府無力提供病人的日常費用，籌措到的用於建築新址的款項只好用來維持病人日常起居生活的開支。

仔細閱讀惠愛醫院歷年的報告，一個有趣的現象經常縈繞於我的腦際，那就是惠愛醫院由一個從注重個人精神病治療的功能向作為國家安全控制系統的分支機構轉變的過程。在 1904 年以前，惠愛醫院收納的家庭病人來自不同的地區，如福州、上海、威海衛、天津及澳門、香港等地，病人均由親屬或朋友送來，沒有任何家庭外的特殊背景。在建院的早期，大約 1892 年前後，嘉約翰醫生曾試圖通過遞交一份發展計劃得到封疆大吏張之洞的支援，張之洞的幕僚回有一信，大意是說：「我隨信一道退回這項關於收容所的計劃書，很抱歉地講，總督對此並不感興趣。」[145]

那麼事隔十二年之後，惠愛醫院為甚麼又突然得到地方官吏的青睞和重視呢？如果把惠愛醫院的運作以及地方官吏對其功能的利用，放在

144 Selden, Charles C., *The Story of the John G. Kerr Hospital for the Insane*, pp.706－714.

145 同上。

清代對「瘋癲」認知的歷史長流中進行考察，答案應當是非常清楚的。廣州地方官吏對惠愛醫院的態度與以往官僚對瘋癲管理的傳統態度是完全一致的，他們都把監管瘋人的任何場所，無論是家庭、收容所、救濟院、監獄還是正牌的精神病院，均看成是維護地方安全、監控社會秩序的一個政治性的環節。在這一前提下，他們根本沒有興趣關注醫院作為空間存在的實際內容，或者去深究禁閉手段的種種區別（例如它是醫學治療抑或是法律控制），而只注重其身心限制的外在形式是否真正有效。

這一判斷取向在清初即已萌生端倪。清政府以外族身份入主中原，從雍正時起就不斷加強對地方的控制，如完善保甲制度等，力圖把權力更深入地滲透到基層。對瘋癲行為的控制尺度也是按是否威脅社會秩序的尺度擬定的，與醫療過程無關。清初曾發生過一起瘋人連殺四個親人的慘案，導致了 1753 年一條針對瘋人的專門律令出台，規定凡瘋者殺人將被投入監獄而非拘禁於家，當瘋人恢復後要等待一年多的觀察，確認不會再行犯案後，才能重新把病人置於家庭環境之中。[146] 這條律令在 1756 年正式被載入《大清律例》。從此之後，監獄幾乎變成了家庭之外收容精神病人的唯一合法空間。

惠愛醫院在廣州的設立，作為一種管束瘋人的新型空間，其有效性是有目共睹的。儘管這種有效性是建立在現代精神病學和醫院管理共同作用的基礎之上，可是從外觀上看，特別是從地方官吏的立場上觀察，這種監控的空間形式卻與監獄的功能完全一致，都是起着社會安全閥門的作用。可以表明這種意識存在的一個證據是，地方政府在收容街道上的瘋人時，往往缺乏仔細的辨別，有時會把呈現暴力傾向的罪犯也一併納入醫院收容的行列。

146　瑪塔・李邱（Martha Li Chiu）：《中國帝制時代的瘋狂行為：法律個案的研究》，頁 82。

從惠愛醫院的角度而言，當然不希望自己被完全等同於具有控制功能的監獄，而是要極力使人們意識到精神病院的治療程序與空間安排，是與安全閥門式的監獄制度大相徑庭的。方法之一是公開醫院的管理和醫療系統，歡迎外人參觀。據 1916 年至 1917 年的報告記載，這兩年參觀醫院的人數逐漸增多，參觀者來自不同的機構和部門，如一些基督教會和政府部門。一些教會團體把參觀醫院作為研究社會學或社會服務的一個組成部分。特別值得關注的是，一所政府法律學校也派出了代表團前來參觀，據其中一位教師說是政府建議他們來的。[147] 這一信息無意中透露出了政府對惠愛醫院的真實態度，那就是仍把它視為法律監控系統的一個組成環節，而沒有視其為病理學意義上的醫療空間。

1922 年，廣東政府發起組織了第二次精神衛生運動（Mental Hygiene Campaign），人們又紛紛擁入惠愛醫院參觀訪問。因為有太多的參觀者，醫院裏一時變得擁擠不堪，大多數病人只好被關在自己的房間裏。不久，一個與病區隔離的專供參觀者觀望的高台搭建了起來，站在這個台子上，參觀者可俯瞰病人的生活舉動。在這次精神衛生運動進行的短短五天時間裏，大約有五六萬人參與了各項活動。運動過後，惠愛醫院的醫生們得出結論，運動的最大成功之處是人們的注意力開始集中於精神病人本身及其治療過程，特別是病人在醫院中有很多自由這一事實對來訪者有所觸動。在這次活動的影響下，回到家鄉的病人也開始被允許有更多的活動自由。[148] 不過可以斷定的是，這種對瘋癲治療的關注可能是十分短暫的，因為對瘋癲禁閉形式的習慣性看法是地方傳統結構的組成部分，要想從根本上加以改變是非常困難的。

---

147 *The John G. Kerr Refuge for Insane, Report for 1916 and 1917*, pp.1－14, Yale Divinity School Special Collections.

148 *Report for the Years 1922 and 1923*, p.4.

# 第三章

# 「公醫制度」下的日常生活

晚清小說《醫界鏡》中曾經講過這麼一個故事，說是常熟地界上有個習過兩三年醫的半吊子大夫叫于多一，由於生意寥寥，便想了一個法子，花些本錢買了一頂轎子，僱了兩個轎夫，每日吃過中飯就叫轎夫抬了，不論東西南北、城廂內外，總揀熱鬧地方抬去。轎子背後掛着兩盞大燈籠，貼着「虞山于多一醫室」七個大紅字。人家見他日日出轎，想是個有本領的郎中。抬來抬去，抬到半月之後，竟像一座泥塑木雕的菩薩，抬靈起來了，有許多人家請他去看病。[1]

後來作者借小說中人之口點評當時醫界的現狀說：「現今醫界壞極，可靠的人，竟自不多，而病家請醫，又全是外行，以耳為目，不問其人之實學如何，治效若何，只要聽得名氣響的，便請他施治。及至服他的方子，無效，不怪醫者之貽誤，反說已病至難醫。」又接着說出了另一種相關的現象：「又有一等病家，胸無主見，偶聽人說，那個醫生好，即去請來試

1 儒林醫隱編：《醫界鏡》，見金成浦主編：《私家密藏小說百部》，第七十六卷，頁 84，呼和浩特：遠方出版社，1998 年。

試。一試不效，藥未盡劑，又換一個。甚至一日之間，廣請數人，各自立說，茫無主張。那時即真高明的人，病家反不深信，在醫者亦豈肯違眾力爭，以遭謗毀，亦惟隨人唯諾而已。」[2]

以上兩段引文雖是小說家言，卻頗能形象地表達出中國人「擇醫」時彷徨無計的微妙心理，以及醫生診病時和病人心理暗加配合的複雜心態。然而這樣的場景也彷彿給人以如下印象：在中醫治療的選擇上，民眾似乎有更為自由多元的選擇空間。無奈的是，這樣的平衡狀態在晚清以後逐漸被打破了。西醫在與中醫的競爭中逐步訴諸各種手段改變了醫病之間長期構成的微妙關係，波及的範圍從生活習慣到審美情調，從文字表述到空間安排，幾乎是無所不至。改變生活情態的手段包括「公醫」與「衛生」理念的形成，公共衛生教育和措施的普及，新醫訓練的專門化與醫院制度向日常公共領域實施強制性擴張，等等。所有這些變化又與傳統城市向現代城市轉化中的空間控制模式有關。

## 從「話語」到「制度」

### 輿論先行

中國城市現代醫療體制的建立，是與城市空間的重構基本同步的。生活於新型空間中的人們會感覺到被有意無意地納入了一個更加有序的系統中而改變了自身的生活節奏。同時，這種控制形式又表現為社會組織從邊界模糊的監控狀態過渡到職能分明、各司其職的階段。人們會感到自己從比較自然的社區生存狀態被刻意組織到新設計的網絡性部門之中，以使自己的行為符合國家設定的整體目標。現代城市內醫療制度的構建，也相應

2　儒林醫隱編：《醫界鏡》，見金成浦主編：《私家密藏小說百部》，第七十六卷，頁 119，呼和浩特：遠方出版社，1998 年。

地與這種整合分化並存的趨勢大體吻合。

民國初年，有人概括此過程為所謂「醫學的國家化」。倡導醫學革命論的范守淵就曾形容，科學新醫是國家文化的光源，組成現代文明國家必不可少的要素。「所以要求國家的生存，要謀民族的自救，非但只在軍備上求自衛，還要謀文化上所必需的各種文物的建設，科學新醫便是這種科學文物的建設中之最要者。」[3] 這段話已經把醫療變革與國家建設及民族自救的總體性目標勾連了起來。黃子方在詮釋「公共衛生」的含義時，更是把對疾病防治的程度隱喻為國家肌體衰敗和強盛的關鍵。身體的強弱被暗示為國家力量的強弱，這樣，中國人的身體從病弱轉趨於強健的歷史，就被象徵性地描述成了一個「民族國家寓言」。

這完全是一個嶄新的現代對應理念。可以說，從醫療闡釋的角度出發建立身體位置與國家建設的新型關係，變成了近代以來「國民性」話語討論的放大和延續。黃子方特別把國家通過醫療化的手段對身體進行控制的情形分門別類交代得十分明白。他先描述疫病傳染的恐怖慘景：「一旦蔓延，瞬遍千里，死亡萬人。」然後再說明國家應及早籌備預防方法，使之消弭於無形。後面又是一連串的擴展式論證：

「殘廢衰弱，社會之病也，國家應如何鼓勵個人衛生，使人民之康健增進；疾病傷痛，貧國之道也，國家應如何謀防病之方及治療之術，使人民之厄苦減輕。孩童為他日之新國民，其衛生習慣應如何養成，其體格畸缺者應如何設法矯正；孕婦為國民之母，在懷孕期內及生產時間，應如何設法保護；目今工廠役人如牛馬，夭折殘廢者接踵相聞，應如何訂立衛生法令以取締監督；貧民階級，居鄰廁食無擇，夏伍蚊蠅，冬伴蚤蝨，實為病弱之種、疫癘之源，應如何改進。此皆公共衛生之責。」[4]

3　黃子方：《中國衞生芻議・弁言》，頁 1–4，中央防疫處疫務科印行，民國十六年八月。

4　同上。

把疾病傷痛之不治、「個人衞生」之不倡和貧國之道的意識形態評判相聯繫，就在制度層面上體現出了對生老病死生命進程的全面而嚴密的治理技術。

從前現代的觀點來看，在 20 世紀以前，中國城市中並不存在由國家統一控制的醫療網絡體系。城內行醫講究的是「坐堂看診」，醫家素來就呈相當分散的個體分佈狀態。從「收生姥姥」的黃穗幌子到陰陽生的古怪堂號，均可看出與醫療相關的行事無外乎是百行之中的一項生計而已，只要不觸犯刑律明典，就屬於相當自由的職業。民國初年，隨着國家建設步驟與現代化變革速度的加快，把醫事制度收束進國家控制秩序之內的呼聲時有出現。

這些輿論認為，從民族生存與國家強盛的角度立論，對個體分散醫療活動的控制應該成為整個國家機構變革的一個組成部分。由於醫療活動關涉整個民族身體的康健，所以對其監控的嚴密程度應不亞於警察對人民生命財產的保護措施，並參以俄、法、英等國的經驗，名之曰「公醫制度」。

例如王子玕在一篇題為《現代的中國醫學教育應採公醫制度》的文章中就明確提出了「公醫制度」的含義，並與警察制度的作用相提並論。他說：「公醫制度，是由政府計劃全國的衞生事業。舉凡國內一切的衞生設施，均由政府完全籌設。所有醫師及護士等工作人員，亦均由政府訓練供養，使醫事人員，負保護人民生命安全的責任，與使警察負保護地方人民安寧的責任，有同等的意義。」[5]

王子玕進一步解釋說：「比如一國的軍事組織和警察的訓練等，亦皆為保護人民而產生。假使國民欲以私人的力量，備置武器，組織軍警，保護其個人或一團體的安全，這便是過去的夢想，也就是軍閥時代的惡現象，為現代的國家不能容許的事。故凡一國的人民關於生命的安全，都應

5　王子玕：《現代的中國醫學教育應採公醫制度》，「國立」中正醫學院籌備處印行。

該由政府通盤負責，不得任人民私自措置，致造成分崩離析的境況。」[6] 這實際上是間接否定了在現代國家的框架內私人行醫的合理性。

與王子玕相似的觀點在當時頗為流行，甚至波及邊遠的省份和地區。1937年12月4日，貴陽《革命日報》就刊有《貴州衛生建設之途徑》一文，明確提出醫療制度改革的目標是：「一切醫藥事業，完全由政府主持——省有制度以防止私人借醫藥營利之弊，使全省人民無論貧富均得以享受科學醫藥救濟之機會。」[7]

其實，「公醫制度」或所謂「醫學國家化」的具體目標和表現，並不僅限於國家權力對基層空間的控制，還表現於衛生行政作為一支獨立的新興力量對城市空間格局進行再分配。曾任北平市衛生局局長的黃子方對這一點闡述得十分明白。他認為所謂「醫學國家化」者，是「現代公共衛生學理上最完善之衛生行政」，因為「國內之防疫員、醫生及看護咸歸政府管理。醫生之業務，由政府衛生機關審考各人所長，公平分配，並按照地域之大小，人民之多寡，以定應設醫生護士之員額」。但是，衛生行政的具體實施，尚需要使衛生機構改變過度依附警察系統的舊例，以構建起自己獨立的督察和治療網絡，實現空間職能的進一步分化。他又認為：「衛生所以保護人民之生命，事實上較警察尤為重要，亦應如警察制度，不但城市應立衛生局以監督各項衛生行政之進行，而各村鎮或各街巷亦應仿警察區署及派出所之例，使遍地均有衛生分事務所之設，以處理其管轄區域內之衛生事務，及附近居民之簡單醫療。應需經費與警察同，由政府完全負擔。」[8]

---

6　同上。

7　范日新：《貴州衛生建設之途徑》，載《革命日報》（貴陽），1937年。

8　黃子方：《中國衛生芻議・弁言》，頁1–4，中央防疫處疫務科印行，民國十六年八月。

## 「警」與「醫」：分分合合的軌跡

近代中國城市空間自晚清以來開始發生重要變化[9]，其中最重要的變化之一就是警察系統對社區空間的監控有所加強。一般學者認為，武裝的官僚式警察的出現是與 18 世紀以來歐洲資本主義發展過程相呼應的，工業化浪潮所造成的城市化結果，使歐洲城市的警察開始日益與傳統社區處於對峙狀態。對於警察而言，公共場所總是具有令人厭惡的特性，警察系統對流行文化的改造逐步取代了社區組織的自治功能，從而影響了自 19 世紀以來社區文化的轉變。

與歐洲的城市化過程相比較，有學者證明，中國城市警察力量無論是否經過工業化的洗禮，均是人口集中的社會結果。大量密集的人口產生了城市日益增加的亞文化羣，他們之間的潛在衝突導致空間秩序按區域安排進行重組。當這種重組秩序佔據了城市空間後，一系列的亞文化羣和行動模式就會在空間中被分割開來。儘管空間秩序最初是自發形成的，警察功能的介入卻是政府積極運作的結果。[10]

儘管如此，在作為晚清新政改革內容之一的新式警察創建過程中，社區傳統組織的功能仍一度佔據着主導地位。以北京城為例，北京在「新政」前一直是個崇尚社會自我控制的城市。這種控制通過會館、貿易行會、水會及家庭來規範個人，具有相當大的權威性。警察只是當罪犯威脅公共安全時才出面維持秩序，或者說只有處理突發事件的功能。[11] 所以在相當長的歷史時期內，警察對社區空間的滲透與分割能力是非常有限的。

---

9　Rowe, William T., *Hankow: Commercial and Society in a Chinese City, 1796－1889*, Stanford University Press, 1984; *Conflict and Community in a Chinese City, 1796－1895*, Stanford University Press, 1989.

10　Dray-Novey, Alison, *Spatial Order and Police in Imperial Beijing*, *The Journal of Asian Studies* (52), 1993 年 , No. 4, pp.885－922.

11　同上。

但是到了 20 世紀 20 年代，中國的一些城市逐步引進了西方的衛生試驗區，使得城市生活的結構和內容發生了明顯的變化。早在 19 世紀 90 年代，上海的外國租界就已意識到了公共衛生與政府作用的關係，開始依靠政府的力量加強所在地區的水源及食品供應等項目的檢測。上海現代醫療區域形成的最早契機是，傳教士發現每當霍亂襲來，在租界內的外國人（包括駐紮港口的軍隊）往往與中國人一樣難以抵擋，死亡率很高。所以，他們逐漸開始建立起一套衛生勘察系統，如詹姆斯・亨德森（James Henderson）在 1863 年出版的《上海衛生》一書中，就曾尋求建構一個完整的地方氣候學網絡，以便維護健康。上海不僅成為驗證歐洲「醫療氣候學」理論的一個實驗場，而且在租界人口中廣泛推行了疾病類型學（nosology）中衛生隔離區的概念。[12]

一個更為典型的例子是，在 1910 年以後的東北防疫期間，自發現第一個瘟疫病人後，在兩星期內哈爾濱衛生行政機構就確立了一個觀察和隔離的區域，把全城劃分為八個衛生區（sanitary districts），在區域內迅速任命衛生官員，提供被傳染商品的破壞補償，準備演講用的中文小冊子，並從俄國邀請醫療救助。[13] 這反映出西方醫療體系對中國傳統社區制度的滲透，已進入了所謂「制度化世界的殖民化」（institutional world is colonization）時期。[14]

晚清中國城市醫療制度之變革速度，稍遲於警事機構的變遷。最早的公共衛生行政機關也隸屬於警事機構，不具有獨立的面目。以雲南省為例，雲南衛生行政在民國初年只由省會警察廳內設一衛生科，辦理全省衛

---

12 Marcpherson, Kerrie L., *A Wilderness of Marshes: The Origins of Public Health in Shanghai; 1843–1893*, Oxford University Press, 1987.

13 Nathan, Carl F., *Plague Prevention and Politics in Manchuria, 1910–1931*, Harvard University Press, 1967, p.14.

14 Goffman, Erving, *Asylums: Essays on the Social Situation of Mental Patients and Other Inmates*, Aldine Publishing Company, 1968.

生事宜，其後在1930年8月1日於民政廳第五科添設一衛生專員，以資辦理全省衛生行政。直至1933年12月1日，復由民政廳內特添設第六科，對內負責主辦全省衛生行政、籌建昆華醫院於昆明市及省立個舊醫院等事項。1935年8月，中央衛生署派科長姚永政、護士林梁城及醫師劉經邦等來滇，調查思普地區瘴疫流行情況。因當時的雲南省政府有興辦全省衛生事業的動議，遂請託衛生署代為設計，決定應先於省會創設全省衛生實驗處，以主持全省衛生行政及實驗研究等工作。衛生實驗處於1936年7月1日正式成立，民政廳原有主管衛生行政之第六科即遵令於此時歸併入衛生實驗處。[15]

各省和地區衛生實驗處的成立，標誌着全國的衛生行政開始分離出警事控制的範圍，成為獨立運作的網絡體系。不過，在民初相當長的一段時間內，獨立衛生行政機關的創建時起時落，與警事機構分合不定，並表現出嚴重的地區不平衡現象。例如廣州在民國元年，即已設置廣東衛生司，由醫學博士李樹芬主持。工作範圍包括醫生之註冊、傳染病之報告、染疫房舍之消毒、死鼠之掩埋，以及施種牛痘、檢驗瘋人、死亡登記等等，先後實行。這是全國最早的獨立醫療行政單位。

可是時隔不久，經政制改組，警察廳置衛生科替代了衛生司的職責。直到十年以後，警察廳改為市公安局，衛生行政事宜才轉交市衛生局進行綜合管理。衛生局置潔淨、防疫、統計、教育四課（隨即因經費節減將統計、教育兩課裁撤改股）。到此為止，衛生事務方才重新獨立出警事機構。[16]

再如，杭州市衛生局成立的時間是1927年7月1日，局長是公共衛生專家金寶善博士。衛生局開始運轉之後，曾對杭州市衛生設施的建設予

15 車溢湘：《昆明市健康及衛生之調查》，頁53–55，西南聯大社會學系論文（指導教授李景漢），1940年。

16 參見《廣州衛生行政之檢討》，頁1–3，廣州市政府衛生局，1935年。

以積極的規劃，只是成立不過兩個月，至同年 8 月 31 日即被突然裁撤，其職責仍被撥歸公安局辦理。當時裁撤歸併的原因，不外「經費無著」四個字。時人評論此行動是「又成為政界上一種應時的物事」[17]。

杭州衛生局裁撤後，衛生行政的職責並歸公安局第五科辦理，另設公共衛生委員會。委員由市內各關係團體推選代表擔任，以實現所謂「官商合作的精神」。該委員會的宗旨是協助官廳整理或建設公共衛生事業。具體職權可分為兩項： A. 制訂關於杭市公共衛生事項的決議，呈送公安局執行；B. 籌劃杭市公共衛生經費及支配用途。此外於新市場區（湖濱一帶馬路）亦設有一公共衛生會，直接受公安局公共衛生委員會的指導，辦理本區公共衛生事項，以期造成一個「衛生模範區」，然後逐漸推廣於全市。[18]

與杭州比較，南京獨立衛生機構存在的時間一度也十分短暫。南京於 1927 年 6 月成立特別市，關於衛生行政事項特設衛生局專管，但剛及半年，又為節省經費起見，將衛生局歸併於公安局，設衛生課辦理。可見，民國初年衛生獨立機構之創設旋起旋滅的現象在全國城市中是相當普遍的。其根本原因在於「公共衛生行政」的現代理念尚無法從刑律管轄和控制的前現代意識中分離出來。也就是說，傳統的行政理念限制了社會制度的再生產過程。

吉登斯（Anthony Giddens）認為，社會變遷過程的明顯標誌是日常接觸的區域化（regionalization）現象的發生。現代都市時空不斷地被分化、封閉與重新組合，時空分割越來越精細化，從而促成了社會制度的再生產。[19] 區域化現象一方面是新型隔離權力出現的結果（之所以出現這種管

---

17　莫松：《梧粵杭京滬平各地衛生行政概況》，北京圖書館藏本，1929 年。

18　同上。

19　安東尼・吉登斯：《民族國家與暴力》，頁 205，北京：三聯書店，1998 年。

理權力，是想通過精確的規定與協調，對人們的活動過程進行集中的組織控制）；另一方面，這種控制又與日常時空的「既定」特徵與慣例彼此交織。這種現代時空分配中發生的緊張狀態，落實到警務行政與醫事行政的分合上，就集中表現出了制度再生產的困境。

在傳統的城市時空觀中，政府機構和民間設施的邊界是十分清晰的。在政府控制圈外存在着相當廣闊的社會空間，如基層的自治互助組織、各種慈善團體和散佈於各個區域的掛牌職業。這些組織的特點是，具有相當大的自主性，從管理的意義上而言，時空上的區分並不明顯。比如，個體掛牌坐堂的醫生在都市空間中就呈現相當零散的分佈狀態，嵌於彼此熟悉的社區環境中，而並不存在一個特定劃出的醫療區域。在這種時空格局中，政府完全沒有必要去主動集中控制其個體存在的狀態，除非其影響到了社會秩序的正常運轉。然而在現代社會中，國家需在「現代性」的框架下對管理對象重新進行分類，然後分別予以集中安置。「事實上，紀律權力要想大規模地運作，條件是社會生活的不同部分在時空上的區分。」[20]

比如說，醫事行政就要從警事部門中分離出來，構建出自己的控制領域。可是，這種藉助區分場域以加強控制的方式，顯然破壞了原有城市的時空結構和日常生活習慣與節奏。這一點胡定安看得十分明白。他在評述獨立公共衞生機構屢起屢滅的原因時分析說：「在中國的衞生行政，忽而根本裁撤行政的組織，如變把戲。而人民對於衞生行政這件事，因為要取干涉主義太不自由的嫌棄，早已不表同情，所以裁撤衞生機關，絕沒有民眾起來反對要求復原。假使沒有這個衞生行政機關，倒可以沿街小便、隨地吐痰，極自由之快意。有了傳染病也不妨向廟求方，何苦受醫院拘束、警察干涉，過素不過慣的法治生活。」[21]

20 安東尼・吉登斯：《民族國家與暴力》，頁 246，北京：三聯書店，1998 年。
21 胡定安：《胡定安醫事言論集》，頁 21，中國醫事改進社，1936 年。

胡定安已明顯意識到了公共衛生設施在城市空間中的拓展，將大大影響城市人們日常的生活習慣和時空意識。同時，衛生行政的獨立又是現代化制度再生產中不可或缺的重要環節。例如胡宣明就指出，「或曰，『公共衛生不過清除垃圾、整頓公廁、撲滅蚊蠅耳，並非難事』，遂將關係國民生死之衛生行政付託於毫無衛生知識之警察」。他強調衛生行政的獨立和專門化的性質。[22] 衛生行政與警察系統的分合關係，必須通過國家權力的強制干預予以解決。

## 甚麼是「醫學的國家化」

胡定安的論斷在 20 世紀初中國城市空間的改造中早已得到了印證。1932 年，江西省會自 5 月底發現霍亂傳染病人，在 6 月份霍亂流行漸盛時，《防疫報告書》即指出：「政府已感覺省會人民尚未知防疫之重要，非由官廳積極辦理不為動，乃急起組織臨時防疫委員會，一面努力宣傳，一面隔離治療，使既染者得救，未染者知防。」[23]7 月份，省務會議議決普遍在各警務段強迫注射防疫針，由公安局擬定具體實施辦法。各注射員駐在各公安分局及分駐所派出所實施預防注射，時間定在上午七時至十時。

另外，衛生戶籍巡長挨戶強迫帶領市民前往各指定注射處接受預防注射。由於在一星期內疫事「雖日見其劇，注射仍未見其增」，防疫委員會再擬定新法，除照原案挨戶進行注射外，還由公安局商請憲兵指定注射隊於每日傍晚分赴各茶樓對飲茶人實施強迫注射，又組織巡迴注射隊五隊（後擴充至十隊），限令每隊每日至少需注射 200 人以上。注射範圍先就霍亂盛行的貧民住所及偏遠區域開始執行，完畢後將注射證繳送公安局驗收。最終統計結果計挨戶注射 1736 人，醫院注射 18054 人，合計 35417 人，

22　胡宣明：《中國公共衛生之建設》，頁 38–39，上海：亞東圖書館，1928 年。
23　江西省會臨時防疫委員會編：《江西省會防疫報告書》，頁 10–12，1932 年。

連同巡迴注射隊及水上公安局檢疫醫師注射到省輪船旅客 7915 人，總共 43332 人。經過兩個月的努力，疫勢發展完全被抑制。[24]

霍亂流行期間，病人住院受診概行免費診治。方法是除督促醫師日夜勤謹服務外，還商請公安局派警詳細調查，遇有霍亂病人未投中西醫院診所診治者，立即護送入院，若係窮苦民眾無力開支車費，准由醫院代墊。更由公安局派警前往醫院日夜監守，凡入院病人未經醫師許可，絕對不許外出，對於院內交通特別加以注意，以嚴格隔離為主。死者屍體不許任意遷移，貧苦居民的殮葬皆由委員會購備安置一切，一般是立即委託醫院負責辦理，以迅速掩埋為主。總計自 7 月份起至 9 月底止，江西省會染疫人數 1326 人，除自向其他中西醫院診所投診者外，指定之醫院先後共收 574 人，均為染疾最重者，共死亡 69 人，而院外自行投醫診治者共死亡 482 人。[25]

從江西防疫的圖景中，我們能領悟到甚麼呢？首先，這次江西防疫的時間雖然只有短短的五個月，可是其防疫之程序非常符合福柯所描述的「生命的檔案化」過程。[26] 臨時防疫委員會通過把病員劃分為農、工、商、學等類別分別安排就診，死亡人數也按職業和年齡做了詳細的區分和類比，並計算出詳盡的比例數字。[27] 對於監控疫情人員的籍貫、住址、畢業單位（主要是衞生警察畢業的警備學校）以及各個防區的強迫注射單位及其數位，都分別造冊造表予以統計。對於各隔離區的預算和實際支出，甚至各個防區的死亡和就診人數都有圖表予以明示，而且各個圖表之間

24 江西省會臨時防疫委員會編：《江西省會防疫報告書》，頁 18－21，1932 年。

25 參見江西省會臨時防疫委員會編：《江西省會防疫報告書》，頁 18－21。

26 Foucault, Michel, *Discipline and Punish: The Birth of the Prison*, Pantheon Books Press, 1975.

27 無獨有偶，北京市在 1938 年為預防霍亂甚至畫出了「霍亂患者保苗者發現區域圖」，並列有數月「霍亂患者及保菌者登記表」可以為證。

互有聯繫。這樣就把整個防疫過程置於非常嚴密的計算和控制之中，便於國家權力對病人身體進行封閉式監控。這種控制讓人想起了福柯所說的空間「分配藝術」。由於擁有了如此細膩周全的「分配藝術」，「漸漸地，一種行政和政治空間憑藉着一個醫療空間而形成了。它構成了一個將各種單一物體平行分列的真實表格。由於有了紀律，一種有益於醫療的空間誕生了」[28]。

其次，公共衛生的實行變成了民族主義目標的一種制度化表述，因為「由體育觀念和預防醫學中之衛生觀念、一切的改革心理與趨勢觀察起來，我們就可明白民族力量的增進一定要提倡健康，尤其要提倡整個國民的健康，然後可以顧到中華民族的復興」[29]。

優生優種與進化的目標變成了一種集體行動的邏輯。這種邏輯在相當程度上是通過衛生行政空間的日趨獨立運作而得以表現的。國家對生命控制的範圍和領地已逐步從公共空間滲透進了家庭私人空間，特別是防疫場合下分區式的強迫接種與隔離，幾乎使私人化的空間蕩然無存。個人的身體這時必須接受國家在民族生存復興的話語下的積極支配和干預。尤可注意者，江西防疫時，中醫也紛紛要求設立時疫醫院，並呈報防疫委員會請求批准。如此一來，原來分散於社區中的中醫個體實際上不自覺地被納入了醫療行政的空間網絡之中。

## 社會服務理念的誕生

早在宋代的時候，當過官僚的范仲淹就曾經說過：「夫能行救人利物之心者，莫如良醫。果能為良醫也，上以療君親之疾，下以救貧民之厄，

28 Foucault, Michel, *Discipline and Punish: The Birth of the Prison*, Pantheon Books Press, 1975.

29 胡定安：《胡定安醫事言論集》，頁 65。

中以保身長全。在下能及大小生民者，捨夫良醫，則未之有也。」[30] 此原則如果落實於空間氛圍之中，就表現為醫療活動並不是一種單純的療治身體的行為，而是地方社區活動的一個組成部分。古典的醫療知識和儒學傳統的結合，一方面給儒學以更多的象徵性權力，另一方面也意味着他們不可能壟斷醫學知識，並在制度職能上使之趨於專門化。因為醫學知識是向全部研究經典傳統的人士開放的，為了實現「仁」和「孝」的道德優勢，醫學往往被視為推廣道德教化的必要訓練。因此，其控制邊界是相當模糊的，與日常社區生活的內容很難明確予以區分，並不具有獨特的現代管理式的隱秘性。譬如，當病人親屬認為診斷是錯誤的或藥方沒有開對時，他們會毫不猶豫地挑戰醫生的權威，醫生也不得不和他們的病人一起關注那些在民間與精英社會中流行的有關健康關懷的措施。[31]

從空間的構成狀態而言，西方醫院制度進入中國之初之所以不被接受，也恰恰是因為醫院的封閉式和陌生化的管理與傳統社區治療比較注意親情化的熟悉氛圍具有相當的距離，甚至到了民國十九年（1930 年）還有人把西方醫療空間的神秘性與西方的神學生活相比擬，藉以為中國民間醫療傳統辯護。其意思是說，西方醫療空間「宇牆崇閎，器械精良，由門而庭，儼如王者，病者受傳呼而入，則入於博士診病之室，白晝而玻窗也，必四圍周以曼幔，絕不通一線之陽光，張電燈而從事，病者仰視醫生，如見閻羅王」。其結論是：「此何為者，非今之天驕西醫，猶未脫彼太古神學之生活也哉？」[32]

30　馬伯英：《中國醫學文化史》，頁 477－478，上海：上海人民出版社，1994 年。又參見林殷：《儒家文化與中醫學》，頁 19－82，福州：福建科學技術出版社，1993 年。

31　Chao, Yuan-Ling, *Medicine and Society in Late Imperial China: A Study of Physicians in Suzhou*, Ph.D dissertation, Department of History, University of California, Los Angeles, 1995.

32　顧惕生：《中醫科學化之商兌》，載《醫界春秋》，第 41 期，頁 2，民國十九年。

醫療空間的引進與中國傳統家庭和社區的契合在 19 世紀尚處於相對被動的狀態。由於醫生及護士的缺乏、護理條件和醫療設備的落後，再加上傳教活動的艱辛，使得一般的地區性診所或醫院只能為了爭取基層百姓的信任相應採取（更多的是容忍）一些與傳統習俗相關的行為，以極力消除社區與病人家庭和醫院空間的隔閡狀態，暫時還談不上與社區家庭進行主動的溝通。進入 20 世紀以後，情況逐步發生了變化。不少西醫傳教士認為，通過疾病類型學的方法推導而出的病因並不足以揭示疾病過程發生的全貌，特別是容易忽略疾病產生的社會因素。一所醫院猶如一架龐大的機器，各個部門由不同的構件組成，在這架機器裏，經過特殊訓練的人可以診斷病痛機理的發生，但是有一些病態因素和身體無序只能通過病人的頭腦以及他們身處的社區生活才能了解。一位呈個體狀態的醫生有機會自由接近病人的家庭，知曉他是富有還是貧窮，可以經常洞悉病人生活中的秘密。反之，處於醫院中的醫生在進入病房時卻只看到整齊劃一穿着病服的病人，他無法獲知病人入院前種種與病情相關的情況。

因此，有的醫生已經指出，必須主動收集病人的信息進行綜合判斷，儘可能使之與社區資源的運用聯繫起來，醫院並非治病的終點，醫療系統有責任協助病人完好地返歸社區。這就是 20 世紀初開始流行於中國西醫界的所謂「社會服務」（Social Service）的完整概念。[33]

醫療系統逐步內化於中國人的生活狀態之中，恰恰是西醫制度與地方倫理模式進行妥協的結果。所謂「社會服務」的理念，實際上就是把疾病和對其進行診療的過程不僅當作一種封閉的醫療技術實踐，而且把它看作周邊社會環境造成的結果。特別是慢性病，如心臟病、肺病、胃病、精神

33 Pruitt, Ida, *Hospital Social Service in Diagnosis and Treatment*, *The China Medical Journal*, Vol.XLII, June, 1928, pp.432－443.

病等的發生，顯而易見是受心理的、情感的和社會因素的影響。就是皮膚病也與心理狀態、社會環境有着密切的關係。

嘗試把醫療活動擴大至社區範圍，從而摒棄單調的病因學分析的努力，體現於以「社會服務」概念為核心的全方位診療實踐之中。這方面的一個病例是，一位李姓的女病人經常出現胃痛的病徵，在進行了日常診斷後，醫生發覺她應被歸入精神失常之列，並懷疑其病因的形成另有背景。醫院於是派遣「社會服務」人員設法去探查干擾這位病人正常生活的社會因素。「社會服務」人員首先在病房裏與她進行了長談，然後再約見她的丈夫了解相關的情況，結果發現丈夫家裏的其他妻妾是導致病人發病的重要原因。

這一故事的梗概是這樣的：李姓女子在被丈夫娶進門之前是個寡婦，而丈夫在娶她之前隱瞞了自己的已婚身份。李姓女子在過門後似乎並不反對丈夫佔有眾多的女子，只是暗懷野心要在眾妻妾中脫穎而出，爭得丈夫的最大寵幸。可是在結婚兩年後的一天，一個女人突然出現在她的生活中。新來的陌生女子聲稱她是李姓女人丈夫的第一任妻子，他們在農村很小時就已經結婚。這個女人比李姓病人更顯年輕卻未受過甚麼教育，根據農村的習慣，她似乎理所當然地命令病人叫她大姐，服從她的指使。李姓病人當然拒絕了這一要求，仍堅持自己的大姐身份，處處搶佔上風。持續不休的爭吵終於使李姓病人的神經瀕於崩潰。這一信息立刻回饋到醫院，社會工作者馬上設法安排病人找到一份合適的工作，以暫時脫離家庭環境，同時說服其他女人把注意力集中於家務，丈夫則被規勸以更嚴格的手段管理家庭。[34]

下面舉出的病例則涉及所謂病人的「社會適應」問題。一個十七歲的男孩被送進了醫院，入院時他精神恍惚，呼吸十分困難。經過精神科的檢

34 同上。

查，發現病人呈示出癔症的症狀。男孩一口咬定說他的叔叔揍他。醫院認為，發現男孩出現癔症的原因會有利於其未來的治療，於是社會服務人員開始拜訪病孩的叔叔，探望他的親戚和一位來自病人家鄉熟知其家庭情況的商人。調查的資料顯示男孩的叔叔並沒有虐待這個孩子，他只是對男孩感到不耐煩而已。各方面的情況表明，這個男孩是個弱智兒，在四個月前，他一直生活在農村簡樸單調的環境下，幫助另外一個叔叔在田裏幹活，有時則隨季節變化打些石匠的零工，他們相處得很好，但是當他的另一個叔叔把他帶到北京學習經商時，男孩卻不能調整好自己的位置，無法適應新的環境。城裏的這位叔叔感到進退兩難，有時發脾氣責備他太笨，甚麼也學不會。社會服務人員建議城裏的叔叔把病人送回鄉下的叔叔那兒去，以恢復其原有的環境。男孩的病情最終有所好轉。這則例子表明，中國的社區環境已在某種程度上成了醫療空間的延伸，「社會服務」理念也拉近了社區與醫療空間的距離。

另一方面，「社會服務」的重心仍會放在醫療程序的運作上。在已經獲得了個人、家庭與社區的信息後，「社會服務」的下一步計劃就是和擁有醫療信息的醫生合作進行病人的治療，使之與家庭空間的管理因素相互配置發生作用。如他們曾發現在有眾多孩子的家庭中，母親因忙於家務，很少能全面顧及孩子的營養及均衡調節食品的攝入量，從而導致飢餓的產生，「社會服務」人員有時就會為母親和嬰兒準備食品。社會服務人員所做的另一項工作是增加醫生操作過程的透明度，他們有責任確切地監控和認定醫院的全部力量都已投入病人全面的診治與恢復工作中去了，必須做到讓病人清晰明白地了解醫生治療的計劃，並保證這些計劃得到貫徹。

「社會服務」最後也是最為重要的步驟是使病人有能力返回社會，成為其中正常的一分子，這有點類似於現在的社會保障工作。如社會服務人員有時要安排病人出院後的工作，為暫時付不起錢的病人安排牀位，或者收留被棄的女嬰尋找合適的照顧人家，等等。社會服務人員曾經與慈善救濟機構聯手合作安排病人的未來生活，如收留一個曾跟隨父親學習補鞋的乞丐，使他終能重操舊業，又如把一位傾家蕩產尋求醫治而不歸的盲人送至救濟機構工作。[35] 總之，「社會服務」概念和行為系統的引進擴展了醫療空間的伸縮範圍，也使得醫療空間與社區之間的陌生界限逐步被打破，同時也拓寬了普通中國人認知醫院功能的渠道。

所以「社會服務」（Social Service，簡稱「SS」）觀念既要講「social」，即社會交往，又要講「service」，即為病人服務。[36] 實際上，就是要通過社會化的形式擴大醫療系統的控制範圍，爭取更大限度地介入老百姓的日常生活。

1920 年，美國洛克菲勒基金會派遣浦愛德女士來北京協和醫學院籌建社會服務部。經過一年的籌備，1921 年正式成立了北京協和醫學院社會服務部。籌備之初除浦愛德擔任主任一職外，還有周勵秋、鄒覺之、王子明和欒淑范等協助工作。在浦愛德女士的主持下，協和醫學院先後開辦了職工社會服務部、懷幼會、救濟部及調養院等機構，還培訓了第一批醫院社會服務工作人員（統稱社工人員）。社會服務部的主要職責是溝通醫生和病人的關係，並且把溝通的範圍追蹤延伸至與病人生活相關的社區之中。具體項目包括：減、免費或分期付款，資助衣物，給予營養、路費和殯葬救濟。救濟形式有臨時和平常定期兩種。

為了觀察掌握病人癒後情況及實施救濟的執行情況，社會服務部還會對病人做定期隨訪。隨訪形式有信訪和家訪兩種。信訪多係由醫生寫出幾

---

35　同上。

36　參見吳楨：《我在協和醫院社會服務部》，見《話說老協和》，頁 375－377，北京：中國文史出版社，1987 年。關於協和醫學院社會服務部初創的情況，可以參閱：Bowers, John Z., *The Founding of Peking Union Medical College*; *Policies and Personalities*, *Bulletin of the History of Medicine*, Volume XLV, No. 4.

個需要病人回答的問題，社會服務部列印成表格寄給病人填寫，病人寄回後再轉交給醫生。《病人社會歷史記錄表》上印製了相當繁雜的填寫項目，包括職業、家庭成員、親戚、朋友、經濟情況、履歷、現在情況、問題、社工人員處理意見、採取行動（措施）等內容。

從表格的內容上觀察，社會服務部已經把原來比較褊狹的醫學技術檢視程序擴展到了社會層面的運作中，使原來對西醫的理解從純粹神秘的空間慢慢向一種生活化的頗具人情味的社區狀態轉移。更為重要的是，開始拉近了西式醫療空間與城市傳統社區的距離。[37]

吳鐸根據對 1784 個病人的個案分析，提出了「社會診斷」和「社會治療」的理念，以和醫院中單純的生理治療相區別。其程序是先提煉出若干的「社會問題」，包括「腦筋病及腦力低弱」、「不健全的習慣」、「經濟困難」、「失業」、「低薪」、「私生子」、「家人分散及不和」和「政治失調及內戰影響」等，再歸納其「性質」，如「社會的」、「經濟的」、「醫療的」和「心理的」等。這些工作完成後，就可進入「社會治療」階段，包括「書信探病」、「指導入院手續」、「轉送其他醫院」、「訪問病人」、「辦理醫藥免費」、「關於改進生活之勸告與指導」、「使得其他社會服務機關的說明」、「訪問病人的戚友」、「介紹職業」和「調節家庭」等。[38]

曾任社會服務部主任的張中堂曾經回憶過為一位外科病人辦理免費住院的情況。張中堂第一天在外科工作，就遇到一位患疝病的男孩，這個男

---

37　張中堂：《社會服務部二十年》，見《話說老協和》，頁 361–370。其他的「社會服務個案」又可參見 Woo, Joh, *An Analysis of 2330 Case Work Records of the Social Service Department, Peiping Union Medical College, Bulletins of the Social Research Department 1928–1933*, Vol. 5, in *The Series China during the Interregnum 1911–1949*, ed., Ramon H. Myers, New York and London, Garland Press.

38　吳鐸：《北平協醫社會事業部個案的分析》，見李文海主編：《民國時期社會調查叢編・社會保障卷》，頁 357–375，福州：福建教育出版社，2004 年。

孩在一個小雜貨舖剛剛做學徒兩個月。他父親是拉洋車的，收入不多，母親是家庭婦女，家裏實在無錢付住院費。張中堂問他能否請他主人付點住院費，他說不敢去說，恐怕主人知道他有病就不要他了。這個男孩的住院證上證明是「一般病情」〔住院證上印有「一般的」、「有興趣的」、「嚴重的」或「急性的」幾種。除了「一般的」病情外，「嚴重的」、「急性的」、「有興趣的」（多半為教學用），都要及時辦理住院〕。

可是，當天病房並無空牀。第二天張中堂去病人的工作地點，把情況向其主人李某說了。李某表示沒有錢替男孩付住院費，經張中堂說情只答應他出院後仍然接受他為學徒。張中堂又去男孩家拜訪男孩母親。男孩家住在一間小平房中，屋內只有簡單的傢俱。張中堂看到他家實在貧苦，遂向其母親表示一定設法幫男孩住院。回院後張中堂向當時的負責人陶玲女士報告了調查情況，認為可以辦理免費住院。由於沒有空牀，經和主治醫師商量，得知有一病人可以出院，但因不是探視時間，家中尚無人前來探望，張中堂就又到病人家中請他太太把病人接送出院。下午病人被接出院後，那學徒病人隨即住進了醫院。[39]

在這個社會服務的個案中，醫學院挖掘社會資源的觸角已伸入了諸如病人的工作地點和家庭這樣的日常生活空間之中。社會服務部在鼎盛時期有社工人員三十餘人，分派在各科門診、部門一至二人，對所有住院病人和申請救助的門診病人都做訪問，撰寫個案史，裝訂在病歷中，供醫護人員參考。據《北平協和醫院報告書》統計，社會服務部在民國十九年（1930年）正月至六月間，共服務 232 人，其中包括被棄兒童、私生兒童、奴婢及閒居者和經濟匱乏者，安排他們住院覆診或送往慈善院和救濟院。[40]

---

39 張中堂：《社會服務部二十年》，見《話說老協和》，頁 361－370。

40 《北平協和醫院報告書》，見《社會服務部報告表》，頁 63，首都圖書館藏，民國十九年七月一日。

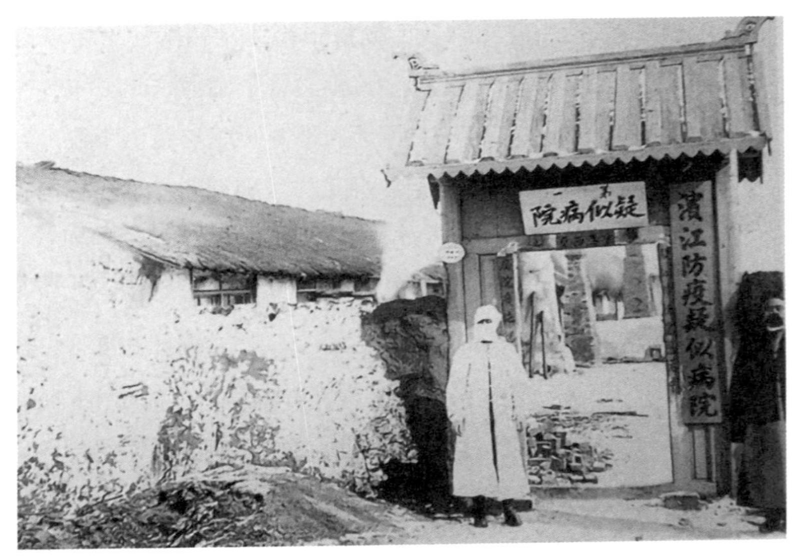


1911 年抗擊鼠疫時，伍連德在東北傅家甸成立的濱江防疫疑似病院。（引自禮露：《發現伍連德》，頁 80，北京：中國科學技術出版社，2010 年）

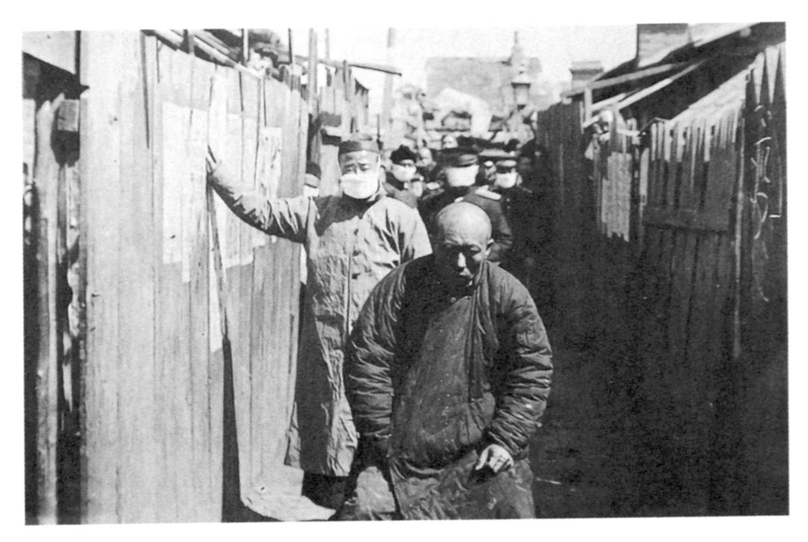

在鼠疫病人的帶領下，伍連德到居民聚居區查訪鼠疫患者。（引自禮露：《發現伍連德》，頁 113）

在第一衛生區事務所建立以後，社會服務部作為基層工作得以延續下來，自民國二十一年（1932 年）開始特別設置了個案研究工作。在衛生局的一份業務報告中宣稱：「疾病之原因，因為不講求衛生所致，然於社會問題，如經濟貧困、物質供給缺乏、兒童失養種種問題，亦有相連之關係。」[41] 這份報告突出了醫療救治在社會空間中的意義。報告中列有一表，顯示第一衛生區事務所在比較民國二十二年（1933 年）和民國二十三年（1934 年）社會個案工作的成效時，發現民國二十三年解決問題的數字比頭一年有成倍的增長。如接洽減免醫藥費，民國二十二年是 84 人，至民國二十三年則猛增至 215 人，全年各項統計總和民國二十二年有 388 人，民國二十三年則增至 644 人。[42]

## 從「臨床醫學」到「地段保健」

### 走出醫院，走進胡同

協和醫學院坐落在京師鬧市王府井的核心地段，沿着協和輻射伸展出去就是密如蛛網的胡同街道，裏面和老百姓混居在一起的就有掛牌中醫、擺攤賣藝的草醫、收生婆和頂香看病的婦女，那才真是底層老北京人生活的真實世界。

當蘭安生（John B. Grant）剛剛到達北京時，「臨床醫學」的大本營協和醫學院正把治療醫學的煩瑣推向新的極端，進協和要讀三年醫預科、四年醫正科以及實習一年。美式醫學教育為湖南湘雅醫學院、齊魯醫學院、

41 《北平市政府衛生局二十三年度業務報告》，頁 193，北平市政府衛生局編印，民國二十四年十月一日。

42 《北平市政府衛生局二十三年度業務報告》，頁 193，北平市政府衛生局編印，民國二十四年十月一日。

上海醫學院所效仿。複雜的課程、漫長的學時，使每班學生總有兩三人在體力上受不了而遭淘汰。以四千萬美元的基金每年只訓練三十餘人，突現了精英教育的鋪排與奢侈。[43]

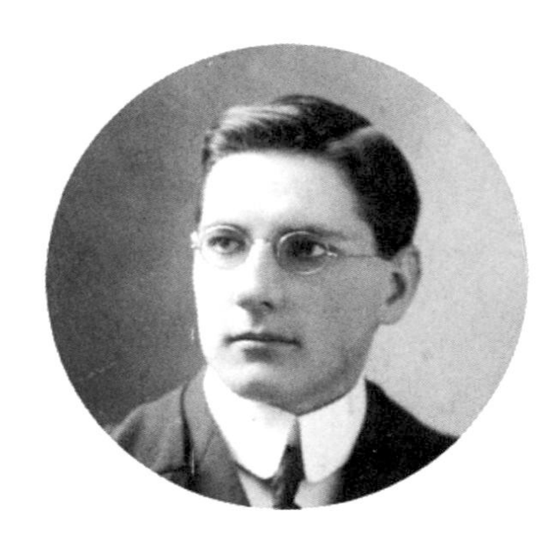

蘭安生年輕時的照片。（選自美國 Johns Hopkins University
網址： http://www.jhsph.edu/publichealthnews/magazine/archive/mag_spring05/prologues/index.html）

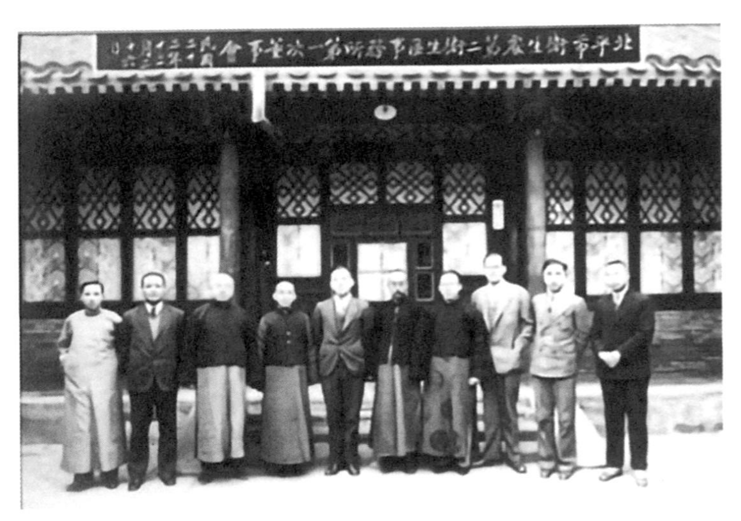

1933 年，蘭安生與北京第二衛生區事務所的同事們在一起。（選自美國 Johns Hopkins University
網址： http://www.jhsph.edu/publichealthnews/magazine/archive/mag_spring05/prologues/index.html）

43　熊秉真記錄：《楊文達先生訪問記錄》，「中央研究院」近代史研究所，頁 24。

蘭安生一到協和就嗅出了整所醫學院的貴族氣味，面對穿着白大褂來來往往穿梭於醫院中的見習學生，蘭安生無法掩飾自己的真實看法：只有從社會人羣場景而不是從擺滿玻璃精密儀器的實驗室中尋找治療依據，才能使醫學研究與社區服務連為一體。協和的畢業生不應穿着白大褂站在手術台前等待病人抬上牀面，而應該具有足夠的社會知識背景成為醫院之外的社區領袖，這樣才能指導他自己的社區用有組織的辦法去初步維護社區成員的健康。

有史以來，醫生的任務就是在病徵出現後進行診斷和治療，直至 19 世紀下半期，「預防醫學」的觀念才正式進入人們的視野。1914 年，洛克菲勒基金會派遣數位醫學權威到中國了解情況，並提議將重點移至公共衛生預防領域。新組成的協和醫學院於 1921 年由基金會借聘蘭安生為公共衛生系主任，開始全面主持此項工作。蘭安生對預防醫學在城市空間上的「分配藝術」有一套十分完整而縝密的構想。他認為，預防醫學的教學實踐應該像教授臨床醫學那樣有自己特定的教學現場。臨床醫學的教學現場是醫院和門診，在空間結構方面相對較為封閉，在那裏學生可以學習到針對個別病體的治療技術，而預防醫學（或稱公共衛生）的教學現場則應該是一個居民區（或稱社區），要讓學生有機會在一個開放的空間環境裏去了解社區居民的衛生、健康及疾病的情況和問題，應用他們所學習到的醫學知識和技術，從羣體角度而不是從個體的角度來解決健康和疾病問題。這樣一個現場被稱為「衛生示範區」。[44]

當然，這不是在頭腦中空想出一幅藍圖就完事了。1925 年，蘭安生終於脫下了白大褂，走出了協和的院門。他坐着車從協和大門出發，有點

44 Bowers, John Z., *American Private Aid at Its Peak: Peking Union Medical College*, in John Z. Bowers and Elizabeth F. Purcell (eds.), *Medicine and Society in China*, New York, Josiah Macy Foundation Press, 1974, pp.90–91；何觀清：《我在協醫及第一衛生事務所的工作經過》，見《話說老協和》，頁 172–173；裘祖源：《協醫舊事瑣談》，見《話說老協和》，頁 164。

像當年滿人入關時的跑馬圈地，沿着東城根到朝陽門大街，再轉到崇文門內大街，最後抵達崇文門城牆及一半的地方停了下來。在他的心目中，這就是最理想的「預防醫學」的試驗場。這一年 9 月，在與北京市政府充分磋商後，被蘭安生圈出的這片地正式掛牌被命名為「京師警察廳試辦公共衞生事務所」(1928 年以後改名為「北平市衞生局第一衞生事務所」)。所址先在內務部街，1935 年遷至干面胡同。管轄人口最初約五萬人，隨着示範區面積的擴大，示範區人口亦隨之增加並穩定在十萬人略多一點。[45]

在行政上，第一衞生事務所最初歸京師警察廳管理，後來劃歸北平市衞生局。業務上第一衞生事務所則由協和公共衞生系負責規劃和管理，並提供絕大部分經費。故第一衞生事務所名義上是政府機構，實際上是協和公共衞生系和協和護士學校的教學現場，更進一步說是衞生局作為獨立的醫療行政體系在基層社區的試驗場。

從空間視覺上看，「衞生區」區別於「醫院」好像在於其醫療範圍的擴大，其實二者區別的關鍵不在於空間尺寸伸縮的大小，而在於理念上的不同。在相對狹小的醫院中，臨床醫生的「目視」對象是作為特殊個體的病人，而區域放大後預防醫生的服務對象是社會人羣，是處於普通生活狀態中的居民，所以「衞生區」的出現成為一場醫療空間和理念上的革命。

這場革命的端倪其實已經在協和內部出現了。1921 年協和醫院建立「社會服務部」時，把臨床醫療理解成「社會服務」，也是個全新的想法，這與把治療身體疾病視為一種「社會工作」的設計有關。[46]

然而，「社會服務」離蘭安生心目中的「社區醫療」方案仍相去甚遠。因為「社會服務部」中的社工雖在病人與醫院空間之間連起了一條條密佈的網線，並且可以通過「病人」部分把醫療網絡延伸至其親屬、鄰友的範圍，可是整體看上去仍是單線聯絡的圖景。蘭安生發動「空間革命」的關

---

45　同上。

46　吳楨：《我在協和醫院社會服務部》，見《話說老協和》，頁 375-376。

鍵是在北京完成「圈地運動」的試點中，他會假設每一個居民都有可能是病人，都有可能成為預防治療的對象。圈地後的空間會變成一個比醫院大出數百倍的試驗場。

## 別樣的「圈地運動」

從蘭安生構想的醫療「空間革命」中可以解讀出如下兩層深意。

其一，「衛生示範區」圈出了一個不同於臨床醫學的「教學現場」。臨床醫學的教學現場是醫院和門診，在那裏學生可以見習到已確認是「病人」的醫療過程，而預防醫學（公共衛生）的教學現場則應該是一個居民區（社區），學生有機會去了解認識「社區」居民的衛生健康狀況，以便從「羣體」角度而不是從個體角度解決健康和疾病問題。圈出的地界被命名為「衛生示範區」，有以「點」帶「面」的含義在內。[47] 據陳志潛的說法，1924 年至 1942 年，至少有 17%的醫學生和護士在示範區實習過。[48]

其二，「衛生示範區」與「居民社區」在劃分空間上是疊合的，預設的服務對象是整個示範區的十萬居民。這就意味着「示範區」要解決他們從生到死各個時期可能出現的疾病和健康問題。「圈地」後面臨的最大問題是，如何使「預防區」與「居民區」在最大限度上實現疊合，疊合的指標又是甚麼。這就同時意味着必須首先用嚴密統計的方式來編織出這張「空間疊合」的大網。比如，必須要搞清服務對象的層次和類別，需監控的人數，他們的年齡、性別、職業分佈如何，以及他們的出生和死亡情況。「衛生示範區」剛一建立就開始天天做這類生命統計工作，年年編表制冊，寫成月報和年報。如此「檔案化」的結果當然不僅僅是單純繪製出一張「空間疊合」的數字地圖，而是成為城市醫療保健網的依據。

47 何觀清：《我在協醫及第一衛生事務所的工作經過》，見《話說老協和》，頁 172。

48 陳志潛：《中國鄉村醫學 ── 我的回憶》，頁 43。

與「數字地圖」相匹配的三級醫療保健網的建立是真正實現「空間疊合」的關鍵。這張網的基層是「地段保健」(包括學校衛生和工廠衛生在內),其次是衛生區提供的各科醫療保健門診,再次是合同醫院,包括協和醫院和其他醫院。

特別有意思的是,最底層的地段保健的空間單位最終落實在了警察派出所管轄的地段。第一衛生事務所「衛生示範區」被劃分成二十個警察派出所地段,每個地段人口約有五千居民,這些居民的保健主要是通過家庭訪視來實現的。

「衛生示範區」基層保健的主體是約十名「公共衛生護士」,這又是蘭安生的一項發明。「公共衛生護士」不是像以往醫生那樣被動地在診所與醫院中掛出幾幅圖片講解衛生常識,而是通過不間斷地流動式家庭訪問,使治療過程變成一種常態行為。每名護士在自己劃定的區域內定期家訪。凡區域內居民需要藥品,有必要進一步檢查、複查及考慮住院等,兩三天內必有護士到家訪視予以解決。有的工作多年的公共護士竟成為某些家庭的朋友和家庭生活顧問。[49] 凡經地段護士訪視過的病人或病家,不僅有訪視記錄,而且第一衛生事務所病案室也有他們的家庭記錄,將家庭每個成員的患病及健康情況按規定的表格記錄下來,每份家庭記錄都有家庭編號和個人編號,查找起來非常方便。[50]

第一衛生事務所「衛生示範區」的三級保健網比較強調按病情輕重分級處理,特別重視就地處理病情。除重病轉入合同醫院外,區內不設病牀,而是由公共衛生護士在病人家中設診救護治療,若遇急性傳染病患者也會就地採取必要的和可能的隔離和消毒措施。

地段護士通過流動家訪的形式發現孕婦,然後介紹到門診做產前檢

49 裘祖源:《協醫舊事瑣談》,見《話說老協和》,頁 16。

50 何觀清:《我在協醫及第一衛生事務所的工作經過》,見《話說老協和》,頁 174。

查，叫第一衛生事務所助產士到家中接生。在病人家中，地段護士會示範如何給嬰兒餵奶、洗澡、穿衣等，以及做些小病小傷處理和預防接種。如發現病家有經濟困難時，地段護士會將病案轉第一衛生事務所的社會服務員幫助解決。這樣，「社會服務」就與整個區域的預防體系建立起了關係。

蘭安生非常注意與政府的合作關係。在醫療實踐上，「衛生示範區」由協和公共衛生系提供絕大部分經費，在行政上卻一開始就自覺地把「衛生示範區」納入京師警察廳的管理範圍，後來歸入北平市衛生局，成為政府機構的組成部分。不過在環境衛生和傳染病管理兩個環節上，由於缺乏國家級衛生法令的支持，第一衛生事務所在示範區內行使監督權是有名無實的，長期只限於市衛生局規定的攤販食品、公廁和供水的常規檢查。

不過，蘭安生所設想的方案弱點仍是明顯的。「社區疊合」的整體設計儘管使「預防醫學」在北京城裏細胞化了，但是其依託仍是靠協和醫院每年上千萬美元的投入。社區三級保健中創造出的「公共衛生護士」角色，也仍需來源於繁複的訓練系統。她們雖然從實習經驗中努力扮演與社區居民的日常習俗相接近的倫理角色，卻畢竟難以在短期內取代從本土訓練出的多元醫療角色，如中醫、草醫、產婆等。問題仍然沒有解決：那些穿着「白大褂」的醫生如何讓老百姓接受？

## 蘭安生模式

蘭安生首創的這套社區控制技術，其真正意義在於相當具體地把原有北京內城的行政區劃（我們可以稱之為「自然社區」）與「醫療社區」二者有效地疊合起來。第一衛生事務所醫療佈控的內一區範圍，恰恰就是北京老城自然形成的居民區生活範圍（即相當於「內一區」範圍）。以後隨即建立的第二、第三、第四衛生事務所，其醫療佈控的空間，也同樣與原有城區佈局相疊合。如 1934 年成立的第三衛生事務所監控範圍是市警察局內三區管轄區域，面積為 11.42 平方公里，人口平均 151169 人，至 1939 年（民國二十八年）又增加約 2 萬人。[51]

在「社區疊合」的狀態下，第一衛生事務所監控與服務的對象是整個示範區內的十萬居民，它要解決他們從生到死各個時期可能出現的疾病和健康問題。為此，第一衛生事務所開始建立自己的醫療保健網。這張網的網底是基層的地段保健（包括學校衛生和工廠衛生在內），第二層是醫療保健各科門診，第三層是合同醫院（協和醫院或其他醫院等）。衛生示範區建立的一個最大後果就是改變了老城區內人羣的日常生活節奏。原來自然社區中的病人可以從個體的角度自由選擇同樣呈個體分佈的醫生，因為傳統中醫都是「坐堂看診」，病人有病徵時方去請大夫診視，「收生姥姥」也是在孕婦即將生產時才去「認門」。病人和家屬完全可以按照自己的生活節奏和規律按堂號選擇分散於城市各個角落中的醫生，時間和空間都可以自由支配。孕婦臨盆時甚至可以自行決定由自己或家人接生。可是現代預防醫學的觀念則是在病徵未出現以前即對一定的區域時空內部主動進行控制，以避免病症的傳染和蔓延。在這一觀念支配下，醫生不是在某一點位置上接受病人的拜訪，而是主動深入原有社區中重新安置、規劃和示範一種新的生活節奏。

1925 年初建立衛生示範區時，蘭安生在備忘錄裏提到，在中國當時社會經濟和教育那樣落後的情況下，若想單純從宣傳健康來促進健康，或單純提倡預防來實現預防，都是不可能的，因為「自然社區」的居民是不會

---

51　何觀清：《我在協醫及第一衛生事務所的工作經過》，見《話說老協和》，頁 172－173。自 1925 年後，北平全市共相繼設立了四個衛生事務所，它們成立的時間與地點分別是 1925 年在東城區內務部街設立的第一衛生區事務所、1933 年在西單宏廟胡同設立的第二衛生區事務所、1935 年在東城區錢糧胡同設立的第三衛生區事務所和 1945 年在新街口大乘巷設立的第四衛生區事務所。

欣賞和接受的。必須把治療作為載體，用積極和主動的行動把預防和健康傳送給居民，這就是第一衞生事務所設立各科門診的總設想。[52]

蘭安生的構想十分符合現代規訓制度的一般原則。這一原則可以「消除那些含糊不清的分配、不受控制的人員流失、人員的四處流動、無益而有害的人員凝聚」，其目的是「確定在場者和缺席者，了解在何處和如何安置人員，建立有用的聯繫，打斷其他的聯繫，以便每時每刻監督每個人的表現，給予評估和裁決，統計其性質和功過。因此，這是一種旨在了解、駕馭和使用的程序，規訓能夠組織一個可解析的空間」[53]。

比如從空間上而言，地段保健是按照疾病類型加以分類的。第一衞生事務所衞生示範區劃分為二十個警察派出所地段，每個地段人口約有五千居民，地段和第一衞生事務所各科門診在疾病劃分和救護方面構成聯網系統。這一系統包含三個層次的空間：地段若發現有急性傳染病患者，則立即轉送第一衞生事務所門診進行診斷和治療（第一空間）；如患者需要住院治療，則由第一衞生事務所轉送合同醫院（協和醫院或其他醫院）（第二空間）；如患者不需要住院，則由第一衞生事務所轉回地段，由護士設「家庭病牀」進行牀邊護理和治療，以及採取必要和可能的隔離和消毒措施（第三空間）。因為處方由第一衞生事務所門診醫生開，第一衞生事務所不設病牀。對肺結核及其他慢性病患者，第一衞生事務所亦採取同樣上下聯繫的辦法處理，必要時再轉送合同醫院進一步進行診斷和治療。在這三個空間的循環流動和監控中，病人從家庭的角度進行空間選擇的隨機率便會大大降低。

52 何觀清：《我在協醫及第一衞生事務所的工作經過》，見《話說老協和》，頁 172－173。
53 同上。

從時間流程上來看，自然社區的時間節奏是通過地段保健工作中的家庭訪視（由約十名公共衛生護士和若干護士實習生）來進行轉變的。除了假日之外，地段護士每日進行家庭訪視約 510 次。據第一衛生事務所年報統計，1936 至 1937 年及 1937 至 1938 年的年度家庭訪視總數分別為 16300 次和 21531 次。[54]

預防醫學是要維持和促進人們從生到死各個階段的健康，特別關注婦幼衛生的保健，而婦幼衛生的重點是放在新生兒、幼兒階段，甚至引申到胎兒階段，所以婦嬰家庭診察訪視成為醫療社區工作的中心。護士一旦在地段發現有孕婦，就督促介紹到第一衛生事務所門診做產前檢查，叫第一衛生事務所助產士到產家接生，並督促產婦和嬰兒到第一衛生事務所門診做產後和新生兒檢查及接受衛生保健措施。在病人家，地段護士示範如何給嬰兒餵奶、洗澡、穿衣等，並宣講衛生防病保健知識，以及做些小病小傷處理和預防接種。示範區產婦一般是在家分娩。第一衛生事務所有四名助產士，專到產家接生，隨叫隨到，收費二至三元。分娩後產婦做產後檢查。嬰兒或兒童來健康門診檢查時，醫生和護士則注意他們的生長發育是否正常，餵養和營養是否合理，以及基礎免疫是否按接種程序進行。

我們注意到，所有的家庭訪視和醫療診察在「自然社區」之內都有一廂情願的強迫特徵。比如在第一衛生事務所管轄區域之內的保嬰事務所家庭訪視時間表的規定就十分嚴格，幾乎不容變更。根據報告訪視時間可分為以下階段：

54 《北平市政府衛生局二十三年度業務報告》，頁 275。

| 孕期： |
| --- |
| 前六個月 —— 每月診察一次 |
| 第七、八個月 —— 每兩星期診察一次 |
| 第九個月 —— 每星期診察一次 |
| **產後：** |
| 十日內 —— 每二日拜訪一次 |
| 四十日 ——— 診察一次 |
| 半年 —— 診察一次 |
| 一周年 —— 診察一次 |
| **嬰兒診察：** |
| 一歲以內 —— 每月診察一次 |
| 一歲至三歲 —— 每三個月診察一次 |
| 四歲至五歲 —— 每六個月診察一次 |

保嬰事務所曾經主持北平市所有初生嬰兒之訪視。程序是先由該所派員每日往衛生局調查初生嬰兒地址及產母姓氏，分別訪視。所生嬰兒，如係衛生機關所接生，當勸產家按期往原接生機關施行診察，如其為接生婆所接生，該所即介紹其他診察處所，以保婦嬰之健康。特別值得注意的是以下規定：「凡在該所已診察之婦嬰，而不依照定章按期覆診者，即以函通知請來覆診，倘仍不來，該所當派員前往訪視，就其家庭，施行診察。」[55] 又如 1939 年度第三衛生事務所報告說：「凡經該所接生者，由該所助產士赴產家訪視，其日期約在產後之前三日，每日訪視一次。此後則每隔一日訪視一次，直至嬰兒臍帶脫落為止。其有疾病及特殊情形者，

55 《北京特別市公署衛生局二十八年度業務報告》，頁 357，北京特別市公署衛生局編印，1941 年。

則司其設法或送往其他醫院，以策安全。統計本年度訪視次數共計 12810 次。」[56]

訪視時間的安排及其精確化，無疑是現代社會管理的產物。在內一區的「醫療社區」範圍內，訪視程序的定期規範化顯然與「自然社區」的節奏有所不同，特別是產後每隔一次的訪視頻率帶有相當明確的強迫性質。同時，訪視時間的規範化又是與空間的分割與展佈相銜接的，因為疊加在「自然社區」之上的醫療網絡，正通過一種鮮明的「人造環境」，改變着自然社區中人們的心理態度和生存環境。

第一衛生事務所衛生示範區的影響甚至波及遠郊地區。當時燕京大學社會學系正在清河舉辦社會試驗區。社會學試驗者們秉承的是一種功能派的設計思路，主張新型社區的作用是取代原來的社會網絡系統，把社會因素重新加以組合，其中自然包括引進現代衛生系統。這也正符合「蘭安生模式」對原有社區進行醫療時空改造的基本構想。所以，1930 年秋季，試驗區就與第一衛生事務所接洽，商議協辦鄉衛生工作。經過半年的往返磋商，決定自 1931 年 7 月 1 日至 1932 年 6 月 30 日舉辦一年的試驗期，由清河區承擔行政費用，包括房租、用具，衛生行政、主任人員的薪金及計劃的實施，衛生事務所擔負技術計劃、兼任醫師一人的薪金及醫藥材料等費用。1931 年 2 月還選送當地小學教員一名，至衛生事務所舉辦的公共衛生速成班接受訓練，至當年 7 月學成歸來後，在衛生事務所及本區服務股的指導下工作。經過與地方行政官員及當地紳士的接洽商榷，於 8 月 5 日正式建立了宛平五區衛生事務所。報告中稱，開幕當天，有各界代表二百餘人參加，同時並舉行衛生展覽會，觀眾達八百餘人。[57] 特別關鍵

56 《北平市衛生局第二衛生區事務所第三年度年報》，北京市檔案館藏 Q4 全宗 1 目錄 1803 卷，頁 8–10。

57 《清河社會試驗》，燕京大學社會學系出版品 2 組第 31 號，頁 42，1934 年。

的是，宛平五區事務所的具體工作完全仿行第一衛生事務所的社區疊合模式，如進行防疫統計、生死登記、產婆調查訓練和助產教育等等，成為「蘭安生模式」的一個遠郊縮影。

## 醫療空間與地方自治

20 世紀初年，傳染病的區域監控往往和北京市展開的地方自治程序有相當緊密的聯繫，實際上就是對城市傳統空間重新進行分割和重組，使之更加符合城市現代化的功能運轉需要。其最突出的表現就是力圖打破舊有城市社區分佈的自然格局，把分散的自然區域的生活狀態整合進符合現代城市社會動員的節奏中來。這種現代性城市框架包括公安、衛生救濟、教育、實業等內容。清代的區域控制角色本來是由警察系統來擔任的，北京較早就建立起了現代城市警察制度，清代警察在人口中佔有相當高的比例。有人統計，到 19 世紀，北京人口達到一百萬，而警察數目則達到了 33000，城裏平均每 30 人就擁有一個警察。比較而言，18 世紀晚期的巴黎，每 193 人中有一個警察，19 世紀中葉倫敦每 350 人中有一個警察，紐約每 800 人中有一個警察，顯然北京的警網控制更加嚴密。[58] 但長期以來，警察勢力並沒有真正滲透進地方基層社會，其功能有時不但不如一些傳統自治組織和亞文化羣如會館、水會等更為活躍和有效，反而可能與之處於對峙狀態，地方自治組織和公共空間成為警察監控的對象。在這種情況下，北京在城市空間中有組織地設計和推行官方意義上的地方自治，也正是企圖把相對分散的傳統民間組織整合進現代的警察監視網絡之中，為城市的現代化控制目標服務。

中國有創辦地方自治之議，始於清光緒三十三年（1907 年）。民國四年（1915 年）八月，京兆尹署內設立籌辦京兆地方自治事宜處，以王達為

58　《北京市志稿》（二）「民政志卷十四，自治一」，頁 563－564，北京：北京燕山出版社，1989 年。

處長。到九月二十一日開始公佈京兆各縣官制、京兆各縣司法事務章程及京兆地方自治暫行章程，釐定京兆各縣戶口多寡數目，平均設立為八區以上、十六區以下的自治區。區置區董、副區董各一人，各區分十村至三十村。村置村正、村副各一人，每村分若干甲。甲不得超過五十戶，每甲就各戶中推舉甲長、副甲長各一人。自治區應辦事項中除要求辦理國家行政事務及國民教育、土木工程、農村工商事項之外，衞生清潔也被列為重要的自治內容。[59] 民國五年（1916 年）一月，在參酌了其他地區的自治經驗以後，北京擬定了京兆地方自治施行期限，分教育、實業、道路工程、衞生、警察、公共慈善六綱，詳細列出項目，規定以一年為一期，三年辦齊。[60]

民國初年的自治設想雖然比光緒年間的紙面設計有了很大的進展，並具有更為詳細的現代性構想的性質，但是北京城區以「自治」為名分割空間的行動達到具體化的程度則是從何其鞏任市長時開始的。民國十七年（1928 年）十二月，北平市長何其鞏召集各界人士開始參酌各國自治法規，釐定各項暫行規則，通過了北平特別市籌備辦事處組織暫行條例。設處長一人、副處長二人、秘書二人、佐理員若干人，直隸市府。民國十八年（1929 年）一月，自治籌備處正式成立，以朱清華為處長，社會局長趙正平、教育局長李泰芬為副處長，共同擬定了推行自治程序的綱要，同時開始調查戶口，編配街、村建制，其基本框架是把全市城郊劃分為十五個自治區，即內城六區、外城五區、四郊四區。城區以五百戶為單位編為一條自治街，郊區五百戶左右編排為一個自治村。以後中央頒佈了市組織法，按照組織法的規定，改街、村建制為「坊」。每區多則四十坊，少亦十餘坊，坊以下二十五戶為閭，閭以下五戶為鄰。總計全市共編成 461 坊、5157 閭、15417 鄰。區、坊均設公所，閭、鄰辦公所附於各坊公所內。[61]

---

59 《北京市志稿》（二）「民政志卷十四，自治一」，頁 563–564。

60 《北京市志稿》（二）「民政志卷十四，自治二」，頁 566–577。

61 同上。

不難發現，北京地方自治程序的每一次更動與重組，都是使社區單位的控制趨於精細化的表現，甚至有走向煩瑣化的趨勢，特別是從街、坊到閭、鄰的層級建構形式，進一步使空間安排的控制密度趨向細胞化。更為重要的是，這種社區細胞化的內容和建構過程不是沿襲傳統社區的表現形式，或僅僅對其做出變通的修正，而是與現代城市空間安排的專門化同步進行。

換言之，從表面上看，這種空間安排似乎僅僅是傳統社區自治形式的複製，實際上從空間的功能內涵上已經發生了極大的變化。如建制更改後，各區根據城市現代化的需要，分別設置了財政、戶籍、土地、保衛、教育、工程、衛生、救濟、實業合作等特務委員會，共同負起發展區自治的任務。到王韜任市長時，實施自治的節奏頻率日益加快，具體分工日益細密，比如在戶口調查方面，加緊配合警察進行監控，在城區提倡舉辦商團、維繫治安，在郊區則提倡組織保衛團、冬防及青苗等會，對於市內街巷的位置進行實地測量，繪製出各地區的詳圖，在教育方面，則成立以新型的區、坊自治單位為基礎的坊立小學及識字班、閱報室、體育場，等等。自治區內對衛生職責有具體規定，要求每日灑掃街道、清除垃圾，還要參與防疫、種痘及滅蠅等工作。在社會救濟方面，則有施衣、施粥、賑濟貧弱等內容。[62]

一些研究中國城市的西方中國學家如羅威廉等往往強調在 19 世紀以來，中國的一些城市已經出現了有別於傳統形式的基層社會組織，這些基層組織以其獨特的自治管理，成為疏離於國家控制的公共領域的生長點。[63]

然而，從我們對北京城市空間的研究來看，任何帶有新鮮氣息的自治組織，實際上都是國家通過現代空間分佈的規則予以重新建構的結果，而

62 同上。

63 同上。

不是地方民眾的自由選擇。改街、村為「坊」，而使城市空間單位趨於細化，恰恰有利於國家對基層民間活動實施更為嚴密的監控，同時也更易於把國家對空間改造的專門化設計貫徹於基層社會。這一點在選舉自治單位首領程序的變更中也能反映出來。自治開始實施的時期，如在民國二十二年（1933 年）春，區、坊的首領均由選舉產生。民國二十三年（1934 年），市長袁良為加強對地方自治行政事務的督導，成立了自治事務監理處，直接管理指揮各級自治事務。當時正值民選區、坊長任期屆滿，市政府決定不再選舉，並將坊公所、區民代表會、區坊監察委員會一律取消，改城郊十五區公所為自治事務區分所，規定為輔助行政機關，以「政教富衛」四字為辦理自治的綱要。改造後的基層自治機構每所置所長一人，由市府直接委任，並諮部備案，整個系統隸屬於自治事務監理處。[64] 這樣的變動顯然更有利於國家對城市空間的垂直控制，而相對弱化了地方自治組織的自主功能。

衛生事務所與自治區域的關係，往往表現在事務所會利用「坊」的新式組織框架貫徹自己的意圖。下面以第三衛生事務所舉行的一次懇談會為例，分析一下事務所與「坊」之間的合作關係。第三衛生事務所曾於民國三十年（1941 年）九月二十六日下午三時舉辦了一次秋季衛生運動週懇談會，會議召集了內三區各坊長參加。根據懇談會的記錄，內三區之中以自治名義設立的十八坊中，除二坊長未到會外，其餘十七位坊長都準時參加了這次懇談會。會議主席、第三所所長陳海瑞在致辭中曾明確提出邀請各坊長參加懇談會的真實目的。他認為，原來事務所曾舉辦過衛生講演大會，雖有部分市民參加，但終屬少數，而這次懇談會，「與本區內各位坊長相聚懇談，其效果合與本區全體市民懇談相同」[65]。

64　《北京市衛生局第三衛生區事務所舉辦秋季衛生運動週召集本區各坊長衛生懇談會記錄》，北京市檔案館藏 J5 全宗 1 目錄 613 卷，頁 13–25。

65　同上。

陳海瑞的意思顯然是指如果僅僅利用過去傳統的公開宣講形式傳播現代衛生觀念，已不足以吸引大多數的基層民眾，因為演講的聽眾處於自由流動的分散狀態，不易用強制方式加以統攝，而如果通過坊長的角色對坊間的民眾加以組織引導，則更易利用制度化的手段自然地使具體的醫療原則轉變為普通民眾的生活原則。所以，他很明確地強調事務所對衛生觀念的倡導，實有賴於自治組織的具體操作才能實現。他這樣解釋說：「關於本區公共衛生之進行事項，雖於本所領導於前，但求其效率之顯著進展，實有賴各市民之奉行不懈，方能得良好效果。」[66] 而各位坊長「對各坊市民最為接近，關於本坊各種衛生事項，務請諸位熱心提倡、協助進行，則本區之公共衛生前途可預卜有長足之進展」[67]。

陳海瑞還特別分析了政府施政原則無法下達於基層的原因。他認為政府公告大多用告示來頒佈，致使大多數人因不識字而誤犯規矩，政令不得順利向基層傳達。因此，新型自治組織的建立就是要使國家政令儘量無阻隔地達於底層，所謂「本市各區設區公所，以下設有坊長、里長等，關於官署之公令傳達能逐戶告知，市民之意見亦能達於當局，於官於民兩皆便利」[68]。

這裏強調的顯然不是民眾如何利用自治組織的空間獲取自身的權益，而是政府律令通過自治狀態下達得如何便捷。這樣一來，衛生行政的實施就順理成章地通過借腹生子的策略轉化成了一種正當的社區功能。「所以本所施行衛生各事項如普通預防注射及種痘等事多蒙協助均收效頗大，其他種種依賴於各坊長者實多，更望此後多加協助，以促成本區衛生事項之改善進步。本所與各坊互相取緊密之聯絡，使本區之公共衛生效率增加，則本區市民可得健康幸福。」[69]

66 同上。
67 同上。
68 同上。
69 同上。

當然，城市街道自治組織日益被納入國家監控的網絡之內後，最為具體的表現就是醫療與衛生制度對民間的滲透過程有了一個更為有效的依託基地。特別是現代傳染病的管理與控制往往需要採取強制手段，主要是局部動員的形式。在這樣的情況下，如果不依賴於自治組織的干預和介入，實際上就很難真正奏效。比如在擴大種痘的社會動員方面，第二衛生事務所就曾經充分利用改造後的自治組織，使之成為推行國家預防政策的有力工具。

為了監控傳染病的流行範圍和程度，第二衛生事務所自民國二十三年（1934 年）起，規定四月至五月兩個月為擴大種痘的特別時期，而擴大種痘的基本依託單位，就是自治區坊的空間。所以在民國二十三年的三月初，衛生區就與第二自治區商洽，由各自治區坊徵集保送種痘員共 44 名（內有內二區署保送一名）。三月二十日開始授課，共上課二週，等到授課完畢後，就互相實習種痘，通過考試後方可結業。總計及格而發給證書者共有 28 人，隨即由衛生區指定種痘地點及時間，然後於四月十日起全體出動開始施種，由事務所醫師及勸導員逐日赴各坊視察及監督。施種地點共有十四處，均是在「坊」一級的自治單位中進行，控制面積涵蓋了四十一個坊。

同時，事務所在坊間展開宣傳工作，印刷了三萬張傳單。其中兩萬張由各段戶籍警分送，其他傳單則由各自治坊沿路張貼，或者由勸導員在逐家訪問及門診時贈送。考慮到傳單發送恐有不周的地方，事務所又請各自治坊所設立的國民補習學校的學生，以遊行的方式遊走於街巷之內進行宣傳。為了製造氣氛，在遊行隊伍的前面還特意安排了樂隊演奏。衛生事務所與各坊之間在防疫衛生事務上的配合，還表現在把門診與巡迴種痘的動態控制結合起來，以種痘隊的形式逐戶接種並承擔宣傳任務。[70]

---

70 《北平市衛生局第二衛生區事務所第三年度年報》，頁 8–10。

另一方面，西方醫療技術對城市空間的滲透，也往往與自治組織的興廢程度密切相關。例如民國二十三年四月底，各自治區坊改組，或合併或裁撤。各坊原來保送至事務所的種痘員，有些人被裁撤，而且各自忙於交接工作，大多無暇從事種痘事務，致使原來的種痘計劃受到干擾。儘管如此，這一年擴大種痘期間仍有 5392 人接受了種痘，增進市民對於天花的免疫力達 2.5%。[71] 雖然從百分比的統計觀察，成果似乎並不顯著，但醫療技術的實施與地方自治組織的結合，在空間控制方面形成的優勢，已初步得到了驗證。

71 《北平市衛生局第二衛生區事務所第三年度年報》，頁 8－10。

# 第四章
# 現代城市中的「生」與「死」

老舍在自傳體小說《正紅旗下》中，曾用回溯和想像的筆法生動地描述了一番「自己」出生後第一次洗澡時的有趣場景：「白姥姥在炕上盤腿坐好，寬沿的大銅盆（二哥帶來的）裏倒上了槐枝艾葉熬成的苦水，冒着熱氣。參加典禮的老太太們、媳婦們，都先『添盆』，把一些銅錢放入盆中，並說着吉祥話兒。幾個花生，幾個紅、白雞蛋，也隨着『連生貴子』等祝詞放入水中。這些錢與東西，在最後，都歸『姥姥』拿走。」[1] 據說由於北方地區缺水少柴，用熱水給孩子洗澡也許僅此一回。這個被稱為「洗三」的儀式是作為接納孩子進入塵世而舉行的，洗澡還被看作預防嬰兒成長時所遇危險的一種舉措。[2]

熟悉老北京掌故的老舍有一次也講到一個人死後，人們應該如何做出反應以使自己少惹麻煩的故事。他曾描繪一所大院中發生的情景：住在院裏的石匠逼死了自己的兒媳婦，好不容易從洋人那裏奔來一百塊現大洋，

1 老舍：《正紅旗下》，見舒濟選編：《老舍小說經典》，卷 4，頁 137，北京：九洲圖書出版社，1995 年。

2 羅梅君：《北京的生育婚姻和喪葬 —— 十九世紀至當代的民間文化和上層文化》，王燕生等譯，頁 135，北京：中華書局，2001 年。

得先給娘家六十塊錢，表示賠罪。緊接着老舍寫道：「老王拿着回來了，鼻子朝着天。開張殃榜就使了八塊。陰陽生要不開這張玩藝，麻煩還小得了嗎？這筆錢不能不花。」[3] 老王所說的麻煩是，不用殃榜鎮着，死人的陰氣在宅子裏籠罩徘徊不去，活着的人總是難以舒心。沒有陰陽生的檢驗，死者的原因也會難以探明，很可能成為無頭的案子。出城抬埋屍首還少不了這張紙充當通行證呢，所以買殃榜的這幾個錢是斷斷不能省的。

老舍小說中所提到的「白姥姥」和「陰陽生」是老北京城內兩個舊行當的稱呼。而且這兩種職業恰巧控制着老北京人「生」與「死」這兩道關口，於是他（或她）由此就成了北京人生活中不可或缺的角色。可在 20 世紀初不長的一段時間裏，這些曾支配城市人「生」與「死」的民間角色卻遭到了無情的責罰和取締，慢慢從人們的視野裏消失了。

本章想要探明的是，這些在胡同街道中穿梭晃動的身影是怎樣被另外一羣人逐漸取代的，他們的掙扎反抗和最終無奈的消失，同城市變遷中醫療變革與政治支配因素之間到底達成了甚麼樣的共謀關係。

## 從生到死：空間儀式的傳統表現

### 「吉祥姥姥」與「陰陽先生」

在西方傳統世界中，新生兒被社會所接納的相關儀式就是接受洗禮。人們普遍認為，孩子接受洗禮之後才會擁有靈魂，不接受洗禮的孩子將被罰入地獄。在 1770 年出版的一本生育指南書中，就包含了產婆的宗教責任、母親的精神拯救和新生兒的洗禮等內容，其中羅列了一系列嚴格的規定。比如洗禮語言包括「如果你是一個人」、「如果你能夠接受洗禮」等等表述，其實是暗示孩子有可能得病和不能存活。

3　老舍：《柳家大院》，見舒濟選編：《老舍小說經典》，卷 4，頁 331。

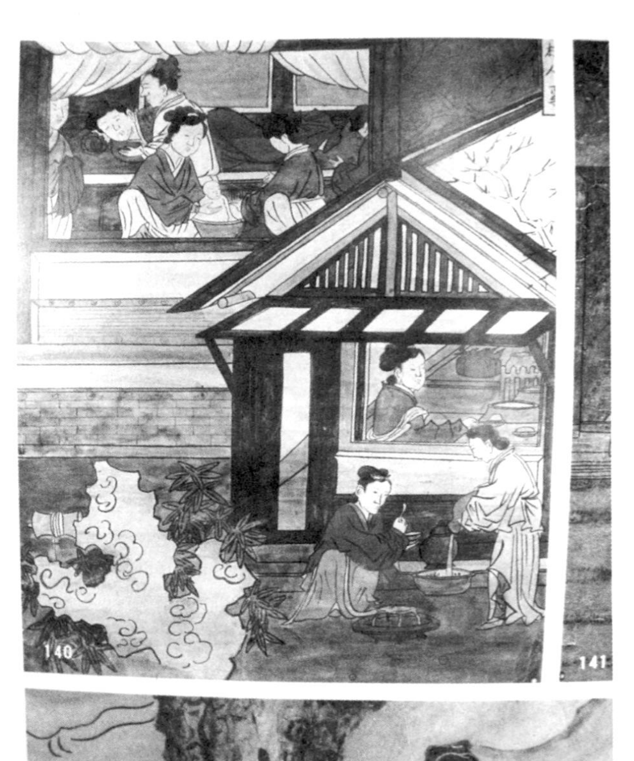

這張古代的產婦分娩圖很形象地勾勒出了產婦生育時的空間氛圍，和圍繞產婦的家庭分工情形。（選自李經緯主編：《中國古代醫史圖錄》，頁 62，北京：人民衛生出版社，1992 年）

此中國披殃榜之圖也其人病故停在床上遣人
即請陰陽先生來批殃榜上寫故者某年月生某
年月故何時入殮何日出殃若身死不明服毒等
情陰陽不披即去報官

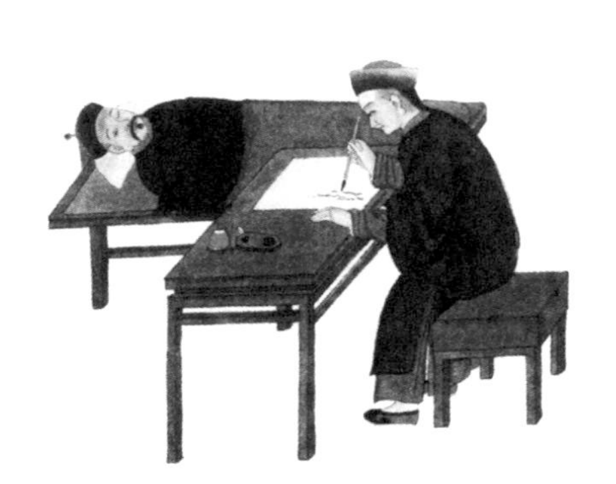

這張北京民間風俗畫生動描繪了陰陽先生開「殃榜」時的情景。（選自《北京民間風俗百圖》，頁 27，北京：北京圖書館出版社，2003 年）

西方新生兒的宗教慶典主要集中於潔淨的觀念上。在這一過程中，考慮到孕婦有可能產生羞澀和緊張的心理，特別強調利用營造家庭和親情氛圍予以調整。在法國，負責接生的產婆多為儀態莊嚴的老年婦女，她的年齡和閱歷以及對分娩過程的熟悉程度，使她擁有讓產婦信服的權威，她比任何人都熟悉產婦家庭的歷史。[4] 從 17 世紀末到 18 世紀末，法國每個教區都有兩到三個產婆負責給當地婦女接生，有的產婆從母親到女兒都在幹同一職業。如在其中一個教區，有十五個產婆被記錄在案，每人約幹二到五年。有一個特例是，一位產婆從 1703 年到 1720 年一直有工作記錄，幹這一行有近二十年的歷史。

在中國的城市和鄉村，孩子出生同樣是一件相當重要的大事。生育的時刻一旦來臨，就標誌着一系列儀式即將登場，特別是男孩子出生更不單純被視為一個生理現象，而是帶有相當濃厚的社會與文化含義，似乎與家族的興衰密不可分，也似乎預示着家族秩序將得到重新調整。

與正常人不同，剛出生的嬰兒儘管已經匆忙墜落在了塵世網絡之中，但是在經過一定的儀式加以認定之前，仍被看作一個陌生人。只有在經過儀式確認其足以強健地生存下來之後，嬰兒才能在家庭中取得一個新的位置。所以，煩瑣儀式的舉行就成為一個新的社會成員被接納的表演形式。

---

4　有學者認為，產婦在生育過程中所經歷的痛苦，特別具有象徵意義，甚至是西方世界痛苦情結（pain complex of the western world）的表現。關於產婆的作用，這位學者指出，由於產婆過於熟悉產婦家中的情況，所以產婆誓言中特意有一條：「我同意不泄漏任何個人和家庭的秘密。」(Laget, Mireille, *Childbirth in Seventeenth and Eighteenth-Century France: Obstetrical Practices and Collective Attitudes*, in Robert Foster and Orest Ranum (eds.), *Medicine and Society in France*, The John Hopkins University Press, 1980, pp.142－151) 另有學者指出，在前現代社會中，沒有任何生育是純粹「自然的」，每個社會的人們都會努力塑造和控制生育過程，都具有各自對如何把生育身體和宗族結合力轉換成技術的理解，這些技術又是為獨特的生育目的服務的（參見 Bray, Francesca, *Technology and Gender: Farics of Power in Late Imperial China*, University of California Press, 1997, p.277）。

在北京的傳統社區內，有一種專門以接生為職業的中老年婦女，人們習慣地稱她們為「收生姥姥」或「吉祥姥姥」，又叫「穩婆」。「穩婆」都在自家門口掛一塊小木牌，上書「快馬輕車，某氏收洗」字樣，下邊繫上紅布條，當作幌子。她們因長期收生，具有一定的經驗，但相當一部分人是文盲，甚至連古代生育的基本讀本《達生篇》都沒讀過。穩婆在社區中的作用主要不在接生，而是憑藉其嫻熟的辭令和儀態成為新生兒步入家庭場所的儀式督導者。

和「吉祥姥姥」迎接生命的誕生有所不同，在北京掛牌營業的陰陽先生就像是處理生命死亡程序的「禮儀專家」（ritual specialists）。老北京風俗以死者安葬地為陰宅，墳塋房屋為陽宅。給人看風水為業的叫作「陰陽生」，尊稱「陰陽先生」。[5] 他們各有堂號，如北城土兒胡同一善堂王、西城翠花橫街下坡伯壽堂俞、羊房胡同桂林堂朱、石碑胡同修德堂白，等等。他們將自家的堂號印在一張三寸長、兩寸寬的黃紙條上，作為標記，有來請者，即將這個標誌帶回，按死人的性別，分男左女右貼在喪居門前，以資辨認，免生誤會。陰陽生根據多年經驗，為慎重起見，總是讓來人先回去，自己卻按兵不動，甚至等到喪家二次來請才肯出馬，因怕人未死就去，本家犯忌諱。及至出馬，找到貼有自己堂號的喪家，還要大喊：「瞧狗，您哪！」這是陰陽生的慣用語，所以老北京有稱陰陽生為「狗陰陽」者。[6]

---

5 李家瑞曾經評論說：「堪輿與陰陽，本為兩途，平市之業堪輿者，大都兼業陰陽，以起龍穴選擇趨避（合婚嫁娶之選擇另有星命家）為號召。俗以死者安葬為陰宅，故營房屋為陽宅，亦均關後輩之隆替，故業此者，門前恒書『地理風水陰陽二宅』字樣，迷信者佞其說，奉為金科玉律。」（李家瑞：《北平風俗類徵》，頁 181，上海：上海文藝出版社，1937 年影印本）

6 常人春：《紅白喜事 —— 舊京婚喪禮俗》，頁 260，北京：北京燕山出版社，1996 年。

## 「添盆」和接生口訣

老北京的通例是約在產婦臨產前三四個星期，即將穩婆接來「認門」，對產婦略做診視，到臨產時，再請其來家接生。孩子生下三天後，必請穩婆來家主持嬰兒的洗禮，名叫「洗三」，並按規矩給予厚贈。老北京人認為人生有兩件大事：一是生下來三天的「洗三」，一是死去三天時的「接三」。清代崇彝《道咸以來朝野雜記》云「三日洗兒，謂之洗三」，據說這樣可以洗去嬰兒從「前世」帶來的污垢，使之今生平安吉利。同時，也有通過這種「潔淨」儀式以防疾病的意義。[7] 從形式上說，它有些類似於西方的洗禮儀式，只不過這種洗禮儀式帶有更多的世俗意義而不是宗教含義。

「洗三」之前，產婦家照例要按照收生姥姥的要求，預備好挑臍簪子、圍盆布、缸爐（一種點心）、小米兒、金銀錁子（如沒有則用黃白首飾代之），還有在老北京的習俗裏各有講究的一些物事，像甚麼鎖頭、秤砣、小鏡子、牙刷、刮舌子、青布尖兒、青茶葉、新梳子、新籠子、胭脂粉、豬胰皂團、新毛巾、銅茶盤、大蔥、姜片、艾葉球兒、烘籠兒、香燭、錢糧紙碼兒、生熟雞蛋、棒槌，等等。

「洗三」這天，通常只有近親來賀，多送給產婦一些油糕、桂花、缸爐、破邊缸爐、雞蛋、紅糖等食品，或者送些小孩所用的衣服、鞋、襪等作為禮品。清人記載：「凡人家生子女，必與戚家送喜果，如荔枝、龍眼、落花生之類，加以紅色雞蛋，生男以單數，生女以雙數……客必往賀，為之添盆，先送粥果等禮物，即食品也，男客則不往賀。」[8]

「洗三」儀式通常在午飯後舉行，由收生姥姥具體主持。首先，在產房外廳正面設上香案，供奉碧霞元君、瓊霄娘娘、雲霄娘娘、催生娘娘、送子娘娘、豆疹娘娘、眼光娘娘等十三位神像。香爐裏盛着小米，當香灰插

7　崇彝：《道咸以來朝野雜記》，頁 84－85，北京：北京古籍出版社，1983 年。
8　同上。

香用。蠟扡上插一對祭祀時專用的羊油小紅蠟，下邊壓着黃錢、元寶、千張等全份敬神錢糧。產婦臥室的炕頭上供着「炕公」、「炕母」的神像，均用三碗至五碗桂花缸爐或油糕作為供品。照例由老婆婆上香叩首，收生姥姥亦隨之三拜。然後產婦本家將盛有槐條、艾葉熬成湯的銅盆以及一切禮儀用品均擺在炕上。這時候，收生姥姥把嬰兒抱在懷中，「洗三」典禮就算正式開始了。

產婦本家依尊卑長幼帶頭往盆裏添一小勺清水，再放一些錢幣，叫作「添盆」。如添的是金銀錁子，硬幣就放在盆裏，如添的是紙幣銀票，則放在茶盤裏。此外，還可以添些桂圓、荔枝、紅棗、花生、栗子之類的喜果，親朋亦隨之遵禮如儀。按當時人的說法，遇着耗財買臉的真有往盆裏放金銀錁子和「黃白」首飾的。清末民初時，有往裏放銀元的，稍貧困的人也要放進幾枚銅幣。

收生姥姥有套固定的祝詞，你添甚麼，她說甚麼。假如你添清水，她說「長流水，聰明伶俐」。你添些紅棗、桂圓、栗子之類的喜果，她便說「早兒立子」(「棗」與「早」諧音，「栗」與「立」諧音)，「連生貴子」(「桂」與「貴」諧音)，「桂圓，桂圓，連中三元」，以博得本家和來賓的歡喜。添盆後，收生姥姥便拿起棒槌往盆裏一攪，說道：「一攪兩攪連三攪，哥哥領着弟弟跑；七十八、八十八，歪毛兒、淘氣兒，唏哩呼嚕都來啦。」這才開始給嬰兒洗澡。孩子放入澡盆後受涼一哭，不但不犯忌諱，反而吉祥，叫作「響盆」。

姥姥一邊給嬰兒洗澡，一邊念叨各種各樣的吉祥祝詞，比如甚麼：「先洗頭，做王侯；後洗腰，一輩倒比一輩高；洗洗蛋，做知縣；洗洗溝，做知州。」隨後，把艾葉球兒點着，以生薑片做托，放在嬰兒腦門上，象徵性地灸一灸，再給嬰兒梳頭打扮一下，說甚麼：「三梳子，兩攏子，長大戴個紅頂子；左描眉，右打鬢，找個媳婦(女婿)准四襯；刷刷牙，漱漱口，跟人說話免丟醜。」用雞蛋往嬰兒臉上滾滾，說甚麼：「雞蛋滾滾臉，臉似雞蛋皮兒，柳紅似白的，真正是愛人兒。」

洗罷，把孩子綑好，用一棵大蔥往身上輕輕打數下說：「一打聰明（『聰』與『蔥』諧音），二打伶俐」，打完之後叫人把蔥扔在房頂上（有祝願小孩將來聰明絕頂之意）。拿起秤砣比畫，說：「秤砣雖小壓千斤。」（祝願嬰兒長大後在家庭、社會中有舉足輕重的地位。）拿起鎖頭三比畫，說：「長大啦，頭緊、腳緊、手緊。」（祝願孩子長大後穩重、謹慎。）再把嬰兒托在盤子裏，用產婦家事先準備好的金銀錁子或首飾往嬰兒身上一掖，說：「左掖金，右掖銀，花不了，賞大人。」（祝願小孩長大後，福大祿大財命大。）最後用小鏡子往嬰兒屁股上一照，說：「用寶鏡，照照腚，白天拉屎黑下淨。」最有趣者，把幾朵紙製的石榴花往烘籠兒裏一篩，說道：「梔子花、茉莉花、桃、杏、玫瑰、晚香玉，花瘢豆疹稀稀拉拉兒的……」祝願小孩不出或少出天花，沒災沒病地健康成長。[9]

到這時候，由老婆婆把娘娘碼兒、敬神錢糧連同香根一起請下，送至院中焚化。收生姥姥用鋼筷子夾着「炕公」、「炕母」的神碼一焚，說道：「炕公、炕母本姓李，大人小孩交給你；多送男，少送女。」然後，把灰用紅紙一包，壓在炕席底下，說是讓它永遠守在炕頭，保佑大人孩子平平安安。隨後，即向本家請安「道喜」，為的是討幾個賞錢。

## 「洗三」的含義

「洗三」的完整過程，展示了「吉祥姥姥」在社區中的「公共形象」。姥姥的主要功能並非接生的生理職責，而是在嬰兒出生後如何儘快確立其在親屬網絡中的位置。她的權威性並非體現在接生時醫療技術的嫻熟與經驗方面，而是能夠在新生兒出生後通過儀式為整個家庭營造出祥和與安全的

---

9　常人春：《紅白喜事——舊京婚喪禮俗》，頁 229－232；老舍：《正紅旗下》，頁 137－138。對「洗三」儀式比較詳細的描述，可參見邱雪峨：《一個村落社區產育禮俗的研究》，燕京大學碩士論文，北京大學圖書館藏，1935 年。

氣氛。簡言之，其社會功能大於醫療功能，「接生」甚至可以由別人代替。比如，如果姥姥職業是世襲的，就可派女兒出場。如接生偶有閃失，甚至可由「洗三」的儀式加以彌補。

老舍曾形象地描述過給其接生的老白姥姥的儀態：「正十二點，晴美的陽光與尖溜溜的小風把白姥姥和她的滿腹吉祥話兒，送進我們的屋中。這是老白姥姥，五十多歲的一位矮白胖子。她的腰背筆直，乾淨俐落，使人一見就相信，她一天接下十個八個男女娃娃必定勝任愉快。她相當的和藹，可自有她的威嚴 —— 我們這一帶的二十來歲的男女青年都不敢跟她開個小玩笑，怕她提起：別忘了誰給你洗的三。她穿得很素淨大方，只在俏美的緞子『帽條兒』後面斜插着一朵明豔的紅絹石榴花。」[10] 可見姥姥在當地社區中的地位是很重要的，其中年齡和儀態特別惹人注目，因為它標誌着社會經驗的累積程度。

正因為接生的過程在整個嬰兒的出生典禮中只處於次要地位，嬰兒落地後在家庭與社會中的價值必須經過「洗三」過程加以認定，所以接生的實施甚至可以由別人代替，可是「洗三」的儀式主持是無法替代的，必須邀請公認的經驗豐富的姥姥主持。

老舍對「接生」和「洗三」的微妙連帶關係曾經做過具體描述，特別談到了「洗三」對接生失誤的彌補作用：

「前天來接生的是小白姥姥，老白姥姥的兒媳婦。小白姥姥也乾淨俐落，只是經驗還少了一些。前天晚上出的岔子，據她自己解釋，並不能怨她，而歸咎於我母親的營養不良，身子虛弱。這，她自己可不便來對我母親說，所以老白姥姥才親自出馬來給洗三。老白姥姥現在已是名人，她從哪家出來，人們便可斷定又有一位幾品的世襲罔替的官兒和高貴的千金降

10　老舍：《正紅旗下》，頁 137。

世。那麼，以她的威望而肯來給我洗三，自然是含有道歉之意。」[11]

老舍這段描述已經點明了「白姥姥」的社會角色的核心內涵，即她是社區出生儀式的操縱者，而不是現代醫療觀念下的助產人員。

如果更為仔細地透視「洗三」的過程結構，我們從「吉祥姥姥」的職業特徵中至少可以離析出三種行為角色：A. 敬神；B. 預言；C. 祛病。A、C 兩項職能顯然是為 B 項服務的，因為在「洗三」的過程中，「吉祥姥姥」口中發出的祝詞幾乎包含了新生兒將來成長過程的方方面面，包括仕途、婚姻、家庭、性格和財運的預測。這些預測由富有閱歷的接生婆借「洗三」的儀式發出，實際上就正式給新生兒打上了社會的標記，並給其在社會網絡中預支了一個位置。[12]

與此同時，「吉祥姥姥」的預言中還帶有極其濃厚的倫理教化的意味，這些語言的表達不但可以營造出濃郁的親情氛圍，而且還起着確立新生兒與親屬之間關係的作用。經過「洗三」的孩子再也不是陌生的外來者，而是家庭倫理關係鏈條中的一環。因此，「吉祥姥姥」的權威性並非體現在「接生」技術的嫻熟與經驗方面，而是體現為能夠在新生兒出生後通過儀式為整個家庭營造出祥和安全的氣氛。

## 死亡控制的時空技術

和「吉祥姥姥」專司嬰兒的生命降臨儀式正相對應，在老北京，陰陽生的主要職能是通過某種儀式重新安置靈魂與身體的關係。葬儀中的日

11 同上。

12 羅梅君就曾經說過，「洗三」是嬰兒被接納進家庭和社會關係的一個重要步驟。參見羅梅君：《北京的生育婚姻和喪葬 —— 十九世紀至當代的民間文化和上層文化》，頁 50。在西方，「洗禮」也是在嬰兒出生三天後舉行，洗禮在某種程度上被看作對生育的確認，因為只有通過它才能使嬰兒從被造物轉變為社會的生物，一個在家庭、在社會中有名字和有位置的人。參見里夏德・范迪爾門：《歐洲近代生活 —— 家與人》，王亞平譯，頁 89，北京：東方出版社，2003 年。

常事務由親屬親友處理，社區中的老人和婦女大體也都知道喪儀的基本程序，所以葬禮過程其實是在一個相當熟悉的範圍內進行的。但陰陽生在這圈子裏扮演的角色仍不可或缺，因為他控制着出殯的時間和安葬死者的空間位置，即估算出屍體出屋的具體時間，以及安葬位置的風水與方向的優劣及其神秘含義。據甘博（Gamble）在 1921 年所做的估計，陰陽先生的訓練至少需十至二十年的時間，即學習辨認「龍跡」需十年，勘定墓穴風水則需二十年左右的功力和經驗[13]，所以是一門要求很高的技術。

陰陽生的核心技術是為喪家開具「殃榜」，作為全部喪事、喪禮時刻、方位、禁忌等諸方面的指針。[14] 開殃榜的過程十分複雜，一般陰陽生均根據陰陽家《三元總錄》一書中的「塋元課定」部分推測勘定，包括推定亡人的「原命」，即生辰，及「大限」，即何時壽終，推算亡人在世享年多少歲。以上數項大多是通過向家屬問詢。但民間傳說，唯有亡人的時辰不問，而是通過看亡人的手指掐到哪個指位來推定，並有專門的口訣。其中「出殃」的推定最能表明陰陽生的功力。

所謂「殃」，是指死者三魂七魄的「七魄」而言，又名「煞氣」。詹姆斯・L・沃森（James L. Watson）在香港新界調查時發現，民間觀念中的所謂「煞氣」就是屍體釋放出的一種雲狀氣體，是「死亡污染」（death pollution）的表現。[15] 又按陰陽家的說法，亡人的七魄按一定的時間出來，化為某色氣，向某方向而去，叫作「出殃」。陰陽生首先應推算出殃時刻。

---

13　Feuchtwang, Stephan D. R., *An Anthropological Analysis of Chinese Geomancy*, Vithagna Press, 1974, p.204.

14　《北平風俗類徵》載：「開殃：殃或作様，把死者的降生之年月日時和死的年月日時，當中活了多少年歲，都開列在一張白色的紙上，貼在門口，表示寒門不幸之意。」《清稗類鈔》云：「京師人家有喪，無論男女，必請陰陽先生至，令書殃榜，蓋為將來屍柩出城時之證也，陰陽生並將死者數目，呈報警廳。」

15　Watson, James L. and Evelyn S. Rawski (eds.), *Death in Late Imperial and Modern China*, University of California Press, 1988, pp.109–111.

其次，要推算「殃」高多少丈、多少尺。方法是每天值日的天干、地支各為「殃」的一個尺數，兩者相加，即為出殃的丈、尺數。

再推該「殃」化為甚麼顏色的氣，向哪個方向去。殃的顏色是按「男干女支」（亡故之日）推算的，不同的日期「殃氣」會分別呈現出青、紅、黃、白、黑等不同的顏色。

至於「殃」向何方去，也是按人死的日子推算的。陰陽生會唱出以下歌訣：「氣分五色按五行，男干女支辨分明。金東北，木西南，水土雙雙奔東南，唯有火紅向西北，五色四方辨周全。」[16] 等到「出殃」的時刻、顏色、方向確定完畢，還要推算入殮、破土和「發引」（出殯）的時間，最後還要推測是否會犯「重喪」（即百日內再死人），以及是否犯「火期」（指遺體自行起火）。[17]

在民國初年的北京城裏，殃榜多置於棺蓋之上，或壓在焰食罐子之下，出殯時，經城關驗證後，由挎燒紙筐子的帶到墳地焚化。郊區至塘沽一帶，卻粘於門前（男左女右）。有的做一紙龕，有的貼於席頭之上，而且兩邊加飾白紙條。男死，紙條下端剪成劍頭形；女死，剪成燕尾形。其條款以亡人歲數而定。這樣可以起到向外界報喪的作用。所以，20 世紀初年客居北京的外鄉人流傳說：「要知死的甚麼人，只看三方面，就可一目了然：門裏看孝，門外看榜，出殯看幡。」

16　常人春：《紅白喜事 ── 舊京婚喪禮俗》，頁 231－232。

17　常人春曾經詳細考證了這些時刻及「重喪」、「火期」的推測方法，如入殮時妨忌的「四相」（即四個屬相），規定：「正月、四月、七月、十月死的，入殮時，忌屬虎、猴、蛇、豬四相；二月、五月、八月、十一月死的，入殮時，忌屬鼠、馬、雞、兔四相；三月、六月、九月、十二月死的，入殮時，忌屬龍、狗、牛、羊四相。但親了不忌。根據《塋元課定》，斬草破土日，須忌二十八宿中的房日兔、虛日鼠、昴日雞、星日馬值日的日子（是為太陽密日）；忌建、破、平、收這四個『黑道日子』；忌『土王用事』的日子，否則不吉。關於犯重喪、犯火期，一般說來，凡屬不遵守陰陽先生所勘測的時刻、方位、禁忌都有犯重喪之虞。另外，如果亡人臨終的月、日、時辰不佳，也會犯重喪或火期。例如『月建甲子，其故者辛丑日，必犯重喪。又是日忌火，若遇木、火之日或火宿值日，更犯重喪』。」（常人春：《紅白喜事 ── 舊京婚喪禮俗》，頁 233）

老北京人對於陰陽先生在殃榜上所開列出的喪禮時刻、方位、禁忌，奉為金科玉律，不敢稍有疏忽，對於出殃、避煞、淨宅的儀式尤其重視。關於「出殃」的過程，京城有許多民間禁忌和傳說，如說「殃」是死人的「惡氣」，所以出殃時人都要避開，謂之「避煞」。一旦被「殃」打了，不死也要大病一場，名為「中惡」，或變成「小花臉」或「陰陽臉」。就是花草、樹木如果被「殃」打了也會枯死。故一家死人出殃，四鄰的棗樹、榆樹、石榴樹就都要拴上紅布條，這樣就可以避煞。

為了「出殃」的順利，使「煞氣」遁淨不歸，必須由陰陽生主持嚴格的空間儀式。喪家根據殃榜所開的日期、時刻，把死者臨終的臥室佈置起來。通常是將死者的被褥放下來，衣服打開，放在炕頭。打一盆洗臉水，放上毛巾、肥皂。小桌放上點心、茶水、煙具。死者如是女的，還要擺上梳頭匣和化妝品。然後根據出殃的方向把窗戶撕開一個洞，以便讓「殃」從這裏出去。郊區有的地方還擺上一碟無餡的餃子，表示死者吃着無滋無味，一氣之下就會棄屋而去。

有的人家在出殃後還要驗看死者的足跡。方法是在出殃時，把炕席捲起來，撒上一些白灰或小灰，有的則在地上鋪些沙土。據說是等出完殃後，灰或土上必要留下死者的足跡，據此可以判斷死者所託生的類別。

宋景昭在《追憶先父宋哲元將軍》一文中，談到宋哲元死後出煞的情形時說：「出煞那天，請陰陽先生看好時辰，把父親用過的東西原樣擺好，地下鋪滿了沙土，房門倒鎖，不准人進去。兩個小時後，大家才出來，開開房門，站在門外看，沙土上有幾個靴子印。母親安慰地說，父親穿着朝靴上天了。明知是神話，可弄不清靴子印是哪兒來的。」[18]

「出殃」的過程中，陰陽生還要使用「禳解」與「淨宅」等空間技術。陰陽家有所謂「六凶神沖殃不出」的說法，由於死的年、月、日、時犯「六凶神」，致使殃煞不出，佔於一處不走，所以須舉行禳解儀式。空間儀式

18 轉引自常人春：《紅白喜事 —— 舊京婚喪禮俗》，頁 234。

首先是在殃煞佔處[19]貼上五道符，其次是配一服所謂「六精斬退魂魄散」，計有金精石、銀精石、避殃砂、鬼見愁、鬼箭草、安息香等，研為細末，揚撒於死者的住處，據說有「除污淨穢」的效果。

淨宅儀式的舉行也是為了避免殃煞不退不散，滋擾家門，另一方面也是為驅逐在喪禮中招來的邪魔外祟。北京人認為，所有的喪祭活動都會招來意想不到的外祟，所謂「燒紙引出鬼來」，所以必須在出殯後淨宅。通常要給城隍、土地、門神、灶王、火德真君等神靈上香致祭，祈求這些神靈庇護。最後，送神必要燒些錢箔紙馬之類。

其次是在死人屋門和各處貼上不同的符篆，並由陰陽先生將一鐵秤砣燒紅，往醋裏一放，藉冒起來的霧氣來「驅邪」。還有的根據陰陽先生的要求配製一服「十二精」藥，計有天巴戟、地芍藥、日鳥頭、月官桂、人人參、鬼鬼箭、神獲神、天杜仲、道遠志、松茯苓、山桔梗、獸狼毒，共十二味藥。另外還需備有七種香：檀香、藿香、寸香、沉香、木香、芸香、乳香。研為細末，葬後出殃時，在宅內揚撒，據說可以避鬼除邪。[20]

## 「出殃」與社會秩序

以上的細節描述已經足以昭示出陰陽生的「公共形象」。陰陽生具體的社會作用至少體現在以下三個方面：

第一，陰陽生在操持「出殃」的空間儀式時，實際上是在充當促使陰陽兩界經過互動達於平衡的中介角色。按有些學者的說法，中國葬禮行為所呈示出的特徵就是通過儀式程序分離和削弱死者身份中的「陰性」因素，從而使死者「陽化」的過程。[21]

---

19 關於殃煞佔處有歌訣云：「寅窗卯門辰在牆，巳在陰溝午未梁。申酉在碓戌亥灶，子丑二時在廳堂。」

20 參見常人春：《紅白喜事 ── 舊京婚喪禮俗》，頁 231－235。

21 Sangren, P. Steven, *History and Magical Power in a Chinese Community*, Stanford University Press, 1987.

社會生活中死亡現象的出現意味着正常秩序和生活節奏的中斷。就中國哲學之傳統理念而言，中斷的原因在於陰陽二氣處於不均衡的狀態，死者的陰氣籠罩乃至控制了陽間的生活。如果要使陰陽趨於平衡，就必須通過某種儀式把陰氣導引出正常生活的領域。陰陽生正是這種陰陽平衡之天平的協調人。「出殃」儀式的象徵意義在於，「煞氣」在遁離之後，死者的遺體被重新置於陽氣的控制之下。陰陽生的職責就是有效地把代表無序的陰性力量導出正常的社會空間。

第二，「出殃」是一個社會界限再生產的過程，這一過程重新界定了世俗世界中的陰陽關係。在「殃」被請出「凶宅」之前，死者的整個家庭均處在兇煞悲戚之氣的籠罩之下，因為死者故去後的「煞氣」對生人始終是一種潛在的危險。這時候陰陽兩界的邊界並不分明，而經過陰陽生進行「出殃」、「禳解」與「淨宅」的空間儀式之後，死者身後淨化過的空間使社區與家庭均重新獲得了安全感。因此，中國的葬禮儀式集中處理的雖是死後靈魂與現世人類的關係問題，但是複雜煩瑣的空間控制技術對陰陽界限的分割，顯然服務的仍是現世活着的人，使之不受死者靈魂的威脅。[22]

第三，「殃榜」的確定與懸掛實際上是一種社會關係再生產的過程。死者家庭圈內親屬和圈外看客從「殃榜」發送中會得到不同的信息。圈外人通過張貼出的「殃榜」發現死者的「煞氣」已經被逐走，證明死者家屬已

---

22 沃森 (Rubie S. Watson) 在比較中西方對葬儀認知的不同態度時說過，西方社會認為墓穴和身體是創造力的來源，是促成現世活人擺脫恐懼的源泉，具有「卡里斯瑪」的魅力。比如一種名叫 Barada 的力量纏繞在墓中之後就會使之成為朝聖的中心。和西方有所不同，中國則不認為死亡的遺留物是構成權力的中心，而是把自然本身作為力量產生的源泉，「風水」觀念即由此而來。「風水」觀念強調把死者置於山中之風、水溪和雨露等自然力量影響之下，會帶來好運，墓穴和骨頭成為風水力量的中介傳導者。死者骨頭的埋葬位置直接影響着生者的成功或失敗。「風水先生」就是決定葬者的時刻與位置怎樣對生人更有利，而不是怎樣對死者更有利。參見 Watson, Rubie S., *Remembering the Dead: Graves and Politics in South-Eastern China*, in James L. Watson and Evelyn S. Rawski (eds.), *Death Ritual in Late Imperial and Modern China*, University of California Press, 1988, p.207。

經通過陰陽分割的儀式，重新回到了正常的生活狀態。而圈內人以「殃榜」的懸掛作為符號，向外人公開宣示，在死者「煞氣」被放逐之後，自己已在陽間找到了沒有凶氣污染的位置，對外人和社區安全已不會構成威脅。因此，「出殃」具有作為社會關係的物質邏輯與宗教意義的文化邏輯的雙重功能，而「煞氣」的去留成為重新安排死者家屬與社會結構之互動新格局的關鍵尺度。

另外，政治與社會秩序也一度對這種雙重功能給予認同。如清代，「殃榜」可以直接當作出殯執照，成為出城發喪的必需憑證。《清稗類鈔》「喪祭類」謂「此殃榜蓋為將來屍柩出城（安葬）時之證也」，民國以後，北洋政府執政期間，一律憑殃榜到衞生局換取出殯執照。實際上是對陰陽生職業壟斷權力的認可。相反，沒有「殃書」證明的死亡出殯不具有合法性，死者的親屬也就無法從陽間的社會秩序中重新獲取信任。由此看來，「殃榜」是死者家屬重新回歸日常社會網絡的必需憑證。

## 「街道政治」：生死場中的抗拒與變遷

### 生命的檔案化

在老北京，「陰陽先生」也曾經扮演着民間「法醫」的角色，甚至有時會充當官方刑偵的耳目。常人春曾有過一段生動的描寫：

> 當時，陰陽先生是官方的耳目，懂得一些偵察知識。他們善於觀察、分析與死者有關的各種跡象。陰陽先生到喪家驗視死者，向來不坐車、不騎牲口，一進街或一進村，先觀察周圍的動靜。如果有人見陰陽先生來了，竊竊私語，搞些較為神秘的小動作，如相互「咬耳朵」、打手勢，或者進了院，見鄰居們都不約而同地執窗偷看，及至

> 進入喪家又受到異乎尋常的款待，甚至搞拉攏、敘交情、套近乎，凡屬這種情況，不用看死人，就知道死因不正常。
>
> 再根據死者的年齡、性別和家庭地位也可看出端倪。例如，死個年輕的小媳婦，沒有看病的藥方，硬說是得「暴病」死的，這就一定要認真檢驗遺體。凡屬投河、自縊、服毒自殺或他殺的，其遺體都有不同的特徵。陰陽先生根據經驗，一般都能正確地加以鑒別。從這一點上講，陰陽先生也懂得一點法醫知識。如見死者的胸口皮膚已被燒破，指甲發黑，必是喝鹽滷死的；死者頸部帶有勒痕，必是自縊或被勒死的。有的喪家怕承擔法律責任，不敢承認事實，反問陰陽先生：「您說我們這人是上吊死的，那為甚麼他不吐舌頭呢？」有經驗的陰陽先生只需用毛筆筆桿把死者嘴一撬，舌頭馬上就伸出老長，喪家自然理屈詞窮。[23]

當然，個別陰陽先生也會徇私情，包庇事主。有的因為是鄰居，礙於情面，不好直接報官，只裝作不知道，既不給開殃榜，又不報官。極個別的還會「吃私」。

到了 20 世紀 30 年代，「陰陽先生」壟斷死亡儀式的習慣已經開始發生變化，尤其是西式醫療空間向生活區域的擴張，使京城百姓生活的軌跡開始被納入「檔案化」的管理方式，「陰陽生」作為一種老職業開始頻繁受到威脅。

城市「公醫制度」的採用使「醫療社區」與「自然社區」相互疊合，逐漸在改變原有城區內部的時空結構，其中改變所藉助的方式之一就是生命統計規模的日益完善。由於衛生區採取的是預防為主的控制取向，預防控制的對象是「人羣」，是自然社區的居民，因而，只有通過生命統計中掌握

---

23　常人春：《紅白喜事 —— 舊京婚喪禮俗》，頁 235–236。

的相關羣體的年齡、性別、職業分佈以及出生、死亡的具體情況，才能更有效地合理安排和配置時空的秩序。

20 世紀 20 年代以前的北京沒有現代意義上的生死控制，傳統社區中的居民往往只關心如何通過「生」與「死」的儀式，如「洗三」、「出殃」等等，重新安排好生者的社會倫理與道德秩序。這種倫理秩序的再塑，往往以「生」與「死」者周圍的人羣對生活節奏的感覺是否良好為尺度。這種感覺不必進行量化的分析就可感知與把握。所以，北京的傳統對「生」與「死」的處理只是生、死者的親屬與傳統社區人羣的協調關係問題。而現代意義上的生命控制，則企圖通過生命的數字化與嚴格的量化分析，把傳統社區中的道德實踐問題轉變成與國家現代化目標相聯繫的行政管理與機構控制的問題。「社區疊合」的實現為這種轉變準備了基本的條件。

「醫療社區」與「自然社區」的疊合，使得「自然社區」的人羣被強行賦予了現代的時空觀念。老北京的原有生活理念和秩序被門診時間、規律性極強的家訪頻率及各種訓練班的節奏所規訓、操縱和切割改造。生命統計對傳統社區的滲透作用，則表現在它不是把社區人羣的生死過程當作道德儀式的處理對象，而是把生死納入整齊劃一的科學網絡中予以固定，使之成為科學行政中一個可用檔案化過程處理的對象。

北京最早的生命統計在第一衛生事務所成立時即已開始實施。老北京城區內在 20 世紀 20 年代以前並沒有進行出生統計的專職人員和檔案記錄，出生調查多由公安局戶籍警於調查戶口之際同時進行。因居民對出生調查有猜忌心理，懷疑被調查後政府將抽稅或有其他對己不利的情況出現，故多不願主動報告，間或有報告者，其出生日期也不準確。

如第二衛生事務所年報曾評論此情況說：「戶籍警注意範圍所及僅於稅收或違警罰法內所載各項。未經特別訓練之戶籍警，對於出生調查往往忽視，且缺乏統計常識，對於出生日期亦多含混，常有以調查時日為嬰兒之出生日期也。有在醫院出生，而由醫院醫師或助產士依法報告者，雖不乏人，但因本所對於違背出生報告之義務無制裁力量，故亦有漠然置之者。是以收集出生報告之困難較於調查，幾艱數倍。」[24]

在統計調查員出現以前，北京市居民遇有生育子女時，照例須赴公安局該管區派出所報告，由各派出所呈報各區署轉呈公安局備案。北平市衞生處成立後，即擬定出生調查表格，商妥公安局轉發各派出所，遇有居民呈報出生者，即照樣式填寫，由公安局匯轉衞生局，以備統計。後發現試行效果並不理想，因為「調查清晰者有之，而填寫欠詳者，亦所在多是」[25]。

自衞生示範區建立後，情況發生了很大變化。按照社區疊合後的雙軌運行框架，除保留自然社區中的戶籍警報告出生之職能外，醫療社區也專門培訓出專職的生命統計調查員進行社區內生死數目的監控。統計調查員的記錄還與衞生事務所助產士、已訓練產婆及各產院的調查相互協調補充，其運作效率明顯要高於自然社區中戶籍警的工作節奏。

當時的北平市衞生處評論第一衞生事務所出生調查時就發現，因為對於內一區界內的出生調查派有專人辦理，「故每月所得之出生報告，均較內一區各派出所報告者為多，故本處對於內一區界內之出生調查，均委令第一衞生事務所代為填報，本處接得報告後，仍撕去一聯轉送公安局，以備考查也」[26]。

第一衞生事務所共設有統計調查員四人，按二十個警察區段，每人主管五段。每日除由一人輪流值班調查死亡外，其餘三人每日赴各管之警察區段及產婆處探詢出生情況。各醫院則每星期輪流派遣一人前往抄錄出生人數，得到出生報告後，再由該主管地段之統計調查員前往住戶家中詳細詢問，並按該所出生調查表逐項填寫。第一衞生事務所助產士於接

24 《北平市衞生局第二衞生區事務所第三年度年報》，北京市檔案館藏 Q4 全宗 1 目錄 1803 卷，頁 12-14，1936 年。

25 《北平市政府衞生處業務報告》，頁 72，北平市政府衞生局編印，1934 年。

26 同上。

生後和衛生勸導員於家庭訪視時所得到的出生資料，也隨時填表報告以資統計。所得之出生報告再按衛生局出生調查表填寫送局以備編寫生命統計表。[27]

據1936年第一衛生事務所的出生報告共計2901件分析，按報告人員分類，統計調查員佔出生報告總數47.6%，醫院佔22.4%，該所醫師及助產士佔17.5%，警察各段佔6.6%，勸導員佔4.4%，其他人員佔1.5%。由此可見，生命統計調查員已經佔據了跨越「自然社區」與「醫療社區」出生調查的中樞位置。

我們在上一章已略做交代，對婦嬰訪視的頻繁進行與訪視時間的程序化，實際上切割重組了「自然社區」內的生活時間和節奏，因為訪視的時間一旦固定就帶有不容置疑的強制性質。這在生命統計過程中同樣有所體現。比如，第一衛生事務所為設法勸導居民自動報告出生人數，特與衛生局合作制定了北平市生死統計暫行規則。其中第三條規定，出生之嬰兒，其父母或撫養人須於出生後五日內報告該管警區，否則應予處罰。可是據1935年第一衛生事務所的統計，居民直接報告出生的數目仍僅佔10.6%，其餘均為第一衛生事務所調查人員所統計。[28] 在這種情況下，第一衛生事務所統計調查員必須按時挨戶調查，並按月派員分赴各醫院診所醫師助產士處查其在該區收生人數，與報告核對是否有其他遺漏。

生命統計調查員與舊式產婆的關係建立在強迫性的時間交往序列中。如第三衛生事務所因各舊式產婆在接生人員接生數目中所佔數目為最多，該所為防止其隱匿不報起見，特派統計員於每週內輪赴各產婆處所搜集材料一次，以期減少遺漏。[29] 又據報告，出生證書的發送，原由衛生局第二

27 《北京特別市公署衛生局二十五年度業務報告》，頁143，北京特別市公署衛生局編印，1938年。

28 《北平市政府衛生局二十三年度業務報告》，頁102，北平市政府衛生局編印，1935年。

29 《北平市政府衛生局二十三年度業務報告》，頁245，北平市政府衛生局編印，1935年。

科統計股填就出生證書，交由各清潔班夫役挨戶投遞。自 1936 年 3 月起，為節省夫役工作時間及減少遲誤起見，改由郵局代為投遞。[30]

## 「調查員」取代「陰陽生」

在社區實現疊合以後，作為醫療區域代表的統計調查員對自然社區所進行的最為嚴重的滲透，就是對陰陽先生的監控與取代。清代以至民初，官方鑒於民間社會對陰陽先生的崇信，喪葬必請其「開殃」、「禳解」，具有親自驗視死者的條件，故陰陽生一直作為京城百業之一，被官府特許營業。不過官方和民間對陰陽生作用的認識是有相當差異的。民間社區視陰陽生為重新理順死者家屬與社會之人際關係的中介角色，「出殃」、「淨宅」、「禳解」的儀式是社區道德倫理精神的一種表達。

而官方則認為陰陽生具有檢視鑒定死者死亡原因的能力，具有維持社會秩序的法律功能。死者如係正常死亡，陰陽生可以給喪家開具殃榜，並將數目定期上報。死者如果係自殺、他殺而死，陰陽生應立即報告官府，請「仵作」（法醫、驗官）驗屍、鑒定，始可抬埋。這樣就不免要追究當事人的刑事責任。因此，殃榜帶有法律見證的性質，是一紙正常死亡鑒定書。[31]

民國初年，對陰陽生的限制與取締可以說是與衛生示範區的建立和拓展同步。在陰陽生被徹底取締以前，由於生命統計員的出現，社區死者辦理殯葬手續與清代的區別在於實行了雙軌制度。清代居民死亡只需陰陽生開具「殃榜」，即可領取抬埋執照，可見「殃榜」具有相當權威的法律鑒定作用。衛生示範區建立以後，陰陽生的職權已縮小到為死者家屬開具死亡原因報告單，家屬持此單至該管警段，再由警段填一死亡報告單，同時電

30 《北京特別市公署衛生局二十五年度業務報告》。

31 參見常人春：《紅白喜事 —— 舊京婚喪禮俗》，頁 235。

告統計調查員親往調查後，始得裝殮。各社區的出殯執照，亦改由各統計調查員填發。故所有死亡之人業經報告者，均須經過各統計調查員之手，而不致遺漏。這樣一來，「殃書」作為出城抬埋的憑證功能自然就消失了，只不過陰陽先生尚保留着對死者死亡原因的鑒定權。

這裏面還有一個小小的曲折變化。在1934年以前，凡區內居民死亡者，例由家屬報告警段，由警段發給死亡通知單，再去所屬衞生事務所報告，填寫死亡調查表，發給出殯執照後，再由統計調查員實地調查，以期精確。至1935年，此辦事程序改為：死亡家屬赴警段報告後，領得死亡通知單赴衞生事務所報告，由所中立即派生命統計員前往調查，填寫死亡調查表，然後發給出殯執照。事務所年報中曾述及改動程序：「蓋因死亡調查於未領得出殯執照之前，較已領得出殯執照之後，樂於述訴死亡原因，此種辦法對於死亡原因之收集，較為容易。」[32] 實際上，這一次序的顛倒無形中加大了統計調查員的權力。更為關鍵的是，生命統計調查員獲得了取代陰陽生簽發出殯執照的權力後，對死亡的控制即已從「自然社區」轉移到了「醫療社區」的掌握之中。

自從在京城內城範圍內（從內一區到內六區）實現了「區域疊合」以後，北京市衞生局一直計劃通過衞生行政的健全達到取締陰陽生的目的。他們首先設定，陰陽生不具備現代醫療知識，即使一時不宜取締，也應把它儘量納入醫學行政控制的軌道。如衞生局報告中稱：「查衞生行政，首重生命統計之精確。本市生命統計於調查死亡原因一項，向由陰陽生就本局發給聯單上任便填報。此項陰陽生毫無醫學常識，倚恃其報告死因，以為施行防疫標準，殊為不妥。」[33]

北平市衞生局與地方事務所最初商定的取代陰陽生的辦法是，用醫師

32 《北平市政府衞生局二十三年度業務報告》，頁194。

33 《北平市政府衞生局二十四年度業務報告》，頁14，北平市政府衞生局編印，1936年。

鑒定的死亡診斷書代替陰陽生聯單。後因北京市民患病延請西醫（即醫師）診治者尚屬少數，而如果未經醫師本人診治，自然不願代為填寫死亡診斷書，所以這項設計被迫中止，遂有加緊訓練生命統計調查員之議。

生命統計調查員對陰陽生職業的衝擊，不僅表現在其打破了陰陽生對出殯執照發放權的壟斷，而且也表現在對「死亡原因」解釋的歧義上。陰陽生在檢視死者時，擁有一套在傳統社區中訓練出來的直覺經驗方法，這套方法經過長期驗證，一般頗能得到傳統社區普通居民的認可。而生命統計調查員沿用的死亡原因調查法，則是嚴格按照現代衛生行政的要求制定的，是衛生示範區總體規劃的組成部分。其死亡原因被規定為二十七種[34]，以利於進行規範性控制。如時人所論：「死亡統計中最重要之一項，即為死亡原因。蓋明了死亡原因，始能知何者為可以預防之死，何者為不能避免之死，然後衛生行政始知有所准規。前衛生部曾規定有死亡原因分類表一種，通令全國一律遵用，死亡原因計分二十七種，蓋所以便統計也。」[35]

在第一、第二衛生事務所成立以後，北京城的內一、內二兩區因派有專門受過訓練的統計調查員辦理死亡調查，所以基本按衛生行政的標準確定死因。但其他各區所代填的死亡調查表卻基本沿用「熱病」、「溫病」、「痰喘」等傳統詞彙，而且對於「病症」一欄亦多不填寫，故從現代醫學的角度無法推測死亡原因。當時的辦法是，「只好就調查表上原填之各詞，改以通用之二十七種死因，以便統計」[36]。

---

34　這二十七種死亡原因分別是：1. 傷寒或類傷寒；2. 斑疹傷寒；3. 赤痢；4. 天花；5. 鼠疫；6. 霍亂；7. 白喉；8. 腦膜炎；9. 猩紅熱；10. 麻疹；11. 瘍毒；12. 其他發熱病及疹症；13. 狂犬病；14. 抽風病；15. 產褥病；16. 肺癆；17. 其他癆症；18. 呼吸係病；19. 腹瀉腸炎（二歲以下）；20. 其他腸胃病；21. 心腎病；22. 老病及中風；23. 初生虛弱及早產；24. 中毒及自殺；25. 外傷；26. 其他原因；27. 原因不明。

35　《北平市政府衛生處業務報告》。

36　同上。

## 死亡監控的訓練

有鑒於此，北京市衛生局決心仿照第一衛生事務所試用數年的統計調查員制度，開始計劃在內外城各區普遍推廣。於是就有統計調查員訓練班的設置，並於 1934 年 10 月呈准市政府，舉辦第一期統計調查員訓練班，招考初中畢業以上程度學員十名，給予短期訓練。計上課、實習各有一個月的時間，所學課程包括「公共衛生」、「衛生法規」、「繪圖」、「生命統計」、「環境衛生」、「細菌學」、「病理學」和「傳染病學」等八門，課時共九十六小時，均由衛生局二、三、四科及第一、第二衛生事務所人員講授。

實習期間則輪流派往衛生局二、三科及第一衛生事務所，隨同做實地調查工作。至 1935 年 1 月，上課及實習期滿，經考試及格者即委託為統計調查員，同時並函商公安局同意，接辦所有內城各區出生死亡調查工作。除內一區第一衛生事務所原有統計調查員 4 人外，其他各區每區各派 1 人（第二衛生事務所原有 1 人，故只派 1 人）。其內二、內三區者分駐各衛生事務所，並直接由各事務所主管人員督促工作。內四、內五、內六三區人員，則暫在公安局各區署借地辦公。[37]

在內城統計調查員部署完畢之後，衛生局緊接着於 1935 年 6 月呈准市政府訓練第二期統計調查員，以備接辦外城各區出生死亡調查事項。此次並未公開招考，所有報名之人均須由本局或各附屬機關職員負責保薦。因為第一期公開招考所錄取的人員，常常有中途請辭者。此次共錄取 20 人，內中有已在內六區工作的稽查警 1 人，另有第一衛生事務所派來 1 人及天津市政府派來北平受訓者 2 人，全部受訓者共 23 人。

除課程與第一期相同外，學員實習期間輪流派往衛生局第三科實習環境衛生工作及第一、第二、第三衛生事務所實習出生死亡調查工作。自第二期統計調查員訓練期滿後，即由衛生局函商公安局同意，於同年 9 月

---

37　參見《北平市政府衛生局二十三年度業務報告》，頁 21－22。

1 日起，由統計調查員接辦外城各區出生死亡調查及核發出殯執照等項工作。其辦公地點如外一、外四兩區在本局該區清潔班，外二、三、五區則分駐妓女檢治所、烈性毒品戒除所及市立醫院內。

據稱，訓練班的學員在結業半年後，僅出生一項，每月調查即增添三四百人。其監控區域涵蓋了全城的大部，結果是進一步縮小了陰陽先生的控制範圍。1937 年 5 月，北京市衛生局正式規定，凡居住於北京內外城區的居民遇有死亡時，可越過陰陽先生這道舊關口，直接呈報分區派出所。派出所根據呈報即發給人民死亡呈報書，並一面電告衛生局派駐該區統計員前往查看，並憑呈報書發給出殯執照。[38] 由此，宣告了陰陽先生社區功能的終結。

然而，儘管統計調查員已遍佈全城，控制了大部分京城人口的生死數目，但在郊區方面，因地域遼闊的緣故，統計調查員不敷分配，對於核發出殯執照及填送人民死亡調查表，仍請四郊區署代辦。所有郊區居民死亡，應先行呈報該管自治區分所保甲長，由保甲長簽章填發人民死亡呈報書，喪家持呈報書赴區署換領出殯執照。這裏邊就暗藏着種種隱瞞與迴避的技巧。

如廖泰初於 1936 年在北京西北郊阮村的調查所說：「阮村人口死亡原因的報告是最不可靠的，因為要避免檢驗的手續，避免停屍發臭，避免各種麻煩，成人死亡則多報『老病』。老病的意思是年老病死，沒有任何其他的理由。嬰兒死亡則多報抽風，這兩種沒有傳染病的嫌疑，立即就可發給抬埋執照。假如報上『天花』、『霍亂』，由派出所報分署，分署報總署，總署再派人檢查，一耽誤最少就得三天。在這三天裏或是三天後，你得不到任何的預防方法，卻增加了許多傳染的可能。這樣就是你報上了天花，當地警察也給你改成抽風。再加上農民對病理病名全不在意，人死如歸，

38　同上。

誰管他走哪條道兒回家去。」[39] 可見，喪葬的手續在京郊 20 世紀 20 年代時仍很煩瑣，以至人們發明了許多應付的方法，但有一點可以確定，陰陽生作為傳統職能的角色已逐漸退出了京城的歷史舞台。

## 舊產婆洗心革面

「人造環境」對自然社區的改造，特別突出地反映在對產婆形象的重新定位上。產婆在傳統社區裏的公眾形象並非一種醫療工具。「收生姥姥」需要通過「洗三」等誕生儀式協調不同的社會關係，而所謂接生過程不過是一個公眾儀式的最初組成部分而已。可是在蘭安生完成了「醫療社區」與「自然社區」的疊合之後，對姥姥的功能評價就基本被納入一個相當純粹的現代醫學管理的標準尺度中予以衡量，其文化功能早已變得無關緊要而被擱置。

按照這一評價尺度，「收生姥姥」在接生環節的各個方面並不符合現代衛生行政的要求。如時人所論，每年北京約有兩萬餘孕婦在生孩子前經過相當的檢查，至於獲得一種衛生常識勸告的人，數量不足百分之七八，一般孕婦大多經過舊式接生婆「認門」一次就已感到滿足，「此種舊式產婆，因不知生理自然胚胎之狀況及衛生為何物，於是孕婦驚於生理產生情形，往往無形變成病症」[40]。所以，從 1928 年開始，北平市衛生局在衛生示範區開辦了接生婆講習所，前後共計 10 班，正式訓練及格者共 150 名。後接生婆訓練班因兼辦保嬰事業，故於 1930 年 4 月開始正式成立了保嬰事務所，管轄範圍基本上是內城各區。

對於已訓練完畢正式開業者，事務所仍持續嚴加監視，如每月每一接

39 廖泰初：《一個城郊的村落社區》，頁 73，首都圖書館藏油印本，1936 年。

40 《保嬰事業之沿革與平市保嬰事務所之產生及其計劃》，見《第一助產學校年刊》（第一卷），1930 年。

生婆必須呈交報告，所需的臍帶敷料、消毒藥品等均向事務所購買，由購買之多少與報告單中接生人數相對照，就可察知是否按規矩接生。[41] 又據《北平市政府衛生局保嬰事務所施政輯要》，事務所「召集已受訓練之產婆分別住址，來錢糧胡同本所及西城第二衛生區事務所每月聚會二次，呈交收生報告，並隨時赴各產婆家中檢查接生筐各項接生用品，特定制介紹病人健康檢查單頒給各產婆，遇有孕婦，即介紹持單赴各衛生機關施以產前健康檢查，並由所派員隨時調查，遇有私行執業之產婆，即報告衛生局取締」[42]。

鑒於一般市民對受過訓練的接生婆表示懷疑，保嬰事務所特編輯了一本臨時刊物《受過訓練的姥姥應當守的規矩》，放入接生筐內，以廣為散發。《規矩》的第一條就規定，姥姥在產前認門的時候要勸孕婦到下列地點接受檢查。這些地點包括：A. 北城交道口南麒麟碑胡同第一助產學校附設產院；B. 東城錢糧胡同二號保嬰事務所；C. 東城本司胡同甲五十九號第一衛生事務所附設診治所；D. 西城背陰胡同國立醫學院產婦科。[43] 可見，這時候姥姥認門的含義已發生了相當大的變化。「認門」已不是個體職業的表示，而是保嬰事業整體改造脈絡中需取締的一個環節。在這種情況下，「收生姥姥」的公眾形象與專業認同開始發生了變化。

資料顯示，自 1930 年至 1933 年受過訓練的產婆，至 1936 年度仍在市內正式營業者共有 95 人，其區域分佈是：內一區 7 人，內二區 20 人，內三區 15 人，內四區 12 人，內五區 9 人，內六區 5 人，外一區 4 人，外二區 4 人，外三區 2 人，外四區 9 人，外五區 2 人，東郊 3 人，西郊 2 人，北郊 1 人。

41 《北京特別市公署衛生局二十五年度業務報告》，頁 61–67。
42 《北平市政府衛生局保嬰事務所施政輯要》，北京市檔案館藏 J5 全宗 1，頁 61。
43 《北平市政府衛生局保嬰事務所施政輯要》，北京市檔案館藏 J5 全宗 1，頁 61–67。

至 1935 年年底，保嬰事務所負有監視全市產婆的責任，每星期開會一次，分東西兩城舉行，除授以婦嬰衛生常識及接生方法外，還由該所依照原價售給應用器具及藥品敷料。產婆如接生後應於 24 小時內即刻報告該所。如果遇有難產，產婆應立即電告，由該所隨派助產士及醫師立刻前往監視，輔助接生。事務所還負有調查產婆接生之責。因地址遙遠和時間、力量所限，無法前往調查時，由各郊分所調查並告以婦嬰保健之法，並通過發給回信的方式監視姥姥接生。如 1936 年 10 月，全市共接生 579 人，調查 42 人，發信 537 人，回音 60 人，據此處罰及取締 2 人。[44]

## 訓誡範圍的擴大化

從北京市內產婆訓練的歷史過程來看，有一個從宏觀規劃向微觀控制發展的趨向。自 1930 年保嬰事務所正式掛牌時起，它就負有全盤規劃北京婦嬰保健事業的責任，包括：（1）接生婆及助產士之監察；（2）孕婦嬰兒之檢查；（3）保嬰問題之研究；（4）保嬰事業之宣傳；（5）嬰兒生死之統計；（6）母職之訓練。即以「保嬰事業之宣傳」一項而論，保嬰事務所就需在派員出外接生或調查嬰兒健康時，與家人談話的同時闡明保嬰的種種方法。在所內門診處附設有展覽部，展示婦嬰衛生圖畫，產前、產時、產後各色設備的模型。嬰兒衣襪鞋帽等也均羅列其中。保嬰事務所還需召集婦女組織保嬰研究會，每月敦請專家講演各種保嬰問題。

當時流行的宣傳印刷品主要有以下九種：（1）論健康對於產母與嬰兒的重要性；（2）論促進產母嬰兒衛生應有的設備；（3）保嬰事業之沿革及北平市保嬰事務所產生之計劃；（4）接生婆講習所緣起及經過述要；（5）豆乳與嬰兒營養；（6）敬告市民注意接生婆的一隻筐子；（7）展覽室陳列說明書；（8）家庭衛生及家政概要講義；（9）接生婆應當守的規矩。[45]

44 《北京特別市公署衛生局二十五年度業務報告》，頁 343。
45 《第一助產學校成立五周年概覽》，頁 17－18，1934 年。

可見，保嬰事務所的職能日益趨於細密多樣，而對接生婆的監視與訓練只能併入其中第一項予以處理。更因監察範圍遍及全市，人員配置頗感力不從心，所以在 1935 年，保嬰事務所函報北平市衛生局，希望把監視取締全市產婆的職責下放到更局部的基層地區，對不同地區予以分割控制。具體辦法是，把對全市產婆的宏觀調控落實到「蘭安生模式」所規劃的「醫療社區」之中，包括已經成立的第一、第二衛生事務所，以及正在籌建的第三衛生事務所。[46]

第一、第二衛生事務所在回函中均表示願意承擔一部分監管產婆的工作。如第一衛生事務所回函中對「擬將內一區界內之產婆劃歸本所協助管理等因」回答說：「查本所婦嬰衛生工作人員，甚感缺乏，關於本區產婆管理事宜，如在可能範圍如調查、報告等事項，甚願協助管理。惟於產婆電請出診一節，因人員關係，現時尚難照辦。」[47]

其實，在保嬰事務所提出協助要求以前，第一衛生事務所即已主動開始調查和統計內一區內產婆的分佈與行蹤。如第一衛生事務所在 1934 年 8 月在內一區對未訓練產婆所做的一次調查，就包括產婆的住址、性別及出生日期。在這份統計表中清楚地顯示出，8 月份嬰兒出生總數為 251 人，經未訓練產婆接生人數為 17 人，查得未訓練產婆之人數為 5 人。這 5 人分別是住小牌坊胡同的姜劉氏，接生人數是 3 男 3 女，住大羊毛胡同的全產婆，接生人數是 2 男 4 女，住馬市大街 19 號的李產婆，接生人數是 3 女，住海淀槐樹街的劉產婆，接生了 1 男，以及住東觀音寺的榮德氏，接生了 1 女。[48]

46　函稱：「竊查屬所自十九年開始訓練本市產婆以來，業經畢業十班，現僅派員監視管理取締調查等工作，惟因事務繁冗，監視員實難顧及。查本市第一、第二衛生區事務所，早經開辦外，第三衛生區事務所現在成立伊始，屬所擬及調查等工作劃歸第一、二、三衛生區事務所，就近協助管理，以期事半功倍。」（北京市檔案館藏 J5 全宗 1）

47　北京市檔案館藏 J5 全宗 1。

48　參見《北平第一衛生事務所內一區二十三年八月份調查未訓練產婆收生統計表》，北京市檔案館藏 J5 全宗 1 目錄 13 卷，頁 61–67。

第一衛生事務所對未訓練產婆的調查是由所內統計調查員進行的，調查結果尚需上報保嬰事務所予以核實。如第一衛生事務所函稱：「查本所八月份出生調查，在本區所出生之嬰兒，其由未經訓練之產婆收生者，人數頗為不少，亦應加以取締，以重人命，特此將本所調查未經訓練產婆收生地點及人數評為列表，一併函達。」在保嬰事務所的辦事機構中，除所長、醫員、事務員和文牘員外，專設有 8 名助產士，但此 8 名助產士職責各有區別。一位名叫張淑惠的助產士就兼有監理員的責任，其具體工作是：「每日監視接生婆接生兼晝夜外出協助接生婆難產接生，又每星期五上午召集接生婆訓話。」[49] 所以，第一衛生事務所產婆統計表需交張淑惠複查後再呈報衛生局處理。可見，保嬰事務所與衛生示範區是中樞與肢體機構的關係。

又以內二區產婆管理為例。內二區屬第二衛生事務所管轄範圍，至 1936 年，本區共有舊式產婆 21 人，比例佔全市 103 位產婆的五分之一，是各行政區中人數最多的一區。據第二衛生事務所年報評論，這些產婆「大多數皆係土著或承襲先代工作，於本市居民腦中，印象甚久，根深蒂固；且因其生活所關，不便盡行取締，故只有採取消極之管理，加以訓導」[50]。

據生命統計報告，1936 年，區內共出生 2360 人，由產婆接生者共 1244 人，佔 52.9%。針對這種情況，年報又評論道：「此輩產婆，前曾經保嬰事務所予以二個月之簡單訓練，惟此輩婦女大都年齡已高，未受教育，不識文字，素習不潔，法律觀念淺薄，實不適為安全接生人員嚴格管理，殊不容緩。」[51] 我們注意到，這段評論已經把「產婆」作為不法之徒或

49 《北平市政府衛生局保嬰事務所活動狀況表》，北京市檔案館藏 J5 全宗 2 目錄 28 卷，頁 57－58。

50 《北平市衛生局第二衛生區事務所第一年度年報》，1936 年，北京市檔案館藏 Q 全宗 1802 卷，頁 120－124。

51 同上。

缺乏法律觀念的舊式象徵納入了現代行政衛生的審視框架。

第二衛生事務所的管理辦法是，將產婆分為兩組，每組每月在所召集會議一次，開會時由助產士擔任主席和指導，由產婆上交一個月以來的接生報告，並口頭敘述難產意外、處理經過的情形，再由助產士講解接生時應注意的各種事項，並分發已消毒之臍帶布紮及嬰兒滴眼之硝酸銀溶液等藥品。1936 年開會共 24 次，到會人數共 586 人。[52] 第二衛生事務所在從事出生調查時，對每個接生個案皆做出嚴密的考核，特別注意調查接生婆曾否攜帶接生筐子、接生前洗手情形以及是否有滴眼藥等，如發現有未遵行者，即將該產婆傳來質詢。

第一衛生事務所衛生示範區在成功地運轉了數年之後，逐步把示範效應向近郊和遠郊推廣。如前所述，第一衛生事務所曾於 1931 年在北京遠郊的清河社會試驗區聯合舉辦宛平五區衛生事務所，辦理一切衛生工作。宛平五區事務所的工作內容完全是第一衛生事務所的類型化體現，如其中的助產工作和產婆監管即採納的是同一原則和策略。當然這其中也有其獨特的機緣。1931 年春，清河鎮中醫王君，因夫人難產，請人代為介紹至協和醫院生產，結果王夫人及其嬰兒均得安全無恙。王君在本地極有聲望，又是以中醫身份懸壺營業，他對西醫助產的態度具有晴雨表的暗示作用。故王夫人安全返鎮，在當地居民中產生極大反響，並引起了對新式助產的普遍興趣。於是清河鎮商請於北平第一助產學校，物色助產士 1 人，並代募款項，於 7 月 15 日正式開始助產工作。[53]

清河試驗區 40 村人口總數達 22500 人，按當時每千人中有孕婦 30 人，應有產婆 1 人的標準計算，40 村中至少應有產婆 22 人。第一衛生事務所訓練的助產士 1 人，絕難兼顧如此眾多的人口。試驗區報告稱：「故

52　同上。。

53　《清河社會試驗》，燕京大學社會學系出版品 2 組第 31 號，頁 48-50，1934 年。

本區助產工作，不特以新法接生而已，並擬予所有合格之舊式收生婆以最低限度之訓練。此不僅可以宣傳助產教育與減低產母及嬰兒死亡率，且可免去因利害關係而激本地收生婆之反感。」[54] 清河鎮試驗區仿效第一衛生事務所示範區調查產婆的結果是，全區 40 村，共有收生婆 50 名，9 村無收生婆，收生婆最多之村有 6 人（清河鎮），最少者 1 人，平均每村有產婆 1.3 人，按 22500 人計算，每千人中可有產婆 2.3 人。

試驗區在確定了「儘量利用本地固有人才之原則」的條件下，與宛平縣政府及北平市公安局協商合辦產婆訓練班，以口授與實習的形式，教授新式接生方法。訓練班的課程包括：（1）產科生理學解剖大意；（2）細菌學大意；（3）消毒學及方法概要；（4）臍帶處理方法；（5）臨床設備與手續；（6）產前及產後護理概要；（7）嬰兒護理法；（8）產科用具與藥物用法。凡年齡在 35 歲以上、75 歲以下，身體耳目健全者，均可接受訓練。每日上課二時半，兩週內完畢。學員修課結束後還要在助產士監視之下接生 3 次，才算正式畢業。這期培訓班借公安局之力的督催，開班時有正式學員 12 人，她們都是清河鎮及三里以內各村的收生婆。年歲最大者 69 歲，最小者 40 歲，平均 56 歲。修課完畢者 9 人，由試驗區贈以接生口袋，內有臉盆、刷子、胰子、剪刀、應用藥品及敷料等件。[55]

通過以上描述，我們對北京城的產婆控制不難得出以下印象：對產婆的持續訓練和督察，已經從以整個城區為單位日益向局部的「醫療區域」（示範區）轉移。也就是說，對產婆的監督是整個「區域疊合」過程的一個組成部分。對產婆的監督體系和網絡更趨於層級化，其運作也變得更加有效（這與衛生示範區的擴大化和更趨於有效直接相關）。

54　《清河社會試驗》，燕京大學社會學系出版品 2 組第 31 號，頁 46，1934 年。
55　同上。

# 「產婆」檔案中的多重聲音

## 進入刑偵報告

衞生事務所接辦了接生事務之後，未經科學系統訓練的傳統「產婆」身份逐漸被認定為非法，「吉祥姥姥」由此變成了侵害女性身體的禍害源泉，更成為警事系統日夜偵緝的對象。

我們先來看一份1935年內三區衞生稽查班何道珩的報告。報告中說，內三區北新橋石雀胡同一位王姓居民報稱，東西北汪家胡同慧照寺七號廟內，住着一個姓景的婦人，其行蹤有點像「姥姥」。何道珩按照這條線索，摸到景氏婦人的門口後，婉言探詢，假裝要請她外出接生。景氏感到很吃驚，說自己並非產婆，為甚麼要請自己接生，何況門口又沒掛接生牌，是甚麼人告訴他的。何道珩反應倒是極快，馬上回答說，只是聽到附近傳言，都說你手術時身手異常敏捷，而且待人特別良善，所以前來接請，既然不接生，也只好另到別處再請人了。至於最終結果，報告是這樣說的：何道珩婉言和景氏女人道別後，隨即「往石雀胡同王姓處探詢有無舉報慧照寺景姓情形，而該王氏稱與景姓素不相識，並不承認有舉報情形，為此將查得詳情，備文呈報」。批示是：「擬隨時注意密查。」[56]

這活像是一齣偵探劇，劇情是衞生稽查假扮產婦家屬探尋非法接生婆，結果卻因捕風捉影而一無所獲。同時我們也極易從報告中感覺到，「接生」已不是個人行為，而是政府計劃中的羣體行為，產婆自然也應成為政府偵察的對象。

「社區疊合」後的醫療行政像一張有形而又無形的大網，緊緊罩住了北京城內的各個角落，甚至滲透到每個胡同與院落這樣的城市細胞中，改

56 《中華民國二十四年八月十四日衞生稽查班何道珩呈》，北京市檔案館藏J5全宗1目錄98卷。

變着老北京人的生活節奏與時空觀念。與此同時,國家權威亦藉助衛生示範區的隔離手段,重新創造和形塑着北京傳統社區內操持生老病死職業之人的舊有形象,想方設法壓抑、排斥乃至分割着城市原有的生存空間。在以往的史學著作中,操持生死的「姥姥」與「陰陽生」在不可抗拒的區域重構大潮的蕩滌下,變成了魑魅迷信的象徵。社區內頻繁進行的「洗三」、「出殃」的日常儀式逐漸被視為裝神弄鬼的不經之舉。

在逐漸取締的過程中,「產婆」「陰陽生」的形象日益頻繁地進入了衛生局、社會局甚至警察局的檔案卷宗之中,他們成為各種法律與衛生行政文牘交叉包圍的對象。翻開這些案卷,撲面而來的均是監視、訓誡和取締的權力陳述,以及辯解、乞求和無聲的反抗。溯其源頭,這些權力表述和多重的聲音均發自密如蛛網的街道和胡同之內,構成了一幅抗拒與變遷交錯演進的「街道政治」圖景。[57] 賀蕭(Gail Hershatter)在研究近代上海妓女的著作中曾經指出,在現代社會中,女人的聲音往往以各種形式被壓抑着,很難發出自己的聲音,例如「妓女」形象進入近代歷史的時刻就具有相當大的偶然性。只有在人們想要在一個大的社會全景下作為符號來欣賞、申斥、計算、管理、治療、警告、挽救、調度乃至消滅她們的時候,妓女才會進入歷史記錄的視野。因此,必須在各種紛繁的史料中進行細緻的「聲音考古」,才能洞悉妓女微妙的主體之聲。與後殖民主義者認為女人根本無法發出自己聲音的論斷相比,賀蕭的觀點顯得溫和了許多。她自稱與「後殖民」觀點的區別是,妓女本身是否有一種能自主發聲的主體性反

57 大衛・斯塔德(David Strand)曾認為,北京的人力車夫所扮演的「社會戲劇」(social dramas)的角色,其在 20 世紀 20 年代區別於知識分子和工人的民粹政治的角色,使之創造了特殊的「街道政治」(politics of the street)。參見 Strand, David, *Rickshaw Beijing: City People and Politics in the 1920s*, University of California Press, 1989, p.38.

而是不重要的，我們跟蹤的正是其在權力網絡中所表現出的關係特徵。[58]

「產婆」在北京城內從一個受尊敬的儀式專家的形象淪落為監控、訓誡和取締的對象，這一過程反映在政府文件檔案中就轉變成一個赤裸裸的衛生行政和法律問題。所以，檔案縫隙中透露出來的有關「產婆」的聲音亦是經過扭曲、剪裁和過濾的現代音製產品，其主調反映出的是「產婆」的狡詐、愚昧與骯髒，聲討之聲不絕於耳。但我們仍可以從產婆自身的具結、自供及產婦的呈文中隱約聽到被壓抑在指控背後的辯護聲音，這些聲音不但反映了不同的立場，而且也昭示着現代化敘事背後歷史的一個面向。

如果從「聲音考古」的角度觀察，在涉及產婆的檔案中至少可以辨析出三種不同的聲音：現代衛生機構和法庭作為監控者的聲音、「產婆」自己的聲音和產婦本人及其家屬的聲音。

1935 年 3 月 30 日，齊內北水關 147 號楊姓住戶有產婦出現難產，經鄰居前去保嬰事務所請求接生，事務所委派監視員張淑惠前往調查。據張淑惠的描述是：「該產婦年三十三歲，產係頭胎，胎膜已破，惟距生產時間尚早，當勸其住院生產，免生危險。彼時有住齊內南豆菜胡同三十號產婆印關氏在旁，出言阻擋，謂胎頭已見，不宜遷動，致產家不肯住院。後產婦在家難產，復來本所請求住院，但此時胎兒已無胎心，成為死產，而產婦陰部又為產婆印關氏損傷甚重，陰道已潰爛生膿，有體溫發燒、腹痛等狀況。」[59]

在張淑惠的筆下，傳統印象中慈祥、威嚴、能幹利索，常給人帶來運氣的「吉祥姥姥」，變成了歹毒、狡詐、邪惡、專門損害婦嬰健康的兇手。所以，在接獲張淑惠的報告後，事務所的呈文措辭更加嚴厲：「複查該印

58 Hershatter, Gail, *Dangerous Pleasures: Prostitution and Modernity in Twentieth-Century Shanghai*, University of California Press, 1997, pp.3–65.

59 《北平市政府衛生局保嬰事務所呈文》，北京市檔案館藏 J5 全宗 1 目錄 98 卷。

關氏，屢次接生，不按規則，胎兒落生，不點眼藥，遇有難產，自稱能幹而誤傷胎兒生命，屢見不鮮。此等行為，實屬目無法紀，兒戲人命，且不受本所告誡，若不從嚴懲辦，管理接生婆事宜，將無法進行，何能以儆效尤。」[60]

直到 20 世紀 30 年代中期，歐洲大部分勞動婦女在生育孩子時，不是依靠專業技術，而是依賴本地婦人。她可能是一位老年婦女，一個在當地社區受到尊敬的人。她的責任包括照顧病人和處理死者後事，有時她也會提供一些家庭服務，如接生和照顧孩子，等等。這就是通常英語中所說的「the handywoman」，可以部分對應於中文中的「姥姥」(接生婆)。[61] 在傳統社區中，孩子的出生並不被視為一個醫療過程，而是被認為是一個婦女集體參與的過程。分娩不是婦女的私人事務，如果她自己分娩，就會遭到質疑，也不是家庭的私事，而是所有婦女都要參加的公眾事務。[62] 在勞動階級分佈較為集中的地區，除非遇到緊急情況，醫生很少被邀請出診，因為產家往往付不起費用。而 1902 年第一條助產士法令(The Midwives Act)頒佈後，情況發生了急劇變化。現代醫療系統極力把產婦拉出傳統社區營造的生育氛圍，因為在醫生們的眼裏，「家庭」是罪惡滋長的淵藪，而醫學空間的相對封閉性則恰恰表達了一種希望之所在。傳統產婆受到了日益嚴密的監視，甚至許多沒有受過醫療與護士訓練的人也參與了監督產婆的活動。種種力量糾葛交錯的結果，終於塑造出了一種「骯髒、饒舌、酗酒、邪惡的產婆形象」[63]。這一對產婆形象的重新構造也終於在中國衛生監督員張淑惠的筆下出現了。

---

60　同上。

61　Leap, Nicky, and Billie Hunter, *The Midwife's Tale: An Oral History from Handy Woman to Professional Midwife*, Scarlet Press, 1993, p.1.

62　里夏德・范迪爾門：《歐洲近代生活 ── 家與人》，頁 89。

63　Towler,Jean, Joan Bramall, *Midwives in History and Society*, Croom Helm Ltd. Press, 1986, pp.177－191.

## 產婆印關氏

翻閱案卷，在衛生區監督員與助產士的不斷佈控追逐下，產婆自己的聲音隱隱約約從申斥、乞求、抗辯與取締的檔中透露出來。一些案卷反映出追查的證據明顯不足，如北平市衛生局一紙指令中稱，當把產婆印關氏傳局訊問時，印關氏「對於產婦受傷、胎兒死產及阻攔產婦住院各節，堅不承認」。最後只好以印關氏已年屆 68 歲，「核與部頒管理接生婆規定之年齡不合」為由，收繳註銷其開業執照。[64]

沒想到印關氏一紙呈文遞到衛生局鳴冤叫屈，文稱：

> 朝陽門內東城根一百四十七號住户楊德清之妻海氏數年沒有生養過。3 月 28 日（1935 年）夜內十二點多鐘，楊德清來接民按習學改進法看產婦未到分娩之時，楊姓仲（應為眾）親友挽留民住下，（民）對他們説現在產婦無有別的病症，不用跟在旁邊搗亂。若是情形不好，以即逆胎知行動，我早就與保嬰事務所通（知）來人。不想楊姓之親友通知民給保嬰事務所打電，本所識（應為職）員張先生一人來查驗，產婦嬰胎全安好，無有病。然後張先生與楊家商洽在本所住院，午時後嬰兒准能落生。產婦膽小，不趕（應為敢）去，民跟同張先生解勸多時，產婦才知樂意，在午前自行走上車，他婆母、娘母、本夫一同跟尚（應為上）保嬰事務所，民這才回家。不想過十數日，保嬰事務所來函傳民到所，與本所張先生見面就提楊海氏生產是民作（應為做）錯，民當面説您以前用耳機在產婦周身聽病，聽完之後（説）產婦嬰

64　產婆不承認各種指控應是普遍的現象，如北平市政府衛生局第 461 號指令，對「保請取締接生婆慈張氏」的呈文的批示中，也是以年齡偏大為由，予以取締。文稱：「業將該接生婆慈張氏傳局訊問，對於接生不按規則各節，堅不承認，惟查該接生婆年齡，業經超過部頒管理接生婆規則之規定，除將其開業執照繳銷並令其即日停業外，合行將該慈張氏畢業證書，發交該所（保嬰事務所）註銷。」（北京市檔案館藏 J5 全宗 1 目錄 57 卷）

> 胎無有病，這事張先生無故給民悟會（應為誤會）報告。民懇求局長大人派人調查，民求領扣留文憑，好保民名譽以即（應為繼）生活之路。現在民有證人楊海氏，大人大發惻隱之心，給民保住二十餘年之名譽。[65]

在這篇呈詞中，有幾點值得注意：一是產婆印關氏已「按習學改進法」進行接生步驟，故已被納入現代衛生系統的網絡規訓之內；二是產婦家屬的態度與產婦本身並不一致，產婦對醫院空間仍有極深的恐懼感，而仍舊信任產婆作為熟人的可靠性，產婦楊海氏願為印關氏作證就是一例；三是產婆雖已受訓，但與正規醫療機構的助產士或醫師有極深的心理隔閡，時刻生活於助產士的控制陰影之下，以致「張先生」可以掌握向所裏指控產婆的權力，即使這種指控並無確鑿根據。

在這篇呈詞中，「張先生」不僅代表了現代醫師的權力支配方式，而且代表了「制度接生」之崛起對個體化接生方式的巨大挑戰。所謂「制度接生」，在現代化論域中意味着許多層次的交互作用，如大都市的婦產醫院以及地方醫生開設的婦產診所。20 世紀以來，傳統產婆面臨的最重要轉變就是從私人領域被迫向公共領域急速遷徙，接生的公共空間越來越向機構化、制度化的方向轉移，對產婆的監督不僅日益組織化，而且滲透於每天的實踐之中。[66]

不過，醫療機構每日的監控實踐，仍不時受到家庭與家庭組成的社區聯盟的抵抗。比如印關氏的開業執照在被衛生局於 1935 年 5 月 2 日下達

65 《印關氏呈文》，北京市檔案館藏 J5 全宗 1 目錄 98 卷，1935 年。

66 Thompson, Anne, *Establishing the Scope of Practices: Organizing European Midwifery in the Inter-war Years 1919–1938*, in Hilary Marland and Anne Marie Rafferty edited, *Midwives, Society and Childbirth: Debates and Controversies in the Modern Period*, Routledge London and New York, 1997, p.10.

的第 173 號指令予以取締之後，監視員張淑惠又報告說，6 月 26 日印關氏又應東四北大街 378 號住戶吳仲元之約，為吳太太接生。可見，認門習俗仍是產婦家庭臨盆前後的首選。

## 徐小堂喊告

在各種取締產婆的案卷中，有些並不取決於醫療事故的確切責任，而是隱含着接生權力的較量、庇護與爭奪。在徐小堂喊告產婆吳潘氏一案中，這一情形反映得相當明顯。案情是這樣的：

1915 年 5 月 8 日夜三時，一位名叫徐小堂的產婦家屬被外右二區巡警帶到警署，號稱要控告產婆吳潘氏草菅人命。徐小堂供稱在臧家橋居住，妻子黃氏年四十歲賦閒在家，即將臨產。先請得張姓產婆，張氏說尚未到產時，又請醫生來看，亦說未到產時，二人隨即離去。不久黃氏仍說想要生產，因不放心，所以於 8 日晚六時，請得產婆吳潘氏來瞧看情況。吳潘氏說頭已露面，將要生產。徐小堂聲稱：「伊竟擅自動手在我女人下身掏摸多時後，伊言說胎兒已死在腹內，隨被伊掏出頭骨一塊。伊又要秤鈎，我恐我女人受傷未給，複又請得西草廠胡同原田醫院洋醫到來，始將已死胎兒割解取下，是以報告巡警帶案。」

徐小堂的描述頗帶有些感情色彩，如用了「擅自」等詞。而吳潘氏的供詞則說：「我曾在徐姓家接過小產，今晚伊家又請我接生。我見產婦徐黃氏所懷胎兒頭已朝下，已爛死在腹中。產婦說內裏疼痛已鬧了三天，我彼時當眾瞧看，遂由產婦腹內取出腦際頭骨一塊，後他們叫揪住別放手，他們去請西醫。西醫到來，將已死胎兒取下，徐姓報告巡警，將我們帶案。」[67]

5 月 9 日，此案移送地方檢察廳第二分庭處理。當日午後，該庭檢察官田鳳翥、書記官馮光熠帶同檢驗吏宋元會、穩婆劉氏前往徐小堂家驗屍，

---

67 《京師警察廳司法處公函》，北京市檔案館藏 J181 全宗 18 目錄 4936 卷，1915 年。

此時產婦黃氏已氣閉身亡。驗屍結論頗為耐人尋味，其文說：「產婦徐黃氏委係無傷，因取胎後氣虛身死。胎兒委係先死腹內等情，則該產婆除用手掏抓孩屍之外，別無良法，即西醫遇此等事，亦以肢解孩屍為宜。」[68]

我們注意到，徐小堂喊告吳潘氏的時間是 1915 年，距蘭安生衛生示範區的建立尚有十年的時間。換言之，實現「社區疊合」後的那一張密不透風的逐日監察之網，還沒有罩在北京產婆們的頭上。當吳潘氏被帶到外右二區警察署時，審理此案的大多是檢察人員與警務人員，唯一帶點專業色彩的人物就是穩婆劉氏，說明這一時期鑒定接生事故的標準還沒有完全統一到現代衛生學的標尺之下，傳統社區中有經驗的產婆仍然起着權衡接生方式之優劣的權威作用。驗屍斷語中雖有為吳潘氏開脫之嫌，但從整個故事發生的過程來看，顯然比較符合傳統社區日常生活的邏輯。

與此案相對照，我們可以詳細解析一個 1935 年取締產婆的例子。在這一個案中，產婆的生存環境已經發生了極大變化，她必須應付、周旋於網絡化的各種現代醫療空間（衛生事務所、保嬰事務所）之內，並據理抗辯加之於身的多重指控。在這一案例中，第二衛生事務所、保嬰事務所及產婦分別發出了三種不同的聲音，十分值得辨析。

## 三種不同的聲音

1935 年，第二衛生事務所助產士朱崇秀報稱，辟才胡同樂全胡同 1 號產婆李吳氏、李國英係婆媳二人，於 2 月 28 日在辟才胡同小六條胡同 2 號為李保廷太太接生。產婦在孕期中曾赴第二衛生事務所檢查，患有嚴重的腿腫之症，自這天上午五時起就開始不斷流血，到七時餘，朱助產士被請前往，見流血仍未停止，堅持要求她住院，以免發生危險。八時餘，李吳氏產婆也來到李宅，未帶接生筐，並說這種流血症狀完全屬於常有之

68 同上。

事，不必住院，又勸用中西藥，說這樣可以保全產母。產婦服藥後開始感到陣痛，流血更多，到下午四時生產，由該產婆二人接生，嬰兒即行死亡，產母當時暈厥，經呼喚蘇醒後已奄奄一息。又察 2 月 27 日，產婆李國英在西斜街 10 號王宅接生，未帶接生筐，屢經告誡，乃藉口認門，不服約束等因。據此查該產婆等既受訓練，不守規則，實屬有意違犯。[69]

朱崇秀對李吳氏婆媳提出的指控包括三點：阻撓產婦住院、誤薦成藥和未帶接生筐。但是經過保嬰事務所的訊問，所供與第二衛生事務所報告並不相符。於是保嬰事務所派出監視員張淑惠重新進行調查。張淑惠調查完畢後引述李吳氏婆媳所供稱：「（李保廷太太）係懷孕八個月早產，在分娩前三天胎即不動，係已死去，於下午三時腹作痛，流血不止，懇求李吳氏收生。該氏見此情形，謂係病理生產，未允接生。斯時自產一孩死產，求其斷臍帶料理一切，產婦情形尚好。再者藥品係本人娘家母親詢問藥舖後自己購買，但亦未服用，不住院分娩，亦係本人情願，並非產婆阻止。」又據李吳氏稱：「產婦所購之藥品，是否服用，亦不知悉，本推辭不允接生，因該婦懇求，決不放其走去。未帶接生筐係有時因路遙，產婦家有時尚未至分娩時刻，先為探視，預臨產再取接生筐，非敢在接生時不用接生筐。」[70]

這段由李吳氏婆媳自己發出的辯護聲音，似乎處處與朱崇秀的指控相反，一度使保嬰事務所在決定處罰尺度上有舉棋不定之感，但仍做出了扣留執照的決定。不過李吳氏所陳之情的真確性，卻在李孟氏主動具呈擔保的言辭中得到了佐證。[71]

---

69 《北平市政府衛生局保嬰事務所呈文》。

70 同上。

71 在西方，傳統產婆也有一個和現代助產士從對抗到融合的過程。比如在 20 世紀 30 年代，英國地方議會通過了助產士法令，產婆的地位由此得到改變，她已不再是助產士，而只是助產士的幫手而已。英國的產婆英文叫"the woman that you called for"，在 1948 年被徹底取締。參閱 Leap, Nicky, andBillie Hunter, *The Midwife's Tale: An Oral History from Handy Woman to Professional Midwife*, Scarlet Press, 1993, pp.35–38.

李孟氏在具呈中極力為這兩位「姥姥」辯護說：

> 竊氏茲因懷孕，於二月二十八日自覺腹痛，似有分娩情形，乃急派人赴保嬰事務所請求助產。未幾即有朱、張兩先生到舍察看，據云恐有危險，須立赴醫院生產等語。**伏思氏素性頑固，未諳新知識**，故當時自己堅決主張寧可冒險，不願赴院。朱、張兩先生因氏之不可理喻，移時即行辭去。**氏籌思至再，終覺仍以老法為宜**，因本胡同李吳氏助產有年，頗多經驗，因立刻往請為助，又慮敝處所不認，該李吳氏未必肯來，乃用認門俗例，請其速來。不久該李吳氏居然來舍，當時見氏情形，亦云胎氣有損，深恐嬰孩已死腹中，同時朱、張兩先生實在無法，只得辭去，並囑李吳氏在此守候。惟李吳氏再三推卻不允，經氏家中人等再三懇留，請其回家，攜來助產筐子等，並將其兒媳李國英帶來相助。再延至本日下午四時，居然生產，嬰兒早已無氣，氏則安全無恙。足見李吳氏經驗手段俱佳，氏一家甚為感激。但李吳氏助產執照，不知保嬰事務所據何理由竟將其執照扣留不發。伏念李吳氏助產出於氏等自願，嬰兒之死乃早死於腹中，亦並非該氏之誤用手術，且該氏一家性命俱賴此生活，事務所扣留其執照，無異斷絕其生路。[72]

這是個相信舊法的老北京人的實例。李孟氏主動具呈為自己的接生婆開脫責任，認為產婆用傳統手法接生，與嬰兒死亡並無關係，不應負其責任。呈文雖措辭謹慎，盡力用「素性頑固，未諳新知識」等自謙之詞構成敘述基調，但從呈文中所表現出的產婦在助產士勸說下寧死不肯住院，以及產婆在整個接生過程難以找出令人信服的紕漏等若干細節中，仍可反映出助產士與產婦及產婆衝突的激烈較量程度。

72 《李孟氏呈文》，北京市檔案館藏 J5 全宗 1 目錄 98 卷。

在這則案例中，現代衛生管理人員在舊法接生程序中找不到可予以指控的實際證據，產婆因一時未帶接生筐等行為而遭第二衛生事務所督察員呈報，甚至保嬰事務所在派出監督員查清第二衛生事務所報告中描述產婆行為的扭曲不實之處時仍予以取締的決定，均反映出老北京社區空間已被現代醫療的生活網絡所嚴密控制，社區中的北京市民對日常生活的認知邏輯也在被強行予以塑造。

李孟氏在呈文中特別強調自己的自主選擇在生育過程中的作用，比如強調李吳氏「助產有年，頗多經驗」，又突出用認門俗例方才請來產婆等措辭，並且強調這是自己頑固守舊的結果。這實際上表現出產婦對傳統接生方式的自覺認同和不得不對現代醫學制度曲意逢迎的複雜雙重心理。李孟氏對住於同一胡同產婆的公共形象的認同感是基於長期的社區理念孕育而成的。傳統的公共社區觀念以親情關係與溫馨氛圍作為存在支點，而衛生示範區的建立通過監控網絡與時空的改變，沖刷與破壞着這一支點存在的合理性。

但是在社區生活節奏中，生育作為特殊的儀式，並不僅僅是現代醫療技術實現的單一結果，產婦也不僅僅是醫療程序隨意處理的對象，生育過程始終需要整個社區中文化習俗系統所產生出的精神力量與儀式氛圍的支持與呵護。按照社區的經驗，當一位產婦從一個她所熟悉的環境被強行轉移到一個非常封閉的現代醫療空間中，由陌生人予以監控時，內心感到恐懼與不安其實並非有悖常理。據說，歐洲 18 世紀的婦女也是如此懼怕外科醫生，以致她們把產科醫生描繪成屠夫和劊子手。婦女有時寧可死在生育過程中，也不願落入醫生之手。[73] 茨威格曾經在一篇小說中生動地描述了一位產婦的感受：

73 Forster, Robert, *Medicine and Society in France*, The John Hopkins University Press, 1980, p.159.

> 我忍受着年輕醫生玩世不恭的態度，他們臉上掛着譏諷的微笑，把蓋在這些沒有抵抗能力的女人身上的被單掀起來，帶着一種虛假的科學態度在她們身上摸來摸去。我忍受着女管理員的無饜的貪欲——啊，在那裏，一個人的羞恥心被人們的目光釘在十字架上，備受他們的毒言惡語的鞭笞。只有寫着病人姓名的那塊牌子還算是她，因為牀上躺着的只不過是一塊抽搐顫動的肉，讓好奇的人東摸西摸，只不過是觀看和研究的一個對象而已——啊，那些在自己家裏為自己溫柔地等待着的丈夫生孩子的婦女不會知道，孤立無援，無力自衛，彷彿在實驗桌上生孩子是怎麼回事！我要是在哪本書裏念到地獄這個詞，直到今天我還會突然不由自主地想到那間擠得滿滿的，水汽瀰漫的，充滿了呻吟聲、笑語聲和慘叫聲的病房，我就在那裏吃足了苦頭，我會想到這座使羞恥心備受凌遲的屠宰場。[74]

中國婦女羣體中當然也出現過類似的情況，甚至助產士到北京城內產婦家巡視接生都會感到害怕。當時的助產士回憶，造成這種狀況大致有兩點原因：「一是認為外面條件比醫院差得多，容易出事故，擔風險，責任大；二是在產婦家裏，還得做家屬的工作，情況複雜，工作難做。」在一篇回憶第一衞生事務所保健科主任和第一助產學校校長楊崇瑞的文章中，有位當年的助產士回憶說：「一次我充當楊校長的助手出外給產婦接生。這個產婦皮膚很嬌氣，連使用紅汞藥水消毒都過敏，家屬也比較挑剔。但是楊校長想方設法克服困難，順利地給產婦接了生。在回院途中，楊校長對我說：『出外接生麻煩事多啦，遇到麻煩，就要多動腦筋，知識也就增長得快。有所為，才能有所得。』我原來怕跟她一起出去接生，到後來非

74 茨威格：《一個陌生女人的來信》，見《斯・茨威格小說選》，頁 258，北京：外國文學出版社，1982 年。

常願意和她出外接生。跟她一起工作，不但使人在醫療技術上受益，還提高了在特殊情況下的應變能力。」[75]

楊崇瑞所說的「麻煩事多啦」，顯然不是指接生時面臨的醫療技術的困難，而是產婦家屬對現代助產方式的不適應；所謂「不但使人在醫療技術上受益，還提高了在特殊情況下的應變能力」，也顯然是指如何在接生過程中重構與協調和產婦家人乃至整個社區環境的關係。事實證明，在擁有較充分的接生把握之後，再協調好和產婦家人的關係，新式接生就更容易為人們所認同。

據楊崇瑞的學生回憶：「有的產家堅持要楊校長親自去接生，她知道後，立即同值勤的地段助產士前去，從未拒絕或指派其他高級醫師代替她去一次。地段助產士電話報告說有一家產婦難產，要請校長親去處理，她聽說後立即前去。經她詳細檢查，診斷出胎兒可能是一個雙頭異常兒，結果，的確是一個雙頭的異常產兒。經楊崇瑞的精心手術，大人的生命保住了，產婦全家非常感激。」[76] 可見，這時的楊崇瑞不僅因其技術嫻熟，而且亦因其慈祥的形象而被產婦家人置換成了傳統接生婆的形象。

## 陰陽生：徘徊於法律與醫學監控之間

### 警察視野中的陰陽生

在北京城區實現「社區疊合」以前，北京人如果遭逢喪事，陰陽生在檢視死者死因方面具有相當大的權威性。這種權威身份甚至與其「出殃」、「禳解」、「淨宅」儀式的主持人身份具有同等的重要性，因為只要陰陽生

75　傅惠：《國立第一助產學校與楊崇瑞校長》，見《北京市東城區文史資料選編》，第三輯，1992 年。

76　同上。

出具「殃榜」，一般死者家屬即可領取抬埋執照。然而，陰陽生出具「殃榜」的許可權基本限定於正常死亡的範圍，如出現「變死」情況（如自殺、他殺等情況），則必須由地方檢察廳驗屍後始可抬埋。《京師警察廳取締陰陽生規則》第七條即規定：「有變死或原因不明者，不得賄賣殃書及濫填所發聯單。」「遇有變死等事不得扶同徇隱。」[77]

我們知道，從公眾形象而論，陰陽生在傳統社區中的核心作用是主持「出殃」等宗教儀式，而開具「殃榜」是這一儀式的結局表現，並兼具官方認可的法律意義。如此雙面的公共形象常使陰陽生出入於「鬼域」與「俗世」之間，既是民間喪儀中重構人際關係的紐帶，又是官場核查「變死」的耳目。然而，正是這一雙面形象使得陰陽生在民國時期的生存陷入了困境。

一方面，陰陽生作為傳統社區中的重要人物，在檢視死因時，一旦遇到「變死」情況，其處理方式很難越出當地人情世故的圈子，徇私之事難免間有發生；另一方面，自 20 世紀初北京建立起現代警察系統以來，對地方社區的控制與滲透日趨嚴密，據說民國初年北京每 1000 個居民中有 12 個警察，而當時的歐洲主要城市每 1000 人中只有 2 至 3 個警察。[78] 在這種情況下，陰陽生的任何徇私行為都極易被警方偵知而遭訊問和取締。據檔案館的案卷分析，陰陽生被捲入警事糾紛大多源於如下幾類原因：

第一類屬於鑒定屍身技術有誤。如 1931 年 9 月，阜成門外萬明寺 5 號住戶李九海之妻李傅氏因病魔纏身自縊身死一案，陰陽生馮長海沒有看出是自殺身死，結果為第十二段巡長趙長銳所偵知。據馮長海自供稱：

---

77 《京師警察廳取締陰陽生規則》，北京市檔案館藏 J181 全宗 18 目錄 222 卷。

78 Strand, David, *Rickshaw Beijing: City People and Politics in the 1920s*, University of Califomia Press, 1989, pp.66–81; Gamble, Sidney, *Peking: A Social Survey*, New York Press, 1921, p.119; Dray-Novey, Alison, *Spatial Order and Police in Imperial Beijing*, *The Journal of Asian Studies* (52), No. 4: 911, 1993. 據大衛・斯塔德的研究，北京警察是由日本人川島浪速（Kawashima Naniwa）首先開始訓練的。1901 年 8 月，他創立了北平警察學堂（Beijing Police Academy），開始用現代警察方式訓練入選者。

「李傅氏身死，他家請我開殃榜，據說李傅氏是患產後病死的，並取出藥方教我瞧看。我見李傅氏兩手發黃，似是產後死的，我即開了殃榜，他家給我大洋六角。今蒙複訊，彼時李傅氏脖項枕着蓮花枕，掩着自縊痕跡，是我一時疏忽，未及看出。」[79] 此案顯然是陰陽生為死者家屬所收買。

又如 1916 年王英田服洋火中毒身死一案，據陰陽生湧錫供稱：

> 有綾子胡同穆家店不認識人穆文祿去找我，說他店裏死了一個客人，我就同他來啦。一問死的人叫王英田，年四十四歲，山東人，他哥哥王英仁亦在那裏呢。我問王英仁他兄弟是甚麼病死的，他說許是熱病，沒出汗，病了四五天啦。我問他有藥方沒有，他說沒有，還沒容治呢就死啦。
>
> 我一看屍身不像熱病，像是傷寒病帶淋症死的，身上有點發黃，按着身上肉挺硬，按指甲血色是活的，按脖子嘴裏亦沒甚麼惡味，肚子又是癟的，嘴上亦不甚發乾，各處全沒甚麼毛病。我看着是病死的，我就給開了殃榜啦。他們給了我四吊錢票，我就走啦。不料後經檢查廳驗出他是自服洋火身死，將我傳案。今蒙訊問，今早他們找我去的時候，天很早，才七點鐘，又是陰天，他們屋又黑，屍身毒氣又沒發現出來呢。所以我才錯認是病死的，開了殃榜，我實是輸了眼啦。[80]

因屍體異常死亡的症狀不明顯而誤判死因的案例還有很多。如演樂胡同 31 號住戶呂辛酉因觸電身死，請陰陽生宋振岐查驗，因為「死者隔數小

---

79 《西郊區表送陰陽生馮長海對於變死者濫開證明書等情一案》，北京市檔案館藏 J181 全宗 21 目錄 12493 卷。

80 北京市檔案館藏 J181 全宗 19 目錄 13323 卷。

時後，毫無異狀」，宋振岐就開出了一紙聯單，不料死者親屬已報官請驗，公安局將聯單扣留，並取消了宋振岐的陰陽生業務。[81]

## 楊如平陳說斷案隱情

其實，陰陽生驗視死者憑藉的是十幾年或幾十年積累的直覺經驗，不過僅憑這種經驗要做到完全沒有失誤也的確有相當的困難。而且陰陽生驗屍與尋常斷案有所不同，他要在死者家屬的包圍中經過技術、人情與倫理各個關口的較量，方能準確做出決斷。陰陽生楊如平斷案失誤，就是誤被複雜的現場形勢遮蔽的生動例子。

楊如平在 1933 年 4 月 11 日應劉景康之召，檢視其妻病故屍體，經過細看面目與指甲，與普通死者無異，再進而袒胸察看，也無可疑之狀，觀察死者家人，其生母與丈夫環伺於旁，看不出有何破綻，遂開出殃書。不久，知情者向法院舉報劉景康之妻係吞煙土致死，東郊警署立即收回了聯單，勒令楊如平停止營業。

楊如平在申訴呈文中，根據自己在劉家現場勘察的經驗，列舉出三點不易斷案的原因。第一點原因是死者家屬有意隱瞞，在死者服毒後已不堪救治的情況下，搶先請來陰陽生察看，因為這時「以死未逾刻，久病服毒而死之屍毒且未散佈於外，屍體上之象徵及顏色此時僅以表面觀，恐任何人亦難測辨也」。楊如平又舉例說，這就像「醫生驗病論若無挨克斯（X）光，不能知其內部病態。其何病也，尤須取其物體以化驗。夫有儀器之輔助，尤不可限時日者，亦有時不能確證者，況陰陽生之簡單職責乎」。這可以說是較難通過的「技術關」。

呈文揭示的第二點是想表白，技術失誤並非僅是陰陽生一人所為，而是別有隱情，即「人情」對檢視技術溫情脈脈的干擾。「其家屬一為其生

81　《衛生局第二七六號訓令》，北京市檔案館藏 1181 全宗 2 目錄 29301 卷。

母，一為其本夫，以情理言，婦女社會母女之情密於父子，夫婦之情造乎極端，睹及悲慟情形母女夫婦之間，加以屍體無異，以人情論又孰敢臆斷別有隱情也。」這是較難由情理揣測其隱含動機的「人情關」，使驗屍者不得不懷有惻隱之心，然後自然順人情的導向造成誤判。

楊如平揭示的第三點是，在人情倫理的本能支配下做出的遮蔽真相的反應，使偵破技術難以在純粹的場域內發揮。因為這已經不僅僅是「在屍體之象徵顏色上之表觀得知者」，也不是由「度情揆理得知者」，甚至「苟無生母在場，或無本夫在側，或先無病，或晚去片刻皆不能改之也」。原因是死者家屬不想目睹驗屍的慘相，如果不想辦法使陰陽生開出殃書，必然遭到「暴屍檢驗」的命運，故而「具有蒙蔽恐為察覺之預備」，使得楊如平「有不能得而知之以致之也」。這一關口可稱為難以逾越的「動機關」。[82]

楊如平所陳述斷案之難背後的隱情，表明的是其「公眾形象」與「專業認同」之間的緊張關係。作為傳統社區中的一員，陰陽生雖不像「產婆」作為女性那樣對營造產婦生育時的和睦舒緩的氣氛具有舉足輕重的作用，但是其公眾形象仍是在社區遭逢喪事時重構社會倫理紐帶的關鍵符號之一。陰陽生的「公眾形象」要求其行使職權時需保持與社區的親和聯繫。可是，隨着京城警察和衛生制度的強化與完善，陰陽生日益被納入國家機器的運轉中，被要求摒棄任何私情與僥倖去驗視死者的死因，從而受到嚴密的督察和嚴厲的取締。

這具體表現為陰陽生因與死者家屬有舊交情而私開殃榜的機會越來越少，同時其刑法驗屍的功能似乎變得日益重要，又似乎受到更為嚴厲的督導。在警察廳的視野內，陰陽生調控人際關係的「公眾形象」已被列入荒謬之列，必須服從法律程序的調控與安排。楊如平羅列出的開具殃榜時所遇到的難以解決的隱情，顯然已不是單純的法醫鑒定的技術問題，而是陰

82　參見《楊如平口供》，北京市檔案館藏 J181 全宗 21 目錄 17428 卷。

陽生在處理自身的社區形象與專業認同時，所普遍遭遇的難以擺脫的現實困境。

## 誤診的秘密

陰陽生捲入警事糾紛的第二類原因是，從傳統醫學角度斷案有時會導致誤診，或不到現場勘驗僅憑死者家屬口述開殃，從而觸犯取締律令。如1916年2月，內左四區項福海之子染瘟疫死去，當時陰陽生張恕堂呈報是因「食積」而死，但警方並未看到原主治醫生的報告。調查結果是，醫生陳同福曾有兩日診治項姓幼孩的瘟症，但不知孩子已經死去。張恕堂填寫「食積」死亡是據項姓所稱，未加詳察。這一案例中顯然有死者家屬為省去消毒及審核的煩瑣程序而虛報的目的。而張恕堂有意或無意地做了項氏的同謀。

又有多據中醫診斷藥方開殃，而未問死亡時刻前後詳情的案例，如「劉樹勳妻因病吞服煙灰」一案。陰陽生王宇州經友人鮑六代請為劉李氏開寫殃書，在寫殃書之前，曾查有醫生楊納庵藥方，上書係患肝熱之症。王宇州當時察看屍身面目，未發現異常疑點，隨即開給殃書聯單等允許死者發喪，經「淨宅」儀式後付費離去，後被內左三區警察署以「濫開聯單」之名吊銷執照。[83] 在另一案例中，陰陽生戴鴻泉開寫殃書，上書「中風痰氣身死」，也顯係中醫診斷的看法。[84]

由於陰陽生查驗死者的責任與一般「仵作」法醫及驗屍官有所區別，也可以說僅僅是整個「出殃」儀式的一個組成部分，關涉的也不僅僅是純粹的法醫或刑律的技術問題，同時要涉及社區之內的人情與倫理關係等複雜的綜合問題，所以一旦遇到與陰陽生相關的刑事糾紛，警廳往往很難做

83　參見《內左三區警察署長孫秉璋呈文》，北京市檔案館藏 J181 全宗 18 目錄 16510 卷，頁 14－18。

84　參見《關於陰陽生戴鴻泉違背取締規則的呈文》，北京市檔案館藏 J181 全宗 19 目錄 47862 卷。

出自認為適當的判決。比如在對待「張榮五擅開殃書」一案時，警方就顯得缺乏憑據而表現得猶豫不定。當時制裁陰陽生的主要依據是 1913 年 8 月由京師警察廳頒佈的《京師警察廳取締陰陽生規則》第七條第三款：「有變死或原因不明者，不得賄賣殃書及濫填所發聯單。」如有違犯，應按「警律第三十八條二款處罰」。可是，違警律因違警法頒發而已不適用，而當時的違警法並未載有明確規定，如果陰陽生濫填殃書應該如何處罰。

## 取締與抗辯

《京師警察廳取締陰陽生規則》在民國初年的審核與通過是一個各種勢力長期爭奪較量的過程。民國三年京師警察廳司法處就「因陰陽生對於有喪之家往往藉出殃榜以行敲詐」，建議衛生處予以取締。衛生處的答覆是：「查陰陽生一項沿襲已久，一時尚難以取消。前由本處制定取締規則業經通行各區署嚴重管理。」尤可注意者，民國二年制定《京師警察廳取締陰陽生規則》時，明確認定陰陽生的職責是一門相傳既久的技術。第一條第六款規定陰陽生需呈報「受業師並受業年限」，可為明證。而且從警方角度而言，也並未把陰陽生行當劃歸為「迷信行為」，而只是在其觸犯律令時才予以懲處。

然而，在 1925 年北京實現了內城的「社區疊合」之後，衛生管理機構開始加緊徹底取締陰陽生的步驟。與早期警方針對陰陽生偏重於刑事糾察有所不同，北平市衛生機構首先根據現代醫學觀念和標準把陰陽生職業定義為封建迷信的殘餘，認為它屬荒誕不經之列，根本不是甚麼技術職業。如衛生局報告中經常出現這樣的斷語：「此項陰陽生毫無醫學常識，倚恃其報告死因，以為施行防疫標準，殊為不妥」[85]，「陰陽生本為迷信時代之遺物」[86]，等等。

85 《北平市政府衛生局二十三年度業務報告》，頁 14。

86 《北平市政府衛生處業務報告》，頁 75。

20世紀30年代初期，有關陰陽生之取締與抗辯的較量進入了第二階段。在這一階段中，北平衛生機構不是從刑律控制的角度，而是以現代醫療觀念為依據，開始進一步限制陰陽生的活動範圍。如北平市衛生處1932年初步擬定了一份醫師（西醫）、醫士（中醫）聯合鑒定死亡和徹底取締陰陽生的辦法，函請各醫界團體簽注意見，其目的是用醫生診斷制約陰陽生的「迷信行為」。辦法函達北平國醫研究會（簡稱「國醫會」）後，卻當即遭到拒絕，國醫會並以書面形式申述了理由。

國醫會堅持認為，陰陽生之業是一門流傳古老的技術，尚有學理根據，非一般迷信行為可比，「且營此業者，雖無學說，歷有傳授。例如死傷服毒等情均能證明，確有把握。又如死者掐在某指某紋，即知何時身故，撒手握拳，分別自死被害等情，歷歷不爽。且開具殃榜，亦其專長，以此沿襲既久，歷行無舛，尤能鑒定清晰」。所以，陰陽生驗視死者之法「允有特別之技能，實屬哲理之根據，端溯其由來，乃《漢書》所載陰陽家流傳之遺法，既非空言塞責者可比，又與荒謬迷信者不同，此其不可廢者也」[87]。

關於醫生是否應負有鑒定死亡原因的義務，國醫會討論後認為，陰陽生憑多年職業經驗和勘察技術已足以堪當此任，又有司法制度做保障，似無須醫生插手。文中強調：「陰陽生之義務，在鑒定死者是否自然而死，抑因他故而死，陰陽生本其特別之技能，即可立時判斷，負充分之責任。況有原治醫士最後之處方互證其病因，是否病死，抑係毒死。就此而論，又何需原治醫士之鑒定。」

國醫會為陰陽生技術加以辯護，明顯不是站在現代醫學的立場上，而是站在傳統社區既有規則的語境裏發言。這其實也是一種自我保護，因為

---

87　《取締陰陽生國醫會認為不可昨函覆衛生處備述各項窒礙》，北京市檔案館藏J181全宗21目錄1936卷，1933年。

在民國初年醫士的地位明顯低於醫師的地位，亦一度被歸入取締之列。而陰陽生在驗視死者的技術上與傳統中醫的經驗性療法多有契合之處，兩者亦屬北京傳統社區內並行的百業之一，故頗有惺惺相惜的感覺。

例如，在答覆衛生處關於死亡統計手續的問詢時，國醫會就堅持把死亡統計的權力直接交給陰陽生辦理。「遇有死亡時，即飭該陰陽生翔實填報，不得少涉疏忽，一面呈報區署，換領抬埋執照，一面送衛生處第二科備查，似屬不觸不背，尤為無擾無煩，且事實可行，簡而易舉。」[88] 這實際上無異於對生命統計調查員之合法性的直接挑戰。

在答辯的最後一項中，國醫會對於衛生部制訂的死因分類表中二十七種死亡原因表現出明顯的異議，認為這是按西醫標準所確定，而非中醫觀念所能認可，內稱「醫師、醫士應按照前衛生部暫行死亡分類表二十七種死因鑒定死亡，查中西醫所謂死因，向未一致，且中醫死因非二十七種所能概括」，所以只能適用於醫師而不能適用於醫士。國醫會的抗辯顯然使自己與現代西方醫學劃清了界限，同時也招致了北平市衛生機關的進一步取締行動。

1933 年 11 月 17 日，內政部將生死統計暫行規則又加以修正，修正之處為死亡證書「僅能由醫師鑒定，而醫士不與焉」[89]。雖然最後由於西醫的抵拒，此條款並未展開實施，但在衛生行政意義上正式剝奪了中醫鑒定死亡原因的權利。

衛生行政的督察力量在「社區疊合」之後變得如此強大，以至於已滲透到城區街道的各類細胞組織之中，與原有的法律警事機構分享、分割甚至替代着其空間控制的權力。1935 年，陰陽生被徹底取締之後，死亡原因鑒定的責任正式落到了生命統計調查員的身上。統計調查員不但可以會

88 同上。

89 《北平市政府衛生局二十三年度業務報告》，頁 211。

同區署查驗不涉刑事嫌疑之屍體，負責發給抬埋執照，而且遇有變死或死情可疑者，亦可報告區署核奪，區署得到報告後即派員會同統計調查員前往檢查。因此，生命統計調查員不但完全取代了陰陽生的職責，而且在相當程度上分割了警事督察的權力。

## 一種職業的沒落

民國初年，生活於法律與醫療行政夾縫地帶的陰陽生在不斷出現的抑制和取締的呼聲中逐漸走向了沒落。在陰陽生被徹底取締的前夕，時人評論說：「現時業陰陽生者多為衰老之流，舊有者死亡相繼，新呈請開業者早已一律不准，故人數日漸減少，不禁自絕。」[90] 陰陽生生存空間的日益狹小，使其作為壟斷傳統喪儀過程中知識與技術的社區控制與協調者身份逐漸退化，僅僅成為聊以謀生的末流職業。

在有關陰陽生的檔案中，有一卷「七政堂」陰陽生家族的集體口供記錄。「七政堂」是內城左四區東直門內大街 47 號的陰陽生掛牌堂號，堂主是楊榮清（號階平）。1928 年 1 月，北弓匠營 9 號住戶唐那氏被爐火燒傷，經醫官診治無效後身死。當地警署在查驗殃書聯單時，發現楊階平所填寫的死亡原因是唐那氏因患痰氣病症病故，並無燒傷字樣。經法庭訊問，楊階平供稱說是因患病在家時，唐那氏之子唐長祿招請其開立殃書，因身體虛弱不能前往，就按唐長祿所稱死者係患痰症，在自己家中開立了一紙殃書並填發了聯單。

如前所述，陰陽生所主持的儀式包括「出殃」、「禳解」、「淨宅」等複雜的程序，開具「殃書」只是複雜儀式的其中一環而已。如果陰陽生不親臨喪家現場，完整儀式的舉行就無從談起。楊階平在自己家中所開殃榜，已註明唐那氏入殮時「暫忌四相龍狗豬羊，一推十二月二十二日丑時出

90　《北平市政府衛生處業務報告》，頁 72。

殃，煞高一丈六，東北方化黑氣」[91]。他本人卻無法親赴死者家中參與「禳解」、「淨宅」等儀式，實際上是自動放棄了傳統陰陽生所具有的在傳統社區空間中協調乃至重構人際關係的壟斷權力。

無獨有偶，同年5月，在位於同一地點的「七政堂」，又發生了楊階平之子楊品賢假冒其父之名擅開殃書的案件。1928年5月24日，孫玉清喊告東直門內大街門牌202號住戶何定海將其胞姐何孫氏踢傷胎孕，以至於小產身死，請求相驗。經過警官訊問，何定海堅稱妻子何孫氏確係小產身死，並無被腳踢之事，並稱業經陰陽生楊階平開立殃書為憑。

經地方檢察廳檢察官黃梅榮等檢驗，何孫氏身帶磕碰傷痕，實因服鴉片煙毒致死，查閱陰陽生所開殃書上填患癆症，而陰陽生楊階平已於1月21日病故。檢察官當即派警員將楊階平之子楊品賢傳署。據楊品賢供認：「自其父楊階平故後，未將執照繳銷，現因生計所迫，遂冒用其父『七政堂』名號繼續營業。在開立何孫氏身死殃書時得銅元十二吊，當時因無經驗，未能看出服毒身死情狀，只據何定海親族所說填寫癆症。」[92]

這樣看來，楊品賢不但不具備陰陽生的專門技術，而且是因貧而貪圖喪家的錢財，故警方呈文稱其「既無陰陽生知識，竟敢冒用伊父楊階平名義，擅自開立殃書」。文中用了「陰陽生知識」一詞，說明警方當時仍承認陰陽生有自身謀生的專門技能。只是從楊階平在家開殃，到其子冒領誆財，都昭示了陰陽生行當日趨沒落的圖景。

更為有趣的是，楊階平有一個兄弟名叫楊如平，在齊外朝陽市場開設陰陽生堂號，用的也是「七政堂」的名號。其胞姪楊品達（楊品賢的兄弟）因生計困難，借用楊如平的「七政堂」的匾額，並冒用楊如平的名義開具聯單，在為劉景康之妻劉彭氏開具殃書時，並未詳細偵詢，僅憑劉景康岳

91　《唐那氏殃書》，北京市檔案館藏J181全宗21目錄2568卷。
92　《楊品賢口供》，北京市檔案館藏J181全宗21目錄2560卷，1928年5月25日。

母彭高氏言其患肺癆病而死的一面之詞即開出死者殃書，因此為警察訪知查處。

楊如平在為胞姪辯護時的一紙陳詞，頗能反映出陰陽生當時的尷尬處境。文中表白說：「民思維再三，坦白無過，玆操斯業三十餘年，學術與經驗不負斯職。吾國文明落後，鬼神之說始終未泯，若認鬼神為烏有，破除迷信，吾國民奚又盡具避鬼敬神之心理。民操斯業，疏不危政治，擾治安，壞風俗也。蓋吾國政治有革，心理未革，破除迷信，固屬建設，然民一不宣傳，且不廣告以招徠者，似此類事找民問津，非民隨處行詐術攏財可比語。夫社會之演進，優者勝劣者敗，哲理也。社會不需要之事業，自有天然淘汰，終歸消滅，亦毋庸急積（積極）取締也。」[93] 這是七政堂堂主最後的申訴之聲。

楊如平雖自信自己的陰陽生技藝堪稱稱職，但其聽任胞姪擅開殃書一事，顯露出堂柱傾頽之勢已不可挽回。儘管他用優勝劣敗的進化語調以攻為守地為陰陽生事業辯護有加，並歷數陰陽生對「政治」、「治安」、「風俗」的演化均無窒礙，但他顯然沒有預計到，「社區疊合」之後的京城已經被醫療衛生的現代之網層層編織了起來。如果說，現代警察體系在北京的拓展尚給陰陽生們留下了極其微小但可自我辯護的縫隙的話，那麼，區域疊合後重構出的社區空間則真正成了陰陽生職業的墳場。

93 《楊如平口供》，北京市檔案館藏 J181 全宗 21 目錄 2560 卷。

# 第五章
# 鄉村醫療革命：社區試驗

1932 年 1 月 16 日，北京還是隆冬的季節，在這個寒風料峭的早晨，火車西站擠滿了熙熙攘攘的人羣。當陳志潛和一批同事匆匆趕到站口檢票進站時發現，車上已沒有空座位了。列車啟動時，陳志潛只好勉強擠坐在車廂的地板上。這羣人的目標是距北京兩百多公里的定縣，此時坐在地板上的陳志潛心裏很清楚，從這天起，自己這個協和醫學院的高才生將要脱掉白大褂，換上普通的長衫，人生際遇將從此徹底改變。可他也未曾充分料到，在以後的歲月裏，「白大褂」換「灰長衫」逐漸變成了一種充滿隱喻的行為，終於在中國大地上引發了一場鄉村醫療體制的大變革。

窗外還在不斷地閃過華北農村光禿禿沒有綠色的田野，由於停靠的車站過多，火車行駛的速度非常緩慢，兩百公里的路程花了幾乎十二個小時。到站時，陳志潛等人又擠靠在騾車上沿着一條狹窄的道路進入了縣城。到區政府才發現，笨重的兩輪馬車與驢子是這裏的主要交通工具，行走起來常常在泥濘的道路上刻印出深深的槽坑。少數人擁有自行車和一輛能被租用的人力車。這就是陳志潛眼中的定縣，一個仍然貧瘠卻孕育着變革種子的空間。沒過多久，陳志潛就學會了騎着毛驢到定縣的各村轉悠着搞起了調查。

陳志潛決心脫下白大褂下鄉，是服膺於已開展兩年的定縣試驗理想：中國幅員雖大，人口雖多，也不過是 1920 多個縣集合而成的，我們的政治、經濟、社會乃至於全民族的文化，也是根據這縣單位的生活構成的。[1] 可是，大量具有科學性質的醫療資源卻主要集中於縣級以上的大都市中，如何使這批資源能迅捷地為鄉村所利用，變成了農村社會變革的一項內容。以一縣一鄉為單位的試驗作為全國仿行的標本，成為熱情改造中國鄉村的這批志願者心中的一個目標。十四年後，有個「全盤西化論」者用「都市主義」批評這種「單位主義」時說：「事實上，我們相信，新的文化的創造，與其說是依賴鄉村，不如說是依賴都市。一般人都仍以為現代西洋文化的特徵是科學與民治，可是科學這件東西，差不多完全是都市的產物，所以鄉村建設運動應以『都市』為起點。」[2]

那麼，所謂「定縣主義」加上在山東推行鄉村改革的「鄒平主義」，在與這種「都市主義」的對抗中到底分出了勝負嗎？

## 「白大褂」如何下鄉？

「白大褂」是西醫的象徵，到了民國初年，中國城裏人看病似乎已習慣了「白大褂」們的聽診器和手術台。然而就在 1910 年，鼠疫在世界範圍內第三次大流行時，上海公共租界發佈《檢疫章程》後，當戴着口罩的衛生員開始逐家盤查鼠疫患者和疑似病例時，患者紛紛被強行關入防疫醫院，患者的鄰居也被勒令暫時遷出原屋，他們的屋子因需要消毒，往往用鉛板封閉起來，禁止居民進入。這種強制行動頓時惹得謠言四起，數百人聚集

1　孔雪雄：《中國今日之鄉村運動》，中山文化教育館，民國二十三年五月。

2　陳序經：《鄉村建設運動》，頁 94，民國三十五年五月初版。

街頭抗議，氣氛之壓抑彷彿讓人覺得回到了晚清西醫初入中國的時期。[3]

在廣大鄉村人的眼中，如幽靈般出現的「白大褂」怎麼也難以和中醫飄逸的長衫在視覺上協調起來。「白大褂」猶如鄉間的喪服，是死亡的標誌。這倒不是說，城裏人注定一開始就習慣這種白色幽靈在眼前晃動，當年頻繁發生的教案夢魘往往與不習慣「白大褂」在封閉的空間裏進行治療的行為有關。中國人習慣的是在親情氛圍的協調下，疾病在自然的狀態下得到消除，後來被視為「迷信」的傳統習慣和草根倫理不是醫術的敵人，而是醫療本身的有機組成部分。一旦現代醫療技術無法與鄉民的日常倫理保持一致，無數挖眼剖心的恐怖故事就由此想像出來。直到西醫手術的成功率顯示出無法抵擋的威力時，恐怖的故事才煙消雲散。

話雖如此，長期以來，願意進醫院躺在手術台上仍被看作城裏人的勇敢行為。「臨床醫學」有點像姜太公釣魚，只能張開大網指望着鄉人自投羅網。福柯對「臨床醫學」的質疑放在中國語境內似乎仍然適用。他說：「人們有甚麼權利把一個因貧窮而被迫到醫院裏尋求幫助的病人變成臨床觀察的對象？因為這種救助原本就是專門為他設定的，現在他被要求成為一種目視的對象、一個相對的對象，因為需要從他身上辨識的東西是被用於增進其他人的認識。」[4]

福柯把手術台邊醫生的銳利目光恰當地比喻為「沉默的暴力」。「沉默的暴力」植入中國情境就會導致另一種暴力的發生和謠言的擴散，因為「白大褂」們目光凝視中的「沉默的暴力」極易使病人覺得，要麼手術台是個名副其實的屠宰場，要麼只不過是整體醫療技術的試驗場。

城裏的「白大褂」們顯得稍微有些溫情脈脈的人情味，是從蘭安生開

---

3　俞剛：《公共衛生與晚清中外關係——以 1910 年上海公共租界檢疫風潮為中心》，頁 19，中國人民大學清史所 2004 年碩士論文。

4　米歇爾・福柯：《臨床醫學的誕生》，頁 92–93，南京：譯林出版社，2001 年。

始的。無論是「社會服務部」的跟蹤家訪還是公共衛生護士們蹲坐在胡同口與鄰居聊天，與孩子嬉戲，「白大褂」們都在嘗試拉近與市民的距離。不過，蘭安生解決「沉默的暴力」的目光仍集中在北京城裏，他的學生陳志潛卻一直夢想着把一片鄉村真正變成根除「沉默的暴力」的試驗場。

## 從蘭安生到陳志潛

蘭安生與陳志潛是師生關係，兩個人都與「預防醫學」這個新名詞有關，卻賦予了它在中國「城市」與「鄉村」中的不同含義。陳志潛聽過蘭安生的演講，很吃驚地發現和協和的傳統課程灌輸的東西完全不一樣。幾十年以後，坐在美國加州大學一間專門為他準備的辦公室裏用英文撰寫回憶錄的陳志潛，還不忘深情地寫下這麼一句：「我一生中許多最美好的年代是與蘭安生的思想和理想緊密聯繫的。」[5]

當蘭安生以「公共衛生專家」的身份進入協和醫學院時，他帶來一個嶄新的理念。這個理念不同於 19 世紀中葉已進入中國境內的醫學原則：疾病可以在未成為疾病時就加以控制，預防疾病的措施一旦在某一區域內和某一人羣中予以實施，會比以單個病人為治療對象的「臨床醫學」更有效率。

直到 19 世紀晚期，疾病是可以預防的概念實際上是不存在的，在此之前，疾病只是在不同文化和社會背景下作為治療的對象。以「臨床醫學」模式移植到中國的協和醫學院就被後人譏為：「太注重疾病，因此完全依照學術的眼光來選擇病人，病人有點像實驗品。」[6]

20 世紀初，一些公共衛生組織在歐洲許多地區開始密切與從事傳統「臨床醫學」的醫生和醫院進行合作，但是在美國，公共衛生組織卻被視為

5　陳志潛：《中國農村的醫學 ── 我的回憶》，頁 43–44，成都：四川人民出版社，1998 年。
6　《楊文達先生訪問記錄》，頁 27。

對私人醫生的治療具有潛在威脅而處於與其相互脫節的狀態。作為洛克菲勒基金會北加利福尼亞鄉村衞生計劃的成員，年輕的蘭安生試圖推動政府建立預防醫學的意識，以彌合預防與醫學治療之間存在的分野，因而有人稱他是「醫學界的布爾什維克」[7]。

然而，「蘭安生模式」的實行畢竟是一種城市行為，真正帶點「布林什維主義」特色的「陳志潛模式」，才使預防醫學在鄉村田野中紮下根來，從而使蘭安生模式變成了一種真正的中國預防經驗。

## 鄉村的「社會實驗室」

學生時代的陳志潛在通縣進行過調查，在著名的曉莊與陶行知短暫地共事。他曾興奮地回憶說，當自己用斷頭術把一個死胎從孕婦的肚子裏取出來時，他們都驚呆了。另一個例子是在小學兒童中普遍存在的頭癬，因頭癬在頭髮上散發出的惡臭甚至影響到了師生和睦相處的關係。當陳志潛設計出治療與預防頭癬復發的創造性辦法時，換來了教師們驚詫的眼光和患病學生高興的表情。

在曉莊的一個觀察發現改變了陳志潛半生訓練中信奉的教條，也引發了幾十年後中國大地上的一場醫療革命。陳志潛的觀察發現，受過高度訓練的「白大褂」醫生永遠屬於城裏人，而一位缺乏深度醫療訓練的衞生人員也能有效應付日常疾病。在曉莊，雖然僅是教師和相關人員被動員參與急救工作、預防接種及提供消毒藥品，改善供水與衞生環境，卻使陳志潛萌發了從村莊本身的羣體中選擇衞生從業人員的想法。這個想法更形象地說就是不要總指望城裏的「白大褂」惦記着下鄉，而要想辦法如何在村裏尋找可以立即穿上白大褂的人，儘管鄉村的此「白大褂」非城裏的彼「白大

---

7 Bullock, Mary Brown, *An American Transplant: The Rockefeller Foundation and Peking Union Medical College*, University of California Press, 1980.

褂」。醫療技術簡易培訓的「在地化」變成了陳志潛終生奮鬥的目標。[8]

「蘭安生模式」從 20 世紀初的 20 年代至 30 年代逐漸由城裏向城郊擴散，擴散的方式最主要是依附於相繼在京郊建立起來的各種社會改造試驗區，或具體由合作社提供經費，但大多數設計均非嚴格按三級保健網給予實施，而是基本採用二級網絡的建構方式。燕京大學的一份調查報告顯示，民國二十一年清河試驗區在清河鎮建設鄉村醫院，每天都接待不少各村來此診病的人，但黃土北店、東北旺與東小口三村，因距清河鎮稍遠，往返頗為不便，所以由各村合作社主持，成立了本村診療所一處，與試驗區衛生股接洽，由鄉村衛生院派醫士一人，每星期來村一次，為本村及他村來就診者治療疾病。房屋、桌椅等用具，皆由各村合作社預備，藥品暫由試驗區供給。無論初診、覆診，均收掛號費洋十枚，藥費免收。[9]

清河鎮的這份報告給人的印象是，從鎮中心下鄉的「白大褂」們似乎在村裏是待不長的。如果不解決好「在地化」訓練和醫藥商品化問題，蘭安生的三級保健模式很可能在鄉村就被輕易簡化成了「二級模式」，而且在二級層面上由於難以吸引較高水平的醫師進行相對固定的治療，會變得有名無實。

定縣平民教育就像是一個「社會實驗室」，分別針對中國農民的四大弱點——愚、貧、弱、私設計出針對性的試驗方案。由於這四大病相互糾纏在一起難以簡單剝離，所以這場試驗也必須是一種講究彼此照應的綜合運動，不能抽離出來單獨開展。這就需要發展一個教育系統克服無知，介紹現代農業方法以減輕貧窮，灌輸醫學與公共衛生的科學知識以制止疾病與不健康，改革政治體系以培養為公眾服務的精神。可見，醫學改造無法從其他三個系統中孤立出來單獨進行。

8　陳志潛：《中國農村的醫學——我的回憶》，頁 87。

9　楊駿昌：《清河合作》，頁 104，燕大法學院社會學系學士畢業論文，民國二十四年五月。

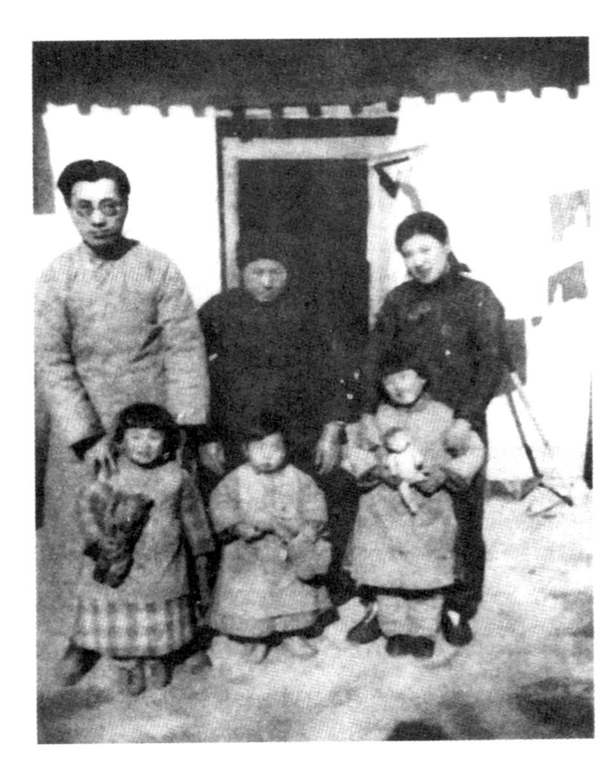

這張照片拍攝的是「鄉村醫療革命之父」陳志潛一家在定縣時的情景，我們可以看到他們背後的那間低矮的房屋，與當地農民的住宿條件相差不多。（選自董炳琨等：《老協和》，頁 232，保定：河北大學出版社，2004 年）

當陳志潛決心在定縣落戶時，他的心中正迴盪着晏陽初的告誡：「你需要一個科學家的頭腦和一個傳教士的心靈。」可到了鄉下他才發現，在那個躁動不安的年代，「科學主義」已經成了城市中國人的普遍信仰，而「平民主義」的激情恰恰成了醫治科學主義偏見的解毒良藥。

在陳志潛的眼中，醫療改革試驗能夠與其他三項變革構成犄角關係的關鍵，就是這套試驗系統的設計必須儘量區別於城市的空間設計方案。在這點上，陳志潛儘管有着傳教士般的心靈，卻冷峻地拒絕了傳教士早已嫻熟運用的醫治手段。他的一個基本判斷是，「傳教士模式」基本上是為城裏人服務的。他曾感歎道：「今日國內醫學人才的訓練所不論是國立的、省立的與私立的，都受洋勢力的統制。……一切訓練的內容與方法勢必根

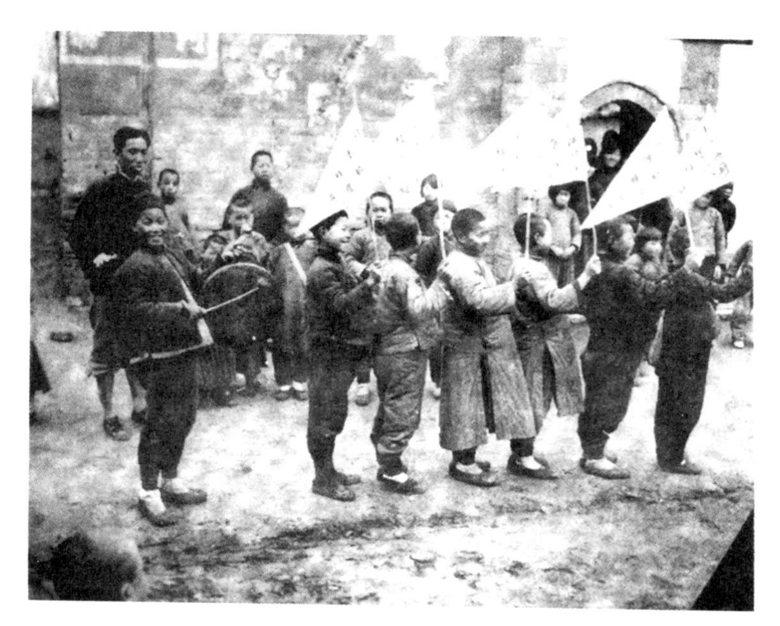

這張照片則反映的是定縣兒童出外做衞生宣傳時整隊出發時的情景。大家喜笑顏開地打着旗子，顯得很有活力。（選自董炳琨等：《老協和》，頁 237）

據教者來源地的情形。於是在中國境內，可以看得見英、美、德、法、日各國醫學校的活標本。」[10]

在陳志潛看來，「科學」與「商業」的結合程度變成了城市醫療發展的指標和特點。不過，要把這個城市場景生硬地搬到農村就會出現問題。在廣大農村，「科學」與「商業」的合謀恰恰阻遏着西醫的普及範圍，「一般人民的心理不容許科學與商業同時同等的發展。打鹽水一針，收大洋十元，是日見不鮮的事實，就彀可以證明醫學商業化後必定流於欺騙。最漂亮的醫生，應用最漂亮的器具與言語，專門伺候社會上極少數的闊老爺姨

10 陳志潛：《請醫藥衞生技術人員下鄉》，載《民間》半月刊，卷 1，第 7 期，頁 1–6，1934 年。

太太，是今日社會上大多數知名醫師的勾當。這種欺騙與裝飾的形態，絕對是一種科學商業化後的結果，與中國人民健康毫無關係，與國家辦醫學校送留學生的目的是毫不相干的」[11]。

## 「成本」決定一切

經過一番慎重思考，陳志潛終於構想出了鄉村醫療變革的關鍵在於實現兩個目標：醫藥價格與設備的「非商業化」，醫療人員訓練的「在地化」。這兩點構想的靈感多少來自「蘭安生模式」的啟迪，但又有根本的區別。

第一點構想是基於以下認識：西醫在沿海城市的擴展是以大量資金源源不斷地投入為前提的，「科學」與「商業」在這種模式下結成聯盟的程度越深，就越難以為鄉村民眾所接受。毋庸諱言，陳志潛一開始確有模仿「蘭安生模式」的痕跡，他組織了一次專門的衛生調查，選擇了一個大約4.5萬人的人羣樣本，試圖找出這個地區疾病與死亡的原因，以粗略確定在那時有限的醫學知識範圍內，這些病例有多大比例能被防治。結果表明，出生率與死亡率每1000人分別為40.1與32.1，嬰兒死亡率每1000活產嬰兒為199。六歲以下的兒童，腹瀉與痢疾是主要的死因。2030例死亡報告分析揭示出，37%顯然完全可以預防，32%如果早期成功地治療，情況可能會更好一些。

陳志潛還設計了一項學生健康狀況調查，查明了10%的兒童缺課的社會和疾病原因。[12]這些「生命統計」的數字，總讓人聯想到蘭安生在北京東城區的空間實驗，無論是人羣樣本規模的選取、出生死亡率的規範統計，還是學校衛生的專項調查，仿佛都成了「蘭安生模式」的翻版。即使如此，晏陽初和平教會的其他領袖仍懷疑他組織這次當地衛生調查的目的，因為

---

11　同上。

12　陳志潛：《中國農村的醫學——我的回憶》，頁84。

以現場調查作為制訂衛生規劃的基礎的想法，在中國鄉村中是沒有先例的。在這個意義上，陳志潛的嘗試已經是個創舉。那麼，「陳志潛模式」果真像人們想像的那樣變成了「蘭安生模式」亦步亦趨的模仿品了嗎？

事情當然不會如此簡單，從陳志潛提供的各種報告和回憶中，我們拼貼出了另外一幅圖像，一個深受當時社會學實證主義調查研究影響的社會改造者的形象。這個形象已不是一個協和畢業的普通醫生的形象，也不是懷抱濟世救民信仰的醫務志願者的形象所能概括。通過學習和實施對鄉村社會進行調查的方法，陳志潛的醫療實踐已和鄉村社會改造的各種運動發生了密不可分的聯繫而成為其中的一個組成部分，甚至到了牽一髮而動全身的地步。這是仍穿着「白大褂」住在城裏的蘭安生所難以想像的變化。

陳志潛的真正關懷是如何使「西醫」與「商業」的銅臭脫鈎，成為定縣民眾可以接受的一種選擇。這明顯不是一個單純的衛生保健問題，而是繁重的社會改造問題。他很清楚，所謂以「生命統計」為核心伸展出的保健網絡，如果不能與廣大鄉村居民的基本經濟狀況配合起來進行觀察，並尋找出本地的解決方案，是沒有甚麼意義的。

於是在陳志潛寫得密密麻麻的調查筆記本中，更頻繁地出現了以下內容：定縣的 40 萬居民，每人年平均收入為 30 元，按當時的兌換率 1 元等於 0.5 美元，這樣的收入僅能供給一個人勉強生存的食物，主要是穀物。

定縣有 446 名行醫者和 256 家草藥店，三分之一都位於個別鄉中，將近半數的鄉二者都沒有，其餘的鄉有 30 至 85 名行醫者與 25 至 70 家草藥店。[13] 這些數字有的是從定縣調查的先驅者李景漢那兒打聽到的，有的則是親自調查的結果。李景漢使用了個案調查、抽樣調查、隨機抽樣、間隔選樣、特殊選樣、分層選樣等方法，關注的卻是土地分配與生產關係的大

13 陳志潛：《中國農村的醫學 ── 我的回憶》，頁 85。

問題。[14] 調查中的開闊視野也影響到了陳志潛對「蘭安生模式」訓練過於精英化的質疑。

有了經濟收入與鄉醫分佈的基本數字和比例關係的印象，陳志潛對鄉民治療與經濟之間就初步換算出了一幅「數字地圖」：定縣 472 個村內有 220 個村連巫婆、畫符的人、打針的人，甚至江湖醫生都無蹤影，1000 人裏有 300 人在病死前連這種人的照料都沒有得到過。每家每年醫藥用費平均為一元五角有餘，一家在定縣約有六個人，平均每人每年負擔大洋三角，這三角錢完全消費在看舊醫買藥上面。以定縣 40 萬人計算，每年無形中消耗醫藥費約 12 萬。[15] 陳志潛從當時現狀估計，深知新醫若能分得舊醫四千年歷史基礎上三分之一的價值已很不容易，如果換算成農村衛生行政費，至多只能以獲得每家擔負大洋五角為准，才能在鄉民選擇新舊醫時，從經濟權衡上不輸給舊醫。[16]

這幅「數字地圖」顯然與蘭安生的那幅有了很大差異。蘭安生在做生命統計時以協和醫院的資金注入為依託，多動員醫療專家，不計成本投入地製造出一種幾近純粹的醫療化數字地圖，這幅地圖呈現出城區民眾的生命曲線，卻難以窺見這曲線發生的社會場景。

陳志潛則一開始就以鄉民經濟收入的能力為參考計算單位，因為農民經濟既然如此困難，一切衛生設施，當然不得超過農民擔負能力，因此定縣衛生工作試驗，遂以調查農民每年負擔醫藥費用為起點。[17]

一切彷彿都必須經過成本核算，甚至協和公衛系的鎮院法寶「生命統計」也被陳志潛認為因需要設立特別組織以資調查，顯得過於耗費，不適

14 楊雅彬：《近代中國社會學》(上)，頁 246247，北京：中國社會科學出版社，2001 年。

15 陳志潛：《請醫藥衛生技術人員下鄉》。

16 陳志潛：《定縣社會改造事業中之保健制度》，頁 5-9，中華平民教育促進會，民國二十三年九月。

17 同上。

合鄉村社會，而且「生命統計」的調查範圍過於狹窄，往往不能顧及社會疾病狀態。以此為由，陳志潛對「生命統計」的程序進行了簡化改造。鄉村民眾生活富有自己的時間節奏，所以在定縣，「生命統計」的專業性被大大降低，替代的方式是利用短期衛生調查、門診記錄與學生身體檢查，也能達到近似城裏的效果。特別是在夏季農忙期間，農人無暇參與衛生工作時，簡化社會健康調查可節省經費，記錄每月分析一次，半年以後，也可略知地方最普通疾病的分佈狀態。

一切從鄉民是否能夠負擔的經濟核算出發，使陳志潛在定縣試驗中不斷大膽修正着正規學院教育中法定形成的「專家論」觀點，斷言「鄉村衛生工作，在今日中國情形下，絕不能過於依靠專家」。因為中國社會組織，特別是在農村內，非常簡單，一切事業都以普通常識為指南。工作人員之分工合作，若成本過高，則不免為經濟所限。[18]

## 三級保健：「在地化」訓練的探索

「我個人以為普通生命統計，絕非中國今日鄉村裏認識衛生問題之方法。」陳志潛的這種「反專家論」直接把保健成本的核算與鄉民的承受能力掛鈎，就排除了把「蘭安生模式」所倡導的三級保健系統原封不動地移植到定縣的可能性。蘭安生在北京城內的三級保健設計，雖然成功地使西醫的衛生行政滲透進了胡同這樣普通居民的聚居地，保健組織在城裏被細胞化了，但保健細胞化的主體仍是經多年訓練的專業人士，有着雄厚資金的支持，並有近水樓台地過度依賴協和醫學院之嫌。

因此，定縣三級醫療保健人員訓練的「在地化」，就成為區別於蘭安生城市衛生體制的關鍵環節。和蘭安生的三級保健系統在外形上有些相似，定縣保健系統在結構上也分三級，按區域範圍分設保健員、保健所和

18　陳志潛：《定縣社會改造事業中之保健制度》，頁 5–9 。

保健院，分別對應於鄉村的村、鄉、區的行政結構，這是一個按更為複雜的鄉村地理形態特意設計的系統。中國農村的區以下依次分為鄉、村。鄉由 40 至 100 個村組成，只有少數居民住在區或集鎮上，大多數居民住在村子裏。村子與區中心彼此的聯繫非常薄弱，旅行困難，道路稀少，主要靠騾馬車穿梭運輸。在這種情況下，若像在城市中那樣使用以醫院或門診部為中心的保健體制沒有甚麼可取之處，基本的視覺經驗也證明了這個判斷的正確性。北京城內第一衞生事務所控制區域中人羣的活動半徑，顯然要遠小於定縣民眾的範圍，特別是與細胞化的村莊相比。隨着地理活動半徑的不斷增大，若以診所和醫院中的專家為核心佈置保健網，勢必其下鄉的頻率和時間會成反比例地急劇減少。不僅從空間成本上不合算，而且還要考慮「專家」奔波的主觀心理承受度，顯然他們大多願意待在鄉鎮的中心。

所以，村級保健員在本地村民中直接篩選就成為「反專家化」策略成敗的焦點。陳志潛後來解釋使用村民的好處時說，作為初級衞生工作者，他們缺乏高級衞生技術知識，他們土生土長並易於生根於當地。而一個外來者習慣於舒適且少隔閡的環境，不願意長期過艱苦的鄉村生活。本地村民則習慣於當地的情況，通過親屬關係與其他紐帶被限制在他們的社會中。被同胞村民信賴的村民們，比需花費寶貴的時間來顯示其可靠性的外來者更為有利。[19]

具體到每村一位的保健員，他會管理一個價值 3 元、內置 12 種常見藥品的小藥箱，他的能力只懂得這 12 種藥品的用法，兼種牛痘及擔任一村生命統計的工作。他的活動範圍半徑只限於本村莊。由本村平校畢業生擔任，他不支薪水不取藥費。他所不能解決的病人，轉而介紹給保健所。到 1935 年，已有 50 多個村莊設立了保健員。

19　陳志潛：《中國農村的醫學 —— 我的回憶》，頁 87。

保健院設立於15000人口、20個村莊的中心位置，有一名醫生加一名助手及一名護士，處理區內各村保健員不能解決的醫藥保健事務，如逐日治療、預防注射、衛生教育、監督保健員，等等。[20]

保健院相當於平民醫院，擁有簡單便宜的醫療設備。可是它不管門診，專收住院病人，因為門診完全由各區保健所擔負了起來。其管轄區域大概為100個村莊。[21]據統計，保健院每年的花費不過40000元，比舊式醫藥在質量方面都要好幾倍，所用的錢不過舊有的三分之一。每人每年只需擔負大洋一角，每縣就可得到這樣的設備。[22]

這套三級保健制度的全部費用當然也是經過精密計算的，最底層的保健員除說明修理水井、統計全村生死數目外，每年平均可種牛痘100人，可施治療1000次左右。這些活動的全部費用只有15元，平均每次種痘或治療，僅合大洋一分左右。

第二級的保健所每年可治療新舊病人5000人左右，給小學生糾正沙眼頭癬等缺點約5000次，夏季霍亂注射1000人左右。此外還舉辦衛生演講，聽眾達10000人以上，而每年經費不過1400元。平攤到每項工作之中，所費不過大洋五個左右。

最高一級的保健院除供給醫師與護士訓練材料外，每年可治療住院病人600人，可行大小手術約千次，檢查痰血等物8000件，可按時供給保健所應用物品及教育工具，每年約用洋14000元。如果拿出一半經費做醫院住院病人之用，則600病人每年約用洋7000元左右。平均每個住院病人在院約住十日，即每日每個病人用費約值洋一元。[23]

---

20　廖泰初：《定縣的實驗 ── 一個歷史發展的研究分析》，頁221，燕大研究院教育學系畢業論文，民國二十四年五月。

21　孔雪雄：《中國今日之鄉村運動》，頁89。

22　陳志潛：《請醫藥衛生技術人員下鄉》，載《民間》半月刊，卷1，第7期，1934年。

23　陳志潛：《定縣社會改造事業中之保健制度》，頁30－32。

所謂三級保健體系的真正「在地化」是以精確的成本核算為基礎的，其基本假設是使用「本村人」，不但使之能夠迅速獲取信任，較易融入一種社會氛圍之內，讓村民自然接受西醫的治療辦法，而且無形中動用了倫理網絡制約着保健員自身提出更多的經濟要求。實際上，在鄉情鄉音的包圍下，他們是不好意思提出報酬要求的。

不過，建立在道德自覺基礎上的「本地化」策略，還是遭到了不少批評。當時的一份報告就指出，只要保健員不能通過薪酬的槓桿發展為一種職業，就永遠會像是時間短暫的「救濟」行為。「沒有報酬的事業，是不能繼續長久的。有保健員的訓練，而不能成為職業。有產婆的訓練，亦不能成為職業。平教會之事業，不是救濟，保健員和產婆，亦不能只是救濟。」[24]

為了節省成本和達到速效的目的，保健員只接受兩個星期的速成西醫訓練。當時考察過定縣醫療體制的人，均覺得無論地方經濟多麼需要節省經費，也無論對保健員的要求低到只需處理最簡單的疾病種類，兩個星期的訓練都是不夠的。也許是受定縣訓練保健員模式的影響，並試圖對其中的不足予以修正，自民國二十三年（1934 年）開始的鄒平試驗區衛生院工作中，對「衛生助理員」的訓練也強調「在地化」，計劃以衛生助理員為推行鄉村衛生的主要幹部。

換句話說，就是衛生所內一切事務由衛生助理員負責而不設醫師。醫療設計也頗有定縣模式的味道，如講究「一切要經濟化」，「能使衛生事業充分本地化」，「需明瞭當地社會情形」。又特意突出衛生助理員的培養應具有更為濃郁的鄉村特色。如強調「在鄉村用儉而苦」的方法訓練，「受訓人員最好用本地人」，「課程不求深奧，只求簡明適用」。唯獨在訓練時間

24　廖泰初：《定縣的實驗 —— 一個歷史發展的研究分析》，頁 221。

上與「定縣模式」有了相當大的差別，規定的是：「訓練時間為一年，以能明瞭基本衞生知識為限。」[25]

另一個缺陷也被人們注意到了。陳志潛總是以為只要壓低成本，通過精確的經濟核算為槓桿，西醫在民間社會與中醫、巫醫就可放手一搏，即使無法全面擊敗它們，也會分得相當可觀的地盤，卻沒有考慮到鄉民信仰中醫的複雜文化與心理因素。李景漢於民國 17 年調查定縣東亭鄉村社會區內 62 村的醫生數字時發現，區內共有 90 個醫生，平均 116 家有 1 個醫生。這 90 個醫生中，舊式中醫佔到 85 人，西醫只有 3 人，還有 2 名屬於「巫醫」。[26]

可是晏陽初在民國二十三年九月十日的平教會例會上發表演講時，卻認為研究中醫等於是整理國故，在鄉村沒有意義。從此在定縣醫療的多種變革條目中，就徹底失去了「中醫」的影子。當時的人就有一個切中肯綮的評論：「中國藥科和舊醫在鄉間早已佔有重要的勢力，我們一方面自然盡力介紹科學的醫學，然而中醫是否有可取的地方，平教會正得着研究的機會。可是平教會不這樣辦，不就地利用中醫、訓練中醫、計劃科學化中醫，根本不給它任何的地位。假如在中醫的研究上得到成績，推行起來必較容易。」[27]

「定縣試驗」對中醫的忽視和排斥，使得保健員的「在地化」程度變得十分有限。中醫在民間有着數千年的影響力，而且往往與仙方、偏方、爐方及草醫用藥有交叉共容的方面。鄉村固然有些「儒醫」或「世醫」看病要價過高，但大多數中醫用藥與日常生活的感知聯繫在一起，介紹偏方的人不要你的診治費，藥料也多是便宜省事，本村就可以找到，如流行的薑和

25 李玉仁：《鄒平縣政建設實驗區衞生院工作報告》，載《鄉村建設旬刊》，卷 4，第 12 期。
26 李景漢：《定縣社會概況調查》，頁 294－295，中華平民教育促進會，1933 年。
27 廖泰初：《定縣的實驗 —— 一個歷史發展的研究分析》，頁 221。

糖水發汗、大煙治痢疾、花椒水洗痰之類。在普通鄉間的動植物中能抽取的這些藥料，成本自然降低。[28] 20 世紀 60 年代的赤腳醫生制度，就在吸收定縣速成訓練經驗的基礎上，更包容了中醫系統，其「在地化」的程度得以大大提高。

## 「巫」與「醫」的現代之爭

### 「巫」還是「醫」：經濟的考量

就在陳志潛坐着騾車顛簸着進入定縣縣城後不久，燕京大學在清河鎮也辦起了試驗區。他們設想的是附近村民儘可能多地到試驗區辦的醫院接受治療，試驗區下設的衛生部門也經常派遣巡迴醫療隊到各村宣傳西醫的好處。北京西郊海淀鎮北的前八家村也被劃進了試驗區實施衛生改革的輻射管轄範圍之內。可他們心裏很清楚，要想和村裏的「巫醫」們抗衡鬥法，真是談何容易。

當穿着「白大褂」的衛生人員剛一進村時，這批在村民眼中的陌生人發現自己立刻變成了「不可接觸者」，白色幽靈的記憶好像仍暗地裏起着作用，村民們雖說不上仇視，卻也似乎懶得搭理他們。「白大褂」們只好想辦法結識村中的熟人，通過他做中介，使自己在村民面前變得可親近一些。幸運的是，這個人選不太費勁就被找到了。徐志明是前八家村一所由私塾改成的小學的校長，屬於科舉制度瓦解後受過新教育的新型「士紳階級」，又是所轄附近各村第十五保的副保長。有了教育與政治這兩種難得的身份，他自然成為試驗區努力聯絡的對象，以作為進入村莊的樞紐。果不其然，經過與徐志明的積極聯絡，情況大有改善。試驗區首先以教育

---

28　廖泰初：《一個城郊的村落社區》，頁 74。

為突破口，在前八家村辦起了一所幼稚園，同時增加小學六年級，使之成為完全小學，使新型學制體制趨於完整。不久之後，試驗區開始在村內延壽寺搭台演講，進行助產保嬰的宣傳，並舉辦了衛生圖畫展覽。村裏出現了病人，也開始被勸誡到清河試驗區的附屬醫院治療，並得到許諾免收費用。就是在耳濡目染的頻繁接觸中，徐志明對衛生與疾病的關係及講究衛生的重要性有了了解，漸漸生出學習西醫的興趣。

當時分佈在京郊的許多村莊在 20 世紀三四十年代仍沒有多少中醫，西醫更是難見蹤影。在前八家村附近，巫醫人數就比西中醫為多，因為中醫是在民國十年以後才在村裏出現的，巫醫的地位明顯高於中醫。這在華北地區似乎是個相當普遍的現象。民國二十四年張家口地區的《陽原縣志》曾記載說，到當年，縣境內還沒有西醫，「中醫亦不能遍村皆有，然三百戶以上之村，類有一人」[29]。民國十四年，縣政府曾舉行一次中醫考試，但從記載的效果來看，似乎不太理想。所以縣志上說：「未曾考而為人所信仰者，亦不禁其診視。富者得病，率皆延醫診治；貧者往往聽其自痊自死，終身未曾服藥者，約佔三分之二。近年赤貧者，往往衣食皆無，更難求醫療疾矣。婦女有病，亦有捨求醫巫者，痊則信其靈，死則由其命。」[30] 許多地方鄉人有病先請香頭去治，不得已時才請中醫，最後才請西醫。前八家村 16 號住戶福德海妻子死前病勢很輕，請來神州廟香頭，讓病人吃仙藥，結果病勢轉重，於是請來本村中醫袁子庠與後來成為西醫的徐志明，但為時已晚，結果死去。

鄉村中的醫生一直都有義務型醫生與半義務型醫生之分。義務型醫生大多家產豐厚，有足夠的資本扮演儒醫施仁術的角色。而鄉村中所謂半義務性質的醫生卻比例更高，他們往往不僅靠治病獲取收入，還兼有其他

29　丁世良，趙放：《中國地方志民俗資料匯編・華北卷》，頁 189。
30　同上。

職業，例如學校教員。據當時調查，身兼醫生和教員雙重身份的人數目不少，因為醫生治病要摸脈搏、開藥方，所以要識字。而鄉村識字者少，小學教員又不易請到，中醫為了謀生也為了宣傳自己，多兼教員之職，多少有點像延續鄉村「儒醫」的一脈。所以，徐志明以教員身份兼行醫業也是有傳統依據可尋的。

徐志明最初在教書之外選擇學習西醫技術，可以說純粹由環境所決定。他本成長在一個比較殷實的家庭之中，父親徐維屏在當地很有聲望。徐志明曾在村中的延壽寺私塾讀書，民國十年父親把他送進了北京城，考入中國銀行行員子弟學校。父親眼見得已朦朧地看到兒子發達的身影了，沒想到家中突然破產，徐志明遵父命被召回鄉下。安定的家庭環境被打破失衡後，也失去了穩定的經濟來源。徐志明與兄長分居後，家中只留土房一所、墳地五畝，除了房屋周圍可以種些蔬菜外，其餘家中食物用品都得由他籌款購買。他的身上逐漸背負起了家庭生活的重擔，變成全家活動的中心，努力尋求新的經濟來源。由於父親的關係，徐志明在由私塾改成的小學裏教書，民國二十一年當了小學校長，可以從學生交的學雜費中獲得一部分收入，還可從教育局津貼中得到較多款項，只是合起來仍不夠家中生活所用，必須另謀他法。

徐志明是附近村莊唯一受過中等教育的人。家中破產後，他總是想通過鄉村政治活動復興自己家族在村莊中的地位，所以在升任小學校長後，與村中長者頻繁聯絡，熱心推動村中的公益事業，成為處理公務的核心角色。擔任保長後，他更有機會與附近各村的村民發生聯繫。在保裏辦公時，除應得薪水外還可賺取些額外收入，以維持家庭生活的開銷。

燕京大學試驗區進入前八家村時與徐志明的接觸，不僅使燕大試驗區找到了一個進入鄉村社會的最佳切入點，同時徐志明也通過接觸西醫無形中增加着自己在鄉村社會中的文化資本。兩者的默契互動昭示出近代社會與醫療變遷的複雜圖景。

徐志明的從醫生涯和城裏科班出身的西醫不同，不僅是出於興趣，而且也會考慮鄉間的需要程度和經濟收益之間的平衡關係。他早年曾在燕京大學在前八家村設立的醫藥箱和清河鎮西面真福院天主堂診所中初步接觸了西醫的基本知識，中間一度跟中醫袁子庠學習脈學。至於開草藥藥方，了解各種藥品的性味，徐志明雖稍知一二，但並未深入研習。他後來行醫時，即兼用脈學知識診病，不過僅以此為輔，仍以西醫為主。在學習了一段中醫治療方法以後，徐志明感到對中醫興趣不高，所以成績不佳。他經常進城，看到城裏西藥房、醫院以及衛生事務所設備良好、規模宏大，而中醫則漸走下坡路，覺得還是學西醫的前途更大，於是在民國三十年經朋友介紹，認識了住在北平城內西四牌樓的內科大夫楊百川。有段時間，徐志明每日隨楊大夫學習，後改為每星期進城學習一次。從此，在前八家村，徐志明就開始以西醫的身份與中醫以及「四大門」巫醫展開競爭。

鄉人得病一般來說是看不起醫生的，除非其收費能負擔得起。中醫出診需僱轎去請，醫生來到家中開出處方後一般都要酒飯招待，還要贈送「紅包」，金額多少不等。如是在家懸牌應診，俗稱「醫寓」，一般是只診病、開處方，不供應藥品。也就是說，看完病後仍需到藥店取藥而付一筆藥費。如民國時期道縣的何純齋是專門在家候診的，他門前懸一「何純齋寓所」的牌子，凡是來求診的，得到處方以後，自覺丟一「紅包」在桌上。紅包錢不拘多少，病人家境好的多封，家境差的少封。[31]

前八家村村民請中醫治病，多到清河鎮或海淀鎮去，間有親屬介紹，到北平請中醫的也有一些，但中醫請來後不但要預備一頓飯，還要出診費、車馬費，加上藥費，所費不菲。所以中醫在附近幾個村子無法和巫醫抗衡，很難留在鄉間。前八家村的 1 號住戶袁子庠中醫，就是在村內應診不久，因不容易掙錢，只好到北平去行醫。市鎮中醫很少有下鄉的，在鄉

31 《道縣衛生志》，合肥：黃山書社，1992 年。

間的中醫都是醫術較差的，或是沒有領到衛生局執照，在鄉間治病靠親朋介紹病人，慢慢傳出名去。這樣就要少收費用或不收費用，每遇到過節，送些禮物。所以，在鄉間看醫生是要有相當的經濟實力的，因醫術有差異，故收費有高低，如果要在鄉村當純粹的醫生肯定不敷生活的費用。西醫正是因為收費過高，即使治療效果明顯，也同樣受到鄉人的拒斥。比如北京郊區清河鎮西醫孫富華與王淑敏因為索取兩石米的高額手術費與藥費，鄉人付不起，所以人們議論說：「寧可人死，也不敢請西醫。」又說：「清河西醫口臭。」[32] 這是對西醫隨便要價的批評。由於無人上門看病，孫、王兩位西醫只好經營起副業。

鄉民看病時往往會在幾種就醫方式之間來回斟酌選擇，首先要考慮的當然是醫藥費的承受力，其次還要注意路途成本的承擔狀況。即使是同樣的求仙方，也會因藥費的貴賤而分流。北京郊區藍旗營求仙方就有兩種：一是「求籤」，一是「求爐方」。求籤的人第一步得交三分錢買香火，求得籤上的藥方去買藥，吃了就能見效。求籤之後還得花錢買藥，許多人就覺得是浪費，不夠經濟，於是轉而去求爐方。求爐方的方法和求籤相似，只是所得不是籤上的藥方，而是直接得到藥品，這種藥品多半是爐灰之類的東西。這樣只花三分錢就可以把病給治了。

由於中國農村居住分散的特點，鄉民一般講究的是就近擇醫，如果路途遠但醫費相對便宜也是一種選擇。否則即使路途較近，也會病員寥寥。離藍旗營較近的海淀西郊醫院是由市政府辦理的，附屬於社會局，在 1940 年以前掛號費只有兩分錢，去看病的人很不少。1940 年以後藥價飛漲，掛號費增加到一角，這一增加就減少了許多病人，許多西醫的信奉者都轉而歸順了仙方、偏方和中醫。[33]

32 馬樹茂：《一個鄉村的醫生》，頁 51，燕京大學法學院社會學系學士畢業論文，民國三十八年六月。

33 劉慶衍：《藍旗營衛生狀況及其改進方案》，頁 51，燕京大學文學院教育學系學士畢業論文，民國二十九年五月。

在如此複雜的環境和激烈的較量中，徐志明參與競爭的最重要武器是收費低廉。徐志明給本村人治病，病輕則有時白送一些藥片，也不索取種牛痘小孩的費用。外村人知道徐志明治病不收手術費，也不會像清河鎮醫生那樣收取昂貴的醫藥費，所以紛紛前來應診，以至於門診病人日多。

徐志明治療所用的藥品也到指定藥舖如楊百川開設的藥舖購買。為適應鄉民的經濟情況，所購藥品價格都較低廉。為避免藥價波動，每次所購藥品數量不多，用完再買。買藥的週期是每隔一日進城一次。[34]

在京郊農村，治療收費的高低與否，往往直接決定了一個普通鄉民對治療方式的選擇。所以，西醫要和巫醫競爭，首先在費用上應基本與其持平，不能過於昂貴。普通鄉民到壇口上求香，只要一兩角錢香資就夠了，有時甚至不付香資也能獲取香灰。若是請醫生至少要花費四角，藥品除外。鄉民請香頭大多是為此經濟上的原因，連香頭自己也認為這是其參與競爭的一大優勢。這種情形在警事檔案中也有所反映。一份審訊書中的對話就證明頂香看病在多數情況下並非為了賺錢。這份審訊一個名叫王玉才的香頭所記錄的對話如下：

> 問：你因為甚麼頂香治病你將原因說！
>
> 答：我曾在南鑼鼓巷信誠齋緔鞋，於前年（1945年）十二月間我夢見一老者叫我頂香治病，不然他叫我生病。我無法，於去年正月間我移在永外蘇家坡二號我姨兄孫兆祥家居住。我頂香治病不收治病者有何饋贈。至於賣香錢，我都不管。
>
> 問：你頂香治病實在你不向人民勒索嗎？（你頂香治病難道不是在向人民勒索嗎？）

34 劉慶衍：《藍旗營衛生狀況及其改進方案》，頁32，燕京大學文學院教育學系學士畢業論文，民國二十九年五月。

答：我實在對於治病及其他並不收受分文，我亦無招搖是非情事。[35]

另一份其表兄的證詞，也證明王氏頂香看病並不索要錢財：

問：你這姨表弟他對於給人治病問事向人民要多少錢？

答：我姨表弟與人治病是頂神治病，並不要錢，連香都不賣。[36]

住在小泥灣的一個張香頭也說過：「若是請大夫吃藥得要多少錢呀？老神仙是為救人救世，普度羣生。」[37] 西醫在進入鄉村時也多少考慮到了這一點。當時進行的定縣試驗，力求創造出中國式的保健體系，其目的就是為了在經濟承受力上能與其他醫療系統展開競爭。當時的報告中說：「農民經濟既然如此困難，一切衛生設施當然不得超過農民擔負能力，因此定縣衛生工作試驗，遂以調查農民每年負擔醫藥費用為起點。」[38] 定縣所定農村衛生行政費的標準是：「在今日華北情形下，至多只能以獲得每家擔負大洋五角為准。」[39] 當然南方有的地區平均每人負擔的醫藥費用比定縣還要略低一些。[40] 由定縣按最低標準議定的醫藥費用可知，其一年的醫療花費相當於一般香頭幾次看病的收費標準。但面對香頭免收治療費的挑戰，有的地區的西醫需施行完全免費的措施才能在爭奪病人方面與巫醫香頭抗衡。

35 《抗戰勝利後北平市查禁不良習俗倡導善良習俗史料一組》，載《北京檔案史料》，第 4 期，頁 38，2002 年。

36 同上。

37 李慰祖：《四大門》，頁 50，燕京大學法學院社會學系學士畢業論文，1941 年。

38 陳志潛：《定縣社會改造事業中之保健制度》，頁 9。

39 陳志潛：《定縣社會改造事業中之保健制度》，頁 5–7。

40 《全國經濟委員會衛生實驗處工作報告》，頁 34，衛生實驗處編印，民國二十四年十月。

## 「效力」的較量

傳統中國的醫生角色在相當長一段時間內與卜筮星相等職業並沒有嚴格的界限區別。在民間社會中，醫生與巫者雖在醫治理念和技術上有所不同，但都是針對身體出現異常狀況所可能採取的治療選擇之一。兩宋以後儒家倫理雖然廣泛滲透進了醫學界，「儒醫」作為一種專門的稱呼亦逐漸為一般人，特別是一些精英人士所認可，但在廣大農村地區，醫生的專門化程度還是相當低的。民國以後，政府規定中醫經過考試才能開業，而且要學習解剖學和傳染病學等西醫科目。衛生署規定中醫稱「醫士」，西醫稱「醫師」。這種劃分顯然有歧視中醫的意思。[41] 昆明中醫考試的題目幾乎都是以西醫科學的面目出現，如有病理學、藥理學、方劑學、診斷學、內科學、外科學、兒科學、婦科學、喉科學、眼科學、花柳科學、傷科學、按摩科學及針灸科學，等等。[42] 毋庸置疑，政府對治療系統的專門化區分，曾經對中國城市傳統醫學體系的改造產生了相當重要的支配性影響。由於這種政策的推行具有強制性特徵，它有可能改變普通民眾在需要治療時的選擇取向和動機。但在廣大的農村地區，這種來自上層的控制行為到底在多大程度上能夠左右鄉民的選擇意向，是有很大疑問的。

治療效力的大小在普通鄉民的選擇中，往往是佔第一位的。「仙爺」的影響力大，表現在很多人往往把一些事情發生的緣起與其支配力相聯繫，產生許多聯想。前八家村 3 號住戶歐德山，兒媳歐沙氏在民國三十八年三月二十一日下午自殺，村人對死亡原因議論紛紛，有人稱得罪了仙爺。因為歐姓門前有一棵大樹，樹中住着一條「神蛇」，就是「常爺」。歐德山曾經看見這位「常爺」的身段能夠自由伸縮，有時很長，有時很短。

---

41　參見《北平特別市衛生局管理醫士（中醫）暫行規則》，北京檔案館 J181 全宗 21 目錄 29313 卷。

42　參見車溢湘：《昆明市健康及衛生之調查》，頁 29。

一次，他將蛇從樹中挑出，扔到遠處去，結果，蛇又回來了。另一次，他將蛇繫上繩索，以利於辨別，然後帶到遠處去，在帶走之人回來之前，家人卻發現這位「常爺」早已盤在了樹上。

後來，歐德山又將蛇挑走，這次乾脆把大樹砍斷燒毀，蛇倒是終於徹底不見了，可不久歐德山就得了病，他兒媳也自殺身亡，人們隨即推斷為是得罪了「神蛇」的緣故。在歐沙氏死後三天，歐德山也因病而死。一次，李永和太太說：「前幾天歐家死了兩口，起初是歐家兒媳，在死前兩天晚上，到清華大學找她男人去，走到河邊上，忽然掉到河裏去，過了兩天，就用殺豬刀自殺了，她公公也跟着死了。你說這是怎麼回事？准是得罪了仙爺。」[43]

因此，中西醫要與「四大門」展開競爭，首先就要在效力上做文章。這方面西醫並非無所作為，但對村民具有影響力往往是在「香頭」無法施展效力的情況下發生的。如民國三十四年至三十五年，本地發生急性症，有數人用西藥治療，發生效力，當時許多人對西醫西藥的治療效果感到驚訝，到處傳播，無形中做了口頭宣傳。同年又出現了腦膜炎症，中醫仍無法治療，最後由徐志明治好後，附近中醫有時得病不能醫治，也請徐志明去治。有時中醫甚至給徐志明介紹病人，因為知道他可能在某項治療方法上有專長。

另有一位中醫，是徐志明的親戚，名叫關月樵，住在前八家村北面的北窩村。關月樵的女兒三歲染上重病，關姓自己不能治，將徐志明請去。徐志明到關姓家，看見有兩位中醫在小孩身旁坐着，小孩已經氣息奄奄，兩位中醫皆束手無策。徐志明抱定死馬當活馬醫的決心，先打強心針，後用補藥針，守夜至天明，孩子的病勢果然好轉。兩位中醫非常佩服徐志明的醫術。此後，關姓讓他的孩子跟徐志明學西醫，同時給他介紹病人。由

43　馬樹茂：《一個鄉村的醫生》，頁 45–47。

於關家是富戶，所以又借給徐志明一大批款項，使他得以添置設備，購買藥品。[44]

在京郊鄉村，香頭得到普遍的信仰，並非完全依靠其神秘的降神活動所發生的效力，而是在治療過程中糅合進了中醫的治療因素。也就是說在經驗範疇，香頭的治療有時很難和中醫的經驗區別開來。如果站在鄉民的立場上看，這也是其與中醫身份可以互換的原因。「四大門」香頭下神多用中藥可為明證。這可能在別的地區也是較普通的現象，另有昆明的例子可為旁證。

據當時的調查，昆明有一王姓醫生自稱受神靈啟示，能醫奇難雜症，每次診病均命患者攜舊單至，診畢，常從舊單的各味藥中選擇數種，另用紙書寫，在神位前照視，說是稟與先師，保佑患者借該藥的力量早日痊癒。有一次看病，王醫生就把病者提供的藥單藥性解說一番，然後說此藥方雖佳，只可惜錯放黃芩一味，若將之換成甘草，服後必可痊癒。開方後照例稟與神位，神位是塊木牌，上刻「至聖先師之神位」六字，旁邊放着一盞小油燈。可見，這種治療活動實行的完全是一種中醫的程序，只不過借用了行巫的方式。問到病人為甚麼找王大夫，回答說：「我的小娃娃，在前年患了咳症，花了許多錢，在那所醫院裏看了三個月還不好，說是甚麼百日咳，後來到王大夫那裏一看，吃了兩帖藥就好了。」[45] 這說明在這位病人的腦中，並沒有嚴格意義上的中西醫和巫醫之分，而是以效果作為實際的判斷標準。

「效力」是形成「地方感覺」的一塊基石，但另一方面，「效力」的產生也必須依靠鄉民可以接受的社會形式表現出來，才能擁有相當的競爭力。西醫進入中國之初，由於採取的外科手術方式儘管有可能治癒中醫無法治

44　馬樹茂：《一個鄉村的醫生》，頁 31。

45　車溢湘：《昆明市健康及衛生之調查》，頁 45－46。

癒的疾病，卻無法讓中國人接受其解剖原則指導下的治療原則，以至於引起種種誤解，一度釀成了相當頻繁的教案。[46] 西醫的一些理念也往往和中國的倫理行為相衝突。民國年間在昆明的調查曾顯示，當問及相信中醫的理由時，有的人回答：「西醫討厭，甚麼地方都要看。」另外一個回答是：「西醫老說，病是會傳染的。如果是個好好的人，哪會碰到那麼倒楣的災星。倘若病是真的會傳染的話，家裏有人病，誰去服侍他。」[47] 這反映了民眾的空間概念無法與西醫中封閉的醫院管理概念相互協調。

所以，西醫系統的進入往往需要藉助「地方感覺」的形式，甚至採取類似「借胎生子」的方式，才能在「效力」上和地方祭祀系統相抗衡。以下就是在京郊發生的一個有趣的例子。京郊平郊村延年寺中的藥王神專司醫治佑護病人的責任，據說具有起死回生的功能，所以村民患病時多來藥王前請願，以求早癒。但是，根據效力大小的選擇原則，村民有病不會完全依靠許願，大多數人採取的是一方面求醫診治、一方面許願的兼顧方式。燕京大學社會學系就是利用了鄉民的這種兼顧心理，同時利用藥王殿的空間，完成了對鄉村社會的滲透。

民國二十九年夏天，燕大社會學系在平郊村延年寺藥王殿中設有一個救急藥箱。這個藥箱託付給了當地村民于念昭主持管理，每月添加五元的藥品，其中多屬於醫治普通病症的藥物。設立這個救急藥箱的目的是服務於村民，村裏凡是患病的人，都可免費來此求藥。因此，每天來求藥的民眾頗為踴躍，平均每天有十人左右。關鍵在於藥箱設立的位置和村民求藥的動機頗可玩味，藥箱設在藥王殿內，無形中增加了吸引力，因為村民來此求藥往往帶着愉快的心情，他們總猜想着藥王會特意在這些藥品上加神

46 秦和平：《清季四川民眾敵視天主教的歷史考察》，見丁日初主編：《近代中國》，第十輯，上海：上海社會科學院出版社，2000 年。

47 車溢湘：《昆明市健康及衛生之調查》，頁 30–31。

力，對早早治癒疾病一定大有幫助。[48] 我們由此可以看出，現代西醫對傳統空間的利用，和鄉民對治療效力的心理選擇有趣地達成了某種妥協。

另外，「經驗」與「靈驗」的關係在各地的表現是不一樣的，在我們的印象裏，中醫的年齡越大，經驗就越豐富，似乎更容易得到鄉民的信仰。所謂「醫不三世，不服其藥」，這在某些地區是可以得到印證的。如民國二十九年，昆明市 66 位中醫中，年齡 45 歲至 75 歲的有 50 人，年齡 25 歲至 45 歲的只有 16 人[49]，而 34 位西醫中，年齡 20 歲至 45 歲的有 29 人，45 歲之上的僅有 5 人。[50]1930 年，李景漢對定縣 446 位傳統醫生的調查發現，他們中 40 歲以上的佔 89%， 50 歲以上的佔 64.3%。[51] 與昆明的情況相似，這說明習醫時間的長短對於民眾的選擇心理會有一定影響。在對昆明的調查中，當問及民眾對中醫信仰的原因時，有一個回答是這樣的：「你看看中醫他們學習多少年，自然有經驗，西醫只進三四年學校，出來便掛牌做醫生了。我有一個甥子，從前是個頂頑皮的孩子，後來中學畢業了，便進了軍醫學校讀了幾年書，現在剛跑出來，又是醫生了。」[52] 但在京郊地區，除治療經驗以外，鄉人對前八家村或自己村中醫生多不信服，常常請外村人治病，所以當地有句成語：「妙峯山娘娘，照遠不照近。」[53] 說明是否「靈驗」有時比「經驗」還顯得重要，也為鄉人信仰巫醫留下了相當大的空間。

政府按西醫模式對中醫體制進行職業化的改造，對中醫命運有相當明顯的影響。職業化不僅在體制上容易使中醫與西醫進行攀比，比如模仿西醫建立醫院制度，而且直接在經濟利益和傳統倫理之間的關係方面也發生

48 陳永齡：《平郊村的廟宇宗教》，頁 99，燕京大學社會學系畢業論文，1946 年。
49 車溢湘：《昆明市健康及衛生之調查》，頁 27。
50 車溢湘：《昆明市健康及衛生之調查》，頁 24。
51 李景漢：《定縣社會概況調查》，頁 295。
52 車溢湘：《昆明市健康及衛生之調查》，頁 30。
53 李慰祖：《四大門》，頁 50。

了微妙的轉折。如前八家村袁子庠中醫，曾於民國八年在海淀鎮藥舖時讀藥書、學治病，後拜海淀孫志卿大夫為師，學習中醫，然後才來前八家村應診。但自北平衛生局領得執照後，因感到不易掙錢，轉移到海淀應診，後又移到北平行醫，中間還一度去過張家口，最後於民國二十四年返回村內居住。這其間一度到昌平與清河鎮各藥舖做主方大夫，此後，因土地增多，生活富裕，才返回家中居住。[54] 很明顯，袁子庠的行醫軌跡是隨着經濟利益的驅動而運轉的，而這種轉換很可能受到了政府對「醫士」與「醫師」進行分類，並由此確定其收入標準等做法的影響。

## 「社區醫學」與鄉村社會

除「效力」和「費用」之外，社會資本的重組對西醫在鄉村佔有一席之地起了相當重要的作用。中西醫如果真正想要和巫醫競爭，在民間社會中就不可能僅僅單純扮演一個純粹醫生的角色，而需要當地多種條件的合力支持，因為巫醫中的「香頭」就是在社區中扮演着多功能的角色。針對於此，陳志潛在定縣試驗中提出一個「社區醫學」(Community Medicine)的概念。此概念強調醫學應基於所有人的需要和條件，而非基於那些單獨的個人；基於治療和預防方法的結合，而非單獨依賴治療技術。[55] 陳志潛由此批評現代西醫的職業化傾向只把注意力集中在緩解病痛上，而沒有注意不同社會和文化背景下應採取不同的治療對策，因而使西醫成為滋生貪圖錢財心理的機械式技術。

最重要的一點是，「社區醫學」十分關注西醫技術如何與地方社區和權力結構建立起合理而有效的互動關係，特別是如何有效地利用當地的社

54 馬樹茂：《一個鄉村的醫生》，頁 21。

55 景軍：《定縣試驗 —— 社區醫學與華北農村，1927－1937》，見《陳志潛教授學術思想研討會論文匯編》，頁 19。

會資源如新舊士紳階層的力量作為支撐和推廣西醫技術的背景。在這種互動關係中，陳志潛特別注意為傳統的社會控制機制預留生存空間，這與北京城裏從洛克菲勒基金會支援的協和醫學院模式引申出來的城區「衛生試驗區」概念就有了根本性的差異。「衛生試驗區」設立的目的是徹底摧毀地方社區系統取而代之，而「社區醫學」的理念則是力圖與地方資源包括民眾的「地方感覺」相協調，做到在一個空間中和平共處。[56] 正如景軍所論：「簡化西醫行醫手段，通過依靠現存的社會組織和給這些組織注入新的機制來提高公共衛生制度的有效性的決定，是將西醫應用於鄉土中國的重要步驟。」[57]

徐志明在前八家村的特殊身份與從醫經歷之間的微妙關係，證明了這一論斷的合理性。徐志明的父親徐維屏是位有新思想的鄉紳，曾將前八家村延壽寺內的私塾改為新學。當時徐志明在北平上中學，應父親之召返回家鄉，一面料理家務，一面幫助管理學校。在父親去世後，徐志明繼續出任小學校長。因為他是附近村莊中唯一受過中等教育者，所以在擔任校長後積極與村中長者聯絡，熱心推動村中公益事業，在此位置上也容易和附近各村的民眾發生聯繫，後來又被選為所轄附近各村第十五保的副保長。[58] 這種職務顯然是國民政府推行地方自治時的新型基層控制力量，但在推進國家的近代化方面卻起着舉足輕重的作用。按杜贊奇的看法，他們雖然地位不高，卻能壟斷國家與鄉村之間的聯繫。[59]

---

56 參見楊念群：《民國初年北京的生死控制與空間轉換》，見楊念群主編：《空間・記憶・社會轉型 ──「新社會史」研究論文精選集》，頁 131－207，上海：上海人民出版社，2001 年。北京城區所實施的「衛生示範區」計劃受到建基於大城市狀況下的協和醫院模式的直接影響，與陳志潛所倡導的比較適合鄉村社會的「社區醫學」理念有很大不同。

57 景軍：《定縣試驗 ── 社區醫學與華北農村，1927－1937》，見《陳志潛教授學術思想研討會論文匯編》，頁 16。

58 劉秀宏：《前八家村之徐姓家族》，燕京大學社會學系畢業論文，民國三十六年十二月。

59 杜贊奇：《文化、權力與國家 ── 1900－1942 年的華北農村》，頁 57，南京：江蘇人民出版社，1994 年。

所以，民國二十一年，當燕京大學在清河鎮舉辦鄉村試驗區，實施醫療下鄉計劃時，自然與代表現代士紳階層的徐志明建立了融洽的關係。更為有趣的是，前八家村周圍地區在 20 世紀三四十年代儼然已成為北京知識精英從事現代鄉村運動的試驗場。在燕大試驗區成立僅僅兩年後，清華大學社會學系也開始設立試驗區，與清河燕大試驗區的範圍相銜接。清華大學試驗區設在村內 9 號梁家院內，不但接續以前燕大在村中的衛生工作，而且在試驗區內附設醫藥箱，有一位常文英女士專門負責義務助產。徐志明這時開始介入醫藥箱的工作，逐漸對衛生事務發生興趣，最初是到北平各書局購買醫藥書籍自學閱讀，後又從中西醫名師受教，逐漸成為本地有名的醫生。由於徐志明醫術有限，只能善用幾十種藥品，打針藥品有強心劑、葡萄糖與花柳藥針等，在藥品方面常用凡士林膏、咳嗽片以及治療胃痛、退熱的藥片。徐志明至此已在村中身兼政治－教育－醫療三重身份，這種身份較易調動和整合鄉村資源，特別是可運用其在政治和教育方面的地位，來推行西醫的理念與實踐。[60]

就徐志明本身的生活狀態而言，這三重身份就像支撐一座建築的三根支柱，缺了哪根柱子，房子的骨架都會顯得不穩。一旦缺了哪根柱子，徐志明也會竭盡全力去修復。民國三十六年，徐志明任職的小學第二學期開學時，教育局派來一位郭慎華校長，徐志明只得辭職。接着的後果是收入減少，家庭開支只能靠診療生活維持。徐志明開始謀劃以成立另一所小學的方式找回這根柱子，目標是離前八家村東約三里路的六道口村。因十九保辦公處設在六道口村，徐志明以保長的身份與保裏聯絡，由保裏補助部分經費，學生拿一部分費用，最終成立了六道口小學，徐志明任校長。至民國三十七年初一，六道口小學已有學生一百二十餘人，他在教育上的這根支柱算是被修復了。

60　馬樹茂：《一個鄉村的醫生》，頁 19。

特別有意思的是，徐志明往往會藉助其在鄉間的權力資本，在時事急驟變遷的惡劣環境下，仍能自如地不斷獲取各種醫療資源以提高自己的醫術。民國二十六年，七七事變後，清華大學南遷，試驗區停止運作。徐志明已有三年多的衛生工作經驗，卻因試驗區的停止而失去了一部分薪水。沒想到新的機會又隨之而來，由於事變的影響，燕大試驗區也被迫停辦，燕大社會學系為了給系中學生創造實習機會，由趙承信先生主持，在民國二十八年重新在前八家村成立鄉村實驗室，並附有醫藥箱工作，村民有病可以免費診治。徐志明考慮到這是一個增加收入的好出路，遂與燕大協商，表示願意負責醫藥箱工作。由於有了清華大學醫藥箱的工作經驗，徐志明這次主持醫藥箱可謂得心應手。他與燕大校醫處聯絡，只要村民得了重病，就介紹給校醫治療，他自己也藉機提高醫術。這是他與燕大第二次發生聯繫。

七七事變後不久，日本人佔領了北平城，在前八家村西面的西柳村成立了新民會試驗區，附設診療所，附近村民來此治病只收掛號費用。為了方便，徐志明也時常到離村僅二里地的西柳村診療所尋求指導。

位於清河鎮西面的真福院天主教堂，在民國二十四年添設西藥施診工作，除信教人士及貧苦村民遇有疾病前來應診不收費用之外，其他村民只收少許掛號費用。徐志明也常來此與施診人員閒談，獲取醫學知識。

徐志明就是這樣在身兼數種角色的情況下，依靠自己在鄉村社會的權力支配關係，逐漸把西醫導入了鄉村本土化運作的軌道，同時自己在獲得新的經濟來源的情況下，不斷地使西醫技術能夠變通地適應鄉村社會的人情網絡規則，以獲取鄉民的信任。除了藥價和診費低廉之外，徐志明門診時，家人會主動陪侍病人說些家常話。有認識的村民，徐志明母親總要熱情地送出門說：「回家問好！」調查者有一次就發現徐志明給一個小孩治傷，在胳膊上換上一塊新的藥棉，上面塗上硫磺膏，用藥布裹上，小孩姐姐只說了聲「再見」，並沒有給錢就帶小孩離去，臨走時徐志明的母親李氏還熱情地回了聲：「到家問好。」

西醫進入中國後所奉行的一些規則，如相對封閉的醫院管理空間及嚴格規定的門診時間，在中國城市中雖較能推行，但在鄉村卻完全違背普通鄉民的生活節奏和對空間的感覺；而徐志明對西醫的本土改造比較貼近中醫的方式，如門診設置的時間不固定，以及範圍廣大而次數頻繁的出診。因為鄉民普遍缺乏準確的時間觀念，原來徐志明根本沒有確定準確的出診和門診時間。後來規定上午門診，下午出診，但上午應診時間仍不確定，病人隨來隨治。下午出診一般在兩點鐘，出診時把藥品用具裝在一隻小藥箱內，繫在自行車上，騎車到病人就診或覆診的村莊去。每次出診約走四五個村子，回家時常常天色已晚，所以出診時先用過點心，晚間回來時再吃晚飯。夏季裏病人最多，最忙時門診人數超過二十人，因屋小難容，病人多在院中或房外等候，出診人數平均也有十人以上。每天出診所到的村莊最初只是在前八家村周圍二三里的區域，後來擴展到十里，甚至十七里以內的村子。徐志明的出診範圍達四十餘個村莊，最遠曾到過前八家村北面三十五里的沙河。[61]

在與村民或病者的交談中，徐志明不會放過任何宣傳西醫的機會，時常發出香頭不能治病的種種言論，並舉出「香頭」診病不靈的事實。西醫徐志明同時還兼具保長和小學校長的職位，這兩種職位在鄉村中都很具文化資本的魔力，所以往往比單純的西醫僅僅從治病效果上的勸誡要更具說服力。徐志明很清楚，自己在當地的醫術並不屬於高明之列，僅靠效力高低的較量顯然並不容易在爭奪病人來源方面佔據上風，還必須充分利用自己的特殊身份加強村民對西醫的信任。

中西醫逐漸在與巫醫的競爭中處於有利的位置，我覺得有兩點值得注意。一是他們逐步建立起了一種「身體化」的評價系統。凱博文說，中國鄉民容易把精神疾病用身體化的形式加以表述，這是中國文化含蓄表現的

61　馬樹茂：《一個鄉村的醫生》，頁 35。

結果。而我恰恰認為，鄉民清楚在甚麼時候用甚麼樣的方式表達自己的感覺，當然前提是治療過程必須有效。

至於用甚麼語言表示，其實是可以隨場合而變化的，比如他們很清楚把身體疾病與精神疾病分別加以對待，身體疾病靠人，精神疾病靠神，現在許多農村鄉民看病仍持有如此的分類框架。理由是，鄉民原來認為「香主」可解決一切問題，而西醫進來後，外科手術的效果顯然是巫醫香頭無法企及的。於是，鄉民自然用身體化的語言表達感受，而這恰恰是現代科學規訓的結果。但是，這並不表明鄉間的地方感培育的治療心理已完全消失，或鄉民已完全放棄了選擇仙家治病的傳統，他們只不過是各得其所而已。

# 第六章
# 追剿「巫醫」

1931 至 1933 年，李景漢在定縣的調查已進行了幾年，這位經常穿着件長衫騎着毛驢挨村轉悠的讀書人，除了關心定縣的人口分佈與土地狀況外，也漸漸對村裏的老百姓總喜歡請大仙治病發生了興趣。這天正趕上一戶人家等着降神治病。定縣大仙降神多在夜間，請仙的人必須把預備好的屋子遮得嚴嚴實實，不許點燈，還要在炕桌上供些熟雞蛋和燒酒。等香頭來了後，先要燒香請仙，香頭多是女性，她坐在炕沿的桌旁，給大仙留着炕裏的正座。

黑暗中的氣氛顯得有些壓抑，只聽忽然一聲大叫，說是大仙來了，家人忙着叩頭，請大仙飲酒、吃雞蛋，黑暗中隱約能聽見吃喝的聲音。看似乎吃得差不多了，婦人趕緊問大仙說：「這人得的是甚麼病？」於是一陣似說似唱的聲音飄蕩在屋裏，那聲音極細弱，好像女子：「這個人得的是 ×× 病。」這樣一問一答持續好久，得病的原因、治療方法和幾種簡單的藥品，都說清楚了。有時大仙還用一雙毛烘烘的小手替病人按摩。[1]

---

1　李景漢：《定縣社會概況調查》，頁 398。

這只不過是20世紀30年代定縣一個普通農民家裏求仙治病的情形。那麼，這個不肯在光亮中現身的「大仙」到底是何方神聖，長的甚麼樣子呢？

## 「巫醫」與民間宗教秩序

### 從「俗凡」到「神聖」

這位在黑暗中不肯現身的「大仙」，很可能是只鄉民信奉的「狐狸」。除了「狐狸」之外，它還可能是「黃鼠狼」、「刺蝟」或者「長蟲」。鄉間稱它們是「四大門」。「四大門」又稱「四大家」，是北京近郊鄉民中很崇奉的四種動物。《順義縣志》中就稱民間「黃鼠、刺蝟、長蟲（蛇）、狐仙、白兔，隨處皆供奉之」[2]。

「狐仙」信仰更是遍及華北地區，保定府「唯對狐仙信仰甚深，家家供奉，並敬書『天下財源主，七十二口仙』類似聯語之紙條粘貼之。遇有小疾病，即云鬧老仙」[3]。據說，老北京的一些居民家中都供奉着「狐仙」，除享受主人的煙火食物外，它們都由城東門的「狐官」管轄。[4]

「四大門」信仰似乎不僅限於北京或華北地區，因為「河北只通稱胡三太爺、黃二太爺，在東北舊小廟裏供養着神位，更有胡萬成、成一、成門、黃玉禧、成明、柳向恩等名字，分別得很仔細」[5]。

在鄉民的眼中，「四大門」又可分為「俗凡」與「神聖」兩種。凡是屬

2 丁世良，趙放：《中國地方志民俗資料匯編・華北卷》，頁22，北京：書目文獻出版社，1989年。

3 丁世良、趙放：《中國地方志民俗資料匯編・華北卷》，頁315，北京：書目文獻出版社，1989年。

4 《中國文化象徵詞典》，頁122－123，長沙，湖南文藝出版社，1990年。

5 周作人：《知堂集外文・（亦報）隨筆》，頁483，長沙，岳麓書社，1988年。

於俗凡類的「四大門」，與其他動物沒有甚麼區別，而屬於神聖類別的「四大門」就會成為人們崇拜的對象。有趣的是，京郊鄉民將這四種動物都加上了人的姓氏，有點像模擬「宗族」的意思。如稱狐為「胡門」，稱黃鼠狼為「黃門」，稱刺蝟為「白門」，稱長蟲為「柳門」或者「常門」，總稱為「胡黃白柳」四大門。鄉民在日常生活中往往會根據它們的體態和表情，區分出某一種動物到底是「俗凡」還是「神聖」。

鄉民的感覺是比較細膩的，如果在進村或出村的路上恰巧碰到一隻胡門（胡、狐諧音）的狐狸，就會自然按照它們的表現分類。鄉民會說，俗凡的狐狸遇到人，便會趕緊躲開，跑起路來是亂竄亂跳的，神聖的狐狸兩眼放光，走起路來安然穩步，見人並不逃避。

如果遇到黃門（黃鼠狼）中屬於俗凡的黃鼠狼，鄉民會教你辨認說它很怕見人，白天往往隱藏不出。神聖的黃鼠狼看上去眼睛發紅，走起路來神態安然，步履平穩，在路上遇見人便站住，將前爪拱起。

白門（刺蝟）可以靠毛色的變化加以識別。一般俗凡的刺蝟毛色一直是灰白的，其他特徵很少。神聖的刺蝟兩眼發紅，腹下長着一寸餘長的白毛，刺的尖端有豆狀的顆粒，毛色時常改變，看上去本來是白色的，忽然會變成灰色，一會又變成黑色，走起路來也是穩重安詳。

柳門（長蟲，又稱常門，長、常諧音）：一般的蛇類不能變化，而神聖的長蟲變幻莫測，能大能小，看上去不過三五寸長、筷子粗細，一晃之間便能長到兩三丈，有缸口粗細。頭上有「冠子」（凸起物）的往往是神聖的。身上發出金黃色光澤的長蟲更是神聖的表現。此外，神聖的長蟲靜止的時候總是盤做一團，將頭昂起，叫作「打坐」。

「四大門」要想從俗凡躍級到神聖的位置，需要經過一番修煉的功夫。修煉到相當程度，便可以「聚則成形」「散則成氣」。據當時研究者採擇鄉民觀念後經過加工的描述，其「精氣」即魂經過修煉之後，便可以脫離軀殼進入人體，進入的途徑是從七孔和陰部。進入人體後，這個人就會出現反常的舉動，如哭鬧、胡言亂語及跑跳之類的現象。經過耗損精力，「四大門」就可對其加以控制，民間稱之為「拿法」。[6]

「四大門」的精氣進入人體中，就如同氣的運行一樣，所過之處往往會使體態發生變化。如果婦女兩腋之下出現凸起的塊狀物，顯得非常綿軟，那就是精氣所在，若是將此處弄破，精氣就會立刻消失，該「門」的修煉也就會成為泡影。

當然，「四大門」純粹用「拿法」的方式還不能名列仙班，成其正果，因為還沒有積累起功德，所以又有「撤災」的說法。所謂「災」指的是一些流行病，將「災」(流行病)撤出去之後，「四大門」再依靠香頭的力量來治病，將病治好便算是積了功德了。但「撤災」有兩個條件：第一，每個家庭中至多有一個人得病；第二，病者未病之前，已經出現了生病的跡象，「撤災」僅僅是助其生病而已，所以治病可以作為造成功德的方法。[7]

## 「瞧香」與「頂香」

「香頭」在「四大門」的授意下給人看病，可分為兩種情況。一種是「瞧香」，就是將香點燃後，用眼直看高香火焰，在受到仙家靈機指示的情況

---

6　參見周作人：《知堂集外文・(亦報) 隨筆》，頁 483。關於「四大門」與薩滿教的關係，目前存在着爭論。李慰祖通過對與「四大門」相關的神話和儀式的描述及分析，確認了「四大門」信仰屬於薩滿教屬性的體系。而一般民俗學界，在涉及「四大門」或類似的民間信仰時，則往往採取了「自然崇拜」中「動物崇拜」的解釋，或將其視為原始宗教及原始時代之信仰的「遺留」。但有的學者認為，「四大門」與薩滿教在某些儀式與信仰方面有相似之處，在滿族及達斡爾族等少數民族的薩滿教文化裏，可能滲進了類似「四大門」信仰的一些因素。但「四大門」以及相關的民間信仰形態卻有自身的流派傳承和淵源關係，具有薩滿教難以解釋的獨特性。如果把「四大門」信仰理解為是在漢人地域社會之民眾生活裏的「民俗宗教」的形態之一，似乎更為恰當。參見周星：《四大門：北方民眾生活裏的幾種靈異動物》，北京大學社會學人類學研究所工作論文，2000 年。

7　李慰祖：《四大門》，頁 134－135，燕京大學法學院社會學系學士畢業論文，民國三十年五月三十一日。

下，可以說出病情，但是仙家並不附在體上，香頭的頭腦仍可以保持清醒狀態。另一種是「頂香」，在「香頭」將香引着後，仙家下神附在香頭的身體上「借位說話」，當時「香頭」心中感覺糊塗。前一種稱為「明白差」，後一種稱為「糊塗差」。

俞樾曾描寫過天津「香頭」「頂香」的情形。其中說：「巫至，炷香於爐，口不知何語，遂稱神降其身，是謂頂神。所頂之神，有曰白老太太者，蝟也；有曰黃少奶奶者，鼠狼也；有曰胡姑娘者，狐也；又有蛇、鼠二物。津人合而稱之為五家之神。」[8]

《清稗類鈔・巫頂神》中則強調女性往往容易被降神：「所立名稱，大抵婦女為多，故婦人易被蠱惑。」[9]

在北京地區，城郊與鄉間的「四大門」崇拜表現形式微有差異。城郊的形式較為多樣，一般會在較熱鬧的地方開壇或直接設在廟裏，或者在家設壇。例如民國年間有一次北城某處開壇，吸引要叩問病情的信士紛紛前來。頂香人焚香叩拜後，端坐龕旁，然後由到壇的人焚香上供。有病癒前來還願的，便由頂香人勉勵嘉獎幾句，再指示一些養病的方法，意思是做給旁人看，求神是要還願的。

有病前來求治，如是內症，當時頂香人就給幾包爐藥（香灰），簡單說幾句病症原因，標準句式不外是甚麼「上火下寒，停食着涼」，或「某日衝撞某神，不虔心拜求，便能成為重病」，說完並大聲喝問：「是這樣不是？你仔細想想？」有的大仙特別嘉許，也會另賜幾粒丸藥，得到的病家會面露感激表情，頂香人則會面顯得意之色。丸藥的賜給方式，有的從香案上取付，有的由頂香人祝禱，從香火中抓取，有的從所供佛像袖中蹦出。[10]

---

8 俞樾：《右台仙館筆記》，頁 336，上海：上海古籍出版社，1986 年。

9 徐珂：《清稗類鈔》，第十冊，頁 4560，北京：中華書局，1986 年。

10 金受申：《北京通》，頁 613，北京：大眾文藝出版社，1999 年。

病人如果得的是外症，如生瘡或是筋骨病，便會被安排留在最後醫治。施治方法有二：一是用熬熱的香油，頂香人用手蘸油塗抹患處；二是把燒酒點着，用手抓火帶酒塗揉患處，也有在酒內加花椒、茴香、鹽粒的，有時竟能減輕病情，起到活血舒筋的作用。還有的頂香巫人，家中並不設壇，只稱頂某仙爺、仙姑，到人家中治病，名為「分壇」，又稱「仙差」，又稱「奉命行道」。

有的香壇並無巫人，只有廟祝，叩問人直接求神，問事只求默佑，問病只求爐藥。如德勝門外的大仙爺，平日問事問病的人就已不少，朔望燒平安香還願心的也是絡繹不絕。大規模的香壇如安定門外的馬神廟三八開壇，有簽有藥，除問病問事還願的人以外，還有不少皈依的信士，手執念珠，按日前往虔拜。[11]

周作人認為「四大門」的看病方法源於滿人對薩滿教的吸收，祭堂子成為滿人官定的儀式，《清會典》中很威嚴的所謂贊祀女官，實際則是跳神的女巫，俗稱為撒麻太太。到了漢人中間叫作瞧香的，是道婆的作風，只是「頂」神說話，不那麼跳了。[12] 可見在漢人中間，「瞧香」主要是一種民間行為。

從「四大門」與香頭的個人關係而言，香頭基本上是各「門」的替身和代言人，「四大門」的各類靈異動物很少現身。如城郊內頂蛇仙的巫人就往往虛設龕位，並不見蛇仙的本形。有時蛇仙也會在龕中現出法身。據當時人記載，西城羽教寺所供潭柘寺的二青爺，係用梗木神龕，前罩玻璃，龕內設小牀，牀上鋪有黃緞被褥，二青爺就隱身其中，有時偶爾會從被中露出頭來，四處觀望。龕前香案上除陳列供品外，還羅列許多水瓶，求仙水的人可以自己帶着空瓶子，取走若干。水瓶中的水，由助善人隨時續添。

11　同上。

12　參見周作人：《知堂集外文・（亦報）隨筆》，頁 483。

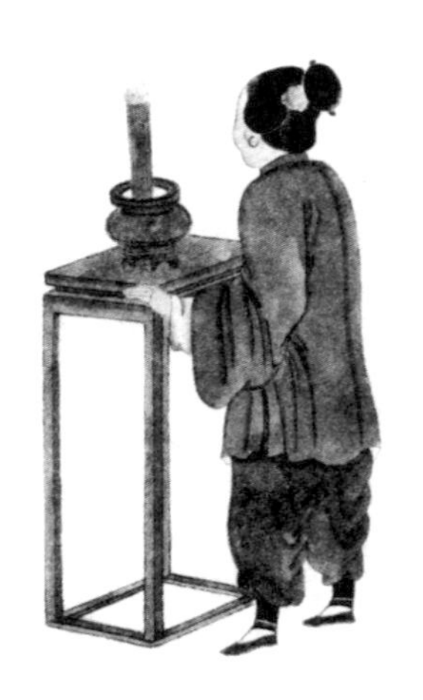


這張北京民間風俗畫描繪出一個婦女準備「瞧香」看病的情形。（選自《北京民間風俗百圖》，頁 70）

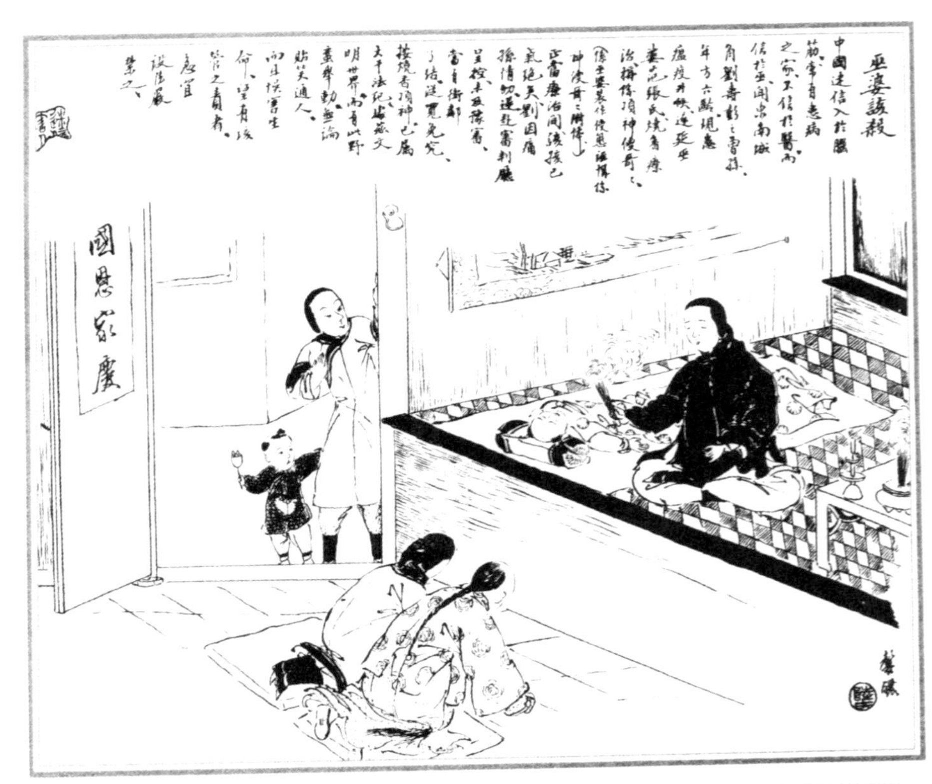


這幅圖反映了流行於京津地區的「頂香看病」職業的某種情形。（選自侯傑等編著：《醒俗畫報精選》，頁 86，天津：天津人民出版社，2005 年）

據說二青爺已有幾千年的道行，按道理說應不食人間煙火，但夜間仍需由助善人供奉雞卵。普通巫人所供奉的蛇仙，也以「大青爺」相稱，頂奉的人，可以附體後降下靈語。有一個巫人平常頂的是蛇仙，據他說，凡有人問事問病，就會不自主地答出，但聲音並不改變，只需隨意答出，就是「仙語」，並需由旁人立即記錄，過後便不能重述。巫人當時答出藥方，有的因為素習幾個湯頭歌訣，可以開出皮鬆肉緊的藥方來，有的根本不識字，也能隨口說出藥方來，就使人覺得莫名其妙。老北京人金受申曾回憶說他對門住着一位郭老太太，就是如此作法的，有人請她看病時，必須由她和問病人虔誠跪禱，如仙不下降，就回絕病人不予施治。[13]

「四大門」發揮法力的能量還是有區別的，比如黃白兩門中，黃門並無大的法力。據說黃門在鄉間，能力只是偷吃偷喝，凡有人家婚喪紅白事，廚房灶上，必有預防黃門作鬧的方法，如切肉的，必須用刀在菜墩旁邊時時憑空虛砍，掌勺的人，必須用鐵勺在鍋邊時時叮噹虛敲，原因便是害怕黃鼠狼能隱形前來偷吃食物。

鄉間認為白門刺蝟就是財神爺，但又不供祀實物，只是對虛設的財神洞叩拜而已。鄉間和城郊不同，只在籬內籬外乾淨的地方建一小房，高及二尺，面寬約三尺，進深約二尺，前有小門，叫「財神洞」。每天晨昏三叩首，早晚一爐香，朔望擺上些簡單的供品，如白酒、雞蛋、花生之類。

北京曾有諺語，凡是認為某人吝嗇不肯破鈔的，便說「不是財神爺，是草刺蝟」，或簡單說「某人是草刺蝟」，可見刺蝟是財神的象徵。對於「四大門」的行事特徵，金受申曾總結說，除長門時現法身、黃門幺魔小道、白門不登大雅之堂外，都是不言不語，沒有大吹大擂的，這也許是北京之所以為北京罷了。[14]

---

13　金受申：《北京通》，頁 616－617。

14　同上。

## 「壇仙」的空間安排

20 世紀北京二三十年代郊區農民的家中都擺着佛龕，而「四大門」的住所則會被安排在院子中的「財神洞」(或稱財神樓)裏。這樣的「財神洞」往往造價昂貴，甚至所費銀錢要高於人住的瓦房。據當時的調查，鄉民對在屋內所供奉佛龕的重視程度，與院子中所蓋的財神樓相比，大不相同。調查者看到的佛龕多半是塵垢遍佈、蛛網縱橫，有的農家將佛龕似乎僅僅當作一個陳列日用物品的架子，將許多小孩玩具、手工作品、私人相片等等都擺在上面，看上去好像是一個雜貨攤。佛龕前面的桌子上更是放雜物的地方，小孩爬到桌上，也不會引起長輩的斥罵。[15]

鄉民對財神樓的態度卻完全不一樣。平常人若是走近財神樓，便會引起他們的懷疑，會受到監視，因為鄉民認為接觸財神樓很容易衝撞財神爺，對農家不利。當年的調查人李慰祖當時與一個叫黃則岑的農民已相當熟識，但是每逢李慰祖走近黃氏房子西邊的財神樓的時候，總會受到有意無意的監視。同樣，黃氏在他家財神樓旁栽蔥的時節，李慰祖一邊同他說話一邊觀察他家財神樓的構造時，他便立刻請李慰祖到他家中去坐。那意思好像是說其實並不真的是想請你到屋中去坐，而是希望你離財神遠一點。京郊農民對財神樓是否堅固也非常在意，在每年春季修理房屋的時候，凡是用泥土修的財神樓都要用泥抹一次，以防雨水將它滲透。[16]

### 不安分的「壇仙」？

從空間安排的角度而言，除財神樓外，鄉民家中所設「香壇」中的塑像可以分成三類，即「佛」、「神」和「仙」。「佛」在鄉民眼中並無精英頭

15　李慰祖：《四大門》，頁 134。
16　李慰祖：《四大門》，頁 135。

腦中那樣的嚴格分類，其形象包容很廣。按照海淀碓房居6號劉香頭的意見，「佛像」應該包括佛教、道教中所有「神」、「佛」、「菩薩」等等，因為她認為自己所提供的幾位佛的佛法廣大，能夠普度眾生，與普通香頭所供的「神」、「仙」完全不同。劉香頭的「香壇」中，供着三個大佛龕。正中一個是「玉皇大帝」，身穿鵝黃色龍袍，頭戴「平天冠」，手持牙笏，三綹黑鬚。右邊龕中供的是「觀世音菩薩」，手執甘露淨瓶，旁有「善財童子」和「龍女」。左邊龕中供的是「藥王爺」，九梁道巾，鵝黃鶴氅，三綹黑鬚，手執拂塵。

像劉香頭這樣對塑像的空間安排在鄉民中並不普遍。如在成府曹香頭的香壇中，「佛」的塑像不供在正中而供在兩旁，因為正中所供的「四大門」就地位來講當然不能與「佛」相提並論，但是四大門是該壇「主壇」之神，也就是該壇的開創者，所以要供在正中。「佛」在該壇的位置只屬於客座的關係，他們往往在設壇之後方才駕臨，並且不是常住該壇，來去無常，所以只得屈身在下席。來求香的人都向「香壇」上首叩頭，因為「佛」平日很少下壇，還有的佛從不下壇，所以不供在上首。

曹香頭的壇中左壁供有兩個龕，上首是「三清」、「玉清」，都是着道家的裝束，下首供的是一個木質的「彌勒佛」。曹香頭告訴來人說：「這位老神仙請不下來。」在壇右壁龕中供着一張「濟公」的相片，有四寸大小的一張半身相片，頭戴無簷兒氈帽，瞪目露齒，做微笑樣子。[17]

曹香頭顯然沒有按精英知識的要求對佛身份的尊崇分類加以特殊安排，而是混雜安置了諸多的偶像。其對「佛」及神像的安置不是按照宗教學意義來加以分類，而是按照「佛」的靈驗程度即是否能請下來進行安排，然後根據「佛」的靈驗與自身具體生活的關聯程度來解釋和選擇崇拜的對象。從這個意義上說，鄉民對「香壇」設置的空間安排，很難說是一種「帝

17　李慰祖：《四大門》，頁75。

國的隱喻」或政治秩序觀念的某種表達，而是一種地方感覺結構塑造的結果。

在對神的尊崇態度上，更可以看出鄉民的感覺對選擇崇拜哪類「神」的影響。按照鄉民的觀念，「神」的地位一般比「佛」的地位低，但是在「壇口」上，「神」的神通比「佛」的力量大得多。「神」不但有偉大超自然的法力，而且有力量來命令「四大門」，因為「四大門」是「神」的當差的。但在空間安排上，「神」的位置卻未必比「四大門」要高。如在曹香頭的「壇口」上，「天仙聖母」(又稱碧霞元君)的龕是在「四大門」的下首，因為這位娘娘不是該壇的主神，儘管她在北宋就受到了冊封。[18]

「四大門」作為民間信仰的一種形式，在華北地區擁有許多信眾，但我們如果深入其組織和信仰中，就會發現，其表現內涵與比較程式化的宗教形式如道教和佛教有相當大的區別。它沒有形成精英和系統知識意義上的「宇宙觀」，普通鄉民基本上是靠生活需求所培養和指示出的一種直觀感覺來選擇崇拜對象，其對崇拜對象的分類也屬於一種相當感覺化的分類。比如，平郊村鄉民就有意將偶像的職責按照其在生活中有可能發揮的作用進行職能分類，使其各有所司。在家中供娘娘的，在嬰兒降生洗三的那天，必須要燒香擺供，祈禱娘娘佑福嬰兒長生康健。供奉張仙的，大多是因為家中無子，而民間俗傳張仙是「打出天狗去，引進貴子來」。供奉菩薩的，只是為求保佑家中平安快樂，無災無病，此外沒有特殊的要求。[19]

## 「王奶奶」的故事

京郊各壇口供奉較多的「神」是王奶奶。據當時的調查，王奶奶共有

18　趙世瑜：《國家正祀與民間信仰的互動 —— 以明清京師的「頂與東岳廟」為個案》，見楊念群主編：《空間・記憶・社會轉型 ——「新社會史」研究論文精選集》。

19　陳永齡：《平郊村的廟宇宗教》，頁 8–9，燕京大學社會學系畢業論文，民國三十年五月。

三位。西直門外大柳樹村關香頭下「王奶奶」神的時候，這位王奶奶對自己的出身有段自述：

> 王奶奶不是一個，有東山丫髻山「王奶奶」，有西山天台山「王奶奶」。我是東山王奶奶，原本是京東香河縣後屯村的人，娘家姓汪。西山「王奶奶」跟我是同村的人，娘家姓李，我們並不是一個人。天津稱「王奶奶」做「王三奶奶」，現住妙峯山，那又是另外一個人，她並沒有弟子，也並不降神瞧香。
>
> 我本來是七世為人身，在第八世成了道。在成道的那一世的人身，夫家姓王，娘家姓汪，我們「當家的」(即其丈夫) 磨豆腐賣，我們吃豆腐渣，在夏天去野地裏挖刺菜 (一種野菜，葉如柳葉狀，一根莖上結一朵花，作淺玫瑰色)，放在大缸裏酸起來，就着豆腐渣吃，很是苦楚，現在的「窩窩頭」那真是「玉宴」了。
>
> 後來我們當家的死了，剩下我和一個傻兒子，更是困苦！有一年丫髻山蓋鐵瓦殿，我給山上背鐵瓦，每一塊「背錢」(即工資) 才「四兒錢」(即四個制錢)，背一天，夠個吃飽的就是了。趕到鐵瓦殿蓋好，我進去看看，哪知道我成道的時辰到了，就「坐化」(由肉體坐在殿中成了正果) 在殿裏，即是丫髻山鐵瓦殿中坐化的肉體「王奶奶」。[20]

王奶奶坐化之前只是出身貧寒的一介平民，後來也不曾受到官府的冊封，也就是說在官方欽定的「神譜」中沒有其身份和位置。這和另外一位「娘娘」── 碧霞元君所受到的待遇很不一樣，但她在普通鄉民中擁有普遍的信仰。「王奶奶」的平民化特徵還表現在下神時要抽「關東煙」。

在槐樹街李香頭的壇口上，專門為「王奶奶」預備了一隻煙袋，那煙袋是菠菜綠的翡翠煙嘴，虎皮烏的煙桿，白銅煙鍋，青緞煙荷包，供在龕

20 李慰祖：《四大門》，頁 76。

的旁邊，專等「王奶奶」下神時吸用。「王奶奶」下神吸煙，往往煙不離口，並且要喝小葉茶（較好的香片茶），喝完一碗，接着又喝，有時喝得很多，有時還要飲酒，但是不用茶品佐酒。

王奶奶抽煙喝酒的行為其實更易使鄉民接近「神」所營造的氛圍，使「下神」成為日常生活感覺的一個組成部分，而不是遙不可及的偶像崇拜。京郊另外一位神是通縣南門外二十八里的李二寺中的主神，名字就叫「李二」。他本是一個挑水夫，後來成了道，後人為他修了一座廟，他的塑像仍然是挑水夫的打扮。

京郊流行的有關王奶奶來歷的另一個版本的傳說卻頗有不同。平郊村的村民認為王奶奶是光緒初年京東三河縣一帶的人，生前十分貧苦，靠給人做傭工度日，至於做的甚麼工，卻無人能知詳情。王奶奶心地善良，時常扶弱濟貧，後來成為香頭，頂四大仙門為人治病，常常是每治必癒，無不靈驗，從此聲名大噪。後來赴妙峯山進香，遇到靈異事情，不久即在妙峯山坐化，成為肉胎仙人，各處競相塑像供奉。

據鄉民看來，王奶奶的法力似乎較四大仙門稍高一籌，因為她是以人的肉身修煉成仙，而四大門則是以動物的形式修煉成仙，所以王奶奶的威力應較四大門為高。[21] 這段有關王奶奶來歷的敘述和西直門一帶傳說有所出入的地方在於，西直門一帶傳說認為王奶奶本是役使四大門的神人，而此段傳說卻認定王奶奶曾有一段時間頂四大門看病，是受四大門的驅使，然後才遇到機會坐化，反過來其法力才超過四大門的。

當然，這些「神」受到崇信的原因是他們可以直接驅動「四大門」，幾乎是立竿見影地解決現實中的若干棘手問題，而不像一些官封的「神」，如碧霞元君一般在朝頂廟會前後才顯靈，在時間上無法滿足鄉民的即時性需要。

---

21　陳永齡：《平郊村的廟宇宗教》，頁 16－18。

## 鄉民眼中的「神譜」

在農村，鄉民頭腦中自有一套有別於精英概念的「神譜」。鄉民們認為，具有成神資格的必須是人，人由於修善果，或是修煉成道，便轉成了「神」。「四大門」修善果，或是轉煉成道，便成了仙。表面上看，「神」與「仙」的價值不可同日而語，「四大門」永遠沒有希望修煉成「神」。一個人生下來，自然就有五百年的道行，所以「四大門」要修煉五百年後才能脫去畜性，成為一個凡人，而且神仙過一年等於世間的十年，「四大門」如要蛻變為人形是很不容易的。

「四大門」雖與「神譜」無緣，但在畫像上卻是以人的面目出現，而且也有性別之分。男性的「仙」是被尊稱作「老爺子」的，每一個香壇中的各位「老爺子」（普通是兩位到五位），畫像時都要合畫在一張紙上，雖然合畫在一起，但他們並不一定同屬於「四大門」中的某一門。

在成府曹香頭「壇口」上有「白門」五位「老爺子」的畫像。這張畫像分兩部分，下半部分是第一層殿，上首坐定「大老爺子」，穿清代朝服，朝帽朝靴，顏面呈赭色，面部有皺紋白鬚，下首坐定「二老爺子」，容貌服裝與「大老爺子」相同。上半部分是「第二層殿」，「三老爺子」坐定正中，三綹白鬚，左肩後坐定「四老爺子」，八字黑鬚，右肩後坐定「五老爺子」，年紀很輕，沒有鬍鬚。

在成府剛秉廟李香頭壇口上，五位「白門」老爺子沒有多少區別，來歷卻大不相同。據李香頭說，這張畫像上的五位「老爺子」全不是同門。「大老爺子」是「胡門」（狐狸），「二老爺子」是柳門（長蟲），又稱「常門」，「三老爺子」是「白門」，「四老爺子」是「黃門」（黃鼠狼），「五老爺子」是「灰門」（鼠）。[22]

鄉民信仰繪在紙上的「四大門」是有其現實緣由和自己的標準的，他們會主動把紙繪「四大門」與一般的財神紙碼區別開來。平郊村一位侯姓

22　李慰祖：《四大門》，頁 81。

婦女就認為紙繪的財神像毫無用處，僅僅靠一張紙，怎麼可能對人發生作用。可是，「四大門」作為財神爺卻因靈驗而得到信仰。同村之中豆腐坊掌櫃黃則岑和其妻子就表示極不相信紙上所繪的神仙，但是對於「四大門」財神爺是絕對地尊崇。

「四大門」壇仙在民間受到尊崇，原因不在於它在「神譜」中具有多麼高的位置，或是否得到了很高的修行身份，而是取決於它在鄉民的實際生活中起作用的程度，或者說是在多大程度上影響了鄉民的日常生活狀態。

「四大門」壇仙的許多神異功能往往直接滿足了這種需要。壇仙職務的分工十分細密，比如老公墳王香頭壇口上的仙家是三位「胡門」的老爺子：大老爺子負責治病，指示農家修財神樓；二老爺子守壇配藥；三老爺子輕易不下壇，主算卦問事的責任。在倉營村開香頭的壇口上，仙家有更細密的分工。該壇共有 118 位老神仙，必要時還可以從別的「壇口」上請其他的仙家。這一百多位仙家各自分任一小部分職務。在治病方面又分出內外兩科，例如治疙瘩的是一位仙家，治眼睛的又是另一位仙家。此外，對於安樓（修財神樓）、指示疑難、求壽等等均有專仙負責。[23]

## 「催香火」與「地方感」

關於「四大門」與其他偶像崇拜的關係，按一般意義上的宗教社會學的劃分，「四大門」應該屬於經驗性的早期不健全和粗糙的宗教形式，它們由隨意的經驗所組成[24]，缺少精英宗教的莊重儀式和身份。因此，人們想像當一些制度性宗教如佛、道等日臻成熟以後，這樣的經驗性宗教自然要屈從於後者的支配。

然而事實可能恰恰相反。在一般鄉民的眼中，比較正規的廟宇中那些泥胎塑像之所以有顯靈的能力，並不是由於它們自身的神性所致，而是由

23　李慰祖：《四大門》，頁 34。
24　涂爾幹：《宗教生活的基本形式》，芮學明等譯，台北：桂冠圖書公司，1992 年。

於作為低一級仙家的「四大門」把自己的力量加之於上，藉着泥胎的招牌來顯示神通，或藉着廟神的名義「催趕香火」。按照鄉民的經驗，平常在一個社區中，同時有幾座「關帝廟」，其中只有一座香火興盛，其餘的都無聲無息，據此便可判斷，興盛的廟宇是四大門藉着「關帝」的名義來催香火。

在調查中，一位鄉民曾經說過，普天之下的「關帝」只有一個，怎麼可能分身住在各個廟裏面呢？所以求廟中「關帝」泥像當然是無效的，即使「關帝」常住在一個廟內，也絕不會給人治病。當年曹操以金銀相贈，「關帝」還不接受，一般百姓只是草木之人，更不會引起「關帝」的注意了，何況到廟中去的善男信女們多半是問病求財、投機企業、求神保護。「關帝」以其正直不阿的品格若能對此類問題發生興趣，豈不是笑話？「關帝」如此，其他天神也是一樣。[25]

以往人們普遍引用的阿瑟・沃爾夫（Arthur P. Wolf）的理論認為，對於中國民間社會而言，神、鬼、祖先三種超自然形象是分別按照官方、陌生人和親屬這三種人羣的基本社會分類模式進行塑造的。[26] 但就普通鄉民與「四大門」的關係而言，佛、神、仙的關係更主要的是按照其對社區日常生活干預和支配的能力來劃分其重要性，這又取決於鄉民的地方感覺的判斷。

比如在鄉人的眼裏，祖先的地位是最不重要的。在平郊村，「供祖」的現象就極不普遍，據當時的調查，只有于家和楊家兩家舉行過祭祖儀式，而且這兩個祭祖的人家，一個是村中的書香門第，另一個是村中的首富，其他農家都沒有發生過祭祖的舉動。[27] 據韓光遠對平郊村一家姓趙的農戶進行的調查發現，趙家對於祖先觀念並不重視，自他們搬到平郊村來以後的一百四十年間，從未設置過祖先牌位或圖表，平常年節也不給祖先燒香或叩頭。[28]

25 李慰祖：《四大門》，頁 44。

26 阿瑟・沃爾夫：《神、鬼和祖先》，張珣譯，載《思與言》，卷 35，第 3 期，1997 年。

27 陳永齡：《平郊村的廟宇宗教》，頁 11。

28 韓光遠：《平郊村一個農家個案研究》，燕京大學社會學系畢業論文，頁 46。

據一種分析，祭祖發生在書香門第之家，原因是祖先崇拜更接近儒家思想，而普通鄉民更關心日常生活中雨雪風旱等自然條件對他們的切身影響。祖先的作用是保護家庭平安，而從事工商業的人卻更關注財源是否茂盛這種實際問題，在這些方面，四大門比祖先乃至神佛崇拜發生的效力更加直接。人們通常認為很重要的佛像應具有的普遍意義的神力其實在社區中並不起作用，而僅僅是在表面意義上與其他社區達成信仰共用的一種符號而已，只有經過「四大門」催香火之後才能發生效力。在鄉民的眼中，「四大門」既充滿邪氣，又多有應驗，對此他們心中常常產生又敬又恨的情緒。

據韓光遠的調查，在平郊村趙家的信仰裏，財神爺有兩種：一種是真正的財神，如關公、比干、文仲等；一種是作祟的財神，就是所謂「四大門」。一次趙家人對韓光遠說：「『四大門』是神裏頭的小人，喜怒無常，不能得罪，得罪了他們的就是好人也得遭殃，不得罪他的，壞人也能發財，咱們最好別惹他們，免得倒霉。」[29] 這與「善有善報，惡有惡報」的傳統世俗觀念似有相當距離。

在其他地區，也存在類似「四大門」式的仙家，而且雖被視為「邪神」，卻仍被認為是日常生活中必不可少的角色。如山西徐溝縣農村中幾乎家家都祭祀狐仙。祭祀多半在一間空房裏進行，或是在一個僻靜的地方。普通人家都是買一張神影貼在牆上來祭祀，也有用黃表疊一個紙牌位，上面寫上「供奉大仙之牌位」，貼起來祭拜的。特別重要的是，對狐仙的祭祀也是不讓人看見的，一般都是在私下裏進行，「因為狐仙不是一種正當的神，而是涉於邪怪的神，即所謂之淫祀」[30]。

鄉民有關「關帝」的談話更是顛覆了我們原先持有的觀點。一些研究者如杜贊奇曾經認為，「關帝」正是從一個小型社區的功能神，通過不斷加

29　韓光遠：《平郊村一個農家個案研究》，燕京大學社會學系畢業論文，頁 48。

30　李有義：《山西徐溝縣農村社會組織》，燕京大學社會學系畢業論文，頁 156。

封成為具有普遍威懾力的「神」，而且官方通過闡釋「關帝」的內涵把儒家忠孝的思想灌注進民間生活。[31] 而在京郊農村，正是「四大門」的神力灌注進了「關帝」偶像之中，才誘發了其顯靈的功能，「四大門」一走，關帝反而無法顯示靈異的威力。相反，「關帝」後來被賦予的儒家特性由於對鄉民來說並不實用，反而成為其顯靈的障礙，甚至顯得有些迂腐。

被調查的鄉民還提到平西八里莊有一座塔，忽然發生靈驗，城內人前往求藥的絡繹不絕，但是過了一年光景，塔的靈驗便煙消雲散，原來「四大門」已經離開了，所以北平留有一句老話叫：「八里莊的塔，先靈後不靈。」

按鄉民自己的理解，「香頭」無法長期控制社會生活的一個原因是，香頭本身並無法力，法力是仙家藉着香頭的身體來施展的。仙家行道為的是催香火，自己得道，得道後便要離開香頭而去，香頭便不靈了。所以在鄉民中有一種說法，認為初開香壇的香頭最靈，因為在最開始時，仙家為的是使香壇興旺，多受香火，所以格外賣勁地施展法力，造就壇口上的信譽，過了三五年，仙家受足香火，到了自己隱遁潛修的時節，就會離開「壇口」，該壇就不會顯靈了。

北京一些地區就有所謂「催香火的廟」，廟的靈驗時間長度一般也就是三年左右。如民國三年至六年，二閘西三塊板地方，忽然出現了「大仙施聖水」的說法，吸引了大批人前往禱求。此地在通惠河南岸，起初只是一座小龍王廟，香火催起來以後，便背河面池，造起大龍王堂來。香火繁盛致使小販雲集，便門二閘間以至東直朝陽便門間的河船，做了幾年繁盛的買賣。[32] 還有一種說法是說婦女當「香頭」在前三年比較靈驗，三年過後靈性衰減的原因是香頭剛當香差時，不敢存有貪私的邪念，處處以服務大仙為宗旨，所以香火日見興旺，然而長此以往，香頭禁不起誘惑，漸生貪念，

---

31　Duara, Prasenjit, *Superscribing Symbols: The Myth of Guandi, Chinese God of War, The Journal of Asian Studies 47*, No. 4, November, 1988.

32　金受申：《北京通》，頁 613－614。

時時算計收到多少香錢，反而忽略了當香差的真正意義，所以大仙不再扶助這些香頭。[33]

不過，據當時的調查分析，從來沒有一個香頭對人表示過其壇口上的仙家要走或已經走了，自己無法再當「香頭」了。海淀碓房居劉香頭對人說她已經當了三十九年的「香差」，海淀張香頭當了三十二年的「香差」。據李慰祖的分析，有兩點原因：

第一，有的香頭聲明她頂的不是「四大門」，而是天神。例如碓房居劉香頭說她頂的是「玉皇大帝」、「觀世音菩薩」、「藥王爺」，這種天神的法力是永久不滅的，所以香壇可以長久下去。

第二，在一個壇上「立壇」（即創設本壇的）仙家可以離開，但是「串壇口」的（客座的仙家）和後來的仙家可以完成新舊交替的過程，維持香火不斷。但「客串」的仙家顯然不如一個新「開爐」的壇口香火興旺。也就是說，「香火」是否興旺仍取決於仙家施法的效力。這一點決定了鄉人信奉的對象不是不可以改變的[34]，同時也決定着某個香頭在社區事務中是否具有持久的影響力。

由此可知，官方認同甚至刻意加以利用的符號如「關公」、「佛像」等等有可能為普通的鄉民所利用，從而逆向性地成為民間塑造「地方感覺結構」的資源。前述各例中，京郊各家的神像及一些公共廟宇中的偶像顯靈與否都受到「四大門」的驅動和操縱，否則無法發揮顯靈的功用。

也就是說，一般意義上的神祇，如在其他地方也應發揮神力的佛道諸神，在京郊區域內也會受地方感覺的支配。按照楊慶堃對「制度性宗教」和「分散性宗教」的劃分標準，作為「分散性宗教」的「四大門」信仰恰恰利用了制度性宗教當作自己的門面，如前述香頭壇口上曾同時懸有「三清」（道家）、「彌勒佛」（佛家）之像，這也是普通鄉民的選擇。因此，不能低

33 陳永齡：《平郊村的廟宇宗教》，頁 27。
34 李慰祖：《四大門》，頁 118。

估具有地方特色的民間信仰在塑造地方意識和感覺方面所起的獨立作用，而僅僅把它們理解為官方宗教的表達方式。

## 靈驗決定一切

平郊村延年寺的廟神是按以下順序進行排列的：

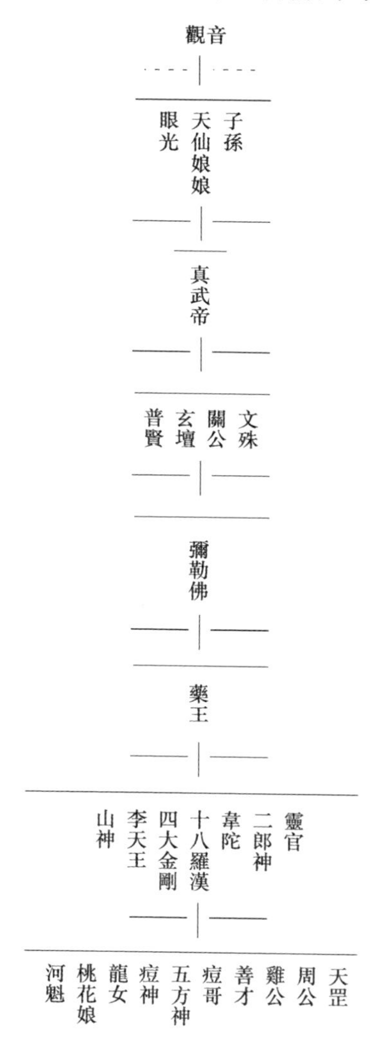

按圖所示，彌勒佛是大乘之佛，理應位於最高的位置，但因其與村民日常生活不發生密切關係，所以在村民的眼裏地位僅列第五。文殊、普賢本應與觀音同列，然而村民雖表面上同拜三位神人，實際上僅奉祀觀音一神而已，所以在廟中文殊、普賢降到了與關公、趙玄壇同列的地步。此外，村民重視各殿正神地位階層的分化，而忽略旁邊侍立諸神也存在地位階層的分化。調查者曾議論說：「所以地位越下之神其分化亦越小，甚而至於其功能與歷史亦被湮沒無聞，蓋此等神已失去其應付村民生活中需求的功能了。」[35]

## 「四大門」喧賓奪主

「四大門」的威懾力無疑經常瀰漫滲透在鄉民的四周，對他們的日常生活發生着特殊而又持續的影響。平常祭財神的日期一般都選在每月初一和十五兩日，也有的鄉民為區別於普通民眾公共的拜神日期，往往會選擇每月初二、十六兩日祭祀。祭祀時在財神樓前設酒三杯，用火點燃後，焚香一股，然後叩頭，再焚黃表錢糧等物。

「四大門」在日常生活中的地位遠不止如此。在定期舉行的廟神崇拜中，「四大門」也經常會搶奪走其他諸神的風頭，而獨享民眾對它的膜拜。甚至那些完全信賴神佛的人，或是那些有半靠神佛半靠人力想法的人，從實際意義上來說大多都崇拜「四大門」。崇拜廟神變成了一種表面化的儀式，內容卻是由「四大門」來確定的。

比如離平郊村不遠的東楊村七聖神祠，裏面的正神是「關帝」，左右並列着山神、土地和龍王、財神，前面還有青苗神、藥王、王奶奶、關平及周倉等。這座神祠因為沒有廟產，平時都是關閉着的，僅僅在初一和十五開門。可本村村民來此廟崇拜，卻大多崇拜王奶奶，而很少有拜關帝的，

35　陳永齡：《平郊村的廟宇宗教》，頁 105。

平常稱呼此廟為「王奶奶廟」，而不是「七聖神祠」或「關帝廟」。由此可見，王奶奶在廟中扮演着的是喧賓奪主的角色。

平郊村每逢初一和十五，都有一些鄉民前來拜祭王奶奶。如張順的母親肯定會給王奶奶燒香叩頭，這是她許下的願心。因為有一次華北發生大水災，官方命令每村必須出壯丁勞力修堤搶險，經抽籤手續決定張順前往，但張母只有這麼一個兒子，救災之事非常危險，所以極不放心，很想藉故逃脫差役，可是官差不能拒絕，最後只得忍痛放行。

張順離開後，張母就到王奶奶廟跪了兩支香，許願如果王奶奶能保佑張順平安返家，日後每逢初一和十五必前來燒香拜廟。後來張順果然安全返回，據他說自己是在晚間趕回家的，半途迷路，正在彷徨之時，忽然前面出現一位穿着藍布衫的老太太，自己便跟着她走，終於走到了自己的家門前，可瞬間老太太已無影無蹤。[36]

平郊村甚至有每日給王奶奶燒香叩頭者，村裏人都知道有一位姓詹的婦女每天必來此廟二次，給王奶奶燒香叩頭，風雨無阻，數年來如一日。之所以這樣做是因為曾有「四大門」在她身上「拿法」，逼她做香頭，搞得她寢食不安，所以最終許下心願，每日早晚來王奶奶廟燒兩次香，表示自己的虔誠。每天這樣做是因為她自己似乎覺得有一種力量，每天都推動自己前去燒香祭拜，回來才覺得平安，因而形成了一種習慣，並不以此為苦，如果因故有所間斷，反而覺得心裏煩躁。[37]

離平郊村約一里地的六眼口村有一座增福庵，它的空間結構是正殿一間，內分三層台階。主神也是關公，前有彌勒佛，旁邊依次排列着龍王爺、馬王爺、關平、周倉、判官和小鬼，偏台兩旁坐着財神、閻君、青苗神及土地；第二層台階上供有天仙、眼光、子孫三位娘娘；最高一層則是觀音、

36 陳永齡：《平郊村的廟宇宗教》，頁 18。
37 陳永齡：《平郊村的廟宇宗教》，頁 17。

文殊、普賢三位菩薩，旁邊站着三位羅漢。與此殿西面相連，有一間小屋，裏面供着王奶奶。來庵裏燒香祭拜的人多集中在初一和十五兩天，而王奶奶殿雖偏居一隅，卻比正殿的香火更盛，因為當地鄉民都相信王奶奶能治病，有病的村人大多願意到此祭拜問病。

距平郊村約二里遠的西楊村有一座永安觀，從名字看應屬於道家祭祀場所。第一層殿是關帝殿，供有關帝、周倉、關平、韋陀，兩旁立着的是天官和土地；第二層殿是娘娘殿，供奉天仙、子孫和眼光三位娘娘，眼光娘娘手裏抱着一對眼睛，子孫娘娘手抱一個嬰兒；第三層殿是大佛殿，上面供着釋迦牟尼佛、文殊和普賢二菩薩，以及呂祖、長春真君，兩旁還供奉着當家道士的若干牌位。最值得注意的是，裏面還有一個神龕，供奉着四大仙門的神位。在佛殿中供奉「四大門」神位，而沒有另立空間分別祭祀，可以說是此殿的一個特色，可是這種安排卻與普通鄉民家中對神位的安排方法相當一致。

在空間安排上，各種廟神被當作法定的信仰系統膜拜，這只是表面的現象，而「四大門」在神祇系統中處於低位，在神廟的空間安排上也偏居一隅，卻得到大多數村民的崇拜。如果站在村民的立場上觀察，他們認為有的事情「四大門」較廟神更加靈驗，而且更有力量，因為廟神是不大管日常生活中的小事情的，可「四大門」卻能與村民的生活中任何一小部分都發生密切的關係。

## 「狐仙街」

「四大門」往往是作為一種靈異動物出現而發揮作用的，由於它們常常能幻化為人形，而不僅僅是高居廟堂的神像，所以更與民眾的日常感覺和生活行為密切相關。河北大夫莊就流傳着一個「藍家墳」的故事，說的是北京的郎家胡同，村民們過去常把它叫作「狐仙街」。相傳北京有條「狐仙街」，街上開藥舖行醫的全都是「狐仙」，但都顯出人的模樣。大夫莊曾有一人去了北京的「狐仙街」，結果有人託他捎信給「藍家墳」。這人非常疑惑，心裏想那「藍家墳」不就是村外那處大土疙瘩嗎，捎信給誰呢？那人告訴他，到墳地後，圍繞第一棵楊樹轉三圈拍三下，就自會有人來接。他上前一試，眼前忽然出現了一處莊院，有人出門迎接，並很客氣地請捎信者進院歇息。以後他就常去「藍家墳」串門。大夫莊裏有一個女人，胸口長瘡後十分痛苦，到處治不好，這個捎信人忽然想起他去「藍家墳」的時候，曾看見那裏的牆上有張畫像，畫的是一位姑娘心口上紮着針。女人便向他求情，他答應了下來，一次串門時趁「藍家墳」的人不注意，拔掉了那根針。結果他治好了村裏那女人的病，可「藍家墳」的主人說，你把我家一樁婚事給毀了，以後你就不要再來了。從那以後，他再去「藍家墳」就再也看不見那處莊院了。[38]

這則故事說明「四大門」的顯靈行為其實就發生在民眾的日常生活之中，而且民眾與之發生關係的基礎完全建立在實際效果是否靈驗之上，與神仙的倫理和道德屬性沒有太大的關係。村民認為廟神總是善良的，他們只會幫助人興盛幸福，卻不對人作惡。但是「四大門」可以對人作善，同時也可以對人作惡，他們常常自動地找尋人作惡。另外他們也常是喜怒無常的，忌諱極多，村民中的崇拜者對其畏懼的心似乎遠勝過敬愛的心。所以，許多村民都認為能不與之發生關係最好，因為他們對人施加的影響，其善惡常是捉摸不定的。儘管如此，對「四大門」的崇拜仍是大多數鄉民的第一選擇，原因即在於他們有能力直接影響鄉民的日常感覺和行為。

## 「頂香看病」與社會秩序

「香頭」在解決社區實際問題和調停是非曲直方面也會發生作用。剛

38 周星：《四大門：北方民眾生活裏的幾種靈異動物》。

秉廟李香頭壇口上曾遇到過一件事情：燕京牛乳廠有一個工人丟失了十數元錢，他的六個同伴隨同工頭到李香主「壇口」上明心表示清白，請老神仙指出誰是偷錢的人。老神仙下壇後，這六個人依次各燒一股香，其中五個人燒的香火焰都很旺，唯獨其中一個人的香總也引不着，後來竟然冒出了黑煙，這個人馬上面容變色，滿頭流汗。工頭便向老神仙說：「您也不用說了，我也明白了。」原來此人將錢偷到手後完全賭輸，手中已毫無存留，結果工頭只好替此人將錢歸還原主。[39]

## 村莊裏的神秘醫術

「香頭」自己承認不懂醫術，並且毫無治病的能力。「香頭」在不下神的時候，和普通人相比並無多少積極的力量。「香壇」的藥品之所以能治病，是因為有仙家的力量起作用。老公墳王香頭就曾說：「咱們哪裏懂醫道呀！這全都是『大老爺子』的靈驗！」王香頭說她自己當的差是「糊塗差」，每逢下神的時候，凡事不由自己。當她下神打第一個呵欠的時候，心裏明白，口中還能自由說話。打第二個呵欠的時候，心裏明白，但是口中不能說話，當時手中雖然燒着香，也是身不由己。打第三個呵欠的時候，不但口中不能說話，而且心中糊塗了，以後給人治病如「按摩」、「行針」、「扎針」等等，完全不受自己意志的支配。比如給病人「按摩」時，手放的位置不對，就感到有一種力量把她的手推向病人的患處。[40]

在普通鄉民中，對「爐藥」與「香灰」的信任度也是頗不一樣的，人們更相信爐藥具有治病的能力，但是對於「爐藥」有信心的人並不承認佛堂、家祠中的香灰，甚至自己買來的一股香燒成的灰都有同樣的功能。雖然我們的觀念中往往會預先想像，比仙家高一級的神廟中的香灰應有

---

39　李慰祖：《四大門》，頁 102。

40　李慰祖：《四大門》，頁 95。

更大的治病效力。這說明，鄉民可能在更貼近自己生活的空間中營造感覺氛圍和心理認同，這種感覺不必一定要與官方或更高一級的神祇相接通。

至於「爐藥」中的其他藥品，在本質上鄉民認為儘管是些「吃不好人也吃不壞人」，在生理上無甚作用的東西，但是經過仙家的意旨，也就發生了效力。剛秉廟的李香頭說爐藥之所以能治病，是因為老神仙夜間時常左右手各托一盤靈丹到壇上放在爐中。她又說爐藥放在水碗中沉底，香灰放在水碗中則漂浮。

「香頭」治病有以下幾種形式：服藥、敷藥、「扎神針」、扎火針、按摩、畫符、吞符、收油，等等。如「扎神針」的過程是這樣的：有一位鄉民請求藍旗營汪香頭治病，香頭下神之後，說病者心中好像有一個東西橫在那裏一樣，必須要「扎針」，便伸出右手的中指在燃着的香火上繞圈子，同時讓病者坐在椅子上，香頭用中指扎他的「人中」（鼻下、口上），再用中指在火上畫幾個圈子，然後用力扎他的腹部，此後再扎他的背部十幾下、腿部幾下，再抓起病人的手來，扎他的臂部，又用手指掐病者的十個指甲。汪香頭的丈夫告訴調查者說，「扎神針」的時候，病者感覺到真像有針扎了進去一樣。[41]

又如「畫符」：平郊村一位姓張的女子，一次夏天在瓜棚下衝撞了「常爺」，不久周身腫痛，便請香頭醫治。香頭用筆蘸墨在病者疼痛的地方畫符寫字、施行法術後，苦痛稍稍緩解，次日早晨又在她的身上畫符寫字，並沒有服藥，不久病體痊癒。

「吞符」：平郊村一個叫于念昭的人的三妹，一次得病，請香頭到家中治病。此香頭用一塊白布，上畫靈符，放在火上燒了，布並不變形，呈現出黑色，上面畫的符呈現的是紅色，壓成了灰，用水沖服，病體痊癒。

41 李慰祖：《四大門》，頁 96。

另一種治病的形式叫「收油」。據于念昭的母親介紹，其辦法是將香油盛在勺中放在火上，等到香油沸騰了，「香頭」用手蘸着熱油塗在病者患處便可痊癒。[42]

「香頭」所用藥品除「爐藥」外，均屬於比較常見的中草藥或果品，例如王香頭診斷病人的病情為四肢無力、頭暈眼黑、不思飲食、夜不能眠、心裏如同橫着一塊東西一樣。他開的藥方除有三小包爐藥，分三次服下外，還包括乾荷梗三節（各長約三寸）、松塔（松實硬殼）三個、鴨梨三斤、薄荷葉一撮、草根一個、素砂二分錢、豆蔻二分錢、檳榔片十一片、花椒粒十七粒、藕節七根，燈草、竹葉各少許。[43]

藍旗營汪香頭診病時用藥，除「爐藥」三小包外，用茶葉和薑做引子，並且用四樣「發表」（發散的藥材）即韭菜、蕎麥、白薯、海帶共同煎服，連「根」（渣滓）一同服下，分三次服，回家後立刻服一次，晚上服一次，第二天早上服一次，如果覺得口渴時，可用「山里紅」（紅果）沏水做飲料。上面開列的藥品有些並不屬於藥材，經過仙家的作用，再與各種藥材進行搭配就可產生奇效。[44]

一個香頭曾對調查者說，「爐藥」在各個病人嘗起來，滋味並不相同，即使是一個尋常的橘子，如果經過仙家的作用，便可嘗出酸、甜、苦、辣、鹹各種不同的味道來。比如剛秉廟李香頭壇口上的爐藥味道一向是非常苦的。據她同調查者說，「香頭」在下神時所說的藥品，正是仙家的意旨，「當香差的」在退神後完全不知，當「香頭」說藥品時，如果聽不清楚可以發問，並可以用筆將藥名抄錄下來，如果事後發問，「香頭」便會表示不知道，而且「香頭」並不歡迎看病的人對於他的藥品的本質加以詳細的詢問。[45]

---

42 李慰祖：《四大門》97 頁。

43 同上。

44 李慰祖：《四大門》，頁 98。

45 李慰祖：《四大門》，頁 100。

可見，香頭要依靠仙家的力量方能獲得治療的權威。同時，人們也確實不把「香頭」看作真正意義上的醫生，而是把「香頭」治療疾病看作其協調社區事務的一個組成部分而已。

克萊曼（A. Kleinman）教授通過對台灣疾病人羣的考察，認為中國文化建構的氛圍對病痛和患病角色的行為會產生極大影響。他認為中國病人在看病時，極易將焦慮情緒及情感型病症的精神障礙身體化（somatization）。也就是說，病人往往羞於表述病症的精神障礙方面，而往往用身體症狀的描述取而代之，這與中國文化輕視精神疾病的文化傳統有關。[46]

這裏邊當然有文化因素制約的原因，但另一方面，這和在一個社區中鄉民把精神疾病自覺歸屬於非醫療的神的治療範疇也有關係。因為在他們看來，精神疾病是無從表述的，無法像西方的懺悔機制沿襲下來的傳統那樣準確地表述自己精神的非正常狀態。而對精神問題的解決不是將其作為嚴格意義上的疾病，而是作為社會秩序的不穩定因素交由神靈處理。

## 「香頭」與村莊生活

郭于華在陝西做調查時，當問及村裏人有病怎麼辦，甚麼時候求神，甚麼時候看醫生時，靈官廟的會長嚴肅地說：「這腦子裏要有個區別了。甚麼病人治，甚麼病神治，要有判斷了。比如肚子裏有瘤，就得上醫院治，像前幾天 ×× 胃穿孔，就得上醫院開刀。但是有的病，比如身子發軟、不能動、吃不下、做夢，又說不出甚麼原因，去醫院查不出病，就得讓神治。總之腦子裏要有數了，『邪病』靠神，『正病』還得靠國家醫院。」[47]

---

46　A・克萊曼：《文化建構病痛、經驗與行為：中國文化內的情感與症狀》，載《思與言》，卷37，第 1 期，頁 241－272，1999 年。

47　郭于華：《民間社會與儀式國家：一種權力實踐的解釋 ── 陝北驥村的儀式與社會變遷研究》，見郭于華主編：《儀式與社會變遷》，頁 347，北京：中國社會科學出版社，2000 年。

郭于華的調查昭示出病人對看病方式的選擇不僅是一種文化塑造，而且也是一種有意識地進行功能區分的選擇，比如關於「除祟」的說法。當一個家庭成員被四大門「拿法」或鬼魂附身時，病人會做出哭笑囈語等反常的舉動，鄉間稱之為「祟惑」。「祟惑」對當事人的影響不僅表現為心理與生理上的紊亂，而且也會破壞家庭的穩定秩序和社區內人與人的關係。這就決定了香頭的任務不僅是紓解患者的病痛，而且要平定眾人騷擾不安的情緒。下面是兩個除祟的例子。

第一個例子是于念昭的長兄之子振雄與念昭長嫂的娘家內姪劉鑒為幼時同學，振雄得病夭亡，被認為鬼魂附在了劉鑒身上，劉鑒全身發痛，在炕上翻滾，于家便請平郊村東南石板房某香頭診治。該香頭到來後，便登炕用手給病者按摩，按摩的地方便不覺疼痛。最後按到頭部，便問道：「你走不走？」鬼魂附在劉鑒身體上說：「我走。」香頭又問：「你是要吃的，要穿的，還是要錢？」鬼魂說：「我要一千塊錢。」香頭說：「給你錢，你不許再來，我把你帶到山裏去，你要是再來，我把你治死，你必得要起個誓！」鬼魂堅持不肯起誓，只是說：「我要是再來，我是小狗！」香頭認為不滿意，便向鬼魂說：「你說若是再來，天打雷劈！」鬼魂堅持不肯起此重誓，香頭逼之再三，鬼魂無奈只得起誓。劉鑒自此病體痊癒。過了三天，于家還香，送香頭點心致謝，並帶冥間鈔票一千元，交給香頭與振雄焚化。[48]

焦慮情緒的釋放不完全是個人的問題，而且有可能成為處理日常事務，使之趨於合理化的一種表達方式。下面一個例子就反映了這種情況。剛秉廟的李香頭說她的壇口的南面不遠，有一個張姓女子，年已三十五歲，還沒有出閣，她的「家神」總「拿法」她，因此她時常獨自一人整夜坐在炕上，自言自語或哭或笑。她的「家神」時常同她說，因為她未曾出閣

48　李慰祖：《四大門》，頁 112。

身體潔淨，要讓她「當香差」。她常向李香頭哭訴說，未出閣的姑娘當香差太難堪。李香頭壇上的老神仙便指示她，若是急速出閣便無事。恰巧有人央媒求婚，報男人年齡四十一歲，說話時李香頭正在張家，「三姑姑」便下神說：「你不用瞞着了，『小人兒』（新郎的俗稱）今年四十三歲。」媒人請「三姑姑」查一下皇曆，「三姑姑」說：「查皇曆做甚麼？他今年四十三歲，屬狗的。」「三姑姑」的話完全對，媒人不敢再隱瞞。但是張家用男方八字合婚結果是「下等婚」（即不吉利的婚配），便不願做親，於是謝絕了此媒人。當日晚上「家神」又「拿法」此女，次日女家急忙將媒人找回，表示應允婚事，最後嫁給男方作為續弦。[49] 張姓女子的焦慮解除過程實際上是一種婚姻關係的締結的表象，這裏面不排除有藉精神狀態的失常達到社會秩序（婚姻）重組的內在目的性運作。

香頭對「收驚」方式的壟斷也反映出同樣的問題。一些家庭運用自己的方式「叫魂」，如挑着小孩衣服叫他的名字，在「香頭」看來是無效的，因為「收驚」的力量需通過降神的程序才能獲得。在這裏克萊曼的描述應予以質疑，因為在民國初年的調查者中，鄉民的自述可能並不迴避對精神狀態的描述，而不拘於對身體感受的描述。如于念生的太太就說常覺得自己魂出體外到各處遊蕩，遇到有飲食的地方就停下來享受，時常吃鮮果飲酒，完全與真實情景相同。這表明鄉民能自覺區分「看病」與「看神」的區別，「看神」完全可以清晰描述自己非正常的精神狀態。克萊曼收集到的證據，如母親說兒子記憶力差，注意力不集中，在學校成績不佳，導致多夢與胃潰瘍出血，可能更多地受到了現代西方醫學的暗示性影響，而不是一種文化現象的表現。

老公墳的王香頭談到一對夫婦生下一個兒子，父親因他的兒子是個斜眼，又是屬虎的，認為不祥，於是想讓妻子把兒子拋棄，妻子不肯，他

49　同上。

一怒之下離家不歸。他的親戚彭文彬是王香頭的信奉者，便代向王香頭的壇口上求香，王香頭便說此人不久就要回來。果然，這位父親不久就回來了，卻仍不愛這個小孩。彭氏便將此人領到壇上，王香頭降神把此人斥罵了一頓，令他不得如此。這位父親終於有所悔悟，回家以後夫妻和美如初，而且也喜歡上了自己的孩子。[50]

這個例子說明，「香頭」在社區道德倫理秩序中具有一定的支配力量，但是這種支配力量是相當弱化的，而且並非主動介入的結果。如前述幫助查找東西的剛秉廟李香頭就說，老神仙最不願意替人家找回失落的東西。所以，「四大門」信仰下的「香頭」網絡並非一種嚴密地主動支配鄉間生活的權力系統，而是通過自己是否靈驗的能力支配着鄉民處理日常事務時的選擇意向，隨機性、即時性的色彩較強。

上述現象已經證明，京郊鄉民的「地方感覺」在相當程度上與「四大門」信仰所發揮的作用有相當緊密的聯繫。與此同時，「四大門」信仰及其相關組織並非作為一種具有高度嚴密和絕對支配的權力網絡而存在，其實際控制鄉民情感的能力往往取決於其發揮效果的能力，而非一種「制度化」的過程。[51]

「香頭」在社區主要有兩項功能，即治療疾病和協調社區糾紛。我們注意到，治療疾病不是一種單獨的行為，而是屬於整體社區事務的一個組成部分。因為治療技術的高低往往和「香主」的個人能力無關，而是取決於其「壇口」神力的大小。而各個壇口「老爺子」的神力較量左右着鄉人對一些事務的判斷，構成了地方感覺的氛圍。

---

50　參見李慰祖：《四大門》，頁 120。

51　鄭振滿、陳春聲：《民間信仰與社會空間・導言》，頁 2，福州：福建人民出版社，2003 年。

# 在城與在鄉：「巫醫」的移動與控制

## 一個捕捉「遊醫」的地方案例

晚清道光年間，隸籍大興縣的鄉間醫生傅添楠行醫度日，早年隨從東安門外瑪噶拉廟內已故馬喇嘛學習降神符咒，醫治瘋迷病症，多有痊癒，曾遊歷京郊各州縣，行醫治病。道光十年的冬天，傅添楠前往海子西紅門村行醫，與該處鄉民李二、賈青雲及附近茶棚庵僧常修先後認識。道光十一年十二月間，常修認識的一位叫郭大的村民患有「痰症」，醫治未能痊癒，病情漸漸沉重，常修於是推薦傅添楠前往診視。傅添楠見郭大病情垂危，不肯下藥，郭大之弟郭七懇求傅氏死馬當活馬醫，傅氏無奈應允。他用朱砂畫成符張，並念咒語，將符燒化，調入水中給郭大飲服，仍未使之痊癒，郭大終於因病身死。

後來傅添楠又到茶棚庵內，恰巧遇到李二代常修化緣。聊天中傅添楠知道李二素吃長齋，懷疑他是會匪，所以假意拜他為師，遭到拒絕，又因為賈青雲曾患眼病，請傅氏醫治，見他家有兩本《藥王經》，懷疑是紅陽教會眾，告到了步軍統領衙門。[52] 傅氏控告的另一位人物李幗梁曾用針灸治病，後想賺錢，所以謊稱自己能夠畫符治病，遇到病人，他就用香頭在黃紙上畫上數行黑道，燒化放入水中，給病人飲服，收取診費。傅添楠在該村行醫，聞知此事後，又把李幗梁告到了衙門。[53]

傅添楠控告的另一個對象是昌平州酸棗嶺村人張寶慶，又名張二。張二原先是以趕車謀生，道光九年因生活貧困，打算跪香治病，於是編造了「天羅神，地羅神，散碎雜鬼靠一邊」的咒語，每當看病時，就在佛像前燒

52　參見中國第一歷史檔案館藏軍機處上諭檔，道光十二年二月三十日，直隸／紅陽教／敬空會。

53　參見中國第一歷史檔案館藏軍機處上諭檔，道光十二年二月初八日，直隸／紅陽教。

香，念誦咒語，默祝病好。有一天張二到該村吉興寺，見塔上盤着一條白蛇，就想起一個主意，向人聲稱自己白龍附體，並私下買了冰片、朱砂，合成藥末，說是由白龍噓氣結成，給人治病，村人均稱之為張道童。

這年七月間，張二在該村吉興寺削髮為僧，仍在外跪香治病，該寺的住持林五和尚怕被連累，隨即遷出。張二向村人募化錢文，修蓋廟內房屋，恰逢傅添楠到該村行醫，張二請其將出錢人姓名寫成匾額懸掛，旋即被指控，經順天府拿獲，奏送到部。[54]

傅添楠的控告案有兩點值得推敲，一是傅添楠的身份在官方案卷裏是「醫生」，而且他是以醫生的身份多次控告地方上的異端治病行為，似乎是與他們有所區別。實際上，傅添楠本身行醫也往往靠畫符治病作為主要手段。也就是說，傅氏的醫生角色和身份在社區裏是十分模糊的，很難在純粹意義上來定位。而這恰恰可能是中國基層社會民眾所能接受的一種形式。我們也因此不能純粹基於現代醫療的專業化眼光來評價其行為。

二是官府對醫療行為的界定也是模糊的，往往分不清醫療行動與民間信仰之間的區別和關係，而是採取了一種整體性的認知態度。比如張二一案，官方認為他謊稱白龍附體，跪香治病「均難保無拜師傳徒及另有為匪不法情事」[55]。官方圍繞着某種行為是否威脅社會秩序的安全考慮問題，其觀察焦點和注意力不會集中於區別醫療行為與民間信仰之間到底有甚麼不同，而是集中在是否與會黨有直接或間接的關係這個方面。雖然事後證明傅氏的控告大多不能成立，但是我們從官方對整個案件的處理中，還是能夠領悟出鄉村醫生與專門化醫生（包括儒醫）的確有所不同，他們在鄉村社會中與民間信仰相互滲透的過程中，所能起到的作用很可能是更加具有主導性的。

54 參見中國第一歷史檔案館藏軍機處上諭檔，道光十二年二月十二日，直隸／紅陽教。

55 中國第一歷史檔案館藏軍機處上諭檔，道光十二年二月十二日，直隸／紅陽教。

上面的例子說明，即使在官方眼中已明確具有醫生身份的傅添楠這類遊醫，在民間也往往採取看上去不怎麼「專業化」的方法進行治療，如畫符治療等。這些手法很難讓持儒醫標準的人接受，但這些散落在民間的、非專門化的醫生可能恰恰是普通民眾所依靠的主要治療力量。正由於他們所使用的治療手法以及所遵循的醫療準則和經驗往往有別於正統儒醫，所以被排除在一般研究者的視野之外，同時也被誤認為不是鄉間治療的主流。

## 作為移民的「香頭」

從前面的介紹可知，「四大門」在北京城郊的作用並不僅僅局限於治療功能，香頭還扮演着協調社區事務的角色。而這種角色的扮演與城郊鄉村的社會組織結構和生活秩序的特徵密切相關。但據檔案史料觀察，「四大門」在城區的活動和分佈與城郊相比呈現出判然二分的特點。不僅活動密度和頻率減少，活動時間也相對短暫。而且「四大門」香頭多從郊區移入城區，很少是城區土生土長的人物。比如我所分析過的 86 份北京警察廳的偵訊檔案中，抓獲的香頭幾乎全都是由郊區移入市內的，而且居住的時間都比較短。其中尤以大興人和宛平人居多。抓獲的香頭來自大興縣的有 15 人，來自宛平縣的有 8 人。比如，大興人尹王氏搬到城內盆兒胡同被抓獲後招供說：「早先我們在城外住着時，我頂着大仙爺給人瞧香治病，後來我們搬進城內來居住，老沒給人瞧病。」[56]

香頭移入城內的動機十分複雜，有些香頭是受到某一仙家的指示和督促，從京郊入城。比如民國二十五年，居住在菊兒胡同的順義城南平格莊人蔡澤田夫婦頂狐仙看病被警察抓獲，他的供詞就稱，來北京的前兩年，

56 《外右四區警察署關於尹王氏等與張有合等瞧香醫治病症一案的呈》，北京市檔案館藏 J181 全宗 19 目錄 22151 卷。

妻子朱氏染病後總不見痊癒，被狐仙附體，催促香火，堅持要朱氏給人看病，而且非常靈驗。到民國二十五年，狐仙催促朱氏進城救濟病人，所以於同年九月初九夫婦二人一起來城內頂香治病，到十一月二十四就被警察抓獲。[57] 也就是說，他們進城頂香的實際時間只有兩個多月。

另有一種情況是進城後諸事不順而頂香，與負有「四大門」入城使命的上一案例有所不同。王翟氏住下頭條甲 28 號，供稱「自遷下頭條諸事不順，是我設壇頂玉皇香火求順，代人治病，僅收香鈔」[58]。也有個別外省人進城頂香的例子，四川人趙卞氏在前門外羅家井 7 號居住，頂的是「糊塗差」，據她自己口供：「我並不知醫學，治病時我即燒香，上天告我用何種藥材，我轉告病人，並無符咒情事。」[59]

入城頂香人還有一個普遍特點就是，一般她們頂香治病的時間很短即被查獲。河北省新城縣人方張氏在民國二十三年七月由新城原籍來京，住在西郊小馬廠門牌 73 號，頂南山大仙爺給人看病扎針，燒香每股給銅元十枚，但八月即被查獲。據她的說法：「這紅藥面藥丸是大仙爺賜下來的，我不知名稱。」[60] 這麼短的頂香經歷確實和城郊香頭一般頂三年以上，甚至二三十年的經歷不可同日而語。

由於京師五方雜處，除固定居民外，其他人口均有較強的流動性，所以「四大門」的香頭或藉「四大門」之名行醫的人羣，其區域分佈、行醫動機、頂香治療方式均比城郊顯得多樣和複雜。比如有的香頭可能一人同時頂幾個大仙診病。有一個叫陳陳氏的香頭供稱：「我於前年間因病經

57 《內五區呈送蔡澤田夫婦頂香治病卷》，北京市檔案館藏 J181 全宗 21 目錄 47093 卷。

58 《外三區警察署關於抄獲格鄒氏、王翟氏等頂香治病一案的呈》，北京市檔案館藏 J181 全宗 21 目錄 12452 卷。

59 《外一區警察署關於趙卞氏瞧香看病一案請訊辦的呈》，北京市檔案館藏 J181 全宗 21 目錄 6076 卷。

60 《西郊區警署關於方張氏以頂香治病斂財一案的呈》，北京市檔案館藏 J181 全宗 21 目錄 28998 卷。

頂香人醫治後，我即由此頂東山大仙爺及幾位仙姑，與人看病服用香灰，並不服藥，且用手指施以神針，看好病人無數，只收香資，並不額外索要錢財。」[61]

一般而言，香頭多由女性承擔，這種「性別角色」在京郊被普通鄉民習以為常地加以認可。因為香頭不但從事治療，還負責社區事務的調解，所以從事此職業的性別特徵是不能模糊的。有的學者認為，在唐代以前，女性就已介入了健康照顧的領域，她們的角色既不限於用藥，也未必具有醫者的名分。她們或以巫祝符咒禱解，或靠物理治療，或賴本草藥方，除治療產育相關病變之外，亦為人解除瘡傷、消渴和中毒之苦。[62]

但我在檔案中卻發現好幾例男性香頭治病被抓獲的例子。如內六區警察署曾破獲一個案子，案犯張文江供認因拉車不掙錢造成「三口無吃」，於是從民國二十年三月初一開始做香頭。他說：「我夢見一老頭叫我給他頂香，他自稱是胡三老爺子，他有十二個女童。我就每日給人看病，但他不准我要錢生財。我曾給人圓光問問事，均是胡三老爺子叫我辦的。我子女每日僅能不捱餓。」[63] 可見，張文江既不是真正的香頭，也不懂醫術，而是藉香頭為名騙錢生活。

還有一種情況是夫婦二人同時進城當神差。如房金善和房徐氏都是大興縣人，房金善當玉皇神差，房徐氏會過陰，當幽冥差使。遇到瘋邪各樣病人前來，「我即燒香自將手指燒烤，與人畫符治病，所得香資，不拘多寡。我身穿黃色棉襖，是經人助善所給我，左脅現扎三針，是我在天津與人治病受陰魔之害。現我將它捉住，故釘在我脅上，現不能起落，恐有性

61 《內一區呈送陳陳氏頂香治病卷》，北京市檔案館藏 J181 全宗 21 目錄 47094 卷。

62 李貞德：《唐代的性別與醫療》，唐宋婦女史研究與歷史學國際學術研討會論文，2001 年 6 月。

63 《內六區警察署關於抄獲張文江頂香惑眾一案的呈》，北京市檔案館藏 J181 全宗 21 目錄 12451 卷。

命危險」[64]。檔案中說，這對夫婦從天津入京後不久就被偵知捕獲。所謂「幽冥差」在各地均有記載，西南聯大在昆明所做調查證明西南城市中也存在藉「幽冥差」治病的例子。[65]

在北京城區還出現過一家之內分別頂仙家和龍王而又各不相擾的例子。呂德泉曾患病，在東便門外二閘龍王廟求聖水治癒後，即在龍王廟助善。龍王托夢給他，令他催香火頂香給人治病。他治病的方法與「四大門」的香頭相同，即「用香灰茶葉令人用涼水煎熬喝下」。檔案中的描述是：「伊給人治病係先燒香，龍王給伊警動身體，或散或緊，龍王有何言語，伊並不知。」[66]

可是警察在呂德泉家檢查時，發現院內東南角地方砌着一個磚洞，內有紅布橫匾一小塊，上有「誠仙德道」四個金字。經查財神樓是呂德泉叔叔呂純良供奉的，而呂純良只聽說他的姪子四五年前常有摔跟頭的毛病，並稱在前門樓、安定門樓當差，並不知他如何瞧香看病。

據呂振元的供詞：「財神洞是我父親蓋的，為的是在外頭做事求順遂，並沒別的意思。」[67] 呂純良的供詞則承認：「我們小院內有一座小廟，我們早先供着財神，後來塌啦，我又砌上啦。我把財神像撤下去，換上的是紅呢小橫匾，每天歸我們燒香。」[68] 呂德泉的父親也說他兒子四五年前常摔跟頭，「竟摔死過去，緩醒過來，他就說是在前門樓子上、安定門樓子上當差，直鬧了一個多月才好的」[69]。

---

64 《東郊區警察署關於查獲房金善等頂香治病一案的呈》，北京市檔案館藏 J181 全宗 21 目錄 12450 卷。

65 昆明在 20 世紀三四十年代也有從事此項職業的人，以女性為主，故名叫師娘，據說「此種師娘，能入陰間請已死者借其口而言」。參見車溢湘：《昆明市健康及衛生之調查》，頁 51–53。

66 《外左二區警察署關於偵獲頂香治病人犯呂德泉一人一案的呈》，北京市檔案館藏 J181 全宗 19 目錄 22154 卷。

67 同上。

68 同上。

69 同上。

從治病動機上看，頂龍王差使與純粹的「四大門」頂香略有不同，即毫不隱諱賺錢的心理。呂德泉所跟隨的王姓老婦在教他學習頂香看病時，明說是為了賺錢。呂德泉供詞中說：「他（她）曾叫我用水給他搖香灰成球，他說給人治病當藥，並向我說我如跟他學，將來給人治病，那病人萬不能白叫給治，一定可以得錢。」[70] 可見叔姪二人所信不同，姪子頂香頂的是龍王，叔叔則選擇了財神，但兩人卻可以相安無事地同處一個空間之中。

## 「巫醫」還是「中醫」？

城內還出現過「四大門」與「醫士」（即中醫）和平共處的情況。內三區西頌年胡同 25 號住着一個名叫劉瑞清的醫士，據鄰近住戶反映，該醫士家中供奉仙家黃二老爺，但並不給他人看香，亦不奉仙家給人診病。該管第十三段會同戶籍警士趙連方往劉瑞清院內徹查，發現他家院內西牆下有一座財神洞，裏面供奉着黃紙牌位，上書黃二老爺之位，每日早晚由其家人焚香祈禱。院中的南房是診病室，內有脈案及診斷處方單等物，按警察的話說：「確與醫士診所無異。」[71] 於是發還了曾經扣留的醫士執照。劉瑞清是否信奉「四大門」不能完全確定，但其家人信奉仙爺卻是確定無疑的，至少劉醫士沒有從中制止，而是讓中醫診所和仙爺居所共處在同一個空間中。這一現象本身就驗證了中醫角色的模糊性。

還有一些案例是某些人假借頂香看病為名行醫，說明即使懂醫道的人有時也不得不憑藉「頂香」的神秘力量為自己診病的水平提供佐證，以呼應民眾的社會心理。如外四區警署發現盆兒胡同 6 號住戶王洪林家每天有很多人出入，於是對他家進行了突擊檢查，把王洪林及看病人王世全等五口人帶署審查。

---

70 同上。

71 《內三區警察署偵獲劉瑞清看香事》，北京市檔案館藏 J5 全宗 1 目錄 63 卷。

按照王洪林的供詞，「伊給人醫治病症，並未經過考試正式立案。至治病方法，全恃頂香求神為助，立方自行購藥，並不勒索錢財。所有前來看病者憑其自願，酌給掛號香資銅元二三十枚不等。……伊所配之藥四種，係經公安局發有執照，准予售賣」[72]。

在這個案例中，一個核心問題是王洪林是否真能降神治病。王洪林自己的敘述頗顯出相互矛盾之處。一般來說，「四大門」香頭降神，不管是「明白差」還是「糊塗差」，香頭自身都不具備醫術和治病的能力，更無法識別藥性的作用，而王洪林一會兒說治療「全恃頂香求神為助」，一會兒又說自己所配四種藥完全符合公安局藥品檢驗標準，明顯給自己的頂香行為留了退路。這說明王洪林知曉醫道，卻並未被「拿法」頂神，只不過想藉助頂香之名行醫而已，況且男性頂香也不符合「四大門」的規矩。不過這個案例恰巧說明在相當長的一段時間內，作為「巫醫」的「四大門」香頭和傳統中醫之間確有一種相互倚重和相互包容的關係，並非完全處於相互排斥的狀態。

## 「地方感」為甚麼消失了？

### 以「衞生」的名義

費孝通曾經指出，由於中國幅員遼闊，其社會結構在進行上下溝通的過程中不可能只在自上而下的單軌上運行，「一個健全的、能持久的政治必須是上通下達、來往自如的雙軌形式」[73]。換句話說，中國傳統政治結構是有着中央集權和地方自治兩層。中央所做的事是極有限的，地方上的公

72 《外四區警署關於王洪林假借神術行醫請訊辦的呈》，北京市檔案館藏 J181 全宗 21 目錄 28992 卷。

73 費孝通：《鄉土重建》，見《費孝通文集》，卷 4，頁 336，北京：羣言出版社，1999 年。

益不受中央的干涉，由費孝通稱為「無形組織」(informal organization) 的自治團體管理。[74] 這大致可以說是前現代基層鄉村的狀況。城市空間也存在類似的情況。斯普倫克爾認為，城市人的生活受着兩類組織的管理，這兩類組織之間有某種交叉。一方面是地方性、排他性的團體、會社（大部分人都生活於其中）制定自己的規章手續，藉助慣例加以推行；另一方面是官方的國家行政機關，靠法令、家庭與官僚政府來進行治理。官僚政府平常總有點拒人於千里之外，除非有甚麼申訴或騷亂時，才會行動起來。[75] 這種平衡的格局在 19 世紀以後遭到了破壞，首先是新式警察的建立改變了警事系統和自治空間各安其位的現狀，開始更多地干預民眾的日常生活。[76] 其次是非治安系統控制的加強，所謂「非治安系統」是指非傳統意義上的控制機制引進並發生主導作用。

更具體地說，衛生概念和系統的引入成為城市「非治安系統」最重要的內容之一。「衛生」應成為城市管理內容的觀點起源於 18 世紀的歐洲。按照羅芙芸（Ruth Rogaski）的看法，衛生管理的主要推動力是從空氣、陽光和秩序的需要考慮如何利用城市空間。最初對秩序的迫切需求是由於要劃定界限 —— 下水道把清除污物的功能與道路的運輸功能分離開來。將死亡限制在屠宰場和墳墓的功能，使這些地方遠離城市精英們的視野和嗅覺。由政府劃定的市政管界把可能傳播疾病的軀體與健康的軀體分開，設定了民族聚居區和種族隔離的「城市避孕套」[77]。

---

74 費孝通：《鄉土重建》，見《費孝通文集》，卷 4，頁 340－347，北京：羣言出版社，1999 年。

75 參見西比勒・范・德・斯普倫克爾：《城市的社會管理》，見施堅雅主編：《中華帝國晚期的城市》，葉光庭等譯，頁 755，北京：中華書局，2000 年。

76 Dray-Novey, Alison, *Spatial Order and Police in Imperial Beijing*, *The Journal of Asian Studies*, 1993(52)，No. 4: 885－922.

77 羅芙芸：《衛生與城市現代性： 1900－1928 年的天津》，見《城市史研究》，15－16 輯，頁 151，天津：天津社會科學院出版社，1998 年。

「衞生」觀念的引入改變了中國人對疾病與環境關係的看法。原來中醫理論認為疾病的發生只與不正常的天氣、無節制的飲食以及惡鬼的存在相關，而到了 20 世紀初期，「是否衞生」已成為評價城市文明程度的標準，疾病的發生與城市環境建立起了直接相關的聯繫。與此相應的是，「衞生」事務作為整個城市空間治理的一部分措施開始納入警察監控的職責中來，扮演着與地方自治組織爭奪城市控制權的角色。20 世紀以前的城市管理者在保證民眾健康方面採取的是有限干預的態度，其職責主要是確保正常的糧食供應，勸告人們遵行中醫預防疾病的合理箴言。國家沒有權力或相應的組織去直接干預民眾的健康事務，也不想這樣做。[78]

進入 20 世紀以後，城市管理者以「衞生」的名義對居民日常生活的干預逐漸變得合法化。就以北京為例，這一合法化過程經歷了兩個階段：第一階段是「衞生」事務附屬於警察系統成為維持地方秩序概念的一種延伸，還不具備獨立作用的條件；第二階段是覆蓋內外城區的六個「衞生示範區」的建立，重新分割了北京的城市空間，特別是把衞生職能與警察職能予以區分，設置了專門地段機構，這樣就改變和拓展了城市空間的內涵，把「衞生」監控的職責引入了日常生活領域，同時也改變了鄰里之間對「甚麼是安全」的傳統看法。[79]

民國初年，「衞生」觀念的引進也影響到了北京警察對傳統醫學和「四大門」等巫醫人羣處理方法的變化。我們先來看一段民國四年京師警察廳的告示，其中說道：「醫術多門，皆能救濟，星家推步，各具師承，小道可觀，借作謀生之路，本為例所不禁。乃近因發生案件，竟有一般作利之徒，不顧生命關係，或以符咒頂香，假充神道，或以偏方配藥許奏奇功，

78 羅芙芸：《衞生與城市現代性：1900－1928 年的天津》，見《城市史研究》，15－16 輯，頁 159，天津：天津社會科學院出版社，1998 年。

79 參見楊念群主編：《空間・記憶・社會轉型——「新社會史」研究論文精選集》，頁 131－207。

跡其居心，無非以騙詐得財為主義，而病家情因迫切，往往墜其術中，小則枉費資財，大則暗傷生命。」[80] 告示最後提示民眾說：「如有冒感疾病，務須尋覓良醫診治，勿再被人誘惑，亂投藥品，致使生命瀕於危險。倘或有人以詐術惑人，意存騙財者，證據如係確實，盡可扭送該管區署，從嚴究辦，不必隱忍。」[81]

細讀這份告示，其內容仍承認「醫術多門」，實際上仍包容了星相佛道諸種及「四大門」等並非純粹中醫理念所能解釋的治療方法，甚至頂香看病只要沒有詐財或更加廣義的妨害公共秩序和安全的嫌疑，似乎也不在禁止之列。這說明在民國四年，警察廳還沒有完全依據現代專門化的醫療分類概念處理公務，對醫療觀念的認識仍具有通融新舊的相容性和整合性。這一點倒是和京郊存在的鄉民「地方感覺」有相通的地方。這個階段城內警署的判詞中經常出現此類話語：「似此假神騙財，不惟引入迷信，尤恐戕害生命。」[82] 關注點還在對騙財行為的預防上，還是一種維護治安秩序的視角。

## 現代習俗改良的背後

抗戰以後，國民政府內務部曾相繼頒行了查禁不良習俗辦法及倡導民間善良習俗實施辦法，令各省市遵行。北平市政府也頒佈了相應的細則條例，制定了《不良習俗調查表》和《現有不良習俗實施嚴禁期限表》。細則中規定，調查表不但要填註所謂「不良習俗主體」的姓名、性別、年歲、住址、職業、教育程度，還要註明種類（例如纏足或迷信之類）、心理影

---

80 《京師警察廳關於市民勿被符咒治病詐術欺騙的示》，北京市檔案館藏 J181 全宗 18 目錄 5162 卷。

81 同上。

82 《外右二區關於趙賀氏頂香看病被判罰的報告》，北京市檔案館藏 J181 全宗 18 目錄 5416 卷。

響（如不良習俗者之情緒如何，有無執迷不悟情形）、生活關係（例如以卜筮星相為業之類）。[83]

「頂香看病」在這場比較常規化的道德教化運動中自然也成了重點糾察的對象，在所制定的嚴禁期限表中，「頂香看病」與信仰邪道、圓光看香、指佛持咒、借機斂財或假冒僧侶包辦佛事、吹唱雜曲，以及一貫道、摸摸道秘密聚眾結社和婦女纏足等自 1947 年 11 月 4 日起被強制解散，並察酌情形沒收其藥方、藥劑或符咒書籍。[84]

這次習俗改良運動的一個重要特點是，其強制措施都是在 1929 年推行的城市保甲自治的框架內進行的。1929 年 1 月，全市城郊被劃分為十五個自治區，許多政府組織的活動都在這一新的城市空間安排下進行。民政局制定的不良習俗調查表格就是由其派員督同各區保甲長詳細察訪，分別填註，最後還要製成統計圖表。比如第十五區公所呈報的八保十五甲所填《不良習俗調查表》中就填報了一位 51 歲的王杜氏，在「不良習俗之種類」一欄中填的是「信奉邪道頂香看病」，在「心理影響」一欄中填報的是「愚惑鄉民」。而在第四保十九甲所填報的對一名叫王玉才的男子的調查表中，內容就更加詳細，在「不良習俗之種類」一欄中填的是「信奉邪道頂香看病」，「心理影響」一欄指其「引誘良家婦女，每於夜間聚集多人，影響地方治安」[85]。

可見，對「頂香看病」的察訪仍最終落在了對地方治安狀況的關注上，只不過這種關注形式更加細密地落實到了以自治區劃為主體的城市細胞的監控程序之中，而顯得更有效率。在這次行動中，就因為第四保

83 參見《抗戰勝利後北平市查禁不良習俗倡導善良習俗史料一組》，載《北京檔案史料》，2002 (4)，頁 29。

84 參見《抗戰勝利後北平市查禁不良習俗倡導善良習俗史料一組》，載《北京檔案史料》，2002 (4)，頁 49。

85 參見《抗戰勝利後北平市查禁不良習俗倡導善良習俗史料一組》，載《北京檔案史料》，2002 (4)，頁 40。

的「保正副保長事前不向民眾勸導，更不舉發，殊為失職」，因此各被記過一次。甲長韓永珍因參加秘密道，「不能領導民眾，應撤職另行改選具報」[86]。

不過，直到 1948 年 1 月，第十五區內仍有頂香看病的情形發生。1 月 18 日，第八保保長王文佐報稱胡兆增「勾引十四區大柳樹李佛緣（自稱係濟顛僧活佛下界）在該村聚眾燒香，借詞索款，並稱若干日後即有大亂，爾等草民即應歸順我佛，以登仙界」[87]，並報警局處理。可是到了 4 月 28 日，王文佐繼續呈報說，李佛緣等不但不知斂跡，還藉端調戲婦女，「且時有外縣人以看病為名來往其家。值此戡亂時期，倘有匪人乘隙潛入，於地方治安實有攸關」[88]。所以，還是通過位於市郊的第三警察分局將李佛緣驅逐出境，才算了結此事。

儘管如此，我們從另一份檔案處理案件的前後措辭變化中仍可以觀察到，現代「公共衛生秩序」的概念已經逐漸滲透進警察處理「四大門」等事務的程序之中。民國四年，對李朱氏頂香一案判詞的改動就很有意思。原有的判詞是：「李朱氏左道惑人，殊屬有礙治安，合依違警律第三十八條二款拘留十日。」[89] 這顯然還是按傳統的治安標準予以處罰，字面上無甚新意。但檔案中顯示，判詞經塗抹後改為：「李朱氏左道惑人，殊於公共衛生有礙。」[90] 雖然只是幾字之差，卻已使李朱氏的頂香行為變了性質，即警局原來考慮打擊的重點是妨礙傳統治安秩序的行為，而改動後的措辭

86 參見《抗戰勝利後北平市查禁不良習俗倡導善良習俗史料一組》，載《北京檔案史料》，2002 (4)，頁 39。

87 參見《抗戰勝利後北平市查禁不良習俗倡導善良習俗史料一組》，載《北京檔案史料》，2002 (4)，頁 50。

88 參見《抗戰勝利後北平市查禁不良習俗倡導善良習俗史料一組》，載《北京檔案史料》，2002 (4)，頁 53。

89 《內左一區警察署關於李朱氏的呈》，北京市檔案館藏 J181 全宗 19 目錄 10324 卷。

90 同上。

則更強調對所謂「衛生秩序」的破壞。這顯示出警局處理「四大門」等傳統治療技術的微妙心理變化。

20 世紀 20 年代以後的許多判詞就更是直接從「衛生」的角度入手判定案件的性質。如外左三區判決胡永泰一案稱：「查胡永泰竟敢以信邪秘密與人治病，實與風俗衛生兩有妨害。」[91] 民國二十五年，公安局對張葛氏案件的判詞是：「雖供並無頂香與人治病斂財之事，惟無醫學知識與人治病，亦屬不合。」[92] 所謂「不合」當指公共衛生標準。其判詞意謂即使查出無頂香之事，也需按醫學標準訊辦。

警局判詞的改動只反映了空間控制變化的一個方面。北京城區內的「衛生示範區」成立以後，「四大門」香頭的活動範圍受到了很大限制，衛生區通過鄰人舉報、媒體曝光、巡警督察等方式日益壓縮香頭的治療區域。如一部分沉浸於「衛生」觀念的市民的介入，使偵訊「四大門」的行為帶上了公共參與的色彩。衛生局檔案中存有一封市民林石鳴和張瑞傑的來信，其中把有頂香看病嫌疑的幾家住戶的分佈情況了解得非常仔細。信中說：「平市對於一切衛生事件，均百分努力，惟近來一事貴局不甚介意⋯⋯竊平市有名醫不下數百，均無使病人吃香灰符紙而癒者，進來有人異想天開，立以佛堂，頂香看病，送病人香灰符紙為藥品。如北城妙豆胡同安靈里二號何宅，南城宣外果子巷羊肉胡同二十九號閻香甫，櫻桃斜街李宅，兵馬司謝宅。」[93] 這段描述已從專門化的角度把「四大門」診病與標準的醫學行為做出了區分。這顯然有別於城郊鄉民對香頭身份的模糊感覺。

---

91 《外左三區警察署關於送胡永泰與人瞧香治病的呈》，北京市檔案館藏 J181 全宗 19 目錄 26230 卷。

92 《內四區送遵將匿名函報瞧香治病張葛氏一口》，北京市檔案館藏 J181 全宗 21 目錄 47093 卷。

93 《衛生局函送賀氏頂香治病請懲辦》，北京市檔案館藏 J181 全宗 21 目錄 47095 卷。

## 巡警・媒體・疾病分類

城區內的各種媒體也通過相關報道為巡警對「四大門」的偵訊提供信息，這直接使香頭的活動受到很大的壓力，使她們的行動必須在日益詭秘的情況下才能進行。著名的呂德泉一案就是由《京兆新報》曝光後被警察偵獲的。當巡警查到香串胡同呂德泉有頂香行為時，知道其「惟甚守秘密，須熟人介紹始肯給人醫治，查辦頗費手續，當覓一金姓老婦託詞求藥治病兩次未允」[94]。呂德泉的叔伯兄弟呂振元也曾經提醒呂德泉，「勸他不必信這些個，我說瞧香治病地面上不准，不叫他頂香」[95]。

另有例子證明香頭在城內頂香顯然比城外有更多的心理壓力，如胡永泰的口供說：「我恐地面干涉，是我備有高香，來治病的人燒我的高香，給我香錢，我並不貪別的錢財。」[96] 檔案中曾透露拿獲呂德泉經歷的十分複雜的過程。由於無法接近呂德泉，警察查到與呂德泉同院住着的茶食胡同無盛齋蒸鍋舖舖掌劉順先，與崇文門大街永盛牛肉館舖掌王德福相識，於是委託王德福找到劉順先，告訴他有張姓小孩在城外玩耍，向枯樹撒尿時昏迷不醒，導致雙目失明，想找他醫治。呂德泉答應後，定於民國七年七月二十七日午後備車接請。警察一面在太乙胡同門牌 7 號福昌涌紙局內借用房屋，並令在該局居住的張子和代為接待，同時命令第二分駐所的伙夫錫珍扮作患眼病的小孩在局中等候，然後命令王德福備車接呂德泉。等車行至欖杆市大街，張子和上前阻止，告訴說小孩已經進城，在福昌涌紙局等候醫治，於是將呂德泉帶至紙局內。呂德泉即令買香，「俟其焚香作態叨念請神之際，即令巡警張德山進該局將其拿獲」[97]。整個偵破過程看起來相當複雜，經過了一番精心設計。這與京郊地區「四大門」活動的公開化和透明化程度相比顯然不可同日而語。

---

94 《外左二區警察署關於偵獲頂香治病人犯呂德泉一人一案的呈》。

95 同上。

96 北京市檔案館藏 J181 全宗 19 目錄 26230 卷。

97 《外左二區警察署關於偵獲頂香治病人犯呂德泉一人一案的呈》。

警察在處理頂香行為時由於受到「衞生」觀念的影響，常常把頂香過程中的降神行為按精神疾病進行歸類，這與原先從治安和維護秩序的角度所做的判定又有區別，甚至會影響到當事人對自己行為的自我判斷。處理張趙氏頂香案時就出現了這種情況。據當事人佟李氏供稱：「這張趙氏於去年九月間租住我院中北房一間，至本年二月間，我院中無分晝夜，時常有人拋擲磚頭，遍尋並無人跡，疑係大仙。我遂寫一牌位供在堂屋，迨後張趙氏她即頂香在我屋中給人看病，並報藥名，令旁人給寫。」[98] 據張趙氏供稱：「有一次我看見一個大白臉將我嚇死，我遂買得香爐蠟扡供在佟李氏所供牌位之處，至本年正二月間我屢次犯病，迨後每迷糊不醒之際，我聽院鄰說曾與人看病，我毫無知覺。」[99]

請注意張趙氏對自己頂香行為的表述，與城郊香頭的表述完全不同。城郊香頭的職責就是給人治病，她們從來不會認為自己的行為是一種病態。而作為城裏的香頭，也可能張趙氏會受到「衞生」觀念的影響，反過來認為自己的行為屬於病態範疇。因為在此之前，她丈夫對妻子附體治病的行為頗不理解，請中醫診治的結果是「氣沖肝症」。而警局對張趙氏的判詞是：「經醫官驗明實有間斷期精神病，免予置議。」具有反諷意味的是，有些頂香人只有被貼上現代醫學分類下的「精神病」標籤，才可能被免予追究。

總之，在現代警察系統和衞生體系的雙重監控下，「四大門」在北京城區的勢力受到很大削弱。這表現在香頭在城區失去了像城郊那樣的地方感覺的氛圍，既無法作為城裏社區事務的協調人，從而起到類似解決城郊鄉民疑難問題那樣的作用，又無法與監控嚴密的現代衞生制度相抗衡，分享其城區的文化資源，因而與城郊的情況形成了巨大的反差。

98 《外四區警察署關於佟李氏控張趙氏頂香治病一案的呈》，北京市檔案館藏 J181 全宗 21 目錄 12453 卷。

99 同上。

# 第七章

# 中醫自救面面觀

一位老中醫在回憶自己童年的家居環境時，筆觸有時會變得異常的細膩。那是在蘇北一個鋪着麻條石的老鎮子上，一條又寬又直的青磚巷子的盡頭坐落着一家診所，前後兩進的青瓦房，前面三間帶廂屋用來做診室，後面三間住着家裏人，前後之間有一扇圓門，跨過圓門，就走到診所裏去了。診所裏總有很多人，說話聲、病人的咳喘聲或呻吟聲，不時地飄到後面的家裏來，從聲音就能夠辨別出診所有多少病人，哪些是重病人。

在這少年的印象中，「家」和「診所」是融為一體的，根本無法分割。你聽聽他的描述口氣：「診所裏，那四隻高高頂到山牆橫樑的中藥櫥，是我們家的；那張長一丈二尺的藥案，是我們家的；那張紅木做成的診案，是我們家的；還有那些青花藥瓶、黑鐵碾草、紫銅藥臼，也都是我們家的。所有這些，都經過我祖父幾十年的手澤。」[1]

診所雖然天天斷不了求醫的病人，裏面的氣氛卻始終清清靜靜，甚至還多了一點家居生活的溫暖感。那場景被回憶着倒敘出來，更像是在描摹一幅靜謐安詳的水墨畫。

---

1　《我們家的診所》，見費振鐘：《懸壺外談》，頁 209－210，杭州：浙江攝影出版社，1998 年。

畫中的祖父白天坐診、開藥方、配藥，晚上歇下來，燙一壺酒，就兩樣小菜，慢慢地喝。喝完酒，坐到窗前，翻幾頁醫書，有時候用朱筆在書的天地頭上寫幾行字，大約是白天診病遇到了疑問，讀書時心有所動吧。窗外一架瓜蔞，有幾根藤蔓順着窗欞爬上去，月亮出來了，二更天，祖父熄了燈就寢，月光就把瓜蔞翠羽一樣的葉，安安靜靜地映照在窗紙上。[2]

## 滲透着家庭感覺的空間

有點像點線縱橫的棋盤，分散在城鄉廣大區域的傳統中醫，多是以定點與流動的軌跡勾畫出一種延伸四散的醫療網絡，形成「靜態」與「動態」相互呼應的格局。坐堂當寓公的名醫與開舖處方的堂醫以靜候動，要的是排場和名氣；擺攤亮相與半農半醫，以至於習武行醫的民間郎中，則是以頻繁的遊動博取信任和機會。「點」與「線」的互相映襯鋪展出了中醫治療的「面」。但「點」與「線」的鋪陳過程仍離不開家庭與鄰里氛圍作為運行的底色。

如果漫步在民國前的城鎮和集鎮上，就會發現街道里弄上飄着各色的招牌幌子，上書「祖傳 ×× 國醫」、「世代國醫」、「專治 ×× 病國醫」，或書「華佗再世」、「善治奇症怪疾」等等頭銜的「×× 醫寓」。[3] 那些醫技高超的老中醫尤其喜歡坐在家中懸牌應診，多稱「醫寓」。他也許是世代相傳的醫生，擅長專科，也許是懷才不遇的落第文人，以「儒醫」自詡。凡是來求診的病家，在處方以後，會自覺丟一個「紅包」在桌上，俗稱「包封」。包封中的錢不拘多少，病人家境好的多封，家境差的少封。真正坐寓的名醫一般只開方不供藥。

那種開藥舖行醫的，一般業主本身就是醫生，他們自己集資或合夥開設藥舖，自己看病處方，配售自己炮製的中藥，也算是一種家居式行醫。

---

2　《我們家的診所》，見費振鐘：《懸壺外談》，頁 210，杭州：浙江攝影出版社，1998 年。

3　《上饒地區衛生志》，頁 208，合肥：黃山書社，1994 年。

一些藥店會僱請坐堂醫生，店門前懸掛着他的姓名，藥店設有診室，供應筆、墨、紙、硯和茶水。病人看病順便買藥，可以增加藥店的收入。每逢過節，藥店會給醫生贈送禮物。坐堂看病的中醫，多是藥店店主的至親好友。這些坐堂醫生大多離藥店很近，有時就在同一條街道上，或者是住的距離僅隔幾棟房子，藥舖的生意變成了中醫家居行醫的一種自然延伸。[4]也有醫生主動和店舖經營主聯繫，逢趕集日期到該處應診的，一般輪流在兩三個集鎮的藥店坐堂行醫。[5]在一些小鎮或鄉間也會零星散佈着兼有診治和售藥色彩的中醫診所。這些診所更是與醫生的家居環境連為一體。

中醫的帶徒式教育也與「家」密不可分。有醫家以子弟為徒者，稱為家傳或祖傳；有學徒拜名師為師者，稱師傳；有出師後又從師再學者，謂之參師。其實都與鄉土社會中廣義上的家庭與親屬網絡相聯繫。江西銅鼓縣的中藥業就曾分為兩幫：以樟樹人為主的「樟幫」和本地人經營的「土幫」。樟幫帶徒不帶外人，僅帶清江（今江西樟樹市）及鄰近數縣之親朋，所有學徒與老闆之間大多沾親帶故。[6]

家傳由自家醫術而沿襲自不必說，學徒在從學之前，需通過至親好友介紹，經師傳談話相人，才應允為徒。這程序也逃不過鄉土親情關係的篩選。如湖北應城名醫李澤清就是託笪家紙馬舖老闆的介紹，前往名醫陳文卿店舖投師的。[7]

徒弟如被師傅相中，師徒雙方或口頭協議，或立字據合約，建立正式師徒關係，然後學徒置備「三牲」祭品，在師傅家膜拜「藥王祖師」。拜師時房子裏會迴盪着徒隨師念的口訣聲：「一拜開元李老君，二拜神農主分明，三拜黃帝軒轅氏，四拜大乙雷公□，五拜華佗知生死，六拜先師岐伯

4　《光山縣衛生志》，1986 年。

5　《溫江縣衛生志》，頁 231，1998 年。

6　《銅鼓縣衛生志》，頁 111，1993 年。

7　王槐松：《李澤清先生懸壺逸事》，見應城市衛生局編：《應城文史資料・衛生史料專輯》。

成，七拜長生張仲景，八拜東垣李公人，九拜王叔和脈訣，十拜扁鵲作難經，十一拜河間寒水清，十二拜丹溪救良民，十三拜民醫孫思邈，前傳後度先師名。」[8]

學徒期間，除由師傅供給膳食外，每年還付給學徒三吊左右的零花錢（一吊為一百個銅板）。學徒的勞務十分繁重，除洗藥、切藥、收曬藥品外，還需做大量家務勞動，如上下店門，挑水、掃地、磨刀、幫廚、替師傅打洗臉（腳）水、鏟火爐等，晚上還得打「紙媒」（用草紙或表芯紙搓成細長紙卷，備吸煙點火用），去冬麥芯（用牙齒或工具抽去冬麥內芯），每晚一撮箕左右。徒弟需每日早晚裝香一支或三支敬神，故師傅常會告誡學徒：「清晨早起要思量，爽快穿衣急下牀，磨鍋洗灶宜潔淨，洗臉裝香敬藥王。」[9]

中醫授徒一般不講門第出身，卻很看重介紹人及學徒本身的品行和教育狀態，不少學徒均是農家子弟。據回憶錄中記載，名醫李澤清投師陳文卿時，穿的是一件土布做的雙排扣的汗褂，腰間繫着一根麻布腰帶，還背着糞�童子，只是進陳家門時，將糞筦子放在巷子口，將麻布腰帶繫在褂子內。回憶中稱，陳文卿好像對李澤清的穿戴舉止並不在意，而是隨手拿出清人汪昂著的《本草備要》讓李澤清回家圈點。過去的古文藥書和古文一樣是不加新式標點的，對古文藥書的文句能否正確圈點，實際上反映了一個人古文閱讀理解能力的高低。李澤清憑着自己十年私塾的功底，將《本草備要》作了圈點，陳文卿看了圈點後，說了句「孺子可教，孺子可入醫道」，拜師考核就算過關了。

學徒生活開始後，對中醫經典醫書的研習與對中藥藥性的掌握往往交替進行着。李澤清所讀醫書包括《內經》、《傷寒論》、《金匱要略》、《醫

8　《藍山縣衛生志》，頁 210，1989 年。

9　《銅鼓縣衛生志》，頁 111。

宗金鑒》、《本草備要》、《醫方集解》、《溫病條辨》、《溫熱經緯》和《外感溫熱篇》，等等。[10] 李澤清選擇的是一種半農半醫的學徒生活，農閒時借拾糞的時間，經常與陳家店舖發藥先生交往，熟知陳家藥舖的近四百種藥。在識藥過程中，陳文卿還將他親自保管的砒霜給李澤清觀察，並詳細講解藥性、藥理。李澤清從此知道，將少量的砒霜置於剝開的棗內，然後放入火中燒焦，燒後研成粉末，這樣製成的藥叫棗信丹，對治療牙痛十分有效。

試診的實踐則是在對藥性和藥典精熟之後。所謂試診就是陳文卿看病後，接着就叫李澤清號脈，並講解脈象，然後由陳文卿口授，李澤清開出處方。有時則是先由李澤清開出處方，再由陳文卿做些增刪。陳文卿做增刪時，都耐心講出道理。[11] 有的中醫試診時則要求對每位就診者要先引經文印證，然後立方遣藥，做到藥與博相濟。[12]

當然，醫家的水準往往參差不齊，如當時有人用地道的北京話評道：「現在的醫家，只要念過一部湯頭歌兒、半本兒藥性賦，就稱國手。不過是腰痛加杜仲，腿疼加中膝，頭疼加白芷，痰盛瓜蔞皮。假如這個病人，渾身作燒，骨節酸痛，舌苔又黃，眼睛發怒，拿筆就開羌活、葛根、牛蒡子；要是皮膚枯瘦，乾嗽無痰，盜汗自汗，胃口不開，一定是青蒿、鱉甲、地骨皮。結果是一個病人請十位先生，脈案准是十樣兒，往往真能大差離格兒。」[13]

---

10　參見王槐松：《李澤清先生懸壺逸事》，頁 171–172。又參見梁其姿：《明清中國的醫藥入門與普及化》，見《法國漢學》，第八輯，頁 155–179，北京：中華書局，2004 年。另有中醫還需誦讀近代醫書如《醫學衷中參西錄》。有的地區如常德的中醫授徒則通俗與深奧經典兼顧，如研習書目有《醫學三字經》、《藥性歌括四百味》和《湯頭歌訣》等。

11　同上。。

12　彭景星口述，彭慕斌整理：《我的從醫生涯》，見《應城文史資料》，頁 179。

13　李濤：《北平醫藥風俗今昔談》，見《中華醫史學會五周年紀念特刊》，頁 125，民國三十年十二月。

## 「聰明的流氓」

中醫授徒和行醫往往是在親戚朋友鄰里的脈絡裏尋求其聯絡的痕跡。開店、坐堂和掛牌的活動把診病和抓藥按空間的分佈構成了一張較為固定的網絡，另有擺攤行醫和「遊動行醫」（又稱「走方行醫」）則如固定網絡中流動的走線，穿插鑲嵌在中國廣大的鄉土秩序中。

在鄉村之中到處流動的那些肩挎藥袋走診的中醫，往往會自備數量較少的藥品，用青布縫成藥袋，診後就袋抓藥。患者家有現金立付，無現金者，也可賒欠，待秋後再收取藥賬，名為「收貨」。這樣的欠帳，時間長的可達一年，時間短的也有數月。當時的藥物又無統一價格，自然難免有抬高藥價的情況。家庭生活困難、資金拮据的中醫一旦行醫頗感困難，就只得向某些中醫店訂立「押方合同」以維持生活。像河南鄉間的「押方合同」，會悄悄在處方中把第一味或最後一味藥開成貴重藥品，藥舖則以相應的廉價藥品取代，開處方的醫生便藉此定期在端午節、中秋節、春節與藥舖結算，從中分取優劣藥品的差價，所謂「開真方，賣假藥」[14]。

「遊醫」用的醫藥名稱，大多與醫書上所載有所區別，診病方法也與中醫所傳不同。

「遊醫」看病有時會用手輕壓患者的指甲，觀察回血速度的急緩，稱為指診；有時又會用自製的針刺破病人某個穴位，從血液的色澤、濃度、數量辨別疾病，名為刺診；有時還會讓患者伸出舌頭，觀察舌苔、舌質顏色的變化，名為舌診；或者令患者端坐凳上，雙手抱頭，俯伏桌邊或椅背上，醫生用食指、拇指輕壓患者脊柱兩側，緩緩由上向下推動，稱為脊診。[15]

擺攤行醫多為醫藥兼營，在鬧市區擺攤看病售藥。有的擺攤醫是由老字號藥舖分化出來。如湖北黃陂的老字號「黃萬春」、「胡天和」、「李萬春」

---

14 《光山縣衛生志》，頁 150。

15 參見《上饒地區衛生志》，頁 209。

和「李聚元」中，老字號「黃萬春」從 1786 年起在黃陂縣城設立診所藥店，就分化出一些擺攤行醫的網絡。民國時期，縣城六門、四碼頭都有黃萬春店舖或膏藥攤。

這些膏藥攤售藥均出自自家的秘方，如黃氏傳人黃晉勛就曾製備拔毒膏、紫金膏、生肌膏、提膿膏、瘡膏、銅綠膏、如聖膏、神品膏等十五種。黃萬春的後裔黃潤生就在黃陂縣城大西門口擺攤行醫售藥，各種膏藥療效奇應。此外，經常有外地走方醫路過縣城、集鎮，擺攤售藥，醫傷治病。[16]

在一些偏遠地區，擺攤行醫多以草醫的面目出現，往往就地取材製藥授人。四川江油的草醫就有高攤、矮攤之分。所謂高攤，是以搭棚為擺攤標誌，有固定地域設點，屬草醫中較上層的部分；矮攤者，以地為攤，遊弋不定為其次。

如果按照用藥習俗劃分，草醫又分為「根根」、「粒粒」、「沱沱」、「搓磨」數種。「根根」分宰宰根（以梗子藥為主）、草草根（以草草藥為主），「粒粒」是以自製或近代中藥中的膏、丹、丸、散為主，「沱沱」多係使用麪麪（即粉末）藥，用松香、麻油、膠質類藥、蜜糖等混合，煉成沱沱狀，故而得名。這些藥物用來治外傷諸症，服用時往往要喝一點自製的藥酒。在治療過程中，一些江油「草醫」習慣採用虎、豹、熊、猴的骨頭，然後再把蛇膽、熊油、熊掌、鷹爪、山甲之類製磨成粉，再用自製的藥酒調服或外用，所以叫作「搓磨」類藥物。

從行為方式上看，「草醫」常分文式、武式。「武式」以捶皮打棒、練武弄拳來「扯棚口」，招攬生意，屬於「習武行醫」，多以治療跌打損傷、金創骨折為主，通常以推、拿、按、捏等手法，通過賣藝獻技來推銷藥物。

16　參見陳惠生：《黃陂縣建國初期的診所藥店》，載《武漢文史資料》，總第 71 輯，1998（1），《黃陂文史》，第 5 輯，頁 173－174。

「文式」專長於內、婦、兒科，也講究所謂四診八綱，通過診脈象、看舌象來診斷病情，用草藥為主，有時兼用部分中藥治病。兩者的共同特點是走鄉串戶、逢集趕場，擺攤診病賣藥。[17]

草醫的授徒與傳承方法也與「坐堂」醫生頗為不同。草醫在帶徒禮儀上雖仿效中醫行跪拜之禮、藝成謝師等程序，但在具體傳授醫術時，則講究所謂「過苗」，即隨師採挖藥材，認識草藥，還要講究辨證配方。教材使用的是《天寶本草》，再輔助配合臨床經驗，通過自採、自挖、自製，使整個診療過程顯得簡便有效和廉價。如果遇到病家有能辨識自採之藥的，可省其藥資。

走方遊醫和擺攤行醫比起來則顯得更加行蹤不定，他們長年走村串戶，以出診為主。行醫特色或以中草藥秘驗單方為主，或以末藥（散劑）、膏藥為主，或以推拿、按摩、氣功、挑痔、割治等一技之長為主。他們常年遊走他鄉，送醫送藥上門。

英國倫敦會傳教士麥高溫在中國到處遊歷時，曾經非常感性地描寫過走方郎中的相貌和為人處世的性格，說他們往往身穿一件長及腳踝依稀可見其原本色為白色的長袍，手舉一面花哨地寫滿了因治癒疾病而獲得各種美名的白色旗子，面部棱角分明。他的臉上隱隱約約顯露着一些幽默，這些幽默卻是從生活中一些荒誕的事上不斷閃現出來的。他的眼睛明亮而富於洞察力，總是在搜索着每一個可能的病人，憑着自己特殊的直覺，他一眼就能看出誰是有病的人。漫長而豐富的閱歷使他能夠辨別人的性格，並知道如何才能成功地找到主顧。他是一個對中國人生活中所有最陰暗的東西都了如指掌的人，還是一個極富幽默感而沒有完全與他所處的人羣及環境同流合污的人。麥高溫稱這些人是「聰明的流氓」。

---

17 《江油市衛生志》，頁 208–209，1997 年。

「聰明的流氓」的特殊本領無法在條件優越的城市裏發揮作用，而只能在眾多鄉村集貿市場上得到充分展示。城裏人的聰明敏銳會妨礙他們對病人察言觀色式的閱歷的發揮。

這些遊方醫往往會選一個人多顯眼的地方，展示那些能在農民及鄉巴佬身上創造奇跡的存藥，圍觀的人們會帶着好奇的眼神盯着這些千奇百怪的藥品。

在這個英國人的眼中，遊方醫所背負的行囊裏，常常有幾束乾樹根和失去津液的青草、黑色的難看的蛇肉，還有一些看起來毫不衞生的腐爛牙齒。不過似乎不用為他擔心，因為這個人並沒有把發財的希望寄託在這些看似廉價骯髒的湯藥和成藥上，而是要依靠自己的表演和心理戰贏得莊稼人的認可。[18]

擺攤和遊醫的身份都不是純粹意義上的「醫生」，但是當他們大量遊動於鄉村時，主要以草藥療病為主要行為模式的動態特徵，卻與「坐堂」、「醫寓」的靜態模式相配合而構成了一幅立體圖景。其基本特徵是，以「坐堂」、「醫寓」的固態空間搭建起鄉村醫療網絡的基本框架，同時，以「草醫」、「攤醫」和遊方郎中的個體遊走的動態形式，填補坐堂診病的靜態空間所遺留出的縫隙。

## 數字中顯示的傳統醫療網絡

我們可以用數字搭建出一幅同樣的立體網絡圖景。根據湖南沅陵縣 1949 年的數字統計，全縣中醫、草醫的醫藥人員共有 316 人（其中中醫 221 人，草醫 57 人，中藥人員 38 人），在這些人員中真正坐堂應診的只有 74 人，自開診所者 34 人，而走訪行醫的人數達到 98 人，幾乎佔總人數的

18　麥高溫：《中國人生活的明與暗》，朱濤、倪靜譯，頁 197－199，北京：時事出版社，1998 年。

一半。從空間分佈的情況觀察，全縣除縣城外共分為八個區，這八個區均屬於農村區域。居住在縣城內的醫生人數只有 64 人，而分佈於這八個區的中醫藥人員總數則達到了 252 人。分佈的態勢也較為平均，除軍大坪區有 6 人外，其他幾個區的人數均在 20 至 40 人之間。在這些人員中，採取半農半醫方式的人員達到了 85 人，比例還是相當高的。[19] 在與之相鄰的一些地區如湖北松滋縣，1949 年中醫有 331 人，中藥人員 120 人，草醫 82 人，人數比例相近。[20]

當然，如果具體到某個縣，中醫分佈的態勢還要更細緻地加以區分。四川新都縣 1949 年全縣共有 604 名醫生，其中西醫 43 人。這些醫生分別以各種形式從事診療活動，其中開舖行醫的 66 人，坐堂開方的 343 人，擺攤看病的 51 人，在家設醫的 78 人，挎包趕場的 68 人，走鄉串戶的 63 人，以其他方式行醫的 15 人。這個數字裏面可能會出現交叉，比如一些人可能兼有擺攤看病和挎包趕場的雙重身份。在新都縣的 25 個鄉鎮中，開業方式在空間上的分佈狀態也不均勻，往往與這個地區某個行醫類別的分佈密度直接相關。

比如在新都鎮的 42 名中醫中，職業醫、世醫和儒醫加起來總數是 29 人，而草藥醫和遊醫加起來有 13 人，幾乎是前者的一半。所以在開業方式中，採取擺攤看病與走鄉串戶形式的醫病者達到了 14 人，與前面的醫生分類數字基本能呼應。有時雖然職業醫和儒醫、世醫的比例較高，但有些中醫反而和草醫相仿，採取走鄉串戶的形式。新繁鎮的 60 名中醫中，職業醫和世醫、儒醫的人數高達 49 人，草醫和遊醫只有 11 人，而開業方式中採取擺攤看病（11 人）、挎包趕場（3 人）及走鄉串戶（24 人）者，總數達到了 38 人，要高於開舖行醫與坐堂開方者（26 人）的數字。

19　《沅陵縣衛生志》，頁 74，1989 年。
20　《松滋縣衛生志》（1911–1985 年），1985 年。

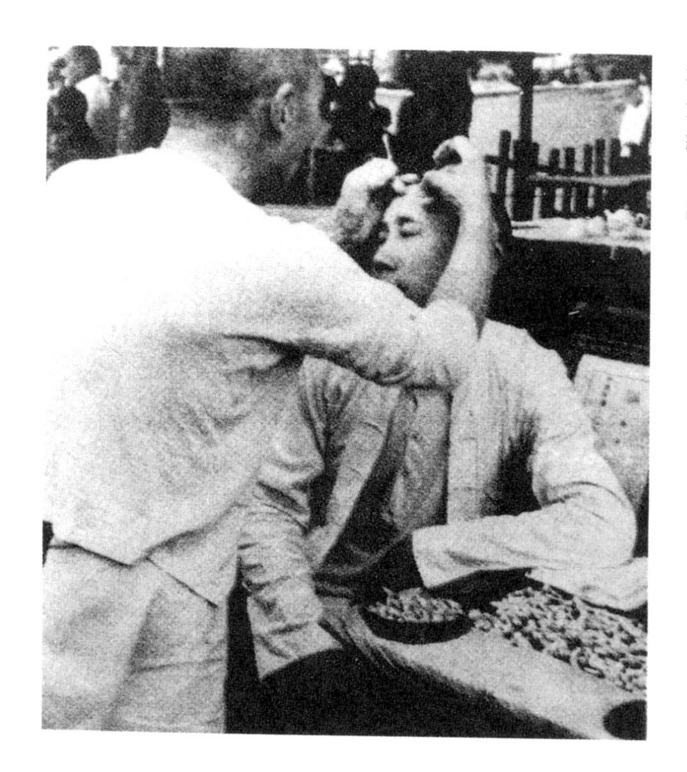

地攤上的「走方醫」在用針灸治病。（選自齊放編：《消逝的職業》，頁128，天津：百花文藝出版社，1999年）

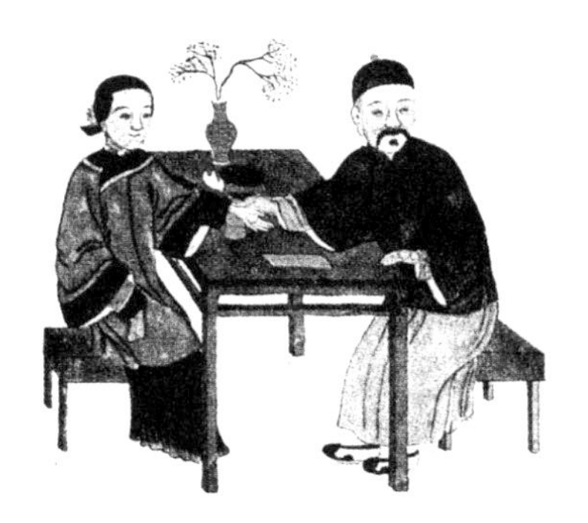

此中醫道之圖也京中醫士有太醫御醫之乃是在太醫院應差者如有人請看馬錢貳吊四百文四吊八百文不等如來到門首看病者給錢數百作為門脈

傳統中醫的把脈圖景。（選自《北京民間風俗百圖》，頁8）

除了草醫和遊醫在這幾種開業方式中採取了交叉的活動策略這個因素外，也不排除一些職業醫會採取出門診病的方式。而在世醫最多（26 人）、職業醫次多（22 人）的三河鄉，開鋪行醫與坐堂開方再加上在家設醫的人數（36 人），就遠遠大於擺攤看病與走鄉串戶（6 人）的人數。新民鄉職業醫與世醫及儒醫的總數是 22 人，草醫及遊醫只有 2 人，因此選擇開鋪行醫、坐堂開方及在家設醫的人數就高達 35 人，選擇走鄉串戶者只有 4 人。[21] 由此可見，中醫醫療資源的分佈與其類別分佈及行醫方式的互動狀態有密切關係。

## 1929 年：中醫成為「社會醫學」的救治對象

1912 年 9 月 20 日，秋季的北京是個晴天。民國肇興，前清的遺老們雖然多已過上了罷官家居的生活，卻也不覺得寂寞，因為各種民間的社交應酬如宴集、賞戲之類的活動仍然像往日一般頻繁地進行着。作為其中的一員，前清的翰林院侍講鄆毓鼎則選擇了行醫鬻字的雅淡生活。

這天在午後還有些灼人的陽光下，鄆毓鼎來到了西燈市口，這裏的醫學研究會的全體會員正靜靜等着他的到來。三點鐘，鄆毓鼎開始登台演說，演講的題目是「中國古聖賢之醫學，實能兼西學之長」。鄆毓鼎神情自信地表示，中國醫學不但六經氣化之說精細分明，確有依據，而且生理解剖、實驗化學，醫經中都有詳細的功用說明。當鄆氏用略帶蘇南味道的京話一一引經據典地娓娓道來時，心裏不禁有些得意起來，不由得想起了頭晚的情景。他近來睡前必讀上兩三頁《金匱》，然後用日本的丹波氏輯註本做箋釋，每次都密密麻麻地用紅筆寫滿了紙頁，讀起醫經來真覺得「字字從心頭穿過」。想到此，鄆毓鼎忽覺心頭一振，一段激昂的話脫口而出：

21 《新都縣衛生志》，頁 30–31，1983 年。

吾輩如能以西人研究科學、心理學、算學之心思眼光，研究《內》、《難》、長沙《千金書》，必能契古聖之心源，發前人所未發，中國醫學將有大放光明之一日。否則，我不自求，泰西明達者流漸知《內》、《難》諸書之可貴，以深銳之心代發起藏，而華人反師西人以求中醫之微言大義，豈不大可恥乎？[22]

據鄆氏自己說，這段慷慨陳詞博得了聽眾如雷般的掌聲，使他自己不覺有些感歎。也就是在頭天（9 月 19 日），當鄆毓鼎在特為恢復祀孔子之典禮而設的「孔社」發表演講，號召維持聖道，闡明正學時，到會雖有六十餘人，卻在議論如何進行活動時不得要領，匆匆而散，那蕭瑟慘淡的光景彷彿還在眼前，怎麼也沒法和今天這滿堂彩的情形相比。真是一天光景的差別恍如隔世一般，看來中醫復興也許指日可待了。

也就是時隔不到一年，鄆毓鼎發現自己的樂觀感覺越來越如浮萍般找不到根基了。他曾自信地認為，診病時只要從傳統醫書「經文所見徵象，以理想實之，自信無殊實驗」，想以此作為破解西醫「重實驗，不能純仗理想」[23] 的妙招。可到了 1913 年的夏天，他已深感中醫地位岌岌可危，開始聲淚俱下地控訴起政府庇護西醫的罪惡了。鄆氏日記的文筆向以舒緩優美見長，然而 6 月 12 日這天的日記卻明顯失去了往日雍容自得的筆調，居然寫出了如此痛心疾首的話來：「教育、內務兩部，務揚西醫而抑中醫，甘心為白人之孝子順孫。一班惡魔降生世界，造劫殺人，天心毋乃太忍乎？」就在那個晚上，剛寫完這段話的鄆毓鼎突然「熱淚滿眶」[24]。

慶幸的是，1917 年鄆毓鼎就謝世而去。如果說鄆毓鼎在民國建立之初還僅僅是為中醫的命運擔憂得「熱淚滿眶」，那麼假設他能活到十五年

22 史曉風整理：《鄆毓鼎澄齋日記》，頁 597，杭州：浙江古籍出版社，2004 年。
23 史曉風整理：《鄆毓鼎澄齋日記》，頁 613，杭州：浙江古籍出版社，2004 年。
24 史曉風整理：《鄆毓鼎澄齋日記》，頁 653，杭州：浙江古籍出版社，2004 年。

後，他的淚水也許真會化作傾盆之雨了，因為中西醫之間的激烈爭吵終於演化為一場撼動全國的政治大地震。

## 甚麼是中醫「存」與「廢」的關鍵？

家庭診所的一體化構造，師徒單線的私密性授傳，經驗主義方式的診療模式和草根般的藥物配製程序，在中國社會中已經存活了幾千年，處處都彷彿阻礙着西醫向中國鄉村社會滲透進發的步伐。

時光在靜靜地流逝，散佈在鄉村的中醫們仍像棋盤上的棋子般在日夜忙碌着，可對「中醫」的痛恨彷彿早已鬱積在了城市的大街小巷裏。西醫長久壓抑着情緒卻醞釀不言的唯一理由，好像只是為了要找到一個噴火口，然後藉助某人的口舌爆發出來。這張嘴找到了，火山口也終於噴發了。1929 年，西醫余岩提出的「廢止中醫案」把中西醫從思想到行動的交鋒直接推向了前台，變成了一場有關中醫生死的政治決鬥。這次「廢止中醫案」事件雖然發生在南京這樣的大城市，表面上也聚焦在對中西醫理的分歧爭議等抽象討論上，但最終改變了中醫在整個傳統醫療體系中的位置。中醫的存廢之爭最終變成了中國政治家們應對近代危機的一個突破口。

「廢止中醫案」及其隨後引發的「中醫自救運動」，表面上聚焦於一些中西醫理異同的主題，如「中醫」是科學還是「玄學」，中醫藥名是否應統一於西醫標準等。[25] 但重要的是，中醫的存廢及其命運已經與更廣義上的「社會革命」主題建立了相互呼應的關係。

中國近代「社會革命」的主題很少一部分源自自由主義對個人選擇優先性的言說，表面上似乎為中醫的生存提供了一種現代支撐，但很快被融入富強與救國的總體目標下隱而不彰。[26]

---

25　趙洪鈞：《近代中西醫論爭史》。

26　史華茲：《尋求富強 —— 嚴復與西方》，南京：江蘇人民出版社，1989 年。

中國在 19 世紀以後受到外來思想文化、經濟、政治、外交和軍事力量的全面衝擊，加劇了原有的社會、經濟、政治發展中的矛盾。各個領域都發生新的問題，舊的問題也以新的形式出現。中國傳統制度和方法均不能應付和解決這些問題。尤為重要的是，社會的精英分子與政治行動家對這種「全面危機」發生的估計和理解，往往會導致某種行動的不同效果。

有些人認為中國面臨一個全面的危機，各個領域中的個別危機構成一個整體，這個全面的危機必須全面解決、儘快解決，解決的方法是「社會革命」。「社會革命」必然是全面的，革命的力量必須侵入進駐控制社會的各個領域。在克服全面危機的同時，也解決各個領域中的危機，而解決各個領域的危機，又是克服全面危機的方法。[27]

在這樣的前提下，對「中醫」的貶斥與改造也自然成為解決中國面臨的全面危機總體行動中的一個有機組成部分。對中醫行動方式的指責也與其他一些傳統習俗領域的指責相互配套起來，試圖通過一個個的個案解決以達到總體社會變革的效果。

那麼，現代醫學與「社會問題」之間應如何建立起某種新型關係呢？有人開出了一個齊全的「藥方」：

> 誰謂定不能勝天乎？傳染病方面之防疫學，人種改善方面之遺傳學及優生學，犯罪問題，則有法醫學、刑事精神學，教育方面之教育病理學，其他如保險醫學、民族衛生學，其應用之範圍，固不僅以個人為目標，應知醫者今後對於社會之職責，日益重大。前之所謂醫者與聽診器、藥籠，為不可須臾相離之狹義思想，而今應進於實際社會生活，使醫學為社會化，醫者為平民化，而後始能與人羣有直接關係。

27　鄒讜：《二十世紀中國政治 ── 從宏觀歷史與微觀行動角度看》，頁 234，香港：牛津大學出版社，1994 年。

比較有趣的是，開這張「藥方」的人把醫學的治療與療救其他社會病症相匹配，而冠之以「社會醫學」之名。他簡直就是把醫學當作改造社會問題的靈藥。在他的印象裏，像犯罪、賣淫、迷信、貧困等等社會病態之所以存在，恰恰是沒有充分倡導「社會醫學」的緣故，「若能應用醫學，以救濟社會之病態、人生之焦躁，生活上不能滿意之事件，不能解決，而法律亦可因之解善。社會衛生學，為改良社會問題急務之先。……故醫家應負此種新責任之自覺。運用其獨特學術之見地、科學眼光，改正社會一切問題，此乃現代醫家應有之任務者也」[28]。

醫學居然能改正社會一切問題，不由讓人想起了「上醫治國」這句形容名中醫的老話，可惜這裏所說的恰恰是與「中醫」相對立的現代「西醫」的特徵。

因為，如果按上述標準衡量，「中醫」不但不能成為救治社會病症的「社會醫學」，反而應該成為現代「社會醫學」的救治對象，甚至可與星相巫祝之流的「迷信」事務並列。按余岩的說法就是：「而舊醫乃日持其巫祝讖緯之道，以惑民眾；政府方以清潔消毒，訓導社會，使人知微蟲細菌，為疾病之源。而舊醫乃日持其冬傷於寒，春必病溫，夏傷於暑，秋為痎瘧等說，以教病家，提倡地天通，阻遏科學化。」[29]

「中醫」沒有資格成為現代社會醫學的最重要理由是，「中醫」總是呈分散狀態面向每個病人個體，而現代的「社會醫學」應以羣體體魄的改造為基本職能，最終指向保國與保種以及民族國家建設的終極目標。在「廢止中醫案」的第一句陳述中，余岩明確使用了二分對立法界定「中醫」與「西醫」的區別。雖然沒有明示，但他所說的「個體醫學」，其對象在於個

---

28　桂華岳：《社會問題與現代醫學之任務》，載《醫界春秋》，第 58 期，第五年第十號，頁 3，民國二十年四月十五日。

29　《中央衛生委員會議議決「廢止中醫案」原文》，載《醫界春秋》，第 34 期，民國十八年四月十日。

人，其目的在於治病，而治病之必要條件在於認識病體，確指「中醫」的行為習慣無疑。他把「治療醫學」向「預防醫學」，「個體醫學」向「社會醫學」，「個人對象」進而向「羣眾對象」的轉變，恰恰看作「西醫」有別於「中醫」的核心特點。這種表述暗含着極為強烈的褒貶意味，彷彿以個體為對象的「中醫」與以羣體為對象的「西醫」之間的差異，不僅關涉着「迷信」與「科學」的二元對立，而且也是「亡國」與「救國」政治分界線的標誌所在。

## 西醫擁有「政治正確性」

更具體而言，在余岩等「新醫」們看來，「新醫」與「舊醫」的核心區別在於是否擁有完備的「衞生行政」能力，以推行羣體預防和治療步驟。而中醫無法在調查死因、勘定病類與預防癘疫上有所作為，特別是在防疫這項大規模的羣體行動中無所作為，從而根本達不到「強種優生」的近代政治目的。不用說，這確實狠狠擊中了「中醫」的軟肋。在另一篇文章中，余岩的表述更直指舊醫「近代政治」理念的缺乏。他指責中醫「以六氣為致病之源，而不信微生物之傳染，疫癘之行，委之天行，則衞生防疫之法，遂無下手之處，混虛損於癆瘵，合種種熱性病於傷寒溫熱，而不能識別疾病之個性，則調查統計之術，於是乎窮」。以上這段話的核心是指中醫制度缺乏衞生行政的設計。下面這段話則簡直大有上綱上線的意味了：「更何論乎強種，更何論乎優生，是其對於民族民生之根本大計，完全不能為政治所利用。」[30] 是否能為現代政治所用變成了中醫能否繼續生存的標準。

中國近代社會的一個突出特點是，以強力政治的干預推行和達到「社會革命」的目的。鄒讜即認為傳統中國的政治文化形態使得 20 世紀的中國人對政治在文化、社會生活中所佔有的重要地位感到習以為常，這和英、

30 余雲岫：《請明令廢止舊學校案原文》，載《醫界春秋》，第 34 期，頁 11，民國十八年四月十日。

美的情況有很大不同。19世紀時，英、美的政治在社會中發揮的力量很小，而社會自發的力量則對整個國家、社會、政治產生了巨大的影響。[31]

中國的現代政治出於「社會革命」的需要，不但大量吞噬傳統鄉土社會中相對自主的社會自發力量，而且以驚人的速度規訓出了中國人的新型政治意識。在這個意義上，把中醫的個體化遊動形式通過「衛生行政」的途徑整合進現代醫療系統，就成為中國近代「社會革命」行動的一個重要組成部分，同時也日益成為以政治手段處理全面危機的一種有效方法。中醫最後是否具有合法性的標準，也越來越取決於其對這種被現代政治包裝過的新醫規訓的認同程度。

余岩的「廢止中醫案」所規定的廢止辦法中，就規定有一條「凡登記之舊醫，必須受訓練處之補充教育，授以衛生行政上必要之智識，訓練終結後，給以證書」。還有一條規定是，舊醫滿五十歲以上，在國內營業至二十年以上者，可以不受補充教育，但不准診治法定傳染病及發給死亡診斷書等。[32] 實際上，是想通過把中醫排斥在衛生行政的總體訓練規劃之外，以達到在數年內消滅中醫的目的。

## 最後抵抗的邏輯

### 以守為攻

面對「西醫」的步步進逼，「中醫」的抗辯聲也是不絕於耳。[33] 然而仔細閱讀這些抗辯文獻時，容易留下這樣的印象：不僅中醫的抵抗邏輯和表

31 鄒讜：《二十世紀中國政治 —— 從宏觀歷史與微觀行動角度看》，頁50。

32 余雲岫：《請明令廢止舊學校案原文》，頁10。

33 據趙洪鈞的統計，辛亥革命後到1949年以前，中醫界至少出現了十次全國性的抗爭運動，參見《近代中西醫論爭史》，頁96–97。

述基本上是沿着西醫挑戰的主題而設計，而且其尋求與「西醫」平等的努力也大多最終跌入了「西醫」設好的陷阱。

如前所論，「廢止中醫案」的核心理念是，現代醫療行政的出現是「新醫」、「舊醫」的最重要分野，而且「新醫」的優勢就在於可以通過預防的手段使大多數中國人能防患於未然，從而促成羣體健康，這大大有別於「舊醫」只能面對「個體」實施治療時的狹隘和局限。這裏面隱含着的前提是，「中醫」在大規模傳染病突然來臨時，因其只具備個體救治的有限能力，從而難以抑制人口的大量死亡，從長遠來看，有損於國人優種進化的趨勢。

褚民誼對此弱點就說得很直接：「今假令舊醫從茲得勢，新醫從此消滅，科學無事乎研求，病菌任其蔓延，而死亡日眾，人口日減，純任其自然，則若干年後，無需外人之任何侵略，吾族必日即於澌滅矣。」[34] 又如汪企張也說，新醫之盛「與其謂為圖國家之安全，毋寧謂為謀人羣之幸福，各宜蠲其利己為我之心，被髮纓冠，互助合作，如此則國家地位學術階級自然超越。……一雪國際公庭恥辱，幾科學救國，因此成功」[35]。

「中醫」以守為攻的策略是針對民族救亡與醫學之關係這個隱含的前提切入進行反駁。上海國醫學院針對「廢止中醫案」所發佈的宣言首先承認中醫向不知細菌，向不知消毒預防，隨之又馬上反問，消毒預防辦法只是近三十年才為人廣泛知曉，如果細菌果能害人，那麼華人早已絕滅了。「然以本國十八省之面積，計人口之密，為全世界冠，可知細菌之毒，初不因舊醫而蔓延。」那意思是儘管中醫沒有「羣體」的現代防疫手段，中國人口仍能維持如此綿延不絕的態勢，可見中醫至少不因有無細菌而影響其診病的聲譽。

寫到這裏，宣言筆鋒一轉，反而指責起「西醫」因無法殺滅全部的病

34 《附褚民誼對新舊醫藥紛爭之意見》，載《醫界春秋》，第 34 期，頁 33。
35 《附汪企張與衛生部薛部長書》，載《醫界春秋》，第 32 期，頁 30，民國十八年二月十日。

菌，使人體抗感染力下降。因為「西醫所用防疫諸藥，多以菌體菌毒注入人體，以引起其抗毒力」，這樣做的結果「不過減少病菌之傳染機會，決不能將病菌殺滅無餘也」[36]。一旦猝染菌毒，勢必為病癒深。西人越講消毒，而抵抗傳染病之力越弱。

有一種更為激烈的言論甚至直指「西醫」為「劊子手」。因為「西醫」採取的是「扶強抑弱」的策略，中醫譏其掛了個好聽的「進化論」式的招牌叫「汰弱留強」，這樣做的結果必然是使強者存留，弱者必死。「是故西醫者，醫生而兼劊子手者也。」[37] 不像中醫自古就有「孝順郎中」的美名，是一種純粹的醫生。

## 屈服

「廢止中醫案」出台之初，「中醫」第一階段發動反擊的策略是反覆強調西醫防疫和衛生行政需大量耗費社會動員的制度資本，虛耗國家財力的弱點，以此突出「中醫」雖無「羣體」防治之功，卻有救濟弱者之實的傳統。如下面一段話就對所謂「醫學行政」語含譏諷：

> 所謂衛生者，猶若清道局之清潔街道而已。所謂防疫者，先造出惡空氣，張大其辭，予人民以恐怖，日惶惶碌碌於注射。為外貨推銷員固可，若謂能防疫，欺人自欺之慣技耳。發明防疫血清之國，至今日，已覺注射防疫血清為不可恃。吾國反恃為救命符，無非為政者感情用事，將國家巨大庫款，擲諸虛牝，於實體上何所獲益。[38]

36 《上海國醫學院為中央衛生會議廢止中醫案宣言》，載《醫界春秋》，第 34 期，頁 16，民國十八年四月十日。

37 《醫界春秋》（二周年紀念特刊），顧惕生序，民國十七年七月十日。

38 翔山布衣：《讀行政院汪院長致立法院孫院長函之感想》，載《醫界春秋》，第 108 期，第九年第十二號，民國二十四年十二月十五日。

不過，在經過初期激烈的短兵相接的交鋒之後，一些中醫理論家馬上意識到，如果為了強調自保而一味地攻擊西醫的防疫與衞生行政弊端，不但不利於確認中醫在現代醫療系統中的位置，反而有可能壯大西醫排擠中醫的勢力，而使自己難有立錐之地。所以，「中醫」很快調整反攻策略，力求在國家行政的整體設計中預留出與西醫平等相處的位置。中醫們意識到：「如衞生之行政權，法律之優先權，財政之調使權，業務之自由權，凡此中醫之不能享受者，西醫皆得而享之。立場雖同，地位則異，天光水月，天壤懸殊。名雖中醫存世，實則已奪其魄矣。」若要克服這種被動狀態，就必須「先在地位上爭得平等權利義務，處處與西醫並駕而齊驅，庶學術得以宏大，利權不致外溢」[39]。

要在地位上爭平等，必須自覺地將自己納入西醫所規範的行政體系之內謀得一席之地，但其代價是中醫必須放棄自己習以為常的行為習慣，而參與到國家政治意識控制下的醫療制度中擔當羣體負責的角色。然而，這種「自覺意識」的形成卻是以內心世界的搖擺不定為前奏的。中醫們既意識到「中醫西醫，明確兩種不相同之學術，其不能強不同以為同，固事勢所必然，無足異也」，同時又抱怨西醫「既曰國醫尚未整理，又不願國醫有實施整理之法令」[40]。

這種內心衝突一度瀰漫於整個中醫學界，更有言論為中醫的存留尋找比西醫存在更為合理的政治理由，認為中醫不但是「極端之極端的民生主義」，而且還具有「極端之民族主義特質。中國民生之繁衍在世界上無與倫比，就是中醫唯一之偉績。而東鄰日本民間創設東洋醫道會，開始捨西醫研中醫，此又不能不謂我中醫之精神，實隱含有東方民族主義之空間也」，

39　丁少侯：《改進中醫藥之建議》，載《國醫公報》，卷 4，第 1 期，頁 3，民國二十五年十一月。

40　陳遜齋：《為訂立國醫條例上立法院意見書》，載《國醫公報》，第 9 期，民國二十二年九月。

且「無背於先總理之三民主義」[41]。爭議的核心癥結是，面對「個體」而又行事分散的中醫是否應該改變自己的傳統風格，而屈從於建立在「羣體」監控意義上的西醫系統。

最終顯然是時勢比人強，中醫內心的緊張與猶疑無法迅速消解西醫在制度擴張上的強權壓力。到了這個階段，中醫的抗辯已經難逃如下的悖論式命運，即表面形式上是在與西醫謀求制度上的平等，而現代制度的內涵恰恰又是以西醫的行政化形式配合以國家意識形態加以壟斷的，這意味着中醫一旦在這個系統中謀取了自己的位置後，反而會遭遇更為嚴重的不平等待遇。現在看來很清楚的事，當時大多數中醫顯然沒有意識到其嚴重性，他們的認識僅僅限於中醫一旦參與衛生行政，就可使「利權不致外溢」這樣的思考層面上，而絲毫沒有感覺到中醫傳統有可能全盤置於西醫控制之下的後果。

在這一思路的支配下，中醫的抗辯邏輯基本上建立在如何在國家行政框架下爭取與西醫具有平等地位這個目標上，而國家在醫療行政上的現代設計藍圖又完全出自西醫的手筆。因此，中醫謀求平等的努力結果不過是在西醫監控的部門中謀取生存之道而已。從根本意義上說，中醫從此不想成為「社會醫學」的救治對象，而想成為「社會醫學」的有機組成部分。於是中醫界一直到處瀰漫着中醫對衛生行政不顧及「國醫」作用的抱怨：「衛生當局，於通過衛生條例之初，曾聲明他日當另訂國醫條例，足見現行之衛生條例，為純粹之西醫條例，現行衛生行政系統，為畸形發展不完全之衛生行政系統。」[42]

在如此抱怨之後，「國醫們」紛紛呼籲在構思國醫條例時，政府應該

41 《本社駁斥中央衛生委員會取締國醫議決案之通電》，載《醫界春秋》，第 33 期，民國十八年三月十日。

42 陳遜齋：《為訂立國醫條例上立法院意見書》，載《國醫公報》，第 9 期，民國二十二年九月。

考慮通過制定規則確立「國醫」在衛生行政中的位置。在全國醫藥團體請援團報告中的重要理由是，西醫不過是大都會中少數資產階級的療治者，衛生部不應只為少數人謀幸福計。在另一份與此相呼應的文獻中，則特別強調中醫在鄉土社會數量巨大，只有「中醫」參與醫藥行政，才能使「社會醫學」不局限於城市，而在鄉村真正奏效。以下兩句話使中醫參與衛生行政好像顯得頗有說服力：「吾人以為欲謀民族健康繁衍，唯有政府毅然改變衛生行政方針，不偏重建設都市之衛生設施，而同時注意普及全國農村治理醫藥，不偏重獎勵推銷舶來品之西醫，而同時負責整理民眾信仰之中醫，方為得體。」[43] 衛生部對中醫要求參加衛生行政的回答是，「本部已早有此議」，「待有相當人材即當延聘」[44]。

## 插曲：對「公醫制」的微弱質詢

### 何謂「公醫制」？

「醫學」在中國擁有現代意義上的制度安排，實際上可以看作現代民族國家滲透進基層社會的一個重要環節。而「公醫制度」作為一種政治話語，不僅在醫學界被反覆以意識形態的規訓方式普及開來，而且又以制度設計的空間形式彌散進基層社會，成為一種支配性力量。

關於「公醫制度」為甚麼會變成一種現代政治行為，俞松筠有個概要的解釋。他認為，所謂「衛生」這個詞在近代以來不僅是個人的事，而且是大眾的事，政府代表大眾的意志，要為大眾謀福利，或者要借大眾的力量，使大眾免於貧弱危亂，當然要以公共衛生為政治上的一個重要課題

43 《關於五全大會「政府對中西醫應平等待遇以宏學術而利民生案」之感想與希望》，載《醫界春秋》，第 107 期，第九年第十一號，民國二十四年十一月十五日。

44 《全國醫藥團體請願團之報告》，載《醫界春秋》，第 34 期，民國十八年四月十日。

了，於是公共衛生的觀念就很容易與政府權力發生關係，公共衛生的推行也非依託政府權力不易收到最大效果。

「公醫制度」的核心還在於醫療資源在空間上的合理分配和共用。在私有財產制度不能全部推翻，社會經濟上的不平等現象不能立即剷除的時期，在行政立場上，對於衛生權利的分配，欲求其普遍公允，只有利用國家的力量，在此範圍內特別制定措施。「公醫制度」就是此等措施中之最重要者。

「公醫制度」的定義由此被歸結為，國家根據保障並增進全民健康的責任經營醫藥事業，或將全部醫藥事業作為公有，藉以有系統有組織地普遍施行醫療、保健、預防等工作。[45]

「公有」的含義被詮釋為，所有醫院、診所、療養院、衛生所等醫療機關均應由政府設置，以負擔其經費，或由政府發動社會力量，在政府嚴格的監督下設置。設置這些機構必須依據一定計劃，務必依人口需要平均分配，普及任何區域，使醫藥機會不偏集於通都大邑，而能遍佈至窮鄉僻壤。

「公醫制」還有一個重要特點是，在實施技術上打破預防與治療的傳統界限，既不偏重治療或預防，也不將此二者分成兩件事，而是視作「一個」過程。[46]

可見，在現代中國的醫療空間裏，「公醫制」將日益成為主導和支配型的運作模式。可是關鍵的問題在於，在這個幾乎無孔不入彌散於全國的龐大醫療「利維坦」的壓迫下，根本沒有了「中醫」的任何位置。因為「中醫」在空間分佈上雖然遠比西醫要顯得均勻平衡，尤其在鄉村區域是基層民眾治病的主要依賴對象，但因長期以來面向「個人」而非「羣體」，即使其密佈於廣大農村中而並非密集於通都大邑，也終因無法整合進以西方醫療行

45　參見俞松筠編著：《衛生行政概要》，頁 72，南京：正中書局，民國三十六年四月。
46　同上。

政為主導取向的國家控制系統中而面臨毀滅性的命運。更為嚴重的是，這還意味着「中醫」沒有取得政治合法性的認可，而遊離於政治意識形態的規訓視野之外。

## 醫療「省有制」風波

如果說，前述「公醫制」的文字還帶有抽象概括的感覺，那麼，當湖南省在 1934 年公佈全省公共衛生計劃大綱時，「國醫們」則實實在在地感受到了被遺棄和邊緣化的切膚之痛。這份計劃大綱聲稱以醫藥省有制度為目標，希望在十年之內，使保健預防及治療的各項措施能普及全省，並完全由政府主持，以防止私人借醫藥營利之弊，而全省人民無論貧富，人人得有享受之機會。所謂「省有制度」儼然成為「公醫制」具體而微的一個縮影，而且在人員選擇和培訓方面可以更加清晰地辨別出「國家化」即「西醫化」的總體思路。

大綱明確規定，暫以湘雅醫學院為訓練人才之機關，「現應將其教學目的及方法完全規定，以符合醫學省有制度之目標」。湘雅的畢業生，即由省政府分派往各縣城市及鄉村工作，以防止醫生集中於大城市而無人肯往小城市及鄉村工作之弊。至少在湖南一省，這條規定試圖完全使西醫壟斷城市和鄉村的治療區域，而後面所列八項醫療舉措，也無一不是西醫制度控制範圍內的項目。這八項舉措是： 1. 普及種痘及防疫注射；2. 普及助產；3. 普及醫藥救濟；4. 協助辦理學校衛生；5. 婦嬰衛生；6. 工廠衛生；7. 特種傳染病之管理；8. 流行病之研究。這八項工作中，無一項能容納中醫參與其中。特別是最後涉及種痘目標時，特意提到「本省應期於五年之中將全省三千萬人種遍」[47]，更是相當明確地暗示以西醫為唯一的選擇。

---

47 《湘省府決定推行「公共衛生各步驟」》，載《醫界春秋》，第 87 期，第八年第三號，民國二十三年二月十五日。

面對「西醫」藉助政府權力而形成的霸權行為，湖南「國醫」在致南京中央黨部和各國醫團體的抗議電中，顯然更加嚴謹地學會了從國家政策和民族主義政治話語中尋找生存理由的技巧。比如在一開始申辯的時候，就直接舉出總理新中國成立方略為依據，說孫中山只是說過礦產、森林、鐵路等為私人力量所不能辦者，才應收為國有，其他規模的工商事業由民眾出資經營，政府只是扮演協助的角色，並沒有聽說要全部納入「公有制」。又抬出中央黨部的規定，說明醫師為自由職業，藥業為交易職業，並非像最大企業那樣可以用壟斷的方式加以控制。至於說到中醫多係土著，中藥概屬國產，而且價值低廉，「於市鎮農村均為便利，社會心理，尤為樂從」，關鍵在於民眾自行營業的風格「實合乎憲法營業自由之旨」。

在反駁湘雅西醫壟斷衛生行政的言辭中，對「民族主義」話語的運用也更加嫻熟，如說：「衛生工作，既皆屬之湘雅人才，則所用藥物，當然屬之舶來品，而中醫中藥已經一網打盡，在人民驟增此無數失業，政府雖不足惜，獨不思利權外溢，有危及國本者乎。」緊接着又算了一筆細帳：據海關報告，西藥輸入中國年達一億元以上，中國號稱西醫的人數不滿兩千人，平均計算，每一個西醫年需西藥五萬元。如果以中國九億平方公里，每四平方公里需要一個醫生計算，至少需有醫生兩百萬人，則每年所需西藥達一千億元，「積此無數金額，輸出外國，以資強敵，設因此乘隙以謀我炎黃貴族，亡國滅種，在所弗計」[48]。

不過，在這場爭論中，「中醫」雖然日漸嫻熟地運用政治意識形態話語為自己獲得合法性地位而苦鬥，卻顯然在醫療行政的實施技術上還沒有完全向「羣體」防治的「社會醫學」取向妥協。如把種痘仍看作一種「個人」行為而不是大規模的「羣體」政治行為，反而還津津樂道於比較中西醫種

48　《長沙市國醫公會等快郵代電》，載《醫界春秋》，第 87 期，第八年第三號，民國二十三年二月十五日。

痘技術之差異與優劣。他們認定：「西醫用牛苗，任點一顆至三顆，每年必需一次，方保無虞，中醫則取清冷淵銷鑠二穴，點種十顆至十二顆，只需一二次終身永不復發。……又如防疫，西醫重注射，常有發生他種危險，且其效力未必可恃，即可恃亦不過一月半月，況注射未能免疫。中醫則先解除毒氣，次培養元氣，故能永不傳染。」[49]

國醫們似乎沒有意識到，所謂「社會醫學」理念的意義並不在於鑒別某一個案醫療下中西治療效果的優劣，而在於如何更廣泛地把民眾日常生活有效地納入民族國家進行社會動員的體制之內，以克服近代社會面臨的各種社會危機。在這個前提下，中醫個體醫治能力即使再比西醫有效，也無法在制度層面上與衛生行政規範下的政治行動所能達到的效果相抗衡。

## 個體防疫與診療經驗

### 尷尬的自衛姿態

對於「西醫」試圖強調「中醫」無衛生行政的制度化原則，以攻擊「中醫」只具分散性個體性特徵的情況，「中醫」初期的反駁策略是大談「不以新舊為是非」。譬如「中醫」會說，現代發生的許多病症，在古人身上也早已出現過，現代醫學假設似乎飲食精美、注意衛生者，壽命就長，繁殖力也強，而事實卻是恰恰相反，飲食不精美、不注意衛生者，反而會壽而多子。[50]

這樣的說法似乎總有點意氣用事之嫌，不過在中醫們的自我辯護中，確有相當一部分觀點是從「個體防疫」角度闡述日常生活中無意形成的習俗頗合當代「衛生」防病祛病之旨。比如《國醫公報》上的一位作者就對讓

49 同上。

50 許半龍：《幾個西醫學理上的弱點》，載《醫界春秋》，第 98 期，第九年第二號，頁 7，民國二十四年二月十五日。

「中醫」研習西方細菌學的聲浪表示不滿，試圖證明中國醫學傳統中「雖無細菌微生物之名詞，卻有傳染致病之認識，雖無殺菌消毒之運動，卻有衛生防疫之工作」。這種無意識的個體防疫行為一直散佈在諸如民間的燒紙錢、佛家的放焰口、道家的中元節和每年定期的朝山進香等活動中。

非常有意思的是，這位作者討論問題運用的都是現代醫療名詞，想證明這些活動富含現代「細菌學」原理。比如硫磺經燃燒爆炸後，氣味揮發在空氣中，就是一種藥物殺菌法。含有硫磺成分的爆竹如果在富含煤油氣味的屋內爆炸，可以起到驅除煤氣的作用。他還舉了個國外的例子，說某年倫敦防疫，漫天噴灑藥水，就像雨淋一般，行人需打傘遮蔽，如果用火藥爆炸消毒，似能達到此勝於彼的效果。

更有意思的是，作者頻繁地用「細菌學」原理的表述去驗證中國民間與宗教儀式行為的防疫作用。甚至說放焰口、焚紙帛等活動，能夠直接促進空氣乾燥，間接破壞細菌生活的環境，其效果等於西醫的乾燥滅菌法，而室內祭奠、焚化紙錢，也相當於是用火滅菌法。甚至煙霧瀰漫的佛堂空間都有滅菌的作用：「香煙繚繞，燈火長明，靜寂幽暢之間，不但蚊蠅絕跡，而人之精神亦為之一爽。辟邪穢，通神明，蓋即指此而言。滅菌之作用，可就蚊蠅之有無，一如臭藥水於其已知，而測其未知之原則意會之。」[51]

## 從「個體防疫」向「羣體防疫」的過渡

如果從行動的效果觀察，與民間無意識的「防疫」行為相比，「中醫」防疫的行動邏輯確有臨時應對的個體化特性，而且其效果也只能從個體醫案獲得成功的角度進行評價。如廣西容縣一帶在 1906 至 1908 年和 1917

51　李克蕙：《我國固有之防疫方法》，載《國醫公報》，卷 3，第 10 期，頁 17，民國二十五年八月。

至 1918 年分別流行天花和霍亂，有位霍亂患者潘盧氏，中氣將絕，危在頃刻，名醫陳務齋急投附桂理中湯加砂仁、法夏，煎後待冷沖麝香五厘徐服，一服氣復，再服能言，繼服十全大補湯十日而癒。

在疫病流行的民國初年，類似流行的故事在不斷重演，說明投放中藥進行緊急防疫的方法在一定範圍內確實是有效的。民國九年（1920 年）容縣發生鼠疫，陳務齋救治患者 70 餘人。民國十四年（1925 年）五月，梧州霍亂流行，陳務齋先後救治患者 50 多人。民國十九年（1930 年），梧州禁口痢流行，陳務齋亦治癒了多人。民國二十四年（1935 年），廣西省政府鑒於陳務齋防治時疫有功，活人甚眾，獎給他「十全著績」大匾額的橫幅，並授予嘉禾勳章一枚。[52] 陳務齋式的故事在當時似乎並不鮮見。20 世紀 40 年代中期，四川三台縣城鄉霍亂流行，正在潼川行醫的唐茂春曾花費十枚大洋配製中藥散劑十斤，囑親屬帶回家中，按量分成小包捐贈患者。[53]

「中醫」防疫區別於西醫之處仍在於其臨時應對的倉促和個人經驗的支配性作用。民國三十一年（1942 年）福建惠安流行霍亂和鼠疫，達到了死者枕藉的程度。名醫涂去病與城中同人及有識之士共倡義診，於西城樓建施藥處，他帶頭義診。當時時疫來勢兇猛，變在頃刻，中醫防疫往往疲於應付，常常藥未及熬成而病人卻已喪命。塗去病獻出解毒活血湯、加味甘露消毒飲、地漿等家傳藥方。每日煎好大鍋湯藥，攪好地漿，任人隨時取用。又將解毒活血湯編成歌訣，由晉江中醫公會印發傳播，以方便病家。

按中醫的看法，涂去病以抓主症、藥精而量大、擅攻下法為其獨特診療風格。一劑之中，投放大黃二兩、麻黃八錢、附子一兩是尋常事。又如大承氣湯為峻瀉方劑，他曾讓一患者連服五十餘劑而病癒。[54]

---

52　鍾均祥主編：《梧州市衛生志（1862－1989）》，1991 年。

53　《三台縣人民醫院志》，1985 年。

54　《泉州市衛生志》，頁 390，福州：福建人民出版社，2000 年。

如此急重的投藥手法在防疫時是極冒風險的，有時全憑中醫一己之經驗於瞬間做出斟酌判斷。荊門名醫覃玉亭以治療天花病著稱於當地，曾道出治療天花中用藥的險惡和直覺判斷的重要性。他曾抒其心得說：「天花患者多小兒，稚陰稚陽，施治宜兼顧益氣，養陰固陽，防止虛脫亡陽，不宜過用苦寒解毒之藥。如以黃連解毒湯直折之常死，而用補中益氣湯，重用黃芪，助其度過膿毒危險期，可獲良效。」[55] 另一位名醫也主張用藥走剛猛路線，常說：「醫乃仁術，一定要心細，但認准病後，要有大勇。用藥如用兵，非大智大勇不成。」[56]

中醫治療時疫時用藥的主觀性，還可以從「中醫」與「藥店」用藥手法的差異中窺其一二。1945 年，四川榮縣向家嶺一帶麻疹流行，患兒病死甚多。四川富順縣名醫劉聖崇的親戚黃思進的四個孩子病死兩個，專程趕到富順請他去診治。他仔細診斷，認定並非熱性麻疹，實屬假熱真寒，開出處方「逐寒擋驚湯」。黃思進持藥方去抓藥，藥舖老闆驚訝發問：「哪見過用姜桂附治麻疹的喲！」黃思進堅持把藥抓回去，服後病情好轉。[57]

一些地方文獻如各地衛生志中的大量記載證明，只要是中醫以個體應對防疫，其個人經驗往往對整個防疫的效果起着決定性的作用，但個人經驗似乎永遠具有某種不確定性。民國七年（1918 年），湖北松滋縣的紙廠河地區瘟疫流行，俗稱「窩螺病」，很多醫生因不辨其證，用辛溫解毒及收澀止痢的藥物治療，結果使不少病人因誤治而喪命。當地有位名醫叫羅興華，人送外號羅半仙，採用中醫辨證論治的辦法，選用荊防敗毒散加黃芩、黃連、芍藥、萊菔子等味，效果顯著。羅半仙常因求醫者接踵而至配

55 《荊門衛生志》，頁 169，北京：中國文史出版社，1990 年。

56 《富順縣衛生志》，頁 242，1988 年。

57 同上。

藥不暇，於是按病分類，先行配製成劑，然後用團窩（一種竹制容器）盛上。藥房按方發劑，方便病家，挽救了不少危重患者的生命。[58]

中醫的防疫行為往往要受到當地習俗約定的支配。江西銅鼓一帶的郎中到患有痢疾、天花等傳染病家出診，講究坐凳、端茶、接扇的方式。如坐凳不坐凳榫；接茶時不可接觸碗底，只能用手從碗側握住茶碗，喝剩下的殘茶應潑向牆壁；接扇後要先左右扇三下，謂之「避邪風」；臨走時不稱多謝、煩擾、謝謝等語，謂之「可保自身無虞」[59]。

還有一些診所在施藥過程中另配以其他方劑，但從不公開處方。如天門縣遠在 1775 年就開設了「來保安診所」，以治療瘧疾聞名，對瘧疾患者投以常山、大白、烏梅、大棗等藥，每劑藥方還另加末藥一包（末藥的配方是：以柴胡、黃芩、川芎、當歸文火炒焦，草果燃燒成炭，混合後研成粉末），據說服後即瘧止，療效十分靈驗。每逢夏秋季節，瘧疾流行之時，求醫購藥者接踵而至，每天售藥數以百帖。可對於末藥，從不公開處方，直到 1958 年參加聯合診所時為止。就這樣，來保安的瘧疾藥秘傳了六世，歷時一百八十餘年。[60] 而這種秘傳辦法則恰恰是持「社會醫學」觀點的西醫們所詬病的。

在 20 世紀初期，國家確實有在城鄉實施西醫防疫技術一體化的構想，並在一些主要的大城市依靠當地的西醫衛生組織網絡如各種衛生事務所基本實現了這一目標。但在廣大鄉村，由於經費有限和觀念轉換的不均衡等原因，在西醫網絡不可能普及底層的情況下，各地的基層防疫行為仍呈現出了過渡期的一些特徵，那就是在羣體防疫已成為支配性理念的情況下，仍需在基層依靠傳統的個體防疫辦法。

湖南保靖縣在民國二十年（1931 年）以前，每遇疫病流行，主要仍依

---

58 《松滋縣衛生志》（1911–1985），1985 年。

59 《銅鼓縣衛生志》，頁 112。

60 《天門縣衛生志》，頁 78，1984 年。

靠中醫採取傳統預防辦法。民國九年(1920年)夏季,保靖縣城及離城三十華里的昂洞鄉霍亂流行,「死亡奇重,數以百計」。由地方士紳發起延請當地中醫研定藥方,巨商富戶捐資購藥,用中藥方劑雷擊散內服,用中醫針灸雷火針灸臍上下等穴位以實施治療。家家戶戶都用柏樹葉子熏煙避穢,終日不斷,還僱請了一些稍知醫藥的人,手持小旗,沿街行走,遇病者即施診。半月後,疫症才漸漸平息下來。

這還是縣城的情況,縣城外的昂洞鄉在幾天之內全寨就病死了四十多個人。鄉長出面組織全寨每戶出米一升、雞蛋兩個,請道士紮了一個紙龍燈,選了幾個壯勞力抬着。道士身披紅黑相間的道服,手裏拿着香紙燭火,敲着鑼打着鼓,帶領全寨人邊走邊念咒語。到了昂洞溝的消水洞口,殺豬宰羊,焚香化紙,最後燒掉紙紮的龍燈,才算是送走了瘟神。可後來發現瘟神並沒有被送走,於是趕忙到縣城專請老中醫彭鳳齋攜藥前往,以雷擊散和萬應丸施治,才使疫症逐漸緩解。

直到20世紀30年代,中醫的個體防疫傳統辦法開始被整合進現代醫療體系的規劃之中。民國二十一年(1932年)保靖重起霍亂,縣政緊急會議制訂防疫方案,成立臨時防疫委員會及救濟所,聘任陳念淨、陳禹平、彭子容、曾仙芝、胡秉章等五名中醫為臨時防疫委員會醫師,隨即開展工作,針對流行時疫,由慈善會捐資,分別向縣城同仁福、杏林堂、仁和堂、仙芝堂等四家中藥舖訂製了萬應丸、雷擊散、觀音救急丹、赤白痢疾丸等一批中藥劑,遇病者及時施診,免費給藥。可見,這個時期的防疫仍主要依賴中醫的治療技術。而到了民國二十七年(1938年)保靖再次爆發時疫時,縣政當局卻派人赴沅陵購買可供兩千人注射用的霍亂傷寒疫苗,以縣城西門外縣商會為注射疫針地點,佈告城廂商家民戶前去接受預防注射,同時先後兩次拍電報給永順專員公署,請駐當地的巡迴衛生隊速來施診。[61]

61 《保靖縣醫藥衛生志》,頁63,1983年。

這次防疫行為與前一次的區別在於，縣政府開始考慮主要依靠西醫的防疫系統作為應急的主要力量，以取代中醫的傳統防疫手段。

## 為爭取羣體防疫身份而苦鬥

### 培育「羣體」認同觀念

「中醫」在防疫活動中並非總是無所作為，關鍵在於以「預防」為支撐理念的現代防疫系統要求一種整齊劃一的羣體規範來約束醫生們的行動，而且還通過對疫情擴散規模的監控，提前實施診治。這與中醫長期單憑個體經驗的直覺零星地對抗傳染病的大規模流行顯然是背道而馳的。這種相異對抗的局面在國家衞生行政的日益壓迫下顯然無法維持許久。「中醫」自身也意識到，如果不改變自己的行醫方式，在診療治病的過程中逐步適應現代衞生行政的控制節奏，恐怕也很難在現代國家中立足，於是開始不斷通過各種渠道製造輿論，要求參與國家衞生行政計劃，以謀取和西醫平等的地位。國民黨第五次全國代表大會上有一份提案，名為「政府對中西醫應平等待遇以宏學術而利民生案」。這份提案所申述理由中的第一句話就是：「岐黃行中國上下數千年，治效昭著，自西醫東漸，政府銳意維新，舉凡衞生行政一畀西醫，而國醫不與焉，似不免失之偏頗。」[62]

「國醫館」的專門刊物《國醫公報》討論國醫藥學術標準大綱，在《治療學系統表》及《病症分科系統表》之外特意增設了《衞生學》，說明「本科可將我國固有衞生學之精義，儘量發揮，至近世衞生學及防疫法，亦附於此」。在隨後的評論中，有一番討論，一種議論仍從中國傳統衞生學的角度出發予以點評，基本的思考路向是想以西方衞生行政補益中醫之不足：

62 《醫界春秋》，第 106 期，第九年第十號，頁 1，民國二十四年十月十五日。

「我國舊有衛生學，多屬大乘衛生法，悉從修身節欲，調攝順時下工夫。小乘衛生，不甚講求，故非明哲之士，不易行之，仿近世衛生學及防疫法，足補下層工夫。」[63]

另外一篇討論文章則有了相當大的不同。這段評論明確點出了「衛生學」所包含的「個人」與「公眾」兩個層面，實際上從學科意義上判明了中西醫對「衛生」理解的差異性：「惟中國衛生法多屬個人方面，缺於公眾方面。外國之防疫即公眾衛生，亦不止防疫一端，檢查飲水與食料、清潔街道、疏泄河流、清除蚊蠅、工廠之勿近人居、深夜之不宜歌樂等事，俱當應有盡有。原所采近世衛生學，當必包括甚多，當分個人公眾兩面，方為完備。」所以，在「衛生學」下又分出「公共」與「個人」兩部分。[64]

中醫自己也似乎意識到了，不僅要主動在行政條規上爭得與西醫的平等位置，而且也要在具體防疫行動上有所表現。比如江蘇武進的國醫學會就把參加種痘視為重要的社會活動，並在會務總結中特意申明：「本會認為施種牛痘亦可謂公共衛生之一種，又以城市牛痘早已普遍，遂注重鄉村方面之施種。」還特地委派學會理事周病驥先行接洽地點，決定在七區蔣灣鄉公所，請同為學會理事的錢寶華女醫師逢三六九期，下鄉擔任施種工作。施種的範圍僅及附近十里以內，進行了十數期，有五百多人接受了種痘，而大多數理事因忙於診務未能下鄉，僅在國醫會施診所進行了施種。[65] 武進中醫們的種痘行為雖屬個別現象，施種的範圍也很有限，但這個例子畢竟說明了中醫開始自覺地意識到把自身的醫療行為納入國家防疫衛生系統中的必要性。

---

63 梁春煦：《中央國醫館整理醫藥學術標準大綱譖評》，載《國醫公報》，第 4 期，頁 90，民國二十二年三月。

64 黎伯概：《中央國醫館整理國醫藥學術標準大綱草案批評書》，載《國醫公報》，第 5 期，頁 79，民國二十二年五月。

65 《國醫公報》，卷 3，第 2 期，頁 78，民國二十四年十二月。

民國三十七年（1948 年），武進縣參議會還專門代電南京衛生部，呼籲應在國家衛生行政機構內更多地容納中醫的參與，申述的理由是：「以全國中醫師人數之多，窮鄉僻壤足跡殆遍，目今地方衛生行政事宜，正胥開始建設，如得中醫師參加，確可收實徹與普及之效，是以今後不論中央與地方衛生機構，皆應以中西醫師並予任用，俾衛生行政得順利推行。」武進參議會隨後提出建議：「對於地方衛生行政事宜，遴委著名中醫師為衛生行政人員，負責協辦各地衛生事務。」[66]

## 官府的曖昧態度

國民政府對「中醫」參與現代醫療行政的態度則一直比較曖昧。1933 年中央國醫館擬訂出《國醫條例》後，經內政部衛生署會同教育部審議完畢，呈行政院審議。6 月 27 日，行政院召開第 112 次會議議決後卻稱，國醫館係學術團體，並非行政機關，似無擬訂條例之必要。將原提案及行政院意見交立法院審議，經過數次波折後，才由立法院通過。國民政府的態度，顯然是不想讓「中醫」擁有一個可以作為法律條文依據以參與衛生行政的理由，所以在九條總原則內，特意加入了「防疫」一條規則：「國醫診查劇烈傳染病人或中毒者，除設法消毒或救濟外，應即時據實報告當地行政官署。」[67]

《國醫條例》草案經修改後，民國二十五年（1936 年）一月二十二日由國民政府以《中醫條例》的名義明令公佈。細讀兩條例，會發現在條文的申述上存在着重要的差異。如關於「資格」審查一節，《國醫條例》中規定：「凡年在二十五歲以上之中國公民，不分性別，只要具有參與中央或地方

---

66 《武進縣參會電衛生部請扶植中醫師》，載《華西醫藥雜誌》，卷 3，1、2、第 3 期合刊，頁 43，民國三十七年六月十五日。

67 《關於國醫條例審議之經過》，載《醫界春秋》，第 81 期，第七年第九號，25、27 頁，民國二十二年八月十五日。

政府考試資格並領有證書者，或在中醫學校肄業並領有證書者，得向中央國醫館申請審查，發給登記證書。」而《中醫條例》則規定，具有上述資格者，需經內政部審查合格，給予證書後，得執行中醫業務。這條規定顯然是認為中央國醫館作為一種民間團體，沒有頒發中醫業務證書的資格。[68]

又如《國醫條例》草案第二十一條規定：「國醫關於公務上有遵守該管法院公安局所或行政官署指揮之義務。」而《中醫條例》第六條的規定卻有些微的差異，條文云：「中醫關於審判上公安上及預防疾病等事，有接受該管法院公安局所及其他行政官署或自治機關委託負責協助之義務。」[69] 這些細微的差別反映在《中醫條例》中，更強調中醫參與「預防疾病」的作用，但「中醫」在衛生行政系統中的角色規定仍是相當模糊的。不過，《中醫條例》在這一條款的規定上，顯然比《國醫條例》中「國醫們」在防疫過程中只擔當「報告員」的角色更進了一步，儘管扮演這種角色的代價是，中醫會被迫更深地捲入國家行政體系的總體規劃和控制中。

在《國醫條例》草案公佈後，各地自行頒佈的管理中醫的規則中都相應增加了報告疫情的內容。如《上海市管理醫士（中醫）暫行章程》中就規定有：「各醫診斷傳染病人，或檢驗傳染病屍體時，應指導消毒方法，以免蔓延，並速報告本市衛生局。」[70]

但許多「中醫」並不能因條例的公佈而自行接受「疫情報告」制度的約束，其質疑的理由並非一種本能的抗拒行為，而更多是對「傳染病」內涵概念的不明確。如江蘇吳縣的中醫公會在反對《江蘇省管理中醫暫行條例》時，質疑「中醫診視傳染病人後，應於十二小時內，報告該管公安局，或不設公安局之縣政府」這條規定所提出的理由是：「竊查衛生部所規定之

68 參見《國民政府明令公佈中醫條例》，載《醫界春秋》，第七年第二號，頁 17，民國二十五年二月十五日。

69 《醫界春秋》，第十年第二號，頁 18，民國二十五年二月十五日。

70 《醫界春秋》，第 91 期，第八年第七號，民國二十三年六月十五日。

傳染病如傷寒、傷風、瘧疾、痧豆等症，為吾中醫日常診治最多之病，恒有一日而診治數十人以上者，若欲一一報告，勢所不能。況傳染病範圍甚廣，初起症狀，間有未顯，勢難即行報告，及至症狀顯著，然後報告，是否罪屬該醫，或於症狀顯著之時，病家更醫診治，勢必前後兩醫，診斷不能一致，因此發生誤會。」

這些「國醫」所理解的傳染病顯然與「西醫」規範理論中的「傳染病」完全是兩個概念，甚至把所謂「同時兼病者」，例如吐血忽感傷風，痢疾忽致失眠等類，都劃歸「傳染病」的範疇。照這樣估計，幾乎是無病不傳染，無病不報告，當然會陷於一種無法自圓其說的境地。因此，如何學習把「傳染病」按西醫體制進行準確分類歸納，變成以後相當長一段時間內中醫進修和進行自我改造的課題。[71]

## 體制容納的後果

### 城鄉之別

「中醫」被更深地捲入現代防疫體系之內，最終在其中扮演一種過渡和邊緣的角色，是與 1949 年以後「預防為主，治療為輔」的國家總體衛生政策規劃密切相關的。這條衛生政策的制定和推行是基於以下的基本判斷：以西醫醫政為底本構建起來的現代醫療體系長期以來由於萌發和根植於沿海都市的醫療實踐，從而在空間上構成了嚴重的城鄉二元對立格局，這種格局的形成是中西醫在資源佔有上不均衡的歷史狀態所導致的。甚至在 1950 年的一份醫療防疫大隊的報告中，記載着農村西醫被迫使用中藥

71 參見《吳縣中醫公會議決反對江蘇省管理中醫暫行規則及檢定中醫規則之理由》，載《醫界春秋》，第 91 期，第八年第七號，頁 39－40。

以迎合鄉民心理的例子。報告中說到，河北涿縣的西醫看內科病人多半開中藥，據一位崔醫生說是因為「開中藥看起來一大包，多要一些錢，病家也不覺得貴。如給西藥，則非藥片即藥粉，數量很少，要價稍多，病家嫌貴。所以只好學一些中藥方來迎合病人心理」[72]。由此可見中醫在鄉村的統治地位。而按照現代「公醫制度」的要求，國家行政必須通過強制手段合理安排公共衛生資源，以期達到衛生權利分配的普遍化和公允化的目的。「公共衛生」理念的推行尤其負有使醫療資源由「個體化」形態向羣體規模轉移的重任。[73] 醫療資源的合理分配當然也包括西醫如何與中醫抗衡從而有效地在鄉村立足的設想。

關鍵的問題在於，現代醫療中的整體預防理念與當時中國醫療資源的空間分佈和配置處於一種悖論式的並存狀態。換言之，能夠貫徹「預防」與「治療」合而為一之現代公醫原則的資源基本分佈於大城市中，而大量個體式分散流動經營的「中醫」卻佔據着廣大鄉村的治療空間。在此情況下表現出的悖論式狀態是，如果僅僅倚仗都市化的現代衛生行政系統，實施「預防為主」的現代強國策略，顯然醫療資源的配置無法輻射至鄉村地區，而達不到「公醫」為大眾健康服務的宗旨，即使有相當零星和偶發性的防疫行為設計，也無法在真正意義上與中醫爭奪鄉村醫療的主宰地位，而如果僅僅依靠鄉村社會中處於原生狀態下的「中醫」羣體，也同樣無法達到「公醫制度」所期待的在空間分佈上使現代衛生資源均衡化的要求。

國民政府時期雖以西醫衛生行政為本力倡「公醫制度」，卻是比較理想化地假設都市型的衛生資源可以自動轉換成鄉村社會的權益分配。湖南

72　涿縣醫療防疫大隊：《從涿縣衛生工作實驗中，說到中西醫的團結與改造》，載《人民日報》，1950 年 1 月 1 日。

73　俞松筠編著：《衛生行政概要》，頁 71。

推行醫學「省有制度」草案時，以湘雅醫學院為核心設計醫療資源和權益在鄉村的分配格局就是明證。這套「公醫制度」在基層具體而微的實踐，完全排除了「中醫」在廣大鄉村存在數千年且長期發揮作用的既成事實，而一廂情願地把「公醫」制度理解為可以把外在於民眾習慣的一套系統強行灌輸進其生活的邏輯。

## 猶疑中的默許

國民政府對「中醫」的態度相當曖昧搖擺。一方面，其基於現代科學主義崇拜的醫療理念，把中醫視為現代化進程中應予消滅的對象，因此對「廢止中醫案」持默許之態度；另一方面，它又模糊意識到，「公醫制度」的推行無法完全漠視和迴避中醫在基層的影響力，同時又不知採取何種有效辦法來包容和利用這種影響力。因此，具體到防疫體系的配置上，《中醫條例》雖通過疫情報告的規定有限容納了中醫對防疫行為的參與，但並無具體的措施通過規則使中醫在知識系統和身份上擁有更為正當的合法性。

國民政府時期，中醫曾經以零星分散的形式參加過防疫活動。如民國二十八年（1939 年），四川的合川國醫館響應政府抗日救亡的號召，舉辦義勇救護訓練班，有 114 名中醫參加，結業後組成抗日救亡義勇救護隊，在民國二十九年（1940 年）五月三十日和七月二十二日縣城兩次遭日機大轟炸中，救護傷患 2000 餘人。後又發生全城性疫疾，義勇救護隊分設四個點，日夜為病者送醫送藥，控制了疫病流行。[74] 然而，「中醫」參與戰時防疫畢竟只具有偶發性事件的特徵，與醫療行政對其身份的接納無關。

1949 年以後國家對「中醫」的吸納和改造，從表面上看也與某種戰時動員的偶發性事件有關聯。如江蘇一個小鎮塘棲鎮就是在 1952 年抗美援

74 參見《合川縣衛生志》，頁 48，1988 年。

朝時期的「反細菌戰」運動中，開始組織中醫師學習打預防針、接種牛痘苗的。除該鎮外，種痘的範圍還擴大到了宏磻、超山、塘南等鄉。[75] 實際上，這是國家把「公醫制度」作為一種政治規訓行為來加以推廣的。其基本理念是，如果欲使醫療資源的分配趨於合理，特別是能有效覆蓋廣大的鄉村地區，就必須全面樹立使「預防」行為的意義遠遠大於「治療」行為的意義的理念。20 世紀 50 年代初提出的醫療三大原則，即「預防為主」、「面向工農兵」和「團結中西醫」，其中「預防為主」是被作為核心理念加以設定的。「面向工農兵」是平衡都市與城鄉醫療權益分配的說法，「團結中西醫」則是更為開放地容納中醫進入衛生系統的一個信號。這與俞松筠關於「公醫制度」的解說中，把「預防」與「治療」合而為一的理想設計又有相當大的不同。

最為重要的是，本來屬於理想性設計的「預防為主」的醫療理念，通過以「中醫」為對象的政治規訓過程，被放大為一種為民眾服務的意識形態原則，而且具有很強的可操作性。

## 參與「防疫」的新體驗

### 一位中醫的獨白

1951 年初，一位名叫李鑫海的學員從武安縣衛生院調到河北通縣第五期衛生訓練班學習。他這麼自述這段經歷：

> 我在武安縣衛生院衛生股工作時，對工作不感興趣，下鄉時怕吃苦。有一次，到武安縣四區開展種痘工作時，曾悲觀地哭了一場。

75 參見《塘棲鎮志》，頁 132，上海：上海書店，1991 年。

我認為，如果能學一套高明的醫療技術，當一個大大夫，將來自己吃得開，掙的小米多，也是為人民服務，豈不是「兩全其美」！

十月十六日，我接到省府的通知，調我到通縣（今北京市通州區。——引者註）學習，我高興極了，認為這是我的好機會，一定能學一套醫療技術，充實我當醫生的資本。十八日到了學校裏，到處貼着標語歡迎我們。有一條標語這樣寫道：「你們來學習，人民真喜歡！」我想，如果一縣增加一位人民醫生，怎麼不喜歡！未正式上課前，我曾向學校的職員訪問課程內容，他們告訴我是衞生行政、婦幼衞生等，這一下好使我大失所望，立刻悶悶不樂起來。

因為學員沒有到齊，不能正式上課，校部決定展開政治學習，進行思想漫談。二十多天，我們學習了「批評與自我批評」、「反對自由主義」、「改造自己」等文件。每一個文件，都給了我很大的教育。

十一月十三日，開始學習「消滅舊觀點，樹立新觀點」的文件。指導員講這文件時，説了這樣幾句話：「有些同志來學習，是為了當一個大大夫，可使自己吃得開，掙的小米多，只把自己的享受、前途建築在人民國家的上邊。他們不知道中國廣大的勞動人民不要求治療，而是要求不生病。」我聽了後臉就燒起來了！我很清楚地記住了這些話，開始和我的思想展開了鬥爭。當天晚上我就睡不着了，我一直在想：有一套醫療技術難道不好嗎？我在為我的自私想法作辯護。九點、十點、十一點……我快要睡下去了，這時，耳邊好像有人説「人們不要求治療，而是要求不生病」的語聲，使我不能再睡下去，睜開眼睛，面對着黑夜，繼續想這個問題。我想到了我自己，我的媽媽不是每天都希望我的身體健康嗎？如果願意請醫生，一定是被病魔纏繞受着不堪的痛苦。我來學習，人民歡喜，是因為我學好了，多了一位保障他們不生病的衞生戰士。

後來，在小組漫談會上，我説出了我的思想。在大家説明下，我進一步地認識到，要想自己的前途光明，必須拋棄個人利益和單純醫療觀點，努力學習預防知識，好好為人民服務，達到人民不生病或少生病的要求，人民會給予我前途的。[76]

以上的自述表明，在新中國成立初期，確實曾存在着以「治療」為主導目標向「預防」策略傾斜的歷史過程，這個過程也就是醫療政策開始從城市向鄉村傾斜的過程。在西醫訓練的框架裏，對實施病後醫治與大眾預防之間本就存在着高低層次之分。這種層次的形成在醫療體系中應純屬分工之不同，可一旦投射到中國的土地上，就構成了一種帶有政治傾向性的從業標準。一般來說，城市醫療系統已形成了一種以「治療」為主導的新傳統，因為是以新醫體系為支撐，需要高昂的費用，完全不符合農村的要求。而大眾預防機制的建立其實正是想通過預警途徑提前遏制疾病的發生，從而間接降低民眾發病後所可能導致的高額費用的投入。這是一種更加顧及鄉村化實踐的選擇。1949 年以後，政府開始把「預防」擺在了比「治療」更加重要的位置上，就是針對城鄉二元對立格局所採取的分治策略。

## 中西醫的「蜜月期」

城市「預防醫學」的推行一直面臨着一個無法擺脱的困境：「公醫制度」彌合「治療」與「預防」的設計顯然不是只為解決城市的問題，它必須充分估計和考慮到中國廣大鄉村社會民眾的需求，而在城市中推行的各種「預防醫學」模式卻一時無法轉移至農村。其中的重要原因是，「公醫制度」下預防醫學理念的設計完全是在西醫系統內完成的，其具體實施也需依靠

76　李鑫海：《糾正了我的不正確思想》，載《星羣醫藥月刊》，卷 2，第 11 期，頁 4–5，1952 年 3 月 15 日。

西醫訓練的人才，這批人才均集中在大城市，要迅速培養出能深入鄉村社會的醫生，豈不說訓練週期過長無法滿足要求，就是醫生自身在城市培養出的安逸感也構成了西醫無法深入鄉村的障礙。與此同時，國民政府並沒有考慮把遍佈鄉村的中醫整合進現代預防系統，亦是使「公醫制度」無法推廣的重要原因。因此，20 世紀 50 年代初提出的醫療三大政策中，「預防為主」政策能否實施，關鍵在於「團結中西醫」過程實現的程度。

20 世紀 50 年代初濃濃的政治氛圍和複雜的態勢，使「中醫」進入預防系統變成了一種十分微妙的政治行為。政府的態度是對其進行審慎的利用和控制。一方面他們仍對「中醫」能否依靠掌握的有限西醫知識完成預防指標持懷疑態度，另一方面他們亦隱約意識到，至少在新中國成立初期的過渡時期，把「中醫」排除出「預防」體系是極不明智的做法，將不利於「公醫制度」的推行。基於這樣的認識，1950 年上海的夏令防疫運動中，開始首次正式系統地組織中醫參與其中。著名中醫錢今陽在上海衞生局組織的亞洲電台廣播講話中特別強調了三點要求，他談到中醫師能有機會參加防疫工作，是中醫界從來沒有的事：「以科學的觀點，來學習霍亂的認識及隔離消毒的知識，能正確地發現霍亂病人，迅速報告衞生機關，並向民眾作正確的宣傳教育。」[77] 所以，第一，要懂得真性霍亂的診斷法；第二，假使發現霍亂或可疑的病人，必須迅速報告各區衞生機關；第三，人民羣眾要廣泛宣傳，以增高一般人的衞生常識。

上海中醫師公會還專門成立了防疫工作委員會，由錢今陽任主任委員。在 1952 年 7 月 30 日舉行的第三次防疫工作會議上錢今陽所做的報告中，我們發現，上海中醫防疫組織化程度已相當嚴密，包括事務組、宣傳組、推行組等機構設置。如推行組報告說，在 1952 年的夏令防疫運動中，

77 錢今陽：《為甚麼要防疫和中醫界應注意的幾點》，載《新華醫藥》，卷 6，第 1 期，頁 85，1950 年 8 月 17 日。

參加中醫臨時學習班的 143 人，協助各區衛生機關，深入里弄，共注射人數 37329 人，平均每人注射人數達到了 261 人。[78]

自從 1950 年上海首次吸收中醫參加防疫運動以後，各地一些城市也開始有所行動。廣州的中醫師在 1950 年 5 月成立了各區防疫小組，並推定各區負責人，全市經中醫注射人數達到了兩萬人。[79] 一些鄉村地區也開始組織防疫活動。如湖南省茶陵縣八團鄉曾派譚春回到高隴區政府學習兩天，由縣防疫組和區政府負責人主持會議，口號是：「半農半醫，團結中西醫衛生人員，防治疾病。」當即領取種牛痘的疫苗藥品回鄉種牛痘。[80]

安徽省蚌埠市中醫在參與防疫工作前經過了骨幹分子會議、小組討論、動員報告等一系列前期準備工作。在一個盛大的動員大會上，全體中醫進修班學員共 94 名一致報名參加。學員們緊接着制訂出學習計劃，加緊閱讀有關夏季防疫常識的文件，並創作了夏令防疫結合當時政治運動內容的快板、蓮花落、相聲、活報等宣傳資料，畫了四十幅漫畫標語牌，組成了一個宣傳大隊、三個中隊、十八個小組。學員們分頭準備並制訂出了詳細的宣傳工作的計劃，把整個工作分成了三個階段：第一個階段是大隊進行普遍的宣傳，第二個階段是進行分區宣傳，第三個階段是進行深入的宣傳。

當時的一份防疫工作小結中，已經透露出中醫們那難以抑制的興奮：

> 學員們的熱情很高，老頭子也都變年輕了，過去出門坐包車不大勞動的中醫們也提着糨糊筒滿街貼標語，有的打着鑼鼓，更有的化裝表演。大街小巷人山人海爭着看中醫宣傳，很多的中藥房還燃放鞭炮

78 《新華醫藥》，卷 1，第 8 期，頁 127。

79 《星羣醫藥月刊》，第 2 期，頁 67，1950 年 6 月 1 日。

80 《茶陵縣八團鄉志》，頁 219。

表示歡迎。宣傳隊所到之處受到了市民熱烈的歡迎，有的羣眾提名請某某醫師講一套，還有些老太太問長問短，不厭其煩。從羣眾熱烈愉快的表情看來，他們對於中醫這一進步的行動感到十分高興和滿意。

這份工作小結在談到分區宣傳這個階段時，也不自覺地流露出利用中醫進行宣傳的功利性心態：「分區宣傳一般是由本區的中醫擔任本區宣傳工作，因羣眾對他們的信仰較深，宣傳的效果也較好，同時在廣播台、電影院、劇場、民校等進行宣傳。這一階段多半在下午或晚上出動，上午則集中學習注射技術。」

第三階段的防疫策略改為以個人和小組為組織單位，更深入地滲透到居民的日常生活中，如到朋友、親戚、家屬、病家等處做宣傳。如某中醫向回歸熱病人進行隔離滅蝨等西醫防疫技術的宣講時，羣眾問他：「你從前光治病，為甚麼不說講衛生可以防病呢？」他很坦白地回答：「從前我不懂科學，現在毛主席和共產黨來了，教我們用科學的方法治病，還教我們預防為主，教我們用科學的方法依靠羣眾來防病。」[81] 這樣的回答似乎很程式化，卻又是中醫發自內心的自覺表白。所以工作小結得出了結論：「中醫是一支強大的衛生力量，但必須有組織、有領導、有計劃地發動他們參加防疫宣傳工作。」

防疫對於「中醫」來說無異於一種全新的經驗，要從個體分佈的狀態自覺整合進一套新型的技術與人際關係網絡中，需要做出很艱難的適應與調整。即從醫病關係角度而論，中醫一般習慣於當寓公坐診，即使出診也是面向個別家庭。而防疫作為「社會醫學」的行為表現，卻要求中醫更廣泛地介入到一種非病症的人羣中實施羣體預防行動，這勢必改變中醫對待

81　《蚌埠市中醫參加夏令防疫宣傳工作小結》，載《星羣醫藥月刊》，卷 2，第 10 期，頁 59，1952 年 2 月 15 日。

已病與未病人羣的傳統分類原則。在一份總結種痘經驗的報告中，一名擔任上海新成區防疫站接種隊第三大隊隊長的中醫就很不習慣這種做法，很快就發起了牢騷。因為他除了負責和防疫站、總隊、公安局派出所聯繫，調派分隊等工作之外，還得實地參加種痘工作。經過一兩天的工作，這位叫金壽山的中醫覺得體力和心力上都勞累得有些吃不消，「比如聯繫時常發生脫節，調派工作也很麻煩。最感困難的，是種痘時候做說服工作，真是吃力不討好。做隊長的每天下午帶隊出發種痘，上午呢，又要領器材呀，佈置工作呀，差不多整天的時間都給佔去了，到晚上感到精疲力竭，腰酸背曲。為人民服務，本來是預備犧牲一點兒的，但這樣子的犧牲，是始料不及的」[82]。

## 在運動中感受政治

在防疫運動中，對「中醫」的有效組織居然也是隨着一種政治的途徑得以實現的。金壽山就說過，試用批評與自我批評的方法來克服中醫行為懶散的問題很見效。他寫的總結中有一段是這樣說的：「因為我們中醫本來是散漫慣的自由職業者，一向沒有嚴密的組織，現在雖然有小組了，但是在小組會上還是客客氣氣，表面上一團和氣。在種痘工作開始的幾天，十名隊員之中，遲到、缺席、鬧情緒、爭面子，是常有的事，很嚴重地影響着工作。解決這一問題，我們只有試用批評與自我批評這一方法——開會檢討。出乎意料地，我們一用這個方式，事情就很順利地解決了。我們丟棄面子的包袱，反而心裏沒疙瘩。」[83]

82　金壽山：《從種痘工作中得到的教育》，載《新中醫藥》，卷 1，第 10 期，頁 185，1950-12-26。

83　同上。中醫在各種衛生運動中確實學會了運用多種政治語言的表述，如「做好衛生工作是強國強種的重要措施」等政治話語。見高鑒如：《怎樣做好愛國衛生的宣傳工作？》，載《新中醫藥》，卷 3，第 8 期，頁 143，1952 年 8 月 26 日。

在中醫參與防疫的過程中，曾流傳着無數個這樣的故事，可是任何政治措施的終極目的，仍是使中醫儘快適應用西醫的方法處理防疫中面臨的問題，從而儘快地被整合進社會化的醫療體系之中。這個過程難免會出現反覆。金壽山回憶說，雖然他們當時學習了免疫理論、天花發病原因與傳染方式等西醫常識，也了解種痘方法和種痘後會面臨的問題，並在區衛生科科長與防疫站主任的指導下實習過，可一旦開始工作，技術上仍舊會犯不統一的毛病。「雖然採用平壓法，有的用得並不合適，幾成為劃痕法的樣子，以致接種者常有出血。這就證明仍舊不能了解平壓法的優點而應用它。」[84]

在防疫中面對民眾突如其來的發問，一些中醫也往往因為西醫知識的儲備不夠偶爾陷入窘境。在種痘時，有些民眾會猛然提出一些五花八門的問題：「為甚麼在這樣的冷天來種痘？」「我們今年已種過一次了，為甚麼還要再種？」「我小時候已經出過天花了，可以不再種了吧？」「我的小孩子打過卡介苗、白喉針了，好不好再種？」金壽山承認，面對這些問題，不能藉此機會來詳細宣傳解釋，回答得往往含糊其詞，甚至不能作答。因為這些問題當時並沒有做準備，甚至出現了過分依賴戶籍警的幫助，希望通過他們加以強制執行，以替代宣傳說服的程序。

中醫參與防疫在 20 世紀 50 年代是一個十分新鮮的現象。同時，從國家醫療整體策略的實施角度觀察，政府對「中醫」的使用仍是有很大限制的。因為在西醫體系佔主導支配地位的情況下，「中醫」參與防疫很容易引起一些非議。所以在一些城市，中醫在防疫行為的類別和空間活動範圍方面均受到一定的限制。廣州的中醫參加預防注射工作時，其能力就受到

84 金壽山：《從種痘工作中得到的教育》，載《新中醫藥》，卷 1，第 10 期，頁 185，1950 年 12 月 26 日。錢今陽也曾指出，中醫師種痘時在技術上要統一，一律採用平壓法，不可因襲舊式，各用各法。見錢今陽：《貫徹預防為主 —— 普遍種痘》，載《星羣醫藥月刊》，卷 2，第 1 期，頁 23，1951 年 5 月 1 日。

了懷疑，以至於當地輿論還特意出面澄清說，中醫參加防疫運動，主要是負責宣傳、登記和消毒工作，擔任注射工作者只不過佔到全市中醫的百分之五左右，而且他們大都是曾在醫院服務過，或者在學校實習與幹實際工作多年，並不會以注射為兒戲。並且，全市除三個區的中醫參加注射工作外，其餘二十多個區的中醫，並未參與防疫運動。[85] 另有證據表明，即使是上海 1950 年的夏季防疫運動，中醫也只有 100 多人參與其中，而西醫開業醫師則有 1571 人參加。[86] 當時上海登記在冊的中醫人數應不少於 700 人，加上未登記者應有 1000 人以上。[87]

中醫參與防疫運動是在「預防為主，治療為輔」的大原則下得以實施的，然而一些老中醫卻很擔心由於過於提倡「預防」的原則，預防的知識系統又為西醫所壟斷，中醫治療體系會面臨自生自滅的命運。在 1950 年的全國衛生工作會議上，著名老中醫陸淵雷就批評「中醫科學化」的原則說，所謂中醫科學化，不過是就已開業之中醫，加一些政治思想及防疫衛生知識，使他們可以參加預防工作，或升級為「醫助」而已。實際上，中醫已沒有再生產的門路了，既然是叫中醫不能再生產，那也就與消滅中醫無異，不過是定期的而不是即時的罷了。所以陸淵雷也承認，中醫原有的技術不能否認是只有治療而沒有預防，但「預防」與「治療」二者不能相互替代。預防既不難學習，而「預防為主」也不能廢棄「治療為輔」。[88] 這也算是中醫參與防疫運動的另類聲音吧。

85　羅慎銘：《爭取進步的學習》，載《星羣醫藥月刊》，第 3 期，頁 7，1950 年 7 月 1 日。
86　《上海市夏季防疫工作片段》，載《人民日報》，1950 年 6 月 27 日。
87　雷祥麟：《負責任的醫生與有信仰的病人 —— 中西醫論爭與醫病關係在民國時期的轉變》，載《新史學》，卷 14，第 1 期，頁 72，2003 年 3 月。
88　陸淵雷：《在全衛會議中提供中醫組的意見書》，載《新華醫藥》，卷 1，第 7 期，頁 107，1950 年 9 月 17 日。

# 「西醫化」浪潮的威脅

## 一支華北防疫隊的故事

在中華人民共和國成立之初的一段日子裏，許多以西醫為主組成的小股醫療隊經常分散到鄉村地區進行巡迴治療。這些醫療隊所面臨的最大困難不是當地民眾對西醫的排斥態度，而恰恰是如何在更廣闊的鄉村社會中通過訓練程序重新安排中醫的位置。因為這些醫療隊下鄉均具有臨時性的特點，是不可能完全取代數量龐大的中醫在鄉村社會中的作用的。因此，對地方中醫的改造就成為西醫技術在民間得以生根的有效途徑。

我們先看一則華北一支防疫醫療隊改造地方醫生的故事。1949 年初，華北平山縣回舍鎮來了一支政府派遣的防疫醫療隊。回舍鎮是一個有八百多戶的大鎮子，一共有七位本地醫生，裏面有兩位西醫，只在小醫務所裏當過看護和司藥，中醫也大都只在藥店裏當過學徒，能背誦一些湯頭歌訣。

一進鎮，防疫隊長劉芳齡就提出和鎮上的醫生一起診病。一般的中醫都表示出了興趣，只有一位讀書較多的老中醫不大感興趣，開座談會常打瞌睡。還有一位西醫說：「西醫那一套我還不知道？也不過是阿司匹林、匹那米洞（指常見的兩種解熱藥）咯！」

這時，正好一位本村的西醫正害肺炎，情況很危急，請防疫隊去治。劉隊長就邀請本村醫生們前去會診，他們都判斷不清是甚麼病，看到病人臉色發青、鼻翼翕動，都覺得是沒法挽救了。劉隊長就給他們講解說是肺炎，用盤尼西林治療後，很快就會好的。於是大家都要求劉隊長講解肺炎的診斷方法。在講這個診斷法的時候，那位平時打瞌睡的老先生也掏出本子來做筆記了。

那天，防疫隊正在組織座談肺炎的診斷法，有一位中醫周俸祿家裏的人來叫他趕緊回去。他回去一會兒又跑回來了，說他老婆病重，可能就是肺炎，請大家去會診。去了一看，果然就是肺炎，按照同樣的方法治療後病勢很快好轉。此事過後，中醫們學得就更起勁了。

在介紹肺炎的治法時，劉隊長談到磺胺（西藥）也很有效。這時一位中醫田瑞歡喜得跳了起來說：「我正有一磅磺胺，不知道如何使。」劉隊長馬上講了磺胺的用法。兩三天後，田瑞就用上這點本事了，那是南望樓村一個快死的病人，他去一看，是比較典型的肺炎，就按劉隊長教的用磺胺來治，病情果然漸漸輕了起來。

防疫醫療隊還組織中醫通過顯微鏡觀察細菌的活動，使他們認識到病源是由細菌引起的。按照當時報道的說法，中醫們由此深刻體驗到了西醫診斷法的好處，覺得「這種科學方法說得又明白又確實，不像過去的醫書在那裏做文章了」。他們還反省了過去憑着陰陽五行來推理，治壞了病，也不知道究竟是怎麼壞的，治好了病，也不能確定是怎樣好的，想起過去不詳細詢問病人，只憑把脈，是不能完全了解病情的。[89]

## 中醫速成「西醫」

從這段故事可以看出，西醫的技術已經開始影響鄉村中醫的傳統施診方式。在 20 世紀 50 年代，對中醫大規模的預防醫學訓練主要集中在城市空間中。由於種痘及其他簡單的防疫手段可以通過速成的方法在短時間內進行學習，所以在相當一部分城市中，參與防疫培訓變成了促成中醫向西醫轉變的一條主要捷徑。所以，無論在政府還是在基層中醫改造的實踐口徑中，都十分強調中醫進修西醫的速成性。政務院衛生部副部長賀誠在北京中醫學會成立時就說過：「有些人也許會想，中醫科學化是很難的，怕學不會。實際上並不是學不會的。譬如在我們辦的防疫訓練班受訓，只要

89　彭慶昭：《華北防疫醫療隊是怎樣團結改造中醫的？》，載《人民日報》，1949 年 4 月 16 日。

兩三星期，大體就可以了解一些防疫的常識了，雖然還不能很熟練。又如防止四六風的方法，有幾小時就可學會。」[90] 錢今陽則在另一篇文章中，用中醫參與防疫的實際效果證實賀誠的說法。他認為中醫早有預防疾病的理論，可惜缺少預防疾病的實際方法，但不必自餒。他舉上海夏季防疫運動為例：「我們中醫只要經過短短七天的學習，做起防疫工作來，不論服務精神、注射技術，都夠得上標準。這證明中醫是有能力的。」[91]

當時的中醫在「預防為主」醫療國策的壓力下，確實在不斷強迫自己適應西醫的普遍化要求。例如，在基本醫療器械的使用和診療程序方面都有向西醫靠攏的趨勢。在一些細節方面，如用體溫表、數脈搏、改良方箋、救急消毒、重視詳診、記明職籍等診醫程序方面，都在模仿西醫。就拿用體溫表來說，名醫惲鐵樵的一個弟子就著文說，中醫在望聞問切上診斷體溫高低，終究不如體溫表量得正確。[92]

對傳染病症候的再認識和解讀在這個階段成為中醫再度進修的重要內容。這是因為中醫對傳染病的認識一直停留在臨時性的防疫行為層面上，卻沒有物理診斷的技能。西醫們發現，儘管在接種注射的時候，中醫還能勉強勝任，但十之八九的中醫回到診所，便不能作疫情報告了。原因是技術培訓時間短，缺乏對西醫基礎理論的學習。

西醫基礎理論的培訓需要臨床診斷的案例和大量的實驗做根據才能達到系統化的效果，可中醫培訓顯然在短期內不能實現這個目標。儘管衛生部在關於組織中醫進修學校及進修班的規定時，曾明確列入基礎醫學（包括解剖、生理、病理、醫史、藥理、細菌、寄生蟲學）、預防醫學（包括

---

90 《中西醫團結與中醫的進修問題》，載《新華醫藥》，卷 1，第 4 期，頁 54，1950 年 6 月 17 日。

91 錢今陽：《為實現全國衛生會議議決三大原則告中醫同業》，載《新華醫藥》，卷 1，第 8 期，頁 114，1950 年 9 月 17 日。

92 薛一塵：《革新中醫第一步要求》，載《新華醫藥》，卷 1，第 10 期，頁 147，1950 年 12 月 26 日。

公共衛生、傳染病學）和臨床診療技術（包括內科、外科、急救學、針灸療法、組織療法）三方面的課程，但學制僅分前後二期，每期只有三個月（159 小時），六個月結業。[93] 具體到廣州的中醫進修班，公共衛生學、傳染病學、細菌學等課程佔到了 200 課時以上，包括解剖學 60 課時、細菌學 50 課時、寄生蟲學 34 課時、傳染病學 50 課時、公共衛生學 100 課時、病理學 36 課時、外科學 12 課時。[94]

這種情況似乎在全國都非常普遍。再看福建的情況。福建連江在 1953 年至 1956 年，曾連續派出 26 人赴福州和閩侯專區開辦的中醫進修班進行學習，這些進修班的專業教授都是中西醫兼顧，而 1954 年至 1955 年派往閩侯專區中醫進修班第二、三、四期學習的 12 人，卻全部學習的是西醫基礎知識，到第五、六、七期時才又恢復了中西醫結合的教學框架。[95]

即使如此，在西醫基礎醫學方面仍有過於速成的特點。但是中醫又似乎已成為防疫運動中不可或缺的力量，特別是在缺乏西醫人手的鄉村社會中，中醫一度成為防疫的主角。[96]

因此，如何迅速地使中醫初步掌握認知一般傳染病的症候，使之能適應防疫運動中的疫情報告工作，就一度變成了中醫西醫化的關鍵步驟。因為初步認識症候，有些僅憑直覺便可做到，不需要甚麼設備，不需要高深的本領，便可以把傳染病的疑似症候揭示出來。

---

93 《中央人民政府衛生部關於組織中醫進修學校及進修班的規定》，載《星羣醫藥月刊》，卷 3，第 10 期，頁 56 ，1952 年 2 月 15 日。

94 司徒鈴：《關於廣州市中醫進修班》，載《星羣醫藥月刊》，卷 2 ，第 5 期，頁 58 ，1951 年 9 月 1 日。

95 《連江縣衛生志》，頁 92 ，1989 年。

96 當然在基層，也有的中醫培訓班仍堅持以教授中醫課程為主，如河南光山縣的中醫進修班課程，設置了中藥學 66 學時、傷寒論 88 學時、中醫婦科 44 學時、中醫溫病 44 學時，而屬於西醫的只有寄生蟲學 22 學時、生理解剖 44 學時、傳染病 22 學時。西醫課程明顯少於城市。見《光山縣衛生志》，頁 191 ，1986 年。

既然設定了中醫對傳染病的初步認知框架，在中醫對西醫基礎的訓練中，就會有意識地刪減一些內容。在川東中醫業務學習的一份基本材料中，對於每一傳染病的病源學理、病理解剖、物理檢查以及治療等，都略而不講，每一病只分成四項來簡要敍述：（一）新舊參合概念；（二）病原簡介；（三）主要症候；（四）診斷要點。這裏所說的「參合」，是指一種變通的辦法，就是使中醫把新的名詞和舊的病症聯繫起來觀察，在臨床時儘量尋找自己的治療經驗與西醫名稱相吻合的地方，在直覺診斷的定位上逐漸靠近西醫名詞的規範要求。

比如中醫所說的「傷寒」與西醫所說的「傷寒」的含義就很不一樣。中醫的經典《難經》上所說的「傷寒」，包含了中風、傷寒、濕溫、熱病、溫病五種病態，甚至包括了西醫概念中的流感、肺炎、黃疸、腦脊髓膜炎等病狀。所以在診斷「傷寒」時，就要把西醫狹義所指的「腸熱症」從中醫對熱性病的廣義定義中剝離出來。在「病原簡介」這一項中，也只談到病原體和傳染的路徑，另外一些理論如抗力免疫等均不談及。症候也只講主要的方面，而不詳細展開分析。這樣設計出的一套程序，其目的是使大部分中醫初步建立起用西醫的方法觀察病症的能力，而區別於較高深的研究工作，以便在防疫運動中能迅速識別病情，按西醫的要求做出比較準確的疫情報告。[97]

在中醫「西醫化」的過程中，為防疫而進行的速成訓練當然只是其中的一個組成部分，大部分的中醫進修班在理論訓練之後都有臨床實習的階段。在一份隨診筆記中，幾位中醫詳細記錄了一個進修班臨床實習的情況。這二十位中醫被編成甲乙兩組，擬定甲組實習日期為星期一、三、五，乙組實習日期為星期二、四、六。實習開始後，最初注重病歷的記錄，其次實習物理診斷及小便化驗、血壓測計等簡單手續。大家興趣很濃，天天

97 任應秋：《傳染病症候初步認識論 ── 川東中醫業務學習基本材料之一》，載《新中醫藥》，卷 3，第 3 期，頁 47，1952 年 3 月 26 日。

跟着病理內科教授姜振勛醫師在診所裏依靠聽筒、體溫表、試驗尿管和血壓計等工具，小心翼翼地工作着。筆記中說：「大家能夠聚精會神地鑽研學習，首先注意病歷記錄及量血壓和尿檢法等。」[98]

通過短期培訓，分散在城市中的中醫往往是經過參與防疫運動而開始系統接觸西醫知識的。但是這些中醫本身的水平就參差不齊，基本上是經過私人授徒、中醫學校和自學成才幾種方式獲取中醫身份的，對中醫醫理的領悟和體驗同樣存在相當大的差異。那些中醫功底尚淺的醫生在接受西醫訓練後，不但很容易造成只懂得西醫皮毛的後果，而且也極易降低原有的傳統診療水平。所以就有人擔心說：「若是對中醫學理認識有限，臨床經驗亦少的人，學習近代科學知識恐怕會只吸收得些機械觀點，因而成見在胸。對中醫的哲理反增加隔閡，不易領會，造成些中西醫都不夠標準的現象。」陸淵雷則更直接地說，他所見到、聽到的許多中醫，加入進修班時，卻大多數希望進修後能用西藥與注射，或竟轉成西醫。[99]

在江蘇省召開的一次中醫座談會上，有中醫就說，很多進修班完全沒有中醫課程，全是西醫教課。很多學員進修後一知半解，濫用西藥，改為西醫。射陽縣一個叫尹石卿的中醫說：「在中醫進修班開學典禮上，縣衛生院院長批評中醫一無可取，號召大家學習西醫。我兒子進修回來忘了本，完全放棄中醫。」[100] 中醫人才在基層開始出現了斷層的現象。湖北省漢川縣 1963 年 3 月的調查證實，全縣 175 名中醫中，改行西醫或中西藥兼用者佔 63%，學徒出身的 36 名中醫，有 16 人完全改行，17 人半改行，仍從事中醫的僅 3 人。[101]

---

98　王季武等：《中醫進修臨床實習隨診筆記》，載《新中醫藥》，1953 年 10 月號，頁 14。

99　李光宇：《關於中醫科學化的幾個實際問題》，載《現代醫藥雜誌》，23、第 24 期合刊，頁 4，1952 年 6 月 15 日。

100《江蘇省召開中醫座談會的情況》，據新華通訊社江蘇分社 1954 年 8 月 14 日報道。（此條資料見於香港中文大學中國研究服務中心，以下所引新華通訊社各分社的新聞報道資料均藏於以上機構，恕不一一注明。）

101《漢川縣衛生志》(1727–1985)，頁 257，1990 年。

中醫的「西醫化」也導致中醫內部的分歧日益明顯。天津除了原有的經方派、時方派等派別之外，又形成了新舊兩派之爭。邢錫波等人積極主張中醫要向西醫學習科學知識，批判中醫的「陰陽五行說」不科學。老中醫丁叔度等人就罵他們「忘本」。天津市立中醫門診部成立前，參加過中醫進修班和未參加過進修班學習的中醫各結成一派，互相爭鬥，都希望參加門診部工作。門診部人事確定後，一些未被聘請的中醫就拉攏了很多人向衛生局寫信告密，攻擊被聘請的中醫，並對其他中醫說：「門診部是政府出錢成立的一個私人聯合診所。」不少聯合診所和開業中醫反對中醫門診部的成立，說它的成立壟斷了病人。[102]

「中醫」西醫化的後果可以從各地中西醫比例的變化中反映出來。江蘇的一個小縣靖江縣 1947 年全縣有中醫 166 人，佔全部衛生醫療人數的 81.8%。西醫（包括西醫護士、助產士等）共 37 人，佔醫療人員總數的 18.2%。1949 年後，這個比例開始逐漸變化。1952 年全縣中西醫之比例為 9.76:1 。到 50 年代末，全縣中西醫之比例為 2.1:1 。1965 年全縣醫療機構中有中醫 350 人、西醫 211 人，中西醫之比例已經降到了 1.66:1 。[103]

## 新型意識形態支配下的「中醫世界」

### 專業分層與政治分層

中國在 19 世紀遭受到西方勢力在經濟、政治、文化、社會各個方面的滲透和改造，這種改造的幅度和深度都是前所未有的，以致中國人在應對這種局面時往往有遭遇四面楚歌，進而難以措手應付的感覺。儘管

102 《天津市中醫對中央關於中醫的政策的反應》，據新華通訊社天津分社 1954 年 11 月 2 日報道。

103 《靖江衛生志》，頁 44，南京：江蘇人民出版社，1995 年。

如此，鄒讜卻敏銳地指出，中國全面危機的中心不在於經濟制度崩潰、社會制度衰敗、人口增長、經濟階層變化等，而是政治領域的危機。中國政治制度沒有宗教思想的支持，它的正當性（legitimacy）是從解決各種實際問題的能力而來。[104] 這種「正當性」的獲得與近代中國新型意識形態的建立有很密切的關係。「意識形態」的灌輸過程雖然大多由現代國家來實現，但區別於國家機器依靠暴力和武力制裁的方式，它的「合法性」（legitimation）仍是建立在人們自覺接受的基礎之上的。一個社會中民眾被規訓、說服認同和讚賞某種制度具有合理合法性，這個極為複雜的「合法化」過程似乎總是由某種佔統治地位的「意識形態」來加以完成。鄒讜藉助吉爾茲的觀點，甚至認為，「意識形態」作為一種文化形態有它正面積極的意義，當一個社會的傳統文化和日常生活方式不能指導那個社會的民眾如何組織其社會、政治生活，不能成為他們行動的依據，這個社會的成立就要尋找一種新的意識形態，來作為他們簡單的、不很正確的藍本，指導他們去了解不能用老觀點去了解的新情況，以作為行動的依據。[105]

具體到中醫世界與「意識形態」建構的關係時，我們要首先考慮到，影響中醫生存的「意識形態」具有以下兩種要素：一種是建立在「唯科學主義」基礎上的西醫至上觀，一種是建立在政治敏感度基礎上的階級分層觀。這兩者的融合還要考慮到中國醫療資源在城鄉分佈上所形成的自然差別。

「唯科學主義」式的西醫至上觀自 20 世紀二三十年代就已存在，並且已經發展成了一種極端的政府行為，最終導致了「廢止中醫案」的風波。但 1949 年以後政府與中醫的關係卻有很大變化。其一，政府雖然在意識形態上仍沿襲了 1949 年以前「西醫至上」的原則，卻並不完全排斥「中

104 參見鄒讜：《二十世紀中國政治 —— 從宏觀歷史與微觀行動角度看》，頁 234。
105 同上。

醫」，而是試圖使之有限地整合進西醫的訓練系統之中，同時考慮到中西醫資源在城市分佈的不均衡性，試圖通過一整套的新型政治理念改變中醫的個體分散局面。另一個因素也需注意，那就是民眾對「意識形態」的有意靠攏和接受。當然，在政府的視野中，「新舊」之分始終是隱含在內的評判框架，所以在官方的表述中，時常流露出以西醫為「新醫」、以中醫為「舊醫」的論調。

1954 年 5 月 7 日，《健康報》發表題為「各地先後召開舊醫代表會議，鼓舞了舊醫為總路線服務的熱情」的報道後，引起各地中醫的不滿，紛紛致信詢問。[106] 1959 年 12 月 5 日，《人民日報》發表社論《認真貫徹黨的中醫政策》，其中引用了毛澤東於 1944 年 10 月在陝甘寧邊區的講話。毛澤東說：「新醫當然比舊醫高明，但是新醫如果不關心人民的痛苦，不為人民訓練醫生，不聯合邊區現有的一千多個舊醫和舊式獸醫，並幫助他們進步，那就是實際上幫助巫神，實際上忍心看着大批人畜的死亡。」[107] 對中醫稱為「舊醫」在基層也一度流行，如泉州市衞生科 1954 年 5 月一份《泉州市舊醫調查報告》的文件，仍然將中醫稱為「舊醫」。[108]

專業分層與政治分層在對待中醫上是相互支撐的表裏關係。先看看專業分層的趨向。曾有一個時期，一些中醫甚至建議以掌握西醫知識水平的高低來確認中醫的治療水準，並以之作為劃分等級的依據。如在一組「中醫科學化」的筆談中，一位名叫沈今凡的中醫就建議把中醫劃為甲、乙、丙三等。甲等中醫是指那些在大中城市開業或半新不舊的中醫學校出身的人，他們既懂中醫學識，也懂新醫知識技術，曾入中醫進修學校系統學習過。乙等中醫是指中小城市的開業醫生，多少受過中醫知識訓練，也略懂

106 《安徽省部分中醫對改稱「舊醫」有意見》，據新華通訊社安徽分社 1954 年 5 月 24 日報道。
107 《人民日報》，1959 年 12 月 5 日。
108 《泉州市衞生志》，頁 194。

新醫的技能，他們既用中藥治病，也用新藥救急，並且都用聽診器、體溫計了。丙等中醫是指鄉鎮農村祖傳或師授的中醫，只知中醫學的皮毛，對於中醫學無深刻的認識，是對於新知識素抱反對態度的「守舊派」。[109]

這樣把中醫劃分成甲、乙、丙幾等的做法，其依據的標準首先反映出了以城鄉空間的差別來評判中醫水平高低與素質優劣的趨向。最值得注意的是，這種評判不是按照優秀中醫區域分佈的真實狀態做出的，因為在實際的區域分佈中，城市和鄉村均有相當優秀的中醫存在。這樣的判別僅僅以城市中醫的水平為甄別標準，其目的恰恰是以是否參加過西醫進修作為衡量中醫水準高低的尺度。

再看看政治分層的標準。福建省衛生廳在 1958 年以閩侯縣為重點，對各類社會開業人員進行了一次全面調查。這次調查的一個標準顯然是以「政治」態度為依據的。閩侯縣當時有中醫、西醫、護士、助產士共計 1091 人，其中共產黨員只有 8 人，共青團員 14 人，黨團員僅佔全縣醫務人員總數的 2.02%，而反動黨、團、會道門分子、偽軍政人員、勞改犯、政治歷史不清的人員則佔多數，這些人被認為是受資產階級思想和反動政治影響很深。馬尾區 152 個社會開業衛生人員中，參加過反動黨團和反動會道門的人、偽軍警、偽保甲長、漢奸、特務、土匪、偽職員等共計 52 人，佔總人數 34.2%。全縣 52 個聯合診所（包括分所）的 22 位正副主任中，偽軍政人員、偽保甲長、特務嫌疑分子等達 16 人，佔領導成員的 73%。[110]

再分析一下北京市在 1963 年的一份調查。調查認為聯合醫療機構中有不少人是社會渣滓、五類分子、被清洗的分子。東城區 94 名開業醫生中，有政治歷史問題的有 47 人，佔開業醫生總數的 50%。其中有所謂重

109 《中醫科學化問題筆談》，載《星羣醫藥月刊》，卷 2，第 6 期，頁 15，1951 年 10 月 31 日。
110 《閩侯縣社會醫務人員政治情況十分複雜》，據新華通訊社福州 1958 年 5 月 15 日報道。

大政治歷史問題、特務嫌疑或與國外有聯繫的 17 人，「壞分子」8 人，「歷史反革命」9 人，一般政治歷史問題 13 人。

根據這樣的分層標準，像門診收費較高這種事情，均以「資本主義經營作風嚴重」而定了性。如西城區中醫孫書琪，自定收費名目十一種，打聽病情收三角，診「喜」脈收四角，查心肺加一角，量血壓收一角，寫參考處方收五角，開診斷書收三角，就被視為「政治問題」。如果某位中醫醫術不高，也往往很容易和他的身份聯繫起來加以聯想定位。中醫王舜耕據說技術不高，卻稱專治肝炎、腫瘤、神經衰弱、心臟病，多次受邀給高級幹部看病。東城區衛生局曾多次想加強管理。王舜耕不向衛生局報告病人就診情況，拒絕參加開業醫生的技術測驗。於是區衛生局從藥品供應上對他加以限制。王舜耕就託負責幹部出面干預。除了中醫技術的因素外，王舜耕成為焦點顯然與他曾任四川省自貢市經濟檢查大隊（中統組織）隊長、國民政府中央教育部中醫顧問，後經陳立夫、陳果夫賞識，入選候補立法委員的身份有關。[111]

## 分層的後果

從「專業分層」的角度看，整個國家醫療系統對中醫的接納一度使中醫備感興奮。中醫自覺接受西醫的訓練和參與防疫運動在 20 世紀 50 年代被視為自己受到政府重視的一種表現，同時中醫也想通過這條路徑在體制內獲取與西醫儘量等價的地位。當時中醫的情緒一度較為樂觀。浙江樂清縣一位名叫施文玉的中醫，1953 年在萬家鄉組織聯合診所，曾吟詩說他所在的診所：「入市懋遷生客眾，登門治療病人稀，於今足見預防好，援

111 《聯合醫療機構的醫務人員和私人開業醫生中的問題》，據新華通訊社北京 1963 年 9 月 6 日報道。

筆舒箋自品題。」[112] 那意思是說，因為參與了預防行動，診所的病人都隨之減少了，但自己仍然心情非常愉快，因為畢竟參與到了位居正統的西醫防疫隊伍之中了。

不過樂觀的時間似乎並不長。按照分層設計的邏輯，儘管許多中醫付出了巨大的代價，甚至導致了相當嚴重的「西醫化」後果，但各地特別是鄉村地區並沒有通過防疫行動承認中醫具有與西醫平等位置的意思，而恰恰只是想臨時性地藉助「中醫」的力量以彌補防疫人手的不足。中醫由此陷入了十分尷尬的境地。他們在部分分享了西醫的知識資源後，卻並沒有獲得與西醫等值的身份認同，而且相當一部分中醫由此喪失了原有的身份認同。

特別是在 20 世紀 50 年代初期，「中醫」幾乎變成了趨於西醫化的國家醫療體系中的一顆棋子，可以功利性地加以安置和使用。據當時的內部資料顯示，1952 年河北有的醫生曾連續兩三個月參加種痘、防疫、注射等愛國衛生運動，政府每天只發給每人（舊人民幣）五千元的補助，有的醫生下鄉防疫要騎自行車，但中醫車子壞了不給修，病了無人管，回家後還得照樣補勤（村中勤務）補稅（兼營藥舖者拿營業稅），造成大人孩子生活無着落。到了 1953 年，竟連醫生下鄉每人每天五千元的補助也停發了，有的醫生反映：「當醫生不如當小工。」[113]

浙江有一部分地區幾乎把預防工作全都交給了私人開業醫生去做。上述的樂清縣在 1952 年一年中，私人開業醫師做義務防疫工作的時間長達四五個月之多。青田縣竟有私人開業醫師做義務防疫工作時間長達十個月的。這些私人醫生參加防疫導致長期不開業，生活極度困難。龍泉縣曾發現私人開業中醫靠賣錶、賣衣服維持生活。當地衛生院普遍輕視中醫，認

112 《樂清縣衛生志》，頁 268，北京：當代中國出版社，1995 年。

113 《河北省團結中西醫中存在的問題》，據新華通訊社河北分社 1953 年 8 月 17 日報道。

為他們並不具備西醫的技術業務，因此對中醫採取純粹使用的觀點，把預防注射、種痘等工作都交給他們去做。陝西褒城縣（今漢中市勉縣）和沔縣衛生院讓中醫做護士工作，還得幫助西醫值夜班。有的地方讓七十多歲的老中醫參加夏收保健工作，每天要跑十多里路。縣衛生院有的西醫讓中醫寫病歷時，要寫西醫的病名。[114] 中醫使用西醫技術不夠純熟，造成醫療事故的情況時有發生。浙江省象山縣中醫吳明智用四聯（傷寒、霍亂和兩種副傷寒）疫苗注射到一個孕婦身上，導致孕婦流產。另一個中醫鄭家仁用四聯疫苗加紅汞醫治一個小學教師的疔瘡，因而致死。

如前所述，對中醫專業分層往往以其吸納西醫知識的程度來確定其位置和意義，這在中醫的評價系統中已成為一種「意識形態」。這種「意識形態」可以以外表平和的規訓形態獲得其合法性，可有的時候卻又不盡如此。在個別的時候，國家暴力亦會出面干預，使這種專業型的「意識形態」具有了強制實現的色彩。吳明智和鄭家仁事件發生後，象山縣衛生院院長邵季蔭會同法院院長，以總結防疫工作為名，召集全體會員會議處理吳明智和鄭家仁。會上，法院院長宣佈了兩人的罪狀，分別判處一人十年徒刑、一人六年徒刑，同時開除了七個中醫醫務工作者協會的會籍。會上號召所有到會會員坦白交代歷史問題，如過去醫死過多少人等，同時令擔任醫務工作者協會副會長的中醫通知另外四個未到會的會員迅速到會聽候處理，結果被通知的四人中有一個名叫董文耀的中醫師因害怕受處分而自殺身亡。

經過鬥爭大會後，私人開業的中醫膽子越來越小，很怕負責任，稍重的病人就推給衛生院所，導致衛生院病人日增，工作難以應付，造成很多醫療事故。1953 年 4 月，象山縣衛生院就把一個小產婦女誤診為急性胃

114 參見《陝西省衛生部門對中醫仍有排斥打擊現象》，據新華通訊社西安 1956 年 8 月 16 日報道。

炎，使其誤吃內服胃藥嗎啡導致當夜死亡，第二天就有幾百名民眾包圍衛生院討說法。[115]

河北的中醫則出現了所謂「三怕」現象：怕給幹部看病，怕治重病，怕治不好進監獄。中醫頭腦裏總瀰漫着「西醫掌大權」、「政府不相信中醫」的想法，因此普遍存在着治病開「和平藥」的現象，使病者延長治癒期。給幹部看病時，醫生就會互邀「會診」，從和平藥中選和平藥，以便推卸責任。[116] 在一些大城市如上海，有的中醫發牢騷說，政府不打算讓中醫真正參加市政建設，而只是一味地使用他們。中醫和西醫團結只是盡義務，如參加防疫注射等工作，卻沒有權利。[117]

政治分層的後果同樣嚴重，1948 年 5 月的《人民日報》上刊登了一封名為王清良的羣眾來信。王清良在信中抱怨說因為自己參加過國民黨而被說成是個有「政治問題」的人。王清良在東北住了十一年，學了一些中醫醫術，趕上九一八事變，就返回家鄉借了些錢，開了個藥舖兼行醫，自己種上分家分的二畝地，算是那種半農半醫的鄉間中醫。王清良有一門地主親戚是國民黨，勸他加入國民黨，理由是今後任何人都得參加國民黨，否則就沒有地位，將來徵兵就要先被徵。王清良就報了名，另外還介紹了七八個農民，從此王清良的命運被徹底改變了。他自述自己在村裏地位沉降的過程：

俺這夥人他也沒有給過啥執照，也沒去那開過會。自從抗日民主政府成立，各地反特，我就馬上向村幹部詳細坦白一下，還具過幾回

115 參見《浙江部分地區衛生部門團結中西醫有偏差》，據新華通訊社浙江分社 1953 年 6 月 18 日報道。

116 參見《河北省團結中西醫中存在的問題》，據新華通訊社河北分社 1953 年 8 月 17 日報道。

117 參見《上海中西醫生參加市政建設工作中的幾個問題》，據新華通訊社華東總分社 1952 年 7 月 19 日報道。

反省書。自此，村幹部就另眼看待我，但我在村裏行醫始終如一，不管誰叫我，遲叫遲到，早叫早到。在村裏我也沒有支過啥差。沒過多久，區醫生組織把我清洗出來了（原則上清地主），差務也給加上了。現在我有兩個小孩和我的老婆四口人，種的二畝多地，住三間破房子（是地主羊圈，得的果實），藥舖亦不能開了，生活不好維持。前天出差，偏要叫我出遠差（半月時間），經我再三要求才免。[118]

王清良在村裏地位的下降顯然並不是單純的醫術問題，而是政治身份的改變引起的村裏傳統格局動盪的結果。尤其值得注意的是，王清良的國民黨員身份雖然遭到了村幹部的另眼看待，卻並沒有影響到他的行醫生涯，可王清良被清除出村裏的醫生組織卻對其行醫職業有致命的影響，即只能種地，不能行醫。醫生組織清除他的原因顯然也是從政治分層的角度考慮的，隱含着對其行醫方式的不信任。強加於身的「差務」到底是甚麼？自述中雖然沒有說明，但顯然是因為王清良被清除出衞生組織後，沒有了行醫的合法身份，只能以兼任村裏的差務來重新安排自己的位置。可見，醫生組織除能認定村裏中醫行醫的合法性外，還能保護其免除村裏的其他勞役。但這種保護在 20 世紀 50 年代越來越受到政治分層標準的支配，所以一旦失去了醫生組織的庇護，就很有可能不但失去了自己的合法行醫身份，而且也失去了自己的合法政治身份。

在政治分層模式的強大壓力下，中醫也開始學習用政治理論來包裝中醫學理，以便在西醫理念支配下的政治世界中尋找到自己的立足點。在政府召開的一次廣州中醫界的座談會上，一位叫鄧鐵濤的中醫就頻繁使用政治術語解讀中醫的合法性：「因為中醫許多看來玄妙的理論正和辯證法吻合，我們說得很多的是陰陽。陰陽這兩個字不大好聽，很玄妙，但我們把

118 王清良：《醫生組織該不該清洗我？》，載《人民日報》，1948 年 05 月 27 日。

它說成矛盾就容易為人們所了解。其次中醫常常從動的方面去把握疾病的發展，並不把疾病孤立固定地來看，我們對同一的流行感冒，春、夏、秋、冬，治療上是有區別的。西醫治病唯物方面是很對的，但有時機械一點。中醫是辯證的，但這個辯證法和黑格爾的辯證法一樣，頭上腳下地和唯心論結合起來，所以我們要保留辯證法的理論，而拋棄唯心的理論，和唯物論結合起來就成一個好的新的東西。」[119] 鄧鐵濤在座談中連續使用了「辯證法」、「矛盾」、「唯物」、「唯心論」等字眼兒來對應中醫被認為是「玄妙」、「整體」、「抽象」的一些看法，從而想賦予其政治正當性，這樣的表述在當時的中醫中非常普遍。

## 表達與現實的錯位

在現實生活中，中醫是否能夠獲取與西醫相應的地位雖然顯得十分重要，但在 20 世紀 50 年代初，「中醫」作為一種職業在各種運動所進行的分類中到底應該歸屬於哪種階級身份反而變得更加重要。黃宗智曾經指出，在中國革命中的農村階級鬥爭中，存在着表達性現實與客觀性現實相脫節的現象，農村階級鬥爭的表達性建構越來越脫離客觀實踐，兩者的不一致強烈影響了共產黨的選擇和行動，而黨的這些選擇和行動又形成了一種話語結構，支配着人們的日常生活的選擇。[120] 張小軍則更明確地說，「階級」不是按真實存在的經濟差別來加以劃分的，而是把「感知的存在」加以定義的結果。他分析福建陽村的土改運動進行「階級劃分」的過程時發現，「階級」可以在理論上假設，然後被「真實」地建構起來，因為土改中的劃階級恰恰是在經濟上階級差別被基本消除的時候。這種「階級身份」一旦

119 《齊副部長（齊仲恒）召開廣州市中醫界座談會紀錄》，載《星羣醫藥月刊》，第 9 期，頁 17，1951 年 01 月 15 日。

120 黃宗智：《中國革命中的農村階級鬥爭 —— 從土改到「文革」時期的表達性現實與客觀性現實》，見《中國鄉村研究》，第二輯，頁 70，北京：商務印書館，2003 年。

被建構起來，就可以通過政治運動的形式轉化為「象徵資本」而得到重複使用。[121]

在城市中的中醫因為有藥舖和學徒的關係，往往很容易從「資本家」和「被僱傭者」的角度建構起「階級關係」。在鄉村中，因為主題是劃分從地主到貧農的階級等級，而且是通過土地再分配的政治運動形式使「階級」再生出來，而中醫大多不靠土地賺取利益，所以在鄉村中較少處於「階級劃分」的中心。在土改運動中，「中醫」往往只能根據出身被定性為地主，而在以土改為中心的鄉村，出身「地主」的「中醫」數量畢竟有限，其成分劃分無法被納入適合農村特性的階級分類的總體話語中得到重複使用。[122]而在城市中，「中醫」所擁有的私有財產形式很容易被置於「資本家」與「工人階級」的二元對立框架中進行分類，在許多地區，不論中醫是否兼營藥舖，統統被稱為「資產階級」。[123]

城市的「階級劃分」可以很自然地和帶有某些城市特徵的政治運動如「三反」、「五反」運動，私營工商業的社會主義改造運動配合起來。通過這些政治運動週期性的不斷重複表述，這些階級劃分的話語變成不容置疑的信條。同時，按照這些信條來檢討自己過往的行為，變成了一種羣體的下意識行動。在一份「三反」、「五反」運動中發佈的中醫交代材料中，就是從「重新做人」的角度交代問題，可檢討動機的出發點卻已被公式化了。比如對「為人民服務」的理解就是不再為地主、資產階級、官僚服務，而是要事先對病人進行「階級劃分」。交代材料是這麼說的：

---

121 張小軍：《陽村土改中的階級劃分與象徵資本》，見《中國鄉村研究》，第二輯，頁 101。

122 當然也有個別例外的情況。如湖北名醫董奉之在土改時被劃為地主分子，松滋縣街河市區黨委鑒於他平生無大惡，為發揮其一技之長，不但准許他繼續出診，還通知農會從沒收地主的財產中提取資金，為他購買毛驢一頭，專供出診代步之用。參見《松滋縣衛生志》（1911－1985），頁 238。

123 參見《青海省部分衛生人員輕視和排斥中醫》，據新華通訊社青海分社 1955 年 4 月 25 日報道。

> 開業期中雖然我也在醫勞苦大眾及窮人，但因我的診費高（解放前後門診半個銀元），就醫的人就少窮人了。我為了掩飾這一點，我掛着貧窮免費的招牌，實地（際）上只對確有把握、易於醫好的窮病人，免了一兩個人的費，他就給我做了宣傳德政的宣傳員。實地（際）上，並不許他給我傳攏貧人（向窮人作宣傳），而是「打野豬頭還願」，宣傳他所能及的地主富人來就診，以資報答。我也實際地遇有錢人來就醫，我就跑得飛快。為了拿錢，我曾醫過惡霸地主，幫助他壓迫人民的身體長得結實。這是所謂醫有慈悲之心的無政治原則罪惡，實是唯利是圖、損人利己的又一面。[124]

醫病的對象不是按經濟狀況的好壞來劃分的，而是按階級分層的角度選擇治療對象。而在這位中醫的原有「回憶結構」中是否真存在嚴格政治意義上的所謂「惡霸地主」是大可懷疑的，這種「回憶」只能在政治話語訓練很頻繁的情況下才能被表述出來。

20 世紀 50 年代初期，不少地區的中醫長期被劃歸工商聯領導，並當作「資本家」進行改造，甚至對已組織起來的中醫聯合診所也長期實行稅收政策。以雲南昭通專區為例，全區到 1956 年已有 81 家診所，入所中醫 309 人，但由於中醫成為改造對象，處於被歧視的地位，不少中醫開始退出聯合診所。昭通專區的魯甸地區聯合診所每月還必須參加工商聯搞的「評比」。巧家五區聯合診所的三位中醫都參加了工商聯工會。當地工商小組把兩位中醫拉到工商聯工會工作，一個當工會主席，一個當工會秘書，使診所經常關門停業。[125]

124 仲遠：《展開資產階級的思想批判鞏固無產階級思想 —— 檢查我做醫生時資產階級思想的罪惡》，載《現代醫藥雜誌》，19、第 20 期合刊，頁 23。

125 《昭通專區把中醫師當「資本家」改造》，據新華通訊社 1957 年 2 月 15 日報道。

中醫政治身份的曖昧難定，與聯合診所在政治運動屬性上的難以定位直接相關。有的人認為聯合診所是民辦公助的合作社性質的機構，有的人認為是合股經營的私人企業，有的人認為是從個體經營經過集體經營轉為國家經營的橋樑，有的人認為是聯營的社會福利事業。1952 年的北京，也曾有人把籌資組成聯合診所的醫師看成是「資本家」，如海淀聯合診所的司藥員等，就曾經把負責領導診所的醫師說成是資方代理人，要進行鬥爭。後來經過衛生部門和工會共同研究，才確定聯合診所是獨立腦力勞動者聯合組織的社會福利事業，不是工商業。為了工作的方便，診所可以僱用一些助手，只要醫師本人是主要勞動者，便沒有「勞資關係」，即使有少許的資金分紅，也只不過是逐漸改造的問題，不能因此而改變了聯合診所的性質。[126]

1956 年 6 月，昭通專區進入對私營工商業社會主義改造高潮時，在執行政策和具體辦法上，均按對私改造的辦法來對待中醫。昭通城關區的聯合診所的改造工作就是在私改辦公室領導下完成的。他們向中醫提出「一切生產工具歸所」（包括房子、公債等等）、「清產核資」的口號。這樣，就把當地名中醫楊丕之等人的私人住宅折價入了所。楊丕之請求留下一點做住房都被拒絕了，全家十來口人只好寄住在親戚家裏。中醫郭正芳的房子入所後連所也不讓他參加了，理由是人手夠用了，逼得他只好在街上擺地攤。同時，他們還叫全所成員將歷來購存的公債也入所，並且擅自修改了中央衛生部擬定的《聯合醫療機構章程草案》。原章程規定的「成員有自願退所的自由」被修改為「凡因死人遷移才准退所」。自稱勞方的藥工和被稱作資方的中醫之間由於政治分層意識的加深，互相存在着尖銳的對立情緒。中醫反映「他們是向工人討活做」[127]，情緒消沉。

---

126 章原：《北京市聯合診所的發展和存在的問題》，載《人民日報》，1955 年 10 月 08 日。

127 《昭通專區把中醫師當「資本家」改造》，據新華通訊社 1957 年 2 月 15 日報道。

20 世紀 50 年代，政府在城市和鄉村相繼設置了許多聯合診所，目的是把呈個體分散狀態的中西醫師整合進集體事業的框架之中。在鄉村中，因中醫的數量龐大，所以鄉村的聯合診所大多由中醫單獨組成。聯合診所模式雖是個過渡形式，卻仍受到政治分層如勞資劃分趨向的影響。武漢有家聯合診所，職工的工資比醫生的還要高。醫生半夜起來看病，學徒認為是休息時間，不起來取藥。聯合診所也沒有解僱權，中醫們都說：「資本家還有三權，我們連一權也沒有！」中醫們還發牢騷說：「過去請醫如拜相，如今請醫如牽牛。」河南滎陽甚至還發生過有人持槍逼請中醫的事件，持槍人對醫生說：「今晚上看不好就槍斃你！」河南南陽一個中醫用一寸半長的針給一個患重病的小孩的人中處扎了一針，不料剛扎完針就掉到地上找不着了。到了晚上，小孩病情加重，病家到派出所報告說一定是醫生把針弄到肚子裏了。派出所就把這個中醫吊起來，直到小孩病輕了才放，放時還說：「小孩死了你負責！」導致這位醫生因害怕而自殺。不少地方還發生幹部鬥爭中醫的現象。河南許昌專區中醫進修班幹部就曾組織學員鬥爭過一個沒錢交伙食費的中醫。[128]

當時的地方史料反映出中醫受歧視在 20 世紀 50 年代仍是十分普遍的現象。儘管在防疫運動中大批中醫經過緊急訓練投入西醫治療的隊伍中，但防疫的暫時性和對中醫使用的功利性，使中醫在衛生行政中的位置並沒有得到確認。大批聯合診所的出現使中西醫有了相互交流認同的機會，卻又受限於政治意識形態對人羣劃分的影響。

128 《中南區中醫受到歧視》，據新華通訊社中南總分社 1953 年 6 月 24 日報道。

# 中醫「自組織形態」的蛻變

## 職業認同與地方禮儀

中醫行業自從明清以來就有趨於專業化的傾向。按照梁其姿的看法，這種趨向與「醫學行會」無關，它不是西歐醫學專業發展的中心機制，也與大部分西方國家為了要控制醫學知識和職業，在政府學院或其他機構中設置的公共教學典型無關。明清直到民國的中醫們逐漸展現出一種他們共有的職業利益、認同和價值的共識，這種共識並不曾轉變成大規模和自我規範的專業機構，亦不需要為了加強醫生的影響力而與政府合作。這些共識反而是靠個別醫者的規誡和小型地方團體來相互連貫的。[129]

晚清以來的中醫組織曾出現了從傳統的職業認同團體向近代的專業團體轉換的過程。晚清各地比較早就盛行的「藥王會」基本上可以說是傳統廟會類型在中醫界的反映，凝聚的都是些「藥王孫思邈」的「信士」。湖南保靖縣自光緒年間即有此團體，由各藥舖從業人員及草醫中信奉「藥王孫真公人」（孫思邈）之「信士」組成，每年推舉「值年人」為頭領。「信士」們遵傳說，都認定四月二十八為「藥王孫真公人」之誕生日，每到此日，由「值年人」預先通知大家齊集遷陵鎮武聖宮左側藥王樓，焚香化紙，祭奠「藥王大神」。該會有四百吊錢基金借出生息，每到此日，祭奠之後，用息錢辦一桌酒席，到會成員飽餐一頓。息錢用光後，超過之數，由到會成員攤分。[130]

也有些地方出現的中醫師公會藉助藥王會的傳統禮儀，來促成醫術的交流切磋。光緒年間的湘鄉廣仁堂最初是名醫懸壺之所，有意聚集了一批名醫集中診治病人。光緒三十二年（1906 年），縣城中醫錢樂軒、周俊

129 梁其姿：《明清中國的醫學入門與普及化》，見《法國漢學》，第八輯，頁 167。
130 參見《保靖縣醫藥衛生志》，頁 95。

盛、龍伯城、周曦窗、魏謀武、蔡功臣、李曙窗等成立廣仁堂，交流醫技心得。廣仁堂的成立在一定程度上集中了湘鄉的中醫資源，但診療地點仍較分散。在 1911 年至 1940 年，陸續從各地入湘鄉城內的名醫均附屬於廣仁堂名下，他們分別來自西城門外、壕塘口、對河東山及東岸坪等地。廣仁堂後改名為中醫醫藥學會，比較接近地方式的行業名稱，再改為中醫師公會。這個組織由醫師們出錢出力，與北門總士紳經過了長達八九年的訴訟，終於爭回藥王廟作為會址。

中醫師公會平常呈分散狀態，聚集時間仍按地方習俗以祭祀日為準，即每年農曆四月二十八日為藥王先師誕辰，由香主、會首主持設筵致祭，先期書邀城內及近郊醫師參加，並稍收香資。香主、會首每年輪換一次，祭後就便召開會議，商討惠貧施藥局開局和休局日期。原定每年農曆六月初一開診施藥，八月十五日休局，開局和休局的時間視時疫流行提前或延期。義診期間由醫師輪流值班，每日三至四人不等，義務值班，招待午餐。可見，這個時期的中醫活動及中醫之間形成的職業利益與價值認同關係，仍是靠少數醫生的規誡和小型地方團體連貫起來的。這種連貫還有一個特徵，就是與地方習俗中若干祭祀圈中的時令節奏相呼應，屬於整體地方網絡氛圍的一個組成部分。[131]

## 「衞協會」的功能

不過，進入 20 世紀初，由傳統中醫職業團體向近代類型轉變的緣由不是中醫自行認同力增加的結果，而恰恰是國家行政意志在醫療領域中的體現。各地中醫師公會的成立也大多以貫徹國家的衞生行政意圖為自己的主旨。保靖中醫師公會的會章就規定：「研究醫學醫藥學術，輔導同道業

131 龍繼緒：《從廣仁堂到中醫師公會》，見《湘鄉衞生志》，1991 年。

務發展，協助政府推行政令及社會衛生事業，促進民族健康為宗旨。」[132] 前兩句是講職業認同，後兩句則是自覺服從國家衛生行政規劃的表述。

國家意圖控制中醫組織與知識資源分佈的狀況，在民國以後頻繁出現。中醫師公會有時會接到上級有關衛生醫藥事業的通知，小的事情就借務門前街原英華牙科社蕭南熏家集合縣城幾位負責醫師討論，如遇選舉等大的事情就召開會議。蕭南熏家是縣城幾位名醫出診經常歇腳的地點，也是本城醫師晚上相聚交流經驗之處。[133] 保靖的藥業同業公會甚至為了適應國民黨政府大選的情勢，在縣政當局督導下，與泥木公會、南貨業公會等商會團體同時成立。中醫師公會也是在接到國民黨政府為選舉需要而要求各職業團體廣徵會員的指令後，才積極擴大會員名額的。[134] 民國時期，有的地方甚至出現了中醫師公會為獲取從政名額而與別的團體打官司的事件。民國三十一年（1942 年），四川省樂山縣府召開參議會，通知中醫師公會派一名代表參加，這唯一的一名代表名額卻被律師公會奪佔了。為了爭回這個名額，中醫師公會向法院起訴，控告律師公會當事人王美槐無理侵佔中醫師公會權利。此案經多審終結，中醫師公會獲勝，律師公會敗訴。[135]

到了 20 世紀 40 年代，國民黨政府對在各地自發組織的中醫師公會這類團體加快了滲透速度，並試圖賦予其更為鮮明的政治黨派色彩。如民國三十二年（1943 年），四川國民黨合川縣黨部授意合川縣中醫師公會規定：「凡參加中醫師公會者，必須先行參加國民黨，未入中醫師公會的中醫依法不得執行醫業。」[136] 這使不少中醫被拒之門外。這一時期的中醫師

132 《保靖縣醫藥衛生志》，頁 96。

133 龍繼緒：《從廣仁堂到中醫師公會》，見《湘鄉衛生志》。

134 《保靖縣醫藥衛生志》，頁 96。

135 《樂山市衛生志》（上篇，1911－1949），頁 144，1987 年。

136 《合川縣衛生志》，頁 48。

公會雖然受到政治意識形態越來越強有力的干預，其基本的組織形態仍具有原初職業利益共同體的原形特質。

20 世紀 50 年代以後情況發生了變化。不同之處在於，50 年代以前的中醫師公會是民間化的利益認同團體，政府往往採取抑制的策略，並不鼓勵以成立分會的途徑擴充影響。四川樂山市的中醫師公會在 20 世紀 40 年代曾多次動議成立各種分會，如中醫師公會牛華分會，自行成立歷時十月後，被樂山行政督察保安司令公署「核以規定不合」為由強行解散。第二年，牛華建立犍樂鹽區中醫師公會的申請也沒有被批准，理由是中醫師公會依法不得組織鄉鎮分會。[137]

20 世紀 50 年代各地成立的衞生工作者協會更具有體現國家意志的功能和色彩，雖也本着自願申請的原則，然而一旦入會，就要履行許多半強制性的義務。衞協會也是中西醫混同組織，在很大程度上貫徹的是西醫的職能，特別鮮明地體現着國家總體醫療規劃中的設計原則。僅以江蘇如東縣為例，1951 年年初，如東縣衞生工作者協會豐利分會成立，隸屬縣衞協會。凡持有開業執照的中西醫務人員都可入會，手續是本人申請，分會通過，縣會批准，即可成為正式會員。會員有選舉權、被選舉權，並要繳納會費，完成衞協會分配的各項工作任務。衞協分會的具體工作有組織會員學習政治和業務，開展醫療衞生和防疫注射，收集民間驗方、單方，組織醫教帶徒等。[138]

衞協會顯然擔負着遠為複雜的社會職能，這些社會職能往往又是或直接或間接地體現出國家在醫療行政方面的總體意志和其在基層社會中所要表現出的效能。中醫在這樣的組織規訓下，是很少有個體自由的活動空間的，這與傳統中醫師公會所表現出的依靠職業利益和價值認同加以凝聚的

137 《樂山市衞生志》(上篇，1911－1949)。

138 《豐利鎮志》，頁 299，1981 年 12 月。

方式有了根本性的不同。1951 年 5 月 1 日頒佈的《中醫師暫行條例施行細則》中就增加了一條：「中醫師團體有責任組織當地中醫師進行技術及政治學習，尤其對登記審查不合格者，應首先予以技術上的提高。」[139]

由於鄉村地區中醫的數目遠遠要高於西醫，所以衛協會的大多數領導往往由本地的中醫擔任，這些中醫大多成為基層社會貫徹國家衛生行政意志的必要紐帶和中介。查閱各地的《衛生志》，屬於這類情況的中醫往往不在少數，此可略舉數例。湖北松滋名醫賀綏之在 1951 年至 1956 年曾任第五區衛協會副主任和米積台診所所長，經常背着行李，深入農村種痘防疫，查螺治病。[140] 同縣的中醫黃香承在 1950 年任磨盤州醫務工作者聯合會副主任委員，方志中稱其「本着『上工治未病』的名言，認真執行『預防為主，積極治病』的方針，大力興辦社會衛生福利事業」[141]。四川富順縣針灸名家廖介雄在 1952 年參加牛佛衛生所做醫師，同年參加醫務工作者協會，任牛佛分會主任。[142] 一些「半農半醫」的鄉間醫生也往往有機會出任衛協會的職務。如浙江樂清縣的趙家駒一直務農行醫，倡用薰蒸療法自製工具，治療痔瘻、脫肛及疑難雜症。1951 年曾參加樂清縣醫務工作者協會，任蒲岐地段小組長，承擔蒲岐、南聯、天成、臨海、南岳五個鄉的防疫工作。[143]

由於與國家的整體衛生行政規劃密切相關，而且這種規劃往往是隨着土改運動與工商業社會主義改造等政治運動的進行，衛協會（有的地方稱醫聯會）還伴有控制鄉村流動藥販的職能，促使他們固定住址，並以是否加入「醫聯會」作為合法性的標準。[144] 在許多地區，是否能加入衛協會同

139 《華東衛生》，卷 1，第 4 期，頁 9，1951 年 6 月 1 日。

140 《松滋縣衛生志》，頁 240。

141 《松滋縣衛生志》，頁 245。

142 《富順縣衛生志》，頁 243。

143 《樂清縣衛生志》，頁 261。

144 《老河口市衛生志》，1994 年 10 月。

樣會成為一名鄉間中醫獲得政治身份合法性，甚至是基本生存權利的唯一途徑。1950 年河北涿縣的中醫出診時，看誰家的牲口好先去誰家，病家必須準備八碗或六碗的上等飯菜。中醫往往有為了一帖黑熱病膏藥索要六升玉米的。可一旦進了當地的醫聯會，醫聯會就會不斷地對其提出政治與技術結合的要求，並宣講人民醫務工作者應具有哪些條件、現在與過去不同的地方，提出堅決反對形式主義的互相推諉的會診制度，今後要怎樣為農村勞動人民服務。醫聯會的工作是經常參加中醫的小組會，嚴格督促檢查匯報。[145] 前述王清良對自己境遇的申訴只是其中一個小小的例子。從中可以看出，正是從衛生組織中被清洗出來後，王清良的生存狀況才發生了根本性的變化。

屬於甚麼成分會決定中醫在鄉間的命運。山東臨沂縣有一個中醫是地主成分，出去看病，鄉幹部不讓他騎車子，說你是不是要復辟。曆城縣胡家鄉聯合診所的五個中醫，有三個是地主出身，鄉幹部吃藥可以不給錢。他們一提出要錢，鄉幹部就說你再要錢，我就查查你的成分。嘉祥縣有的地區，地主、富農出身的中醫，不論行醫多少年，是否有所謂反動行為，一概沒有公民權。衛協會也有過濾清除有地主、富農嫌疑出身的中醫的職能。該縣六區梁海鄉聯合診所中醫梁遠之，由於是地主家庭，個人雖然行醫二十多年，仍被清除出了衛協會。[146]

## 學會「聯合」

分散在鄉間和城市空間中的大批「坐寓」和「遊走」的中醫，分別以「靜」與「動」的兩種形式形成自然分佈的診療網絡，就像不動的棋子和正

145 參見涿縣醫療防疫大隊：《從涿縣衛生工作實驗中，說到中西醫的團結與改造》，載《人民日報》，1950 年 1 月 1 日。

146 參見《山東省仍有排斥打擊中醫的現象》，據新華通訊社山東分社 1956 年 4 月 13 日報道。

在移動的棋子般構成了中國社會中相得益彰的醫療「棋盤」。這些醫生無論以甚麼面目和行為方式出現，採取的都是個體單獨行動的形式，很少以兩三人以上的規模從事活動。在人們的記憶中，「個體」和「分散」成了中醫佔據某個位置的標記，這個標記又由於和廣大農村農民的日常生活相呼應，變得似乎是件很自然的事情。

這種「合理性」在 20 世紀 50 年代開始被質疑了。1952 年 9 月，當倡導合作化運動的農民代表耿長鎖從蘇聯訪問回來，並以普通農民的憧憬心態和語調訴說蘇聯集體農莊的優越性時，報紙、電台、廣播的輪番報道，使追求更高層次合作化的心理像野草一樣在全國瘋狂蔓延開來。呈個體狀態的農民生活加快了合作的腳步，越來越多地被納入到更大規模的集體化程序之中，就像滑下山坡的巨石一樣不可抑制。[147]

整個躁動的氣氛不能不影響到中醫的選擇，由個體生存狀態如何適應羣體合作的新形勢變成了中醫生活的又一主題。更具體地講，中醫必須改變生活習慣，學會把作為「個體」的自己融入羣體之中，重新學習與他人相處。

就像嬰兒學習走路，中醫學習「聯合」的過程後來大多被說成是自願，實際情形卻遠為複雜。衛協會的壓力是一個方面。1954 年中央衛生部成立中醫司，專管中醫工作，專門發出了一份文件《關於加強中醫工作，充分發揮中醫力量的決定》，要求把分散的中醫藥人員組成聯合診所，建立起全民或集體所有制的中醫門診部和中醫院。[148] 文件的具體落實卻是由衛協會進行的。衛協會往往要組織中醫學習文件，在思想上明確聯合性質的診所是符合新民主主義階段中醫藥事業發展規律的。甚至有些地方的診

147 弗里曼等：《中國鄉村，社會主義國家》，190~221 頁，北京：社會科學文獻出版社，2002 年。

148 參見《富順縣衛生志》，頁 93。

所如陝西咸陽市的三家聯合診所，每天工作和學習時間達十三四個小時以上，有些六七十歲的老中醫感覺精力支持不了。[149]

與衛協會組織緊密相關的現象是聯合診所中的中醫身份和活動空間的改變。政府給聯合診所規定的任務與衛協會實際上有重疊的地方，其區別僅僅在於聯合診所更加「實體化」而已。如江蘇豐利鎮聯合診所的規定任務是開展門診、出診醫療服務，宣傳衛生知識，進行防疫注射、傳染病管理，協助黨政部門開展愛國衛生運動等。[150]

衛協會對診所成立的介入也相當細緻。東北的賓縣第一區在成立中醫聯合診所時，首先確定以五家獨資的中醫診所及兩家以治療為主的中藥舖為參加中醫聯合診所的對象，然後通過第二區衛協支會進行動員，了解他們思想上有哪些顧慮，工作中有哪些困難，並幫助籌集流動資金，向銀行貸款五百萬元（舊幣），將各家合併後剩餘的欄櫃及玻璃藥架賣給醫藥公司，變成現款六百萬元，解決了開辦費問題。[151]

中醫走向聯合是在諸多微妙的情況下過渡而成的，藥房自動轉成聯合診所是個比較簡捷的途徑。四川長壽縣的鄰封鄉在 1952 年 5 月 1 日由協濟、速成、壽康三家藥舖合併成立「勝利藥房」，由魯賢卿負責，戴世彬、戴培生、魏大美等人共同經營，地點設在十字街，坐堂醫生除中醫聶時珍、易子龍外，還包括擺攤的外科醫生石淮安。另外的一些私家藥房如積義堂藥房仍單獨存在。 1956 年 10 月，在對私營改造的高潮中，以勝利藥房和積義堂為基礎，成立長壽縣鄰封鄉中醫聯合診所。[152]

有一些聯合診所是通過巡迴醫療隊定點轉化而成。四川江津縣從

149 據新華通訊社陝西分社 1956 年 8 月 16 日報道。

150 參見《豐利鎮志》，頁 300。

151 參見耿顯宗：《賓縣第一區成立中醫聯合診療所的經驗》，載《星羣醫藥月刊》，卷 2，第 20 期，頁 55，1952 年 07 月 01 日。

152 參見《鄰封鄉志》，頁 240，1987 年 5 月。

1953年開始組織巡迴醫療組下鄉，到1955年4月，全縣已有巡迴醫療組103個。在巡迴醫療實施辦法中說明，巡迴醫療的目的是加強農村醫療預防工作，防止封建迷信「求神治病」的發生，照顧缺醫少藥的邊遠山區，開展衛生防疫和愛國衛生運動。

巡迴醫療的組織是以區為空間單位，所屬鄉分設若干小組，由區衛協會負責管理，初期採取流動巡迴醫療的形式，然後逐漸在中心地方固定行醫。巡迴醫療組的資金由參加人員自行籌集，巡迴醫療收費在當天巡迴地區不分初診覆診一律收診費七分，出診當天巡迴地區按統一出診收費標準減半收費，藥品利潤不得超過30%，對貧苦農民酌免醫藥費的一部分或全部。

當同年巡迴醫療發展為固定性的醫療組117個、流動性的醫療組47個時，這些組織就先後發展成為當地的聯合診所。普遍建立聯合診所以後，絕大多數地區的巡迴醫療便由當地診所承擔，由診所統一核算。[153]

如果是藥店直接轉成聯合診所，資金來源往往是由藥店的資本折算，如江蘇的小鎮豐利鎮衛民診所的第一分診所，就是由葆春吉、種福堂兩家中藥店聯合組成，資金由兩家中藥店的全部中藥生材和藥櫃折價入股，合計1200元。[154]

如果沒有藥店資本做墊付，籌備資金則由參加人員籌集或自由借貸，貸款給予合法利息。還有的診所每月收入除開支及成本外，按民主評定的百分比發給。江蘇江都縣丁溝聯合診所的合同中，就明確規定了入所中醫的工作分工和利潤分配比例，職責包括正副所長、研究、會計、調劑、事務等分工辦法。民主評定出的七個人的利潤分配比例是：景一波得16%，王子剛得11%，劉西伯得19%，朱聖清得14%，韓石彬得14%，

153 《江津縣衛生志》，頁100，1984年10月。
154 《豐利鎮志》，頁300。

袁定生得 14%，劉萬彬得 12%。每月評定一次，每月所得淨利潤超出（舊幣）250 萬元（今人民幣 250 元）之款被用作福利基金。[155]

除了由藥店建立的聯合診所之外，一般都自己設立藥物調劑室。江西金川鎮在 1944 年成立了金川鎮中醫聯合診所，仍採取開處方到藥店買藥的辦法，不久即自行解散。1951 年 7 月，新成立的中醫聯合診所由縣民政科撥款 100 元，縣衛生院借給部分資金，開設以提煉中藥為主的中藥調劑室。[156]

擁有自己的藥物調劑室的好處是可以避免為藥房所坑騙。一些聯合診所在點貨時主動將不合規格藥品完全焚毀，丸散藥都按局方定量製劑，保證藥品的質量。過去分散開業時，藥價沒有一定規格，診所則做到明碼實價，較過去藥價可平均降低 20%。[157]

診所中的人際關係往往是相互制約的。賓縣第一區中醫聯合診所的醫生鄒運午為增加診費收入，給老鄉治療，處方上開些高價藥，就被看成是單純營利的表現，遭到開會批評。[158]

聯合診所具有把分散在各個地區的個體中醫資源聚集在一起的作用，但要解決醫療資源不平衡的問題，比如診所設在何處才能以最佳的輻射角度兼顧更多人的就醫需要，一旦搞不好，反而會犧牲一部分人的就醫機會。有些地區已注意到了這個問題，四川灌縣的龍溪鄉在 1954 年成立聯合診所後，根據人口分佈、路途遠近、地勢高低等情況，下設四個點，直接送醫送藥到田間院壩。[159] 江西南昌縣衛協會第十二區渡頭中醫聯合診所的章程中，也加入了一條「本所醫師其中一部分依照地方習慣便利病家，

155 《江都縣衛生志》，頁 32，南京：江蘇科學技術出版社，1992 年。

156 《金川鎮志》，頁 185，1989 年 6 月。

157 《星羣醫藥月刊》，卷 2，第 20 期，1952 年 7 月 1 日。

158 同上。

159 《灌縣龍溪鄉志》，頁 111，1983 年 12 月。

仍照常繼續往各市集應診」的條款，目的是不想使聯合診所完全以靜態的方式存在，而丟失了傳統中醫走診的動態傳統。[160]

北京的聯合診所更是北京市公共衛生局一手策劃設計的結果，甚至其分佈空間的秩序都體現出了刻意安排的痕跡。從 1951 年到 1955 年，北京共組織了 43 家聯合診所、28 家分診所，絕大部分是以進修過的中醫為骨幹。這些聯合診所分設在市轄的關廂區、工礦區和近郊農村地區。這樣的空間安排是想借助中醫的力量，使公共衛生系統的觸角伸向城鄉的各個角落，特別是配合主流的公立醫療機構進行醫療預防及季節性的衛生防疫工作。臨近農村的聯合診所還根據農村的情況組織巡迴醫療，使中醫逐漸學會了模仿西醫的巡迴模式。[161]

聯合診所的大量出現使「中醫」的個體行醫方式遭到了嚴重的打擊，基本被排擠到了一種邊緣化的位置，因為聯合診所的組成是以杜絕私人行醫為基本前提的。江蘇江都縣一家聯合診所的章程中就有兩條杜絕私人行醫的規定。其中第十三條為：「本所醫師不得私自應診。」第十四條為：「本所醫師私自應診經調查確實，按照診例加倍處罰，並在大會提出批評與檢討。」[162] 在這些規定的制約下，中醫們不僅逐漸學會了如何以羣體聚集的方式診療治病，更學會了一種不同於以往的新型生活態度。

160 《南昌縣衛生志》，頁 25，1988 年 12 月。

161 章原：《北京市聯合診所的發展和存在的問題》，載《人民日報》，1955 年 10 月 8 日。

162 《江都縣衛生志》，頁 32。

# 第八章

# 防疫、社會動員與國家

1952 年的晚冬時節，朝鮮的北方乍暖還寒，但空氣中瀰漫着的硝煙味在逐漸飄散，因朝鮮戰爭而相互廝殺的白熱化階段似乎已經過去，為防備美軍空中絞殺戰而頻繁發出的空襲警報聲也開始變得十分稀落，停戰的議程已擺上了板門店的桌面，戰俘正在一片討價還價聲中準備交換。3 月 23 日，在朝鮮中部前線採訪的中國記者戴煌駕車正沿着淮陽到平康的公路疾駛。這一夜風雪交加，天氣變得異常寒冷，戴煌和司機在洗浦里歇息了下來。第二天天氣轉晴，藍色的晴空中僅有幾朵白色的浮雲。上午九點左右，忽然聽到飛機的馬達聲由遠而近，躲避轟炸的本能促使戴煌立即跳出屋外，並隱蔽起來觀察，他看到一架雙引擎的美國飛機由東南向西北飛來，高度約在兩千米。

該機飛到洗浦里西北五里左右的上空時，即轉向正北，接着又折向正東。當它剛要轉向東南方向時，該機機尾噴出了一片霧狀的東西，每隔三秒鐘噴一次，連噴三次。這些霧狀的東西在空中被風吹散，慢慢飄落下來，到低空時可以分辨出是許多彩色的傳單。接着轉回來的飛機又從機尾噴出了一團黃色霧狀物，連噴兩次，以後該機即向東南飛去。不一會兒，敵機噴出的霧狀物就在空中消散了。人們朝着敵機噴出霧狀物的方向跑去尋找，發現就在洗浦里西北約三公里的一個積雪的無名高地上，南北約一百米、東西約七十米的面積內遍佈土黃色的毛蟲和蒼蠅，最密處每平方米內有三百多個。[1]

場景轉換到了 4 月 2 日這一天，英國記者阿蘭・魏寧頓正駕駛着一輛吉普車穿越一段偏僻的山地。一架飛機突然從頭頂上掠過，飛越高度使人難以看清其輪廓。約二十分鐘後，魏寧頓發現一些小點子從很高的天空中飄飄灑灑地墜落了下來，落到低處一看，是幾百片褐色的樹葉。他描述道：「突然，天空中也到處出現長翅膀的、鼓翼亂飛的昆蟲，其中許多落在我們身上。在幾分鐘內，我們就用筷子捉到幾十隻。這時，只有很輕微的風，小得不能把樹葉子由附近的山頂上吹跑。但是，為了穩妥起見，我們由附近的各種樹葉子中挑了一些樣品。」[2] 這些從不同場景中收集到的目擊證詞，後來大多成為美國在朝鮮發動「細菌戰」的證據。

## 小小「細菌」改變了世界！

### 密度極高的轟炸時間表

其實自 1952 年 2 月 22 日以後，類似的描述開始在《人民日報》上以滾動序列的方式頻繁發佈。在描述具體場景時，行文中撒放「細菌」的區域被劃分為「戰區」和「居民區」兩類。以下是對居民區細菌撒播的標準描述，包括「時間」和「地點」的新聞要素：「一月二十八日，敵機在伊川東

1　《新華社朝鮮前線記者和英國＜工人日報＞記者報道目擊美國侵略軍飛機撒佈毒蟲毒物情形》，載《人民日報》，1952 年 4 月 9 日。

2　《新華社朝鮮前線記者和英國＜工人日報＞記者報道目擊美國侵略軍飛機撒佈毒蟲毒物情形》，載《人民日報》，1952 年 4 月 9 日。

南之金谷里、外遠地、龍沼洞、龍水洞一帶上空撒放為朝鮮居民所從未見過的三類小蟲：第一類狀如黑蠅，第二類狀如跳蚤，第三類狀如壁蝨（又像小蜘蛛）。」[3]

關於「戰區」細菌播撒的描述如下：「二月十一日，敵機又在鐵原一帶的我軍陣地上空投下大批紙包、紙筒，內裝跳蚤、蜘蛛、白蛉子、螞蟻、蠅子等類小蟲。」「二月十三日，敵機又在金化地區我軍陣地上空撒下蒼蠅、蚊子、蜘蛛、跳蚤等類小蟲。」[4] 媒體報道說，根據我方軍醫部門初步化驗結果，敵機撒下的這些小蟲含有鼠疫、霍亂及其他病菌。又據北京第一衛生事務所所長何觀清的觀察，發現除鼠疫、霍亂等病菌外，可能還有兔子身上的疫病。[5]

在報紙上伴隨細菌撒播消息出現的，是主要版面上各種形式的抗議活動的報道和語詞，以及各界的言論表態。[6] 抗議言辭的表述均具有一致性。在浙江召開的座談會更是以 1940 年日軍在寧波、衢州、金華、東陽、義烏、龍游一帶發動細菌戰為例，和美軍的細菌撒播活動相比較。[7]

仔細對比這些消息，我們發現，在 2 月份的「細菌戰」報道中，各類事件發生與發展的序列是清楚的，但也許是限於當時的條件，尚沒有更多有力的證據說明朝鮮各地出現的機撒各類帶菌昆蟲與當地發生流行疫病的關係，以致發生了時間和空間的錯位。比如細菌戰是從 1 月 28 日剛剛開始報道，而在一篇有關細菌戰緣起的資料性綜述中，朝鮮從 1950 年到 1951 年初的一次天花流行也被歸入了「細菌戰」的時間序列。

---

3 《侵朝美軍瘋狂撒佈細菌》，載《人民日報》，1952 年 2 月 22 日。

4 同上。

5 《憤怒抗議美軍撒佈細菌的罪行》，載《人民日報》，1952 年 2 月 23 日。

6 如 2 月 24 日發佈的朝鮮外相朴憲永的聲明及中國各社會組織的抗議言論，以及 2 月 28 日發表的按地區劃分的北京、東北、華東、中南、西北、西南等地各社會團體的抗議聲明。

7 《抗議侵朝美軍撒佈細菌》，載《人民日報》，1952 年 2 月 23 日。

從 1950 年 12 月中旬到 1951 年 1 月，朝鮮重獲解放的幾個地區在七八天內同時發現了天花，而在以往的幾年中，朝鮮地區是從未發現過天花的。當時，平壤市、平安南道、平安北道、江原道、咸鏡南道、黃海道等地突然發現患天花的人，而且到 4 月間就發現了 3500 個以上的病例，患者 10% 死亡。在解放較晚的地區，天花的傳染尤為流行。江原道發現了 1126 例，咸鏡南道發現了 817 例，黃海道發現了 602 例。

根據這些數字可以看出：「在未被美國侵略者侵佔過的地區，卻都未發現患天花的人。」後來戰俘口供所提供的證據表明，美軍實際發動「細菌戰」的時間應是 1952 年 1 月，而不是如以上報道所述是從 1950 年就已經開始了。

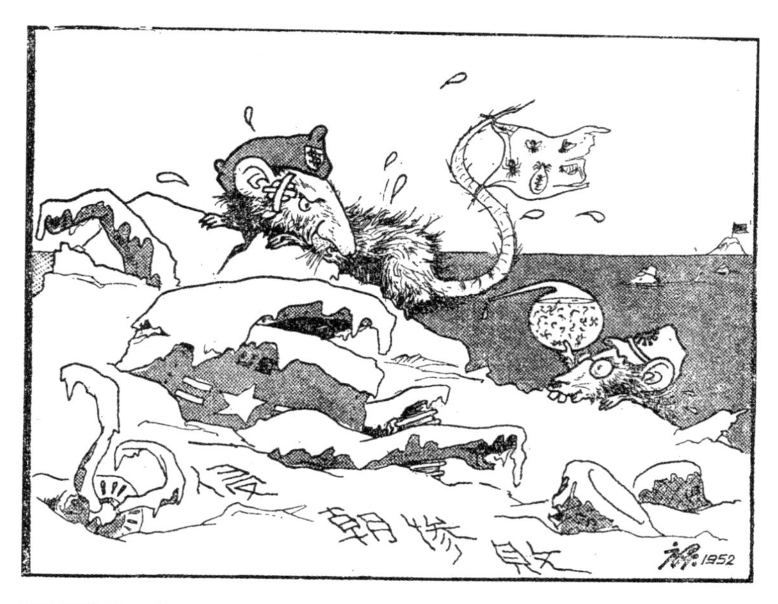

「反細菌戰」期間，官方報紙《人民日報》登出的漫畫，標題為《現在，日暮途窮的美國侵略者，竟敢又來做這種罪惡滔天的勾當》。我們注意到畫面上貫穿了「抗日」和「抗美援朝」兩個「革命史敘事」中的歷史時期，漫畫作者試圖說明「日本鬼子」和「美國鬼子」在撒播細菌方面是一丘之貉，「老鼠」變成了新老帝國主義侵略的隱喻象徵。（選自《人民日報》1952 年 2 月 24 日）

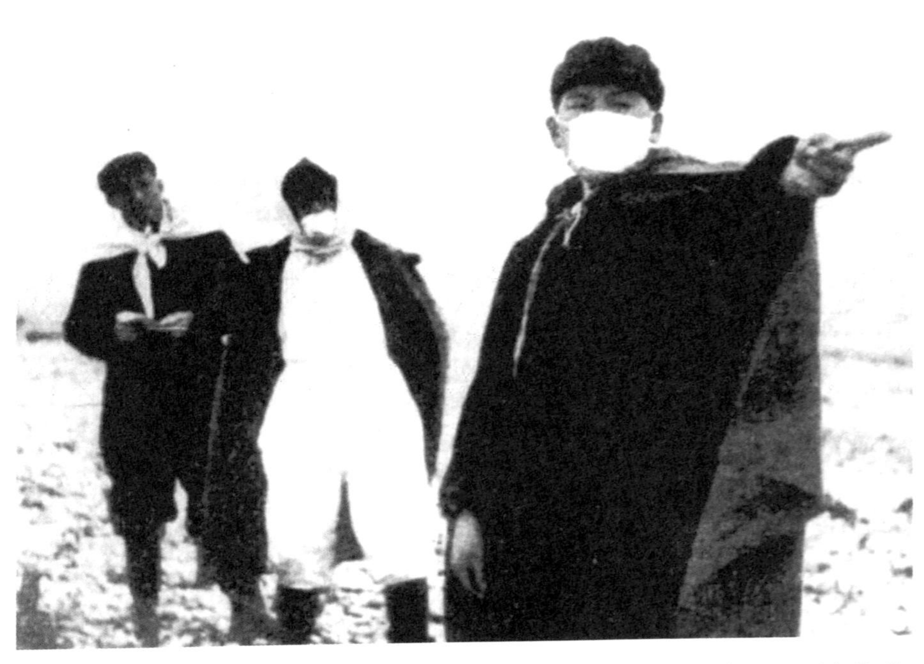

「反細菌戰」期間，中國軍人在「細菌」散佈的現場做勘察。（選自 Rogaski, Ruth, "Nature, Annihilation, and Modernity: China's Korean War Germ-Warfare Experience Reconsidered", *The Journal of Asian Studies*, Vol.61, No.2）

有些報道是想根據美軍軍事部署的動向估測「細菌戰」發生的來源。巴黎《今晚報》記者 2 月 29 日在開城訪問一位中國軍人得到的說法是這樣的：在 2 月 11 日，下午 1 時，他看到三架飛機從鐵原那面飛來，「這幾架飛機飛了兩個圈，飛得很低，撒下了一陣黑霧似的東西，大約一個鐘頭以後，我們發現山坡的積雪上散佈着一堆堆的蒼蠅和跳蚤。在一個地方，一平方米的面積內就有一千多個跳蚤」。

當地的朝鮮居民說他們以前從來沒有見過這種跳蚤，而且這一帶最早也得 3 月底以後才會有蒼蠅。一位年老的農民說自己在這裏已經住了 63 年，從來沒有見過這樣的跳蚤。時間竟是如此的湊巧，在發現大量跳蚤的頭一天（2 月 10 日晚），這個地區的朝中聯合巡邏隊發現美國軍隊在前沿陣地上突然消失了，很像是進行了有計劃的撤退。於是記者馬上得出結論說，顯然這是為了使美國軍隊免受李奇微「細菌戰」的影響。[8]

不難想像，當「細菌戰」尚發生於朝鮮境內時，國內的民族主義情緒只是在悄悄湧動着，但在 3 月份以後情況大變，當「細菌戰」的空間界限延伸至中國境內時，醞釀已久的民族主義情緒開始被點燃而噴湧出來。媒體在表述頻率和密度上也發生了很大變化。報紙上排列出的「細菌」撒播時間表就呈現出了一種非常強烈的節奏感。

「3 月 4 日，美機十三批、七十二架次侵入我安東、浪頭、大東溝、九連城、長甸、河口、新民、輯安、渾江口、寬甸等地撒佈昆蟲細菌。當天上午十一時，浪頭上空發現美機六架，在五千米上空投下兩個布包，距地面二千米即散開，當即在公路附近發現一批蒼蠅。下午二時，新民縣白旗堡、繞陽河上空發現美機一架，該機投下一批蒼蠅。同日，美機在寬甸上空活動後，寬甸城東及紅石拉子等地即發現美機投下的蒼蠅、蚊子、蟋蟀、跳蚤等毒蟲。」[9]

「三月六日二十一時，美國飛機一架侵入我青島市郊，撒佈細菌毒蟲，敵機過後，青島市東郊太平角及沙子口等地居民發現大批突然出現的蒼蠅、蜘蛛和小甲蓋蟲、螞蚱、土蜂、螞蟻等毒蟲。」[10] 一串串的地名和呈連續性的轟炸時間表交相印證，昭示着「細菌戰」空間的不斷擴大。而緊隨其後公之於世的各種證詞言說則直接把「細菌」的傳播與美帝國主義暴行聯繫了起來。寬甸鎮南門外五十一歲的居民劉童倫說：「美國飛機撒下的

8　參見《李奇微有計劃地進行細菌戰》，載《人民日報》，1952 年 3 月 4 日。

9　《不顧我國和全世界人民正義警告，美機侵入我東北撒佈毒菌》，載《人民日報》，1952 年 3 月 7 日。

10　《美侵略者竟把細菌戰擴展到青島，並繼續在我東北地區瘋狂撒佈細菌毒蟲》，載《人民日報》，1952 年 3 月 15 日。

螞蟻比當地的螞蟻大。當地的螞蟻每年最早在六月才能從巢裏爬出來，現在地面還凍着，蓋着雪，當地的螞蟻怎能爬到雪上來。」

另一位 62 歲的老農鄒子恒說：「我活了這麼大年紀，從來沒有見過在陰曆二月的大雪天裏就有這麼多蒼蠅、蚊子。往年這裏總要過清明節以後才能見到蒼蠅、蚊子。現在所發現的這種形狀的蒼蠅、蚊子，我從幼時到現在也沒有看着過。」[11] 這類證詞與朝鮮境內居民的表述風格十分接近，只不過空間從境外移至境內，空間變化了，對「細菌戰」認知的情境也會隨之轉變。

## 一個秘密的「沾帶」行動

傳播學創始人哈樂德 ·D· 拉斯韋爾在探討戰爭中的宣傳技巧時曾經意識到，宣傳組織的一般形式呈現變化不定的態勢，宣傳者可以根據自己的宣傳目的進行調整。然而，宣傳者面臨的主要問題在於選擇最適合激起所需反應的社會建議。拉斯韋爾認為，宣傳的首要目標在於激起對敵人的仇恨，因為這些敵人破壞了集體的自尊和道德標準，是實現整個國家珍貴理想與夢想的絆腳石。

在新中國成立初期的 50 年代，「細菌戰」還是個令人感到十分陌生的名稱，它與常規戰之間的區別及其擴散的威力與程度在普通人的頭腦中根本無法形成具體而清晰的圖像。因此，如何使首先發生在朝鮮境內的「細菌戰」與中國人的日常現實生活建立起直接相關的聯繫，始終是政府媒體難以明確界定的問題。直到 1952 年 3 月，中國東北、青島等地出現細菌撒佈的現場目擊證言以後，「細菌戰」與中國人切身生活的空間關聯性才

11 《美帝國主義細菌戰罪行調查團東北分團獲得美國進行細菌戰的許多罪證》，載《人民日報》，1952 年 3 月 25 日。

變得日漸清晰起來。隨着對目擊證言相關報道的大量增加，以及各種國際與官方調查團取證工作的頻繁開展，特別是對染病個案富有視覺衝擊力的反覆報道，「細菌戰」的特徵逐漸從跨區域的政治地理角度成為民眾視野的聚焦點。

儘管如此，由於實地調研工作的條件一度受到限制，特別是缺乏美方內部發動「細菌戰」的具體實施情況的有力證言，以至在相當長一段時間，各種媒體的表述似乎僅限於較膚淺的新聞報道層次。轉捩點發生在 1952 年 5 月，媒體公佈了被擊落的美國戰俘凱尼斯・伊納克和約翰・奎恩的供詞。1953 年 2 月，新華社又公佈了被俘的美國海軍陸戰隊第一空軍聯隊參謀長弗蘭克・赫・許威布爾的供詞。這幾份供詞雖然發佈的時間前後不一，但因所俘人員官銜或在空軍中所處地位的不同，其證詞內容正好能夠涵蓋有關「細菌戰」上層策劃和底層實施的不同階段的圖景。

許威布爾的證詞表明「細菌戰」實際上分「試驗」和「正規」兩個階段展開。1951 年 10 月，美國參謀長聯席會議即向遠東司令部司令李奇微發佈了舉行「試驗性」細菌戰的命令。從視覺效果而言，證言的措辭所展示出的效果，僅以往單純羅列轟炸時間表和國內目擊者證言的新聞性表述更能震撼讀者的心靈。

請看下面的描述：

> 試驗階段的預期目標設計是試驗各種可用疾病的蔓延性或傳染性，以及每種疾病是否嚴重破壞敵人的行動或平民的日常工作，要在實地試驗不同種類的軍器或容器，並使用不同類型的飛機來試驗它們作為攜帶細菌彈的工具的合適性。
>
> 要加以試驗的空間地形包括高原、海岸地帶、空曠地區、山谷地區、孤立地區、相互毗連的地區、大小市鎮、聚集在一起的城市以及

> 相當分散的城市。各種可能的地區或是地區的各種可能的組合，都要加以試驗，而且要足以包括朝鮮一切極冷和極熱的氣溫。
>
> 一切可能的投擲方法都被投入試驗，包括起初僅是夜間襲擊，其後擴大為由專門的中隊進行日間襲擊。各種轟炸由單獨一架飛機直到成羣結隊的飛機進行轟炸都要進行試驗，而細菌彈要與慣用的炸彈同時使用。[12]

供詞中顯示，試驗性的轟炸從 1951 年 11 月就開始了，第一批 B-29 飛機從沖繩島起飛，對朝鮮所有目標採取一種稱為隨意轟炸的行動，試探效果和反應。其隨意性表現在，頭一天夜裏的目標可能在朝鮮東北部，第二天夜裏可能又會在朝鮮的西北部。出於經濟和保密的考慮，投擲細菌彈的行動是與尋常在夜幕掩護下的武裝偵察結合起來進行的。

「試驗」階段的細菌戰最初是由海軍陸戰隊的五一三中隊在執行夜間武裝偵察行動時同時展開，使用 F7F 型（虎貓式）雙引擎飛機。進入 3 月份，海軍陸戰隊第一照相中隊的女妖式飛機（F2H-2P 型照相偵察機）開始投入細菌戰行動，以繼續並擴大用細菌彈轟炸朝鮮的城鎮，並時常把這些行動與尋常的照相任務結合起來。海軍也參與了這項計劃，海軍利用朝鮮東海岸外航空母艦上的 F9F 型（豹式）、AD 型（空中侵略者式）以及標準的 F2H 型女妖式（區別於照相用）飛機配合行動。

「惡魔」圖像最有威懾力的展示是「細菌戰」作為阻擊敵人進展計劃的組成手段而正式投入實施階段。1952 年 5 月下旬，許威布爾從第五航空隊的新司令巴克斯將軍口頭傳達的發動細菌攻勢的命令中，聽到的已不是

12 《美國海軍陸戰隊第一空軍聯隊參謀長上校弗蘭克・赫・許威布爾供詞之一：主要供詞》，載《人民日報》，1953 年 2 月 24 日。

甚麼零星的試探偵察，而是集羣式的猛烈攻擊行動。空間作戰的軍事地圖至少增加了試驗階段不曾具有的兩大要素：橫貫朝鮮的一個沾染地帶和十天為一個循環的高密度沾染週期。巴克斯將軍曾明確對許威布爾說，如果政府公開宣佈使用細菌戰，那麼它將成為所有主要襲擊的一部分，同時也將如此宣佈，目的在使工人害怕進入沾染地區從而阻止工人修復轟炸所導致的損毀。[13]

細菌沾染地帶的建立是為了使制止敵人的供應運抵前線的阻擊計劃更加有效，沾染週期表的制訂以不超出十天為一期，每一期這個地區要重新沾染一次或重新補充一次，其目的是使「細菌戰」更加「常規化」、「制度化」。具體而言，在整個 6 月到 7 月的第一週，原來只執行零散投彈任務的五一三中隊在沾染地帶使用霍亂彈方面，就完全進入了一種「常規化」的狀態。其程序是，通常每夜平均有五架飛機針對沿朝鮮西海岸直到清川江的主要供應線實施密集投彈，特別着重於平壤以南的地區。

「沾帶」行動的秘密性被不厭其煩地再三強調，細菌彈只能與通常的炸彈或凝固汽油彈一起投下，以使襲擊偽裝成與通常對供應線的襲擊無甚區別。為了在敵區上空時能格外保密，在投完細菌彈前要在飛機上保留一枚凝固汽油彈，以便萬一飛機墜毀，也可以焚毀證據。

保密在內部看起來就進行得十分細緻，「細菌」字樣為「超級宣傳」的表達所替代，細菌戰的任務是由單獨的、絕密的關於任務的命令來安排的，這些命令也稱「分」令。這些命令只說在關於當天行動的例行秘密「分」令中所提到的第某某次任務中，要攜帶「超級宣傳」或「超宣」。[14]

另一份飛行駕駛員的供詞更提供了「細菌戰」作戰訓練和投彈的細節，「細菌」的各種投放方法在教官冷漠的語調教授中被一遍遍地重複着：投

---

13 同上。

14 同上。

放細菌可以使用噴灑裝置，在空中噴灑帶菌塵埃；在半空開啟的細菌彈，它隨風散佈帶菌塵埃；落地開啟的細菌彈，內裝帶菌蟲子；落地後裂開的紙製容器，內裝帶菌昆蟲；帶有降落傘的各種容器，內裝帶有帶菌昆蟲的小動物；帶菌的傳單、自來水筆、衣服與食物等；還有裝有細菌的容器，投入江湖與蓄水池，使水污染，為害人畜。

對投彈細節描述的細膩程度也足以使供詞具有不同以往的震撼力：「飛機在七千五百英尺上空飛行，沿途未遇高射炮火，將近沙里院時，飛機低飛到約五百英尺，徑飛離沙里院約十英里的黃州。當飛機飛到黃州以西約四分之一或五分之一英里時，駕駛員按駕駛桿上的電鈕，投下兩枚細菌彈。兩彈落入黃州，着地都未爆炸。我在記錄上註明這兩個『不爆炸的炸彈』。飛機投彈時平飛，飛行高度約五百英尺，速度每小時二百英里。按通常情況，在投五百磅爆炸彈時，飛機最低高度是約一千二百英尺，如果再低，那炸彈爆炸就要危及飛機。」[15]

## 「沾帶」行動後的空間效果

### 此「細菌彈」非彼「細菌彈」？

1952年3月以後，濃濃的「細菌戰」氛圍已通過電波和報紙等媒介彌散開來，吸引着大批民眾的視線和聽覺。但人們始終無法確認的是，沾染着細菌的各種毒蟲是否真實地在中國境內存在，如果存在它又可能以甚麼樣的方式改變人們的日常生活。正因如此，無形無影的「細菌」如何與大眾有形生活之間建立起一種可以溝通的對應互動關係，仍是困擾着人們神經的焦點問題。

15 《朝中專家、記者聯合訊問團訊問伊納克及奎恩戰俘報告書》，載《人民日報》，1952年5月17日。

美俘供詞的公佈只是初步解開了盤繞在民眾頭腦中的第一個謎團：「細菌戰」看起來確實是有計劃甚至是成規模地在發生着。吉林市居民潘先來和吳高氏說：「這回可靠啦，連美國俘虜都說了，這一定是撒細菌了。」[16] 但第二個謎團仍無法解開：「細菌戰」在多大規模的空間範圍內會成為中國人必須予以高度重視的特殊事件？「細菌戰」與慣常的軍事行動之間有何區別？因為供詞中所說的「沾帶」行動的範圍畢竟只局限於朝鮮北部最具戰略意義的地區，它是否真的波及中國境內，需要與戰俘供詞相接近的目擊者證言予以重新認定。

霍乱
六.蒼蠅傳病
蒼蠅生長在糞坑，又喜人前嗡嗡嗡，
身帶病菌數不清，病菌炸弹到處扔。

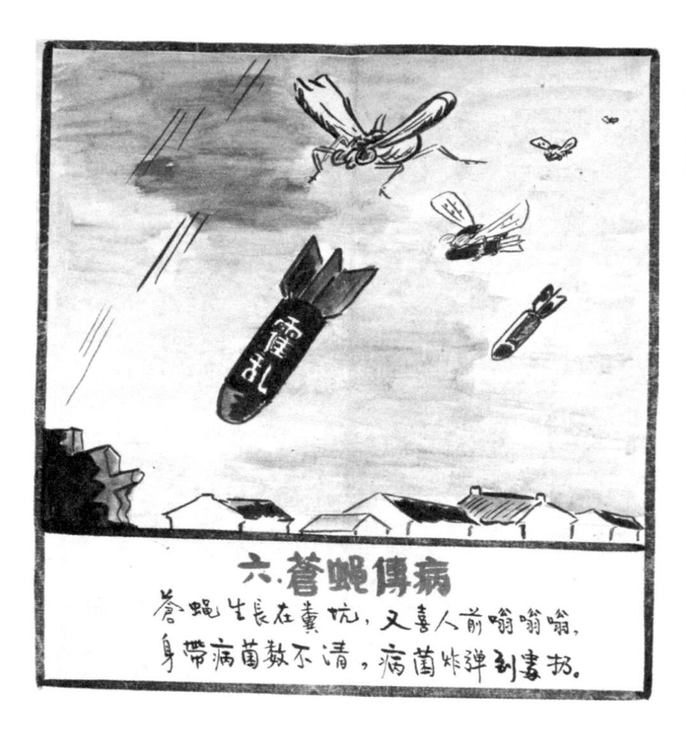

此幅「反細菌戰」宣傳畫收藏於美國國家醫學圖書館，檢索號是 PP060118 map。

16 《東北各地羣眾對美俘供詞的反應》，據新華通訊社東北總分社 1952 年 5 月 19 日報道。

6. 美国強盜竟然不顧人類正義的制
裁、公然在朝鮮和我國的東北和青島市大量撒佈细菌。

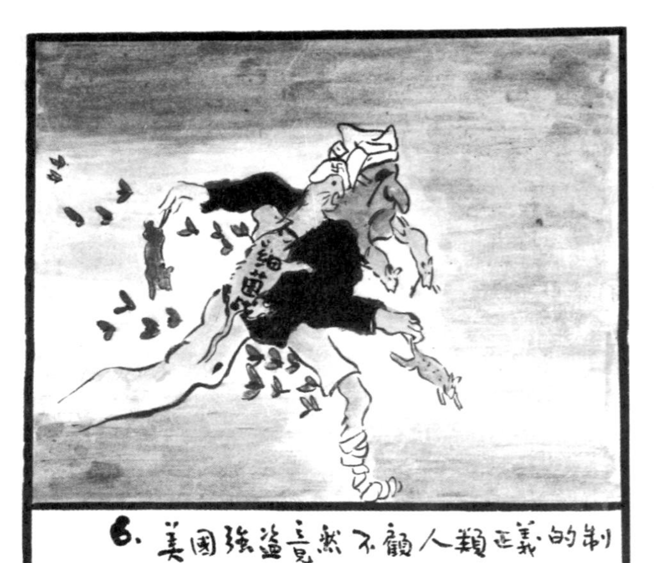

此圖大約是在朝鮮戰爭期間印刷製作的「反細菌戰」宣傳畫。收藏於美國國家醫學圖書館，檢索號是 PP060117 map 。

7. 它的這種滔天罪行，在我中朝人民
及世界愛好和平人民的打擊下，終究也是
挽救不了它的命運的。

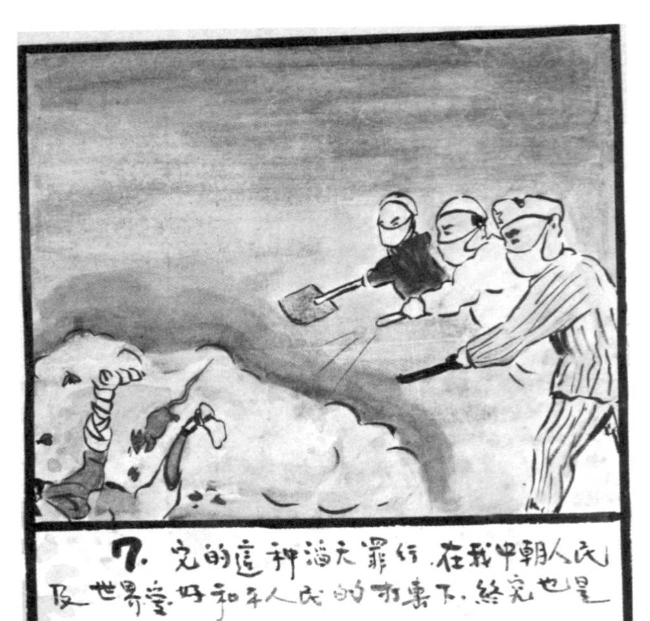

此幅宣傳畫收藏於美國國家醫學圖書館，檢索號是 PP060119 map 。

從 3 月份的「轟炸時間表」到 5 月份的戰俘證詞，「細菌戰」的全貌逐漸被清晰地勾勒出來，不但有目擊證人的證詞描述，而且有細菌學家的專門解說，再加上戰俘具有強烈心理震撼力的細緻表白，「細菌戰」的輪廓似乎變得日益清晰並不斷向真實的圖景逼近。然而，在中國境內的普通民眾，還是在空間距離的感覺上無法切實斷定這些看不見的「美國細菌」到底與自身生活有何關係。因為「轟炸時間表」式的報道只是部分印證了中國境內也出現了類似在朝鮮發現的反季節性昆蟲，卻暫時無法證明這些昆蟲就一定與「細菌戰」的作戰方式有關，也無法證明這些昆蟲與當地疫病的發生有直接聯繫，而戰俘供詞中承認的投彈行為均發生在朝鮮境內。這就意味着，當民眾知曉了「細菌彈」的投擲過程之後，並不會馬上自然地認定這種投擲與自身生活狀態有關。

要想使民眾真正從心理上感受到威脅，並使這種威脅滲透到心理和生活狀態中，不僅「轟炸時間表」這樣的常規報道方式尚不具視覺衝擊力，即使戰俘供詞中所清晰展示的「細菌戰」策劃效果，包括精密的投彈路線圖的設計、投彈的沾染規模和頻率、投彈效果的檢驗程序，仍不足以使民眾完全信服。事實證明，更重要的宣傳策略是使這種種撼人心魄的圖景能夠更有說服力地在中國境內得到印證和再現。

更有說服力的再現似乎在 4 月 14 日的一篇報道中得到了驗證。這篇報道說：

> 三月二十七日清晨，遼東長白縣農民李明成在自家住宅以西約一百八十米處，發現了一枚已經破裂的細菌炸彈的一半，隨後又在附近將另外的一半找到，並在該彈附近發現了許多上面附帶着蒼蠅、跳蚤、甲蟲等帶菌昆蟲的傳單。三天以後，同村農民姜樹德等，又發現了另一枚細菌炸彈的彈體。

四月一日，農民金錫善上山打柴時，又發現了第三枚已經破碎成為八塊的細菌彈的彈體。該彈除引信部分為銀白色外，彈殼和彈尾翼均為灰黃色，炸彈內部分為四格，在銀白色的信管上，除許多阿拉伯字外，有着明顯的美國標誌「U. S. TIME」的字樣。在彈殼的外面註以「BOMB LEAFLET」（傳單炸彈）和「五零零 PBM 一零五」等字樣，另一面則有「EMPTY」（空的）字樣。[17]

對「炸彈」形狀的詳細描述具有更加具象性的特徵，特別是其中關鍵的一句話：「這種細菌炸彈和美機在朝鮮所投放的形狀完全相同。」顯然這類新聞式表達比「轟炸時間表」傳播信息的方式更具衝擊力，如與 5 月 6 日發佈的美國戰俘供詞配合起來對照閱讀，至少給人的印象是供詞中所描繪的「細菌彈」如鬼魅般實實在在地在中國大地上出現了，而且似乎從此就會糾纏住普通中國民眾的神經。如果粗粗對照起來看，兩者在文字表述上確有某些一致性，如所謂「超級宣傳」的供詞與現場發現的帶菌傳單在形式上的吻合性，傳單周圍密集的昆蟲聚合方式，等等。彷彿誰也沒有心思去追究國內媒體報道中的「細菌彈」與戰俘供詞中顯露出來的細微差別。

經過細讀之後我們會發現，俘虜供詞與以往相關細菌彈落地過程的描述之間至少存在着兩點細節上的錯位。第一個疑點是約翰・奎恩的供詞明確說明，由於細菌彈與普通炸彈外形極相似，當他檢查飛機時注意到了領航員所提示的「機翼下的炸彈都沒有任何信管」這句話是正確的，並以此斷定這是細菌彈與平常所攜其他五百磅普通炸彈的區別。可是遼東長白縣發現的炸彈上卻都裝有銀白色的引信。第二個疑點是，奎恩的供詞明確說明細菌彈是不會爆炸的炸彈，所以在投放時不用去管它爆炸不爆炸，

17 《美機竟又在我長白縣投擲細菌彈》，載《人民日報》，1952 年 4 月 14 日。

在朝鮮軍隅裏投放了兩枚細菌彈後，他在返回機場交回裝備時，也向作戰科情報組報告已經投了兩枚不爆炸的炸彈，並由軍曹做記錄以便交給情報官員。[18]

可是李明成在美機盤旋上空時卻突然聽到了爆炸聲，爆炸聲之後又聽到一陣沙沙的響聲，這兩點顯然與戰俘的供詞相衝突。出現爆炸聲這個疑點似乎較好解釋一些，我們可以猜想美機投彈可能是把普通炸彈與細菌彈混在一起或在一段間隔的時間內投下的，李明成聽到的爆炸聲恰恰是作為掩護的普通炸彈的爆炸聲，可是這仍解釋不了中國境內的炸彈帶有信管這個現象。

如此一來，一個奇怪的效果就出現了：俘虜的供詞有可能恰好證明「細菌彈」在中國境內分佈狀態的不確定性。儘管在戰俘供詞發表以前，細菌專家嚴鏡清就已撰文證明：「有的炮彈投下時爆炸聲輕微，落地後並不炸碎，只是分開成為完整的兩部分。在這些投下的容器的周圍，突然有大量的各種昆蟲和其他毒物出現，包括蒼蠅、黑跳蟲、蜘蛛、老鼠、魚類、鳥類等。我們在這些投下物中分離出了致病的細菌。」[19] 這些描述似乎部分證明了中國境內「細菌彈」的存在，但無法與一些目擊者的證詞完全吻合。

## 內外有別：信息流通的模糊性

就民眾羣體和上層決策者這兩個不同的新聞受眾而言，媒體信息經過嚴格篩選，通過公開渠道向民眾所展示的「細菌戰」防疫過程，與經過內部渠道進行採集後政府領導人獲知的信息是有很大差異的，內部信息

18 參見《我被迫參加美國華爾街發動的非人道的細菌戰的經過》，載《人民日報》，1952 年 5 月 6 日。

19 嚴鏡清：《鐵證如山》，載《人民日報》，1952 年 4 月 20 日。

往往呈現出了更為複雜的張力狀態，這種差異也最終會影響到政治的決策過程。

如新華社華東總分社發出的一則消息就以非常肯定的語氣說，自 3 月 6 日敵機侵犯青島撒佈帶菌昆蟲和毒物以來，華東各地除上海、南京兩市外，均已較普遍地發現敵機活動及散發各種毒蟲和毒物。截至 4 月底，撒佈地區已達 6 個省、區，94 個縣，計有安徽省 9 個縣、浙江省 22 個縣、福建省 17 個縣。至於敵機的活動頻率和趨勢，也從 3 月份主要在山東、蘇北，擴展到了 4 月份的蘇南、安徽、浙江、福建，其中尤以浙江、福建沿海為最頻繁。飛機投擲毒物的種類也似乎越來越多，達到四十餘種，其中昆蟲以蚊子、蒼蠅、螞蟻、蜘蛛為最多。此外，在浙江、福建曾散發大量傳單及香皂、餅乾、牙膏、繩子、鋼筆、棉花、雞毛、樹葉等，這些物品經初步檢驗，都帶有毒菌。[20]

另一則新華社中南總分社的消息也突出描述了「細菌」散佈的廣闊空間範圍，其公佈的統計材料除河南以外，粵、桂、湘、鄂、贛 5 省 32 個縣境內均發生敵機撒佈細菌的活動。敵機活動的大致路線是上旬在沿海，中旬在內地與山區，下旬在鐵道線與港口（如粵漢線的咸寧、岳陽，湘桂線的柳州及海南島榆林港）。活動的特點是大部分在夜間或雨天。投擲的毒物除一般的昆蟲等物外，甚麼小孩玩具、毛巾、布、線、萬金油、罐頭食品、餅乾、香蕉、氣球等似乎應有盡有。這些物品經當地衛生機關化驗結果，其中大部分含有毒素或毒菌。[21]

中南總分社另一則報道說：敵機最近活動均多在夜間或陰雨天氣，飛行高度在一萬公尺以上，敵機到達侵襲目的地後盤旋時亦在七千尺以

---

20 參見《敵機在華東地區撒佈帶菌昆蟲毒物和防疫情況》，據新華通訊社華東總分社 1952 年 5 月 19 日報道。

21 參見《四月份敵機在中南各地撒佈細菌情況》，據新華通訊社中南總分社 1952 年 5 月 9 日報道。

上，因此敵機進入境內不易發覺和辨別，一直待敵機在上空盤旋時才被發覺。[22]

這裏描述出的細菌撒播狀況與戰俘供詞中提供的投放細菌彈細節卻無法吻合。美俘供詞中不但說明在出發前，作戰室的雷諾茲上尉指示他應該在兩百英尺或者可能的話更低一點的高度投彈，不用管它們爆炸不爆炸，而且在實際投彈時，奎恩的描述也與此相印證：「我們在兩點鐘起飛，於三點二十五分到達軍隅里，我按領航員史瓦茲告訴我的方向轉彎，並降到兩百英尺的高度投下了那兩枚炸彈，它們是不爆炸的炸彈。」[23]

而中南分社所報空情中的敵機都在七千米以上盤旋並投彈，所以很難斷定所投炸彈就是「細菌彈」。

各地相關報道可能並沒有誇大敵機遊動的空間範圍，卻似乎很難在一般軍事與偵察行動以及成規模的「細菌戰」之間勾勒出一條清晰的界線，於是各種報道都似乎充斥着一種模糊的、不確定的表述，而且這種似有似無的宣傳策略所昭示出的慣性，似乎已習慣於自動把一些也許屬於巧合的事件建立起合理的關聯性。比如 4 、5 月份許多地區爆發各種流行疾病和瘟疫，如山東出現麻疹、流行性腦脊髓膜炎、斑疹三種流行病。僅麻疹患者就有 31014 人，死亡 1399 人，這個比例是相當高的。但青島市的疫情報告中，只在死騾子及一批死貓的身上化驗出了炭疽菌。[24]

各地消息來源在報道疫病流行時，雖然都無法斷定與「細菌戰」到底有何關係，但都習慣性地模糊着說，是否和「細菌戰」有關正在檢驗中。有的屬於間接的聯想和推測，但卻是以相當肯定的語氣加以描述的。如東北地區 6 月份疫病情況較過去任何一個月都嚴重，過去每月患者均為數百

22 據新華通訊社中南總分社 1952 年 5 月 10 日報道。

23 《我被迫參加美國華爾街發動的非人道的細菌戰的經過》，載《人民日報》，1952 年 5 月 6 日。

24 《山東疫情及防疫情況》，據新華通訊社山東分社 1952 年 4 月 29 日報道。

人，最多也沒有超過 500 人，但 6 月份卻突然有 28100 人患病，特別是患瘧疾和壁蝨腦炎者為多。不過在判定瘧疾來源時，顯然採取了排除法，而更多地聚焦於以下現象：「這些患者均被蚊子刺咬過，而且遼西省境內，更是美機撒佈蚊蟲最多的地區。」

又如壁蝨腦炎（又名森林性腦炎）的來源，據當地伐木工人講，是壁蝨咬過後才發病的。往年也有人被咬過，但僅有少數人發病，而今年被咬的人很多，其中大部分人都發了病。經過流行病學家探討推測，認為有三點原因可能和「細菌戰」有關：一是該森林區是美機在 3 月末 4 月初侵入北滿地區的常經之路，二是通河、鐵驪等地區在雪面上均曾發現美機投下的壁蝨、小黑蟲和跳蚤，三是通河工人來自遼東，恐與遼東、朝鮮疫情有關。[25]

根據發病人數的增加而與敵機侵入的路徑建立起一種推導式聯繫，無疑會自動在心理和視覺上同時放大「細菌戰」影響的空間範圍，不過這種作用有時是很微妙的，需要不斷加以驗證。例如 4 月份西南地區敵機投放毒物、毒蟲次數在增加，雲南大理、汶山兩縣發現的一批毒蟲，已被檢驗出帶有鼠疫桿菌，而多次投下的一些物品如紫色膠狀體、圓筒皮囊和雞毛，以及紅色樹葉、氣球等尚待檢驗是否帶菌。然而，與這種投放「毒物」趨勢日漸增強的情況相反的是，西南地區在歷史上常年發生的幾種主要疾病如天花、回歸熱、流行性腦脊髓膜炎、麻疹和鼠疫卻都有減少的態勢。[26]

一些普通民眾對飛機投放物的態度也好像在印證着些甚麼。浙江台州的一些人撿到美機投下「有毒」的香皂、傳單後不肯交出來，有的婦女

25　參見《東北區六月份空、蟲、疫情》，據新華通訊社東北總分社 1952 年 7 月 31 日報道。

26　參見《敵機在西南區投放毒蟲毒物及防疫情況》，據新華通訊社西南總分社 1952 年 6 月 26 日報道。

把香皂藏到箱子裏，說留着將來給女兒做陪嫁用。有的把「有毒」的傳單收起來，準備訂成小本子寫字（因反面沒有字）。當地的部隊把搜集來的一百多塊香皂埋在地下後，又被當地民眾偷偷挖出拿走，以至沒有投到香皂地區的民眾還覺得遺憾。許多幹部都不相信敵機撒下的東西有毒菌，有的幹部甚至公開在羣眾面前說：「傳單上沒有毒，不信的話，我嚼一張給你們看。」[27]

「細菌戰」信息傳播的模糊性很大程度上源於醫療衛生檢疫程序所呈現的戰時狀態。如東北防疫委員會研究組向到東北調查的國際民主法協調查團作證時，曾稱安東市北井子村發現的大量羽毛經化驗證明含有炭疽桿菌。後來證明此判斷是錯誤的，原因是研究人員在接到這些羽毛後，僅做了細菌學的培養，發現在形態上有與炭疽桿菌相近的細菌，據說可能是枯草菌。在做動物實驗時，小白鼠被注射後死去，但未追究注射時是否帶有雜菌，也未做進一步的化驗（如血清反應等），就肯定其結論。

又如瀋陽市郊曾發現黑跳蟲，在專家作證時，曾聲明該蟲帶有致病的立克次氏體，而立克次氏體有致病與不致病之分。該組在檢查時，已判明黑跳蟲所帶的立克次氏體是不致病的，由於翻譯英文名稱時錯了一個字，誤為「致病的立克次氏小體」，以後在複查中又予以否定。[28]

正是因為在辨認各種投擲物是否帶有病菌時出現了太多的不確定性，以至當時有關「細菌戰」的報道往往以過於籠統的描述取代了經過嚴謹驗證的結論。這種報道最終影響到了民眾的心態和生活方式。

---

27 《黑龍江、浙江等地羣眾和幹部對美機撒佈細菌和毒物存在麻痺思想》，據新華通訊社 1952 年 5 月 10 日報道。

28 《東北防疫委員會研究組的某些專家存在着粗枝大葉作風》，據新華通訊社東北總分社 1952 年 6 月 23 日報道。

# 「美國細菌」變成了上帝扔下的「瓶子」

## 民眾反應的差異

在美國影片《上帝發瘋了！》中有一組鏡頭，一架飛機飛過非洲沙漠，從空中甩下了一隻可口可樂的空瓶子，恰好落在了一名部落男子的腳邊。經過一陣驚詫之後，這名部落男子撿起瓶子，左察右看不知是何玩意兒，於是試着用它來幹一些日常的活兒，如敲打碎物等等。影片的主題似乎是在說，現代西方文明的一種象徵物似乎開始以某種無意識的感覺形式滲入和改變他們的生活，但首先被賦予的是他們日常生活中近乎瑣碎的功能意義。

美國飛機撒下細菌的場面似乎與當空甩下瓶子的電影畫面無法拼接起來，但空中扔下的無論是「細菌」還是「瓶子」，對於地面上日出而作日落而息的芸芸眾生來講，都同樣是改變生活節奏的開始。當地面上鄉村和城市中的人們仰望一片黑霧般飄下的「毒蟲」時，他們首先要被改變的是，如何把這片黑霧中撒下的蟲子與普通日常所見的蟲子區別開來，再學會賦予政治的意義。現在人們已經習慣在「細菌」與疾病之間建立起一種條件反射式的對應關係。然而在 1952 年，大多數人還是僅能從季節性的自然循環週期中來理解昆蟲的出現。

「細菌戰」作為一種信息形態傳播得到確認，在 1952 年的上半年明顯有一個從不確定到相對確定的過程，同時這種確認的程度也與「細菌戰」發生的空間轉移態勢有關。按人們的最初理解，「細菌戰」似乎只能發生在處於戰時狀態的朝鮮戰場，以後東北、青島等沿海和邊境城市相繼出現「細菌戰」跡象，媒體以相當冷峻的程序列出了轟炸時間表時，人們的認識才有所調整。關鍵性的轉折發生在美俘供詞發表以後，其細節的震撼性以及「細菌戰」與原子武器之間有可能發生關聯的想像使心理恐慌進一步升級。

當媒體對「細菌戰」發生在朝鮮和東北的報道以頻率很高的形式發佈時，由於一般民眾尚無法驗證帶菌毒蟲與一般昆蟲的區別，民眾表現出的是一種事不關己的漠視態度。安東縣農民宋景鳳就說：「二月二龍抬頭，蟲子都出來了，甚麼毒不毒？」季節的力量仿佛自然規定着昆蟲的生死：「這兩天很冷，又下雪，又颳風，蟲子全死掉了。」[29] 瀋陽市和平區民主路一居民說：「怕啥？我在濟南時有一年鬧災荒，手上腳上都是蟲子也沒怎的。」旅大玻璃工廠有一個工人說：「蒼蠅是常見的，有次我吃飯時，一下就吃了十幾個，也沒死。」

甚至有的農民拿「毒蟲」互開玩笑，把「毒蟲」硬往別人嘴裏塞，或將「毒蟲」用手捏死。遼陽縣一個村支部書記甚至當眾吃起了蟲子。有些鄉村女性認為毒蟲比不上蠍子厲害，說小蟲子有啥可怕的。安東市九連城區三、四區的婦女還抓小蟲子餵雞，說雞是去五毒的。男人們的看法是：「飛機炸彈我們都經受過，何況幾個小蟲？」[30] 即使像青島這樣的「細菌戰」直接覆蓋區，在剛聽到「細菌戰」的消息時，市民中也相當普遍地存在着不相信這些昆蟲有毒，即便有毒也不會太厲害的想法。有的農民議論：「毒蟲毒不着人，就怕給我踢蹬了莊稼！」有的駐軍戰士還說：「老子曾身經百戰，槍子炮彈也不知吃過多少，見過多少，還⋯⋯怕這幾個毒蟲子。」[31]

湖北武漢農具製造廠的工人正投身於「三反」、「五反」運動中，大部分不知道美國人在進行「細菌戰」，有的雖知道，但把細菌錯當作了噴灑毒藥。[32] 隨着有關「細菌戰」報道的深入和日趨廣泛，不少地區的民眾開始出現恐慌心理，地處華東地區的南京就有人質疑說：「美帝國主義既然是紙

29　《東北、天津等地對美帝撒佈細菌的反應》，據新華通訊社 1952 年 3 月 24 日報道。

30　同上。

31　《美帝在青島撒佈細菌後，市民普遍產生恐怖情緒希望政府趕緊撲滅》，據新華通訊社青島記者組 1952 年 3 月 18 日報道。

32　《武漢、成都對美帝進行細菌戰的反應》，據新華通訊社 1952 年 3 月 19 日報道。

老虎，為甚麼它還這樣兇狠呢？」另一種議論說：「美機怎麼會從日本飛到我國東北和青島的呢？我們的空軍為甚麼不和它打呢？」因為青島屬華東地區，有些議論說：「美帝這樣毫無忌憚，今天能到青島，明天就可能到上海，說不定有一天細菌要撒到南京來怎麼辦呢？」[33] 而遠在陝西農村的民眾則出現了另一種反應。興平縣農村一個叫張明義的村長公開說：「咱村離朝鮮東北還遠着哩，怕啥。」[34]

一般來說，各地民眾心態的反應比較複雜，而且具有較為明顯的地區性差異，城市比農村往往更容易產生恐怖情緒，因為城市人口密度大，信息傳播渠道發達通暢，傳播速度快。20 世紀 50 年代初，眾多機關、街道和工廠都設有讀報組，很容易從報紙上快速獲知「細菌戰」進展的消息。如重慶渝新紗廠女工們自 3 月以後每天看報時，會首先閱讀關於「反細菌戰」的消息。[35] 又如武漢民眾樂團附近有一個家庭婦女讀報組，一聽到「細菌戰」就七嘴八舌地議論起來，很多人恐慌地說：「既然到了東北，不久就會到漢口，這要傷多少人呢？」一個姓羅的老太婆說：「可不得了，丟下細菌來就會要死很多人呢，漢口不能住了，還是搬到鄉下去。」很多人開始咒罵美國人說：「不能等死，要想辦法。」疑問的聲音也有：「我們醫務人員能不能解決問題呢？」有人則樂觀地說，蘇聯老大哥不會不幫我們的忙。[36]

由於無法區分平時偶發的瘟疫與「細菌戰」之間到底有何關聯，在相當長一段時間的公開媒體宣傳中，基本只有敵機投放細菌的報道而沒有相關疫情發生的消息。可是在普通民眾的眼裏，這恰恰是個致命的宣傳

33　《南京、陝西部分人對細菌戰的反應》，據新華通訊社 1952 年 8 月 11 日報道。

34　同上。

35　《重慶市經過反細菌戰的宣傳後，市民恐懼情緒減少，自動發起捐獻運動》，據新華通訊社西南總分社 1952 年 3 月 27 日報道。

36　《武漢、成都對美帝進行細菌戰的反應》，據新華通訊社 1952 年 3 月 19 日報道。

漏洞，很容易引起各種聯想和猜測。成都的讀報組居民對於報上不公佈美機投彈所引起的疫情，懷疑是朝鮮前線和東北地區的瘟疫已普遍流行，因死亡人數過多，故不敢報道。而瀋陽市北市區的居民則因為看到報紙上始終未公佈死人的消息，斷定疫情沒有蔓延，從而懷疑「細菌戰」的真實性。

相反的情況亦有發生，恐慌的情緒會隨着讀報組傳出的信息而四處迅速擴散，向郊區流動。陝西街一些居民中竟流傳着「細菌撒下後，人畜要死盡，草木都不生」的謠言。還有一種議論擴大說：「細菌戰比原子彈厲害多了，昆蟲帶有傳染菌，對我們有害，對敵人也有害，我方陣地上病疫真傳染開了，敵人也不敢進攻了。」[37]

這股謠言一直播散到成都郊區，新豐鄉的一夥農民聽信了謠言，擔心美國到川西撒細菌，豬都不願意買了。由於媒體報道呈現出的模糊性，一些人覺得很難把握對「細菌戰」的議論口徑。民革湖北分部召集人朱西屏就說：「外面人心本來就有點恐慌，如果把細菌戰威力說小了，不容易激起憤怒，說大了成了反宣傳，很難很難……」[38] 這種情緒化的反應其實也是政府在從事輿論宣傳工作時同樣遇到的一個難題。

讀報組作為一種輿論傳播單位，很容易形成相互暗示的氛圍。青島廣西路的一位婦女，在讀報組內正看着報，忽然從屋頂上掉下一個土塊來，正掉到她的手背上，她馬上着慌地跳了起來，一夜沒睡着，第二天連着往醫院裏跑了三四趟。有一位市民騎着自行車在街上走，偶然一個小東西碰到他的頭上，神經頓時緊張起來，馬上感到身上發麻，立即到醫院裏去治療，結果自然是甚麼病也沒有。[39] 在「細菌戰」傳播的核心地帶如東北的城

---

37　同上。

38　同上。

39　《美帝在青島撒佈細菌後，市民普遍產生恐怖情緒希望政府趕緊撲滅》，據新華通訊社青島記者組 1952 年 3 月 18 日報道。

市中，類似情況發生得更為普遍。如安東市三區頭道橋子居民周淑梅被蚊子叮咬後，馬上跑到派出所，大哭大叫道：「快給我想辦法吧！」中寶街居民周傅氏被蚊子咬後，立刻犯了抽風病（她原有此病）。安東市內五個衛生所常常擠滿了人，有的婦女碰了一下蟲子，甚麼症候也沒有，也說身上麻木、疼痛，跑到衛生所要求治療。

在恐怖籠罩下的城市和部分郊區中，還出現了因悲觀絕望而大吃大喝和搶購食品的現象。瀋陽市一行商王守納說：「不定甚麼時候傳染上病菌，還想過甚麼好日子？混一天算一天吧！」遼西省北鎮六區長興店一次集日，一天就賣出了兩百多斤豬肉，這是過去少有的現象。撫順縣會原堡村一個小舖兩天賣了八十多斤燒酒，大道村一天殺了兩口豬。[40] 遼西省盤山縣十一區有的農民不送糞，大車也不出去拉腳，而是整天大吃大喝。他們說：「吃點喝點得點。」綏中縣十區杜家公子村，到 3 月底已吃了三口豬。松浦區有的民眾要求搬回關裏去，理由是敵人在東北撒下的蚊子太多，傳染上就得死。

不少人拼命搶購糧食，害怕一旦有的地方因發生疫病被封鎖就沒有飯吃，或是米價高了不好辦。瀋陽市南市區十三緯路八十八組居民曹靜華買米買煤儲存了起來，她的理由是：「這裏要發生大災，早動手準備，吃不了虧！」有的居民則認為政治風向要變，準備糧食食品作為過渡實屬必要。大連的玻璃工廠切裝車間工人存在恐慌情緒的比例竟高達三分之一。[41] 撫順市新撫區露天大院的居民，殺豬殺雞的現象相當嚴重，有一個工人將當作副業生產的三十幾隻雞，除送禮送了七隻外，其餘全都殺掉吃了。[42]

---

40 《東北、天津等地對美帝撒佈細菌的反應》，據新華通訊社 1952 年 3 月 24 日報道。

41 同上。

42 《美帝在東北撒佈細菌後不少人生產消極壞分子乘機破壞》，據新華通訊社東北總分社 1952 年 3 月 31 日報道。

5 月媒體公佈戰俘供詞後，又引起了新的一陣波瀾。美國戰俘供詞與目擊者證詞的區別在於，以往的「細菌戰」報道雖然比較密集，但有兩點疏漏容易引起猜測，即細菌播撒的頻率和高度均很高，卻沒有相關疫情的報道，以及其列舉的識別手段尚無法使帶菌毒蟲與一般昆蟲區分開來。美俘的供詞則恰好從敵方證明「細菌戰」存在的真實性，而且從側面證實了「細菌戰」的展開是依靠現代科技力量支持的結果。[43]

約翰・奎恩供詞的後一部分內容談到了除「細菌戰」的訓練課外，還要培訓有關原子彈的知識。這就很容易使人聯想到「細菌戰」有可能是原子武器發出攻擊的前奏，所以導致了輿論媒體對「細菌戰」威力作用的宣傳自覺進行了升級。這不僅反映在官方媒體上，也反映在基層社會的宣傳口徑的變化上。6 月份撫順市文化館的黑板報上寫着：「中了細菌毒，根本沒法治。」、「原子彈可防，細菌戰難防。」、「一不小心口兒張，細菌順風進肚腸，等待幾日必生病，那時醫治不能行」。

各廠礦的黑板報上都有類似的文字，其中不乏誇大與想像的描述。制油廠黑板報上就有這樣一段：「凡是被細菌傳染的人，他的周身都有毒，你和他握手、說話都不行。」露天礦有的宣傳員在快報中唱出了：「提起細菌戰，嚇得我直叫娘！」該礦深部坑的宣傳員甚至把細菌戰比做鬼神。有的說法在「細菌彈」的功能中加入了高科技的想像。如有議論說：「今年撒的細菌，三年以後才發作。」還有一種說法是：「美國可厲害，這回撒的細菌是叫人死了不知怎麼死的，先從肚子裏面爛，然後再讓你死。」[44]

---

43 鮑曼認為，「大屠殺」不是現代文明的斷裂而是現代文明的產物，而類似「細菌戰」這樣的戰爭方式也是高科技孕育下的一種反文明的「文明」形式。參見鮑曼：《現代性與大屠殺》，楊渝東、史建華譯，南京：譯林出版社，2002 年。

44 《撫順市反細菌戰宣傳工作混亂薄弱，羣眾對反細菌戰認識模糊》，據新華通訊社東北總分社 1952 年 6 月 21 日報道。

據當時的消息說，美俘供詞在知識階層內的震動尤其劇烈，膽怯和崇美的心理四處蔓延。撫順市製油廠有的技術員就說：「還是美國厲害，人家眼睛轉一下，夠我們研究幾十年。」大多數技術人員都崇拜C線的輻射性，又由崇拜轉趨恐懼。因此，有些做羣眾工作的共產黨幹部認為約翰・奎恩的供詞簡直就是替美帝國主義作了義務宣傳。製鋼廠黨委宣傳幹事就抱怨：「登這玩意兒害多利少，簡直是替美國宣傳，連我看了都有點害怕，簡直像神話一樣。」這種議論蔓延的結果也在醫護人員中引起了一些恐慌行為。撫順市礦務局醫院從上海、杭州等地調來的醫生、護士曾私下竊語，想離開東北回到南方，他們認為東北是危險地帶，而南方是安全地帶。[45]

把「細菌戰」與「原子彈」直接聯繫的後果是，「細菌戰」似乎象徵着第三次世界大戰將要爆發，理由是美國不怕違反國際公法撒佈細菌，將來也會進一步使用原子彈，那就會直接引發世界大戰。湖南的一位農民就主張借蘇聯原子彈和美國拼一下，他說：「戰爭一天天地延長，內部又受到美帝細菌侵害，怎麼得了呢？以後美帝又把細菌投到北京、天津、湖南來，人民得了細菌傳染、死亡，那又怎麼得了呢？要和我們的蘇聯老大哥商量，用原子彈和其他新式武器和它戰一戰吧。」[46]

## 克服恐懼

柯文在研究義和團運動時期謠言傳播的形態時，曾區分了「謠言」與「信仰」的不同，認為謠言是四處流佈的一種心理狀態，容易發生變化，而

45　參見《撫順市羣眾對美空軍戰俘供詞的反應》，據新華通訊社東北總分社 1952 年 5 月 16 日報道。

46　《湖南各階層對美帝國主義進行細菌戰的反應》，據新華通訊社湖南分社 1952 年 6 月 3 日報道。

「信仰」則是內心的一種穩定心態的持守，不容易發生變化。[47] 另一個區別是「謠言」需要核實，而「信仰」不需要核實。其實在近代中國，很多「謠言」的傳佈都與民間信仰有關，甚至所謂「謠言」就很可能僅僅是民間信仰的一種表達方式，只不過我們從現代眼光評判很容易把它歸類為所謂「謠言」。如果換個角度看，「謠言」很可能是塑造地方社會文化的一種功能性因素。[48]

但近代以來，在作為地方自然村或較為封閉的地域空間不斷被外來信息衝擊滲透的情況下，原有「謠言」的內部結構也會為外來滲透進的信息所改造，從而添加新的內容。這些內容經改造後又成為新的資源，通過原有的謠言傳佈渠道四處蔓延。這種蔓延大致有兩類形式：一種形式是通過確信某種信息而直接觸發民間信仰行為，比如確認某種物質（神水、神藥）能治病，而直接通過求取的信仰形式獲得確證。另一種形式則往往是由於對自身生存狀態的威脅而導致的散漫型恐慌，這種恐慌不一定尋求固定的信仰形式或特定對象，而只是一種不安情緒的表達和傳佈而已。不過我們發現，在有關「細菌戰」的宣傳和「反細菌戰」的組織過程中，大量謠言的出現無論採取以上哪種形式，其傳佈過程和內容都與外界所賦予的定向信息的引導與暗示有關，這樣的一種特殊狀態使「謠言」的傳佈恰恰有利於社會動員時對民間資源的整合與利用。

下面這則新聞從表面上看描述的是「細菌」傳播引起的症狀，但應對方式卻具有非常傳統的地方性特徵。事情發生在 1952 年 5 月的河南許昌地區。入春以來河南農村疫病流行，這種疫病流行的態勢多年常有，並不

47 柯文：《歷史三調：作為事件、經歷和神話的義和團》，杜繼東譯，頁 125，南京：江蘇人民出版社，2000 年。

48 將民間的泛靈信仰視為「封建迷信」給予批判，那些信仰的技術和實踐在當時也遭到禁止，但是道德言說或病理學的辭令從未能將精神着魔的語匯剷除或取代。參見朱曉陽：《罪過與懲罰：小村故事 1931－1997》，頁 218，天津：天津古籍出版社，2003 年。

罕見，幾乎成為一種常態。但「細菌戰」消息的介入，使疫病流行具有了更加恐怖的色彩。於是，如「神水能治百病」的傳說迅速蔓延。據5月初統計，因喝污水而死的已有五個小孩，另有十三個大人身患重病。但「取神水」的人數仍不斷增加，每處取水的往往多達千人，時間延續月餘。河南許昌地區的九個縣均發生了「取神水」事件。類似的情況各地皆有。如甘肅省涇川、鎮原兩縣之間出現謠言說：「潭出聖水，能治百病。」於是，前往該地的民眾每天不下三百人，甚至一天達到三千人。取水人員的分佈範圍涉及陝西寶雞、長武等十餘縣。[49]

而在同屬許昌專區的河南漯河市、郾城則流傳着這樣一個謠言：敵人從徐州派出三百名放毒特務，來漯河、郾城一百餘人，中毒者要患上白筋病，這種病的症狀是胳膊上起白筋，由白變紫，由紫變黑，得病七小時後死亡，傳染很快。這個謠言很快傳到了舞陽、襄城、葉縣等地，引起了一種極度恐慌不安的情緒，有些地方的民眾甚至不敢出門。這些地區的縣區級幹部的工作程序也一度陷入一片混亂之中，到處盲目地下發指示，亂寫通報，介紹防治辦法。如郾城縣政府聽說某區小學一天內病倒數百人，就慌忙報告專署要求派員防治，後經檢查證實全是謠傳。舞陽縣的縣級機關所有幹部在縣政府衛生科統一佈置下，都喝了雄黃酒，而且每人都買了一盒萬金油，據說這樣就可以防止被傳染。這個辦法很快地由幹部傳到羣眾，由舞陽傳到葉縣等地。葉縣的雄黃、藏珠、白礬等藥材價格逐日飛漲，雄黃由每斤（舊人民幣）二萬四千元漲到每兩二萬元。該縣所有雄黃全部賣完。另外，葉縣的幹部下鄉時衣襟上都別着一根針，據說一旦發生了白筋病，嘴脣上就要起一個白泡，用針把白泡刺破就可免於死亡。[50]

---

49 參見《西北各地反革命分子造謠破壞生產》，據新華通訊社西北總分社 1952 年 6 月 13 日報道。

50 《許昌專區殘餘反革命分子利用疫病流行等造謠破壞，引起羣眾惶惑不安》，據新華通訊社河南分社 1952 年 5 月 3 日報道。

「白筋病」從中毒症狀而言與普通的「中毒」謠言中所述情況相比應沒有大的區別，其差異一般也僅表現在死亡時間長短和傳播速度等方面。「白筋病」謠言的傳播形態與一般謠言的不同，主要在於它建立在一種複雜的政治背景的基礎上。也就是說，謠言的傳佈不是基層社區內部的日常生活引發的異常現象，而是由「細菌戰」政治宣傳的大背景誘發的一場騷動，比如放毒的不是一般人而是「特務」。

當然，國家政治意識的塑造並不意味着民眾的地方意識就會自動趨於消失，有時候情況可能恰恰相反。「雄黃酒」作為中藥祛毒的方法顯然是一種地方性行為，是按照「地方性知識」的參照而對政治化謠言做出的某種反應。在 20 世紀 50 年代的政治背景中，許多地方性謠言和祭祀行為均開始或多或少地滲透着政治的內涵。1953 年 3 月，當時的綏遠省歸綏縣四個區十五個行政村連續發生了拜大仙求藥現象，每天約有二千五百人前去拜神求藥。3 月 13 日中午，該縣西平村護林委員劉世旺的妻子突然被神附體說起神話來：「我是和林縣西門外的『大仙』，到此地給老鄉治病來的。」當時該村楊來生的妻子說：「你就住在大樹上給我村治病吧。」劉世旺的妻子說：「地主的大樹我不住，要住在農會院子的樹上。」當地人紛紛說：「這是進步的神！」可見，連「神」都被賦予了政治態度傾向，擁有了階級身份的標籤。也正是因為有了這樣的標籤，其「神力」輻射的範圍和影響力居然會變得比一般「神」更加深遠。

該村的蘭九九特意為這個「進步的神」做了個黃紙牌位貼在大樹上，吸引了眾多老鄉都到此樹下求藥，平均每天有兩百餘人。遠至七八十里外的老鄉還套上大車，載着一車車的人來求藥。[51] 陝西、關中隴東、青海共和等地農村，也發現了把當地疫病流行與「細菌戰」相聯繫，從而使得謠言傳佈更具威力的現象。如陝西興平、醴泉等地的謠言說：「美國放下了

51 《歸綏縣農村發生的拜神求藥現象》，據新華通訊社蒙綏分社 1953 年 5 月 8 日報道。

細菌彈，麥子生蟲，趕快敬神。」陝西白河縣的謠言說：「美國在朝鮮放毒菌，老百姓都死完了，只有『神壇會』才頂事。」致使入道人員增加。[52]

有趣的是，一些謠言藉助某些地方領導人對當地歷史人物的無意推崇，具有了更為強大的傳播能力。山西太原附近在1953年春節前後流行天花和時疫。當地的傅山廟據說歷來很靈驗，每年的求藥祈福者絡繹不絕，這年的規模之大遠盛於往年。從3月1日到22日，到郊區西村傅山公祠求神拜藥的民眾已達三萬人左右。西村傅山公祠附近，求藥的人摩肩接踵踐踏了數十畝田地，新添了飯棚和香紙攤販十餘家，每天來往大車六十餘輛，自行車、三輪車不計其數，從早到晚求藥的民眾川流不息，猶如廟會一般。細究其故，人們才發現，這一年的傅山崇拜由於一些地方領導人的無意介入被賦予了不同的含義。

事情的起因是這樣的。曾經有一位太原市委書記、市長在讀了傅山的一部著作《霜紅龕》之後，開始注意收集有關傅山的一些史話，讚揚傅山是個愛國主義者，並提倡修建太原市內傅山公祠，繼續整理、收集傅山遺跡遺物。這位市長離任後，新任太原市市長繼續了前者的行為。為了了解傅山的歷史事跡，他親自到西村進行訪問，並參觀了傅山公祠，而傅山後代傅鎖子因給他帶路，得到了他給的（舊幣）兩萬元錢。這種行為在鄉下人看來非比尋常，馬上被賦予了不同的意義，以至此人離去後，謠言頓時四起。有的議論說：「志願軍某軍長掛了彩治不好，一個白髮老人自稱是傅山，獻了一包藥馬上就治好了病，於是某軍長打電報叫好好照顧傅山家鄉。」

類似的情況在各地均有不同程度的表現，河南全省就此起彼伏地至少出現了十四起民眾取神水、請醫治病的事件。取神水的民眾規模較大的事件均與地方幹部對「神」的態度，以及「神」對幹部的「報應」行為有關。

---

52 《西北各地反革命分子造謠破壞生產》，據新華通訊社西北總分社1952年6月13日報道。

如延津、獲嘉、原陽等縣流傳着這樣的謠言：「毛主席也信神，下令叫修廟，林彪不信，蒸了一鍋饃變成了牛糞，他信神以後才又變成饃。」、「原陽縣戴同志到佛爺廟去，神攝得他頭痛，他禱告後才好了。」再如安陽市有個當過舊警察的叫梁智的人說：「李家村有了活神仙（是個瘋婆子），甚麼病都能治。不僅老百姓敬她，村幹部、區長、縣長也說是個活神仙。臨漳縣縣長的老婆就是求她治好的，所以縣長還給她（舊幣）十萬元錢。」[53]

這些政治化的謠言均不約而同以朝鮮戰爭為背景，使時疫流行後的求藥行為被抹上了一層濃濃的超越地方傳統的政治色彩，更增加了其權威性和可信度。

## 防疫如何變成了一種日常生活的政治

### 甄別與平衡兩種心態

1952年「細菌戰」的發生與大規模常規軍事行動完全不同。常規軍事行動是一定區域空間內馬上可以得到驗證的一種羣體行為，這種驗證與戰場上大量軍事人員觸目驚心的高頻率死亡及當地居民能夠切身感受血光之災的悲慘狀況直接聯繫在一起。而「細菌戰」的發生則具有某些非常規性的特徵，人們無法在感官上直接確認和衡量看不見的「細菌」作為一種武器對人體和生命的直接傷害程度，也難以從想像中把小小的「細菌」與血流成河的宏大戰爭圖景掛鈎，如果無法在感官上滿足這樣一種身心確認過程，也就無法真正認定「細菌戰」的真實存在。

因此，正因為「細菌戰」與常規軍事行動的區別就在於其感官上的不可驗證性，所以在日常生活領域裏，「細菌戰」是無法構成那種真實的血腥

53 《河南特務分子造謠引起回民很大震動》，據新華通訊社河南分社1953年4月9日報道。

威懾力的，它只能作為一種潛在的威脅因素而存在。這種潛在威脅的程度大小又往往只能通過媒體這個唯一的渠道得以解釋。儘管如此，1952年的政治氛圍卻使「細菌戰」一度成為中國普通民眾生活中出現頻率相當高的一個詞，甚至比普通戰爭更加敏感地影響到了民眾的心態。那麼，這個過程到底是如何發生的呢？

我們不妨先看看以下一段新聞表述：「細菌戰是美帝國主義喪盡天良，敢於違反國際公約，違反人道的最可恥的行為，但也是美帝國主義軍事失敗、政治失敗後一種無聊的低能的掙扎。……細菌戰是個訛詐，比原子彈訛詐更可惡，而其失敗也必更可恥。」[54] 這段話把「細菌戰」定位為「訛詐」。「訛詐」即帶有虛張聲勢的意思在裏面，更多的是一種潛在威脅，而不會是大規模的戰爭災難。那麼為甚麼是「訛詐」呢？這是因為：「細菌的特點在於『細』，不惹人注意，經跳蚤、蝨子的嘴傳進人或動物的血中，從空氣和食物飲水裏鑽進人或動物的體內。也正因為細，力小命短，須倚靠昆蟲、老鼠、垃圾等和適當的氣候，才能生存、繁殖，才能作惡。」[55]

這又是一段比較純粹的現代醫學的表述方式，只不過解釋得相當通俗。這樣的通俗講話式的解說在當時的媒體中曾反覆大量地出現，但在基層社會中實際宣傳時卻證明效果並不一定很好。其關鍵問題在於，醫學作為「科學」話語的表述無法與民眾日常生活的生存感覺狀態建立起直接交融互動的關係。一般民眾並不關心「細菌」到底是由甚麼構成的，或其生長發育的生物學過程究竟是怎樣的，而最想感受到「細菌」作為一種外來力量如何直接影響社會秩序運轉的常態。

---

54 謝覺哉：《細菌戰不可忽視，也不足怕》，載《人民日報》，1952年3月23日。

55 同上。

堅決与危害川南人民的傳染病作鬥爭！
撲滅蝨子，
預防回歸熱。
防免天花。
減少麻疹的死亡。
改善環境，
防蚊抗瘧。
川南人民行政公署衛生廳製

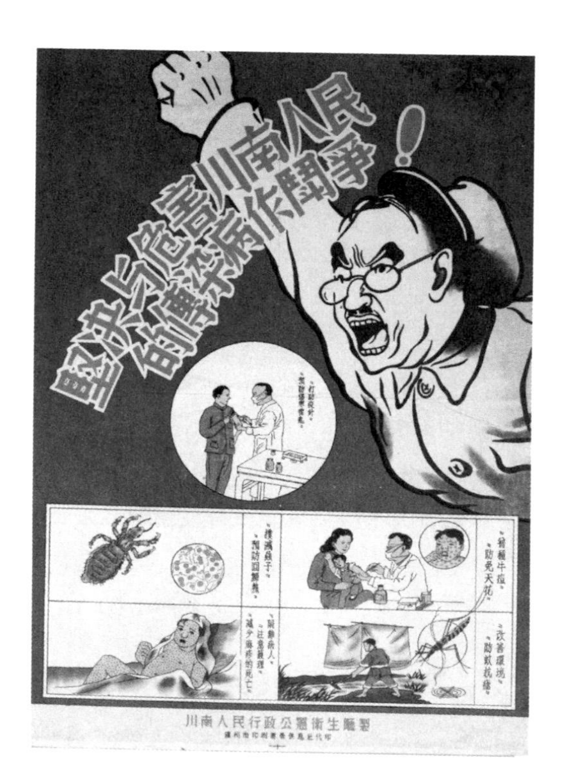

這張招貼畫是川南人民行政公署在 1950 年印製刊行。美國國家醫學圖書館收藏，檢索號是 PP060100 map。

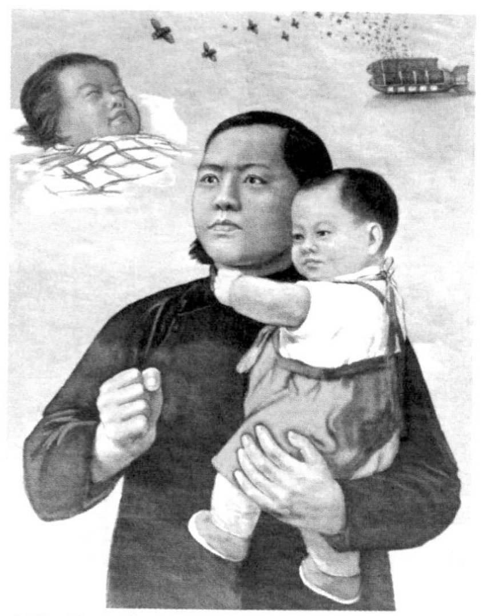


此圖也是當時流傳的「反細菌戰」宣傳畫。

鄉村環境衛生
人人都來參加愛國防疫衛生運動
搞好環境衛生，保証人人健康！

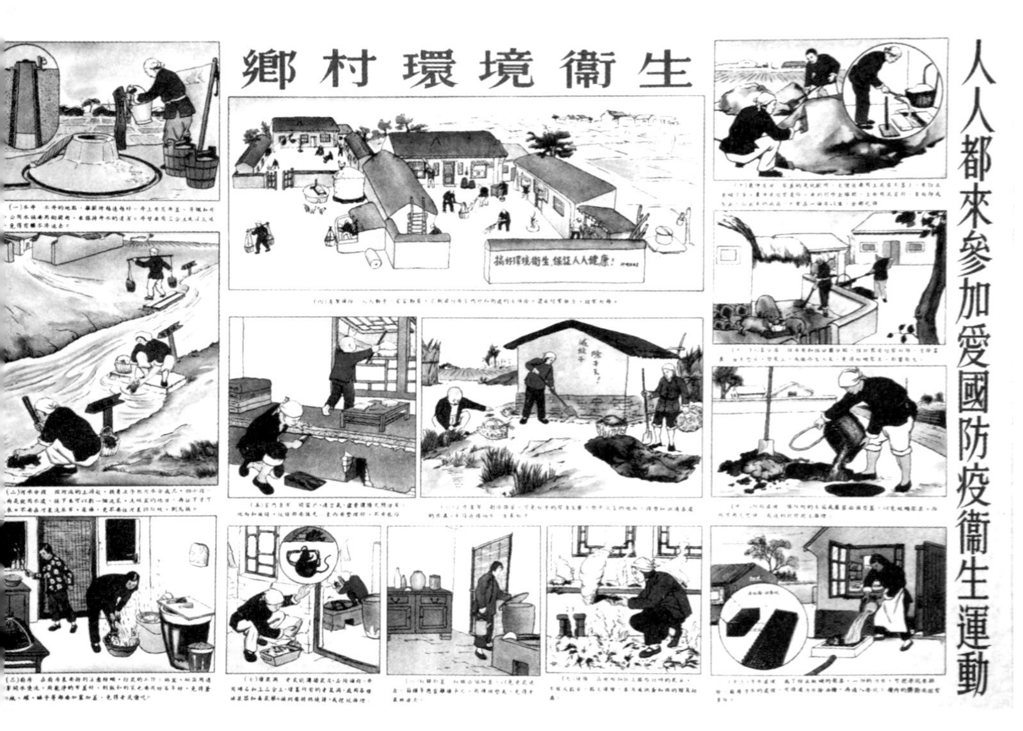

這張海報是 1952 年衛生部責成中華全國美術工作者協會設計繪製，由中央衛生部宣傳處印刷發行。美國國家醫學圖書館藏有一份複製品，檢索號是 PP060109 map。

陝西大荔縣農村在進行「反細菌戰」的宣傳時，就遇到了如何使一般生活常識轉化為現代「衛生」常識的問題。大荔縣農民聽了「反細菌戰」宣傳後，普遍認為「蚊子、蒼蠅鬧不起大事」，或者說「細菌戰離咱很遠，不知是不是真的厲害」。從 1952 年 3 月到 4 月中旬的五十天內，大荔縣政府、合作社、農具站等工作人員到農村檢查工作，除個別幹部外，大部分幹部是單純檢查春耕生產的情況。讀報組和上面派下去的宣傳幹部只是按照報紙講一下美帝國主義在朝鮮和中國東北撒佈細菌的情形以及這種細菌傳染疾病相當厲害，然後籠統地說只要我們大家共同起來預防，就很快可以撲滅。一般民眾在聽完這類宣傳後紛紛反映說：「你們一陣子說厲害，一陣子又說沒啥，到底叫人咋辦呀！」有的宣傳幹部想講清楚「細菌是甚麼」，便從細菌的繁殖、寄生，一直講到紅細胞、白細胞，結果是農民更聽不明白。[56]

前已提及，「細菌戰」是一種非常規性的「戰爭」狀態，這種狀態離人們的常識中對戰爭狀態的理解相去甚遠，所以就極易產生兩種極端心態。一種心態，極度恐懼。這種恐懼心理的產生是因為人們無法在日常生活的常識中來安置「細菌」威脅這個話題，對「細菌戰」的心理安置完全是由媒體的描述和對之予以設定的結果，如「細菌」播撒空間範圍的大小，「細菌」作為非常規武器的殺傷力與原子武器的關係，等等。另一種心態，極度忽略其威懾力。因為「細菌」不但不可見，而且是通過蚊子、蒼蠅、鼠類等人們生活中常見的昆蟲動物為載體來傳播的，所以很難在普通民眾心中構成對身體能夠造成嚴重傷害的印象。要平衡這兩種心態，就需要通過有效的途徑使「細菌戰」的信息變得「常規化」，也就是使普通民眾覺得這種「戰爭」形式與他們日常感知能力所及的戰爭狀態能夠建立起對應關係。

青島在遭遇「細菌戰」空襲後，其社會動員採取的話語組織形式就頗像一種民眾認知趨於常規化的過程。如滿大街張貼的消滅毒蟲的口號是：「一隻蒼蠅，一個美國兵；敵人能撒下，我們堅決打乾淨！」[57] 帶菌的蒼蠅被轉換成了具象化的「美國兵」，雖是出於想像，卻在心理上向一種常規戰爭意義上的符號轉換逼近了一步。這種符號轉換因其通俗可行且相當容易操作，很快在「反細菌戰」運動中蔓延開來。如全國衛生明星劉俊英在介紹「反細菌戰」經驗時說，當自己捕到八十八隻老鼠時，曾笑着朝妹妹喊：

56　《陝西大荔農村進行反細菌戰宣傳的經驗教訓》，據新華通訊社陝西分社 1952 年 5 月 5 日報道。

57　張公制：《加強愛國衛生運動，粉碎美國細菌戰》，載《人民日報》，1953 年 3 月 14 日。

「你看，我又捉到八十幾個美國鬼子！」這個在行動中不自覺喊出的比喻，迅速通過媒體被定格在了衛生防疫的宣傳口徑中。[58]

與民眾日常生活相銜接的一種「反細菌戰」表述策略是，不再刻意區分「細菌戰」所造成的疫情與每年常發疫情之間的區別。如中南區的記者就注意到：「特別是有些人看到敵機在某些地區投擲毒蟲、毒物後，並未發生疾病，就認為沒啥可怕，不注意衛生工作。湖南衡山有的農民仍用反動傳單捲煙抽。有些防疫人員認為敵機不會用反動傳單撒佈細菌。」[59]

有鑒於此，宣傳媒體的「反細菌戰」導向即有模糊「細菌戰」與非「細菌戰」疫情結果的跡象，而試圖使衛生行為長期化。

「細菌戰」在人們的印象中具有非常規性，所以無論其空間滲透的規模和程度，還是對中國政治、社會與日常生活的實際影響，都是難以精確把握的，甚至在當時的醫療水平下也難以對其傳播範圍進行準確檢驗。在這種情況下，全國各地匯總上來的信息往往也帶有高度的不確定性。其表現是，1952 年以後，入侵中國領空的敵機不斷頻繁增加，卻仍難以準確認定哪些是屬於「細菌戰」式的攻擊。比如 1952 年 3 月 8 日，周恩來發表聲明抗議美國侵略軍自 1 月 28 日起在朝鮮發動大規模細菌戰後，復自 2 月 29 日起至 3 月 5 日止先後以軍用飛機 448 架次侵入中國東北領空撒佈大量傳播細菌的昆蟲。[60]

在這裏，400 多架次的空襲到底有多少次被確定檢驗為撒佈細菌，並沒有通過衛生檢疫的通報方式具體言明，而只是一種新聞式表述。這在各

58　夏詳諭：《捕五千多隻老鼠的小姑娘 —— 全國甲等衛生模範劉俊英的故事》，載《人民日報》，1952 年 12 月 15 日。

59　《中南區愛國衛生運動中已獲得很大成果，但運動不平衡，部分幹部羣眾仍存在麻痺思想》，據新華通訊社中南總分社 1952 年 7 月 17 日報道。

60　徐達深主編：《中華人民共和國實錄》，頁 644–645，長春：吉林人民出版社，1994 年。

地區的報告中亦有所反映。如中南區 7 月報告敵機襲擾 49 起，共 65 架，侵擾範圍遍及全區六省 121 個縣、8 個省直轄市，並侵入武漢、廣州二市的郊區，而且發現毒蟲毒物 150 種。但經過核對總和分離培養動物實驗後，除湖南衡山所採標本經湘雅醫學院細菌科主任教授劉秉陽檢驗鑒定，於蠍子體內發現炭疽桿菌，家蠅及糞蛆帶有志賀菌屬弗氏桿菌外，其餘均未發現重要致病菌。中南全區範圍內亦未發現因敵機撒佈毒物而引起的傳染疾病。已發現的一些病例是否與敵機撒佈毒物有關，尚待更進一步的研究證實。[61]

正是這種不確定性不斷通過各種渠道傳播，從而導致許多地區的恐慌。恐慌的表現形式之一是與民間信仰的習俗有關，如前述的傳山崇拜。另外一種形式則是經宣傳後對某些有可能是細菌載體的昆蟲的懼怕。蘇南無錫縣安鎮區在 5 月 2 日因天氣悶熱，發現很多飛螞蟻，當地農民頓時恐慌起來，紛紛傳說發現了「毒蟲」，而且越傳越廣，有的說看見七架飛機，更有的說聽見兩次細菌彈爆炸聲，鬧得人心惶惶。該區防疫大隊聽到報告，不經調查就發出了緊急通知和《告全體農民書》，內稱：「敵機七架投下細菌彈及有毒的細菌棉花……禁用河水，全體農民要緊急動員起來進行捕捉。」並在各鄉黑板報上登載，更加劇了農民的恐慌情緒。

有的省區、縣一級也是道聽塗說，有聞必報。如蘇南武進橫林鎮及吳江城廂區發現兩隻氣球，實際上是上海天文台用於觀測的，但各地匯報時都振振有詞，說是敵機所放。[62] 甚至遠達廣西的南寧都發生了恐慌現象。如南寧市 5 月 15 日、16 日天氣悶熱，傍晚白螞蟻到處飛，很多機關、市民都懷疑是毒蟲，紛紛打電話去衛生處詢問。事實上，白螞蟻在初夏飛出

61 《中南區四個月來的防疫情況》，據新華通訊社中南總分社 1952 年 7 月 5 日報道。

62 《華東部分地區常發生謠傳敵機投細菌現象，防疫衛生運動在農村未引起足夠重視》，據新華通訊社華東總分社 1952 年 6 月 18 日報道。

來是年年如此的。柳州市郊農民見田間青蛙特別多，也捉了一隻到防疫隊去檢驗。

還有一次是廣西來賓縣城郊山坡上發現兩堆蒼蠅，縣政府就動員六千餘城鄉居民前往撲滅。在動員時只說去打虎，羣眾就帶着棍子、鋤頭等工具呼嘯蜂擁而去，到那兒一看原來是蒼蠅，就覺得很掃興。後經省衞生處、軍區衞生處聯合去該地調查，發現該地是個墳場，一個星期前槍斃了兩個人，屍首未掩埋好，已被野狗拖出，蒼蠅最多的地點就是死屍腐爛的地點，而蒼蠅經過細菌培養檢驗未發現致病菌和病毒。

當省防疫委員會防疫隊去來賓檢驗時，該縣縣長又聽人報告說紅水河橋發現一個棉花包與一隻紙盒，上面有蒼蠅。防疫隊聞訊趕往，到後發現並無棉花包，只有一小塊破棉胎及一隻柳州煙廠出品的包裝紙盒，上面只有數隻蒼蠅。[63] 可見，恐慌的情緒隨着宣傳升級而逐漸成為當時社會的主流。而從政治動員策略的角度而言，這個時期的主要任務似乎已不是平衡兩種心態，而是如何有效地引導已成主導潮流的恐慌失衡情緒，來為社會變革的整體目的服務。

## 愛國主義情感的激發

在「反細菌戰」運動中，儘管有些領導認為始終存在着「思想麻痺」與「情緒恐慌」兩種極端的動向，但當各地蜂起的虛報事件使情緒恐慌似乎已發展成一種社會心理的主流時，如果對情緒的引導得當，顯然更有利於政治目標的實現，甚至可以使這種恐慌通過情感動員的方式予以轉化。

在面對「細菌戰」威脅時，激發與引導民眾複雜的情感，使之具有民族主義的政治內涵的重要性，顯然是經過了一個過程才被認識到的。面對

63 《廣西部分地區很少進行防疫宣傳工作，曾發生誤傳敵撒佈細菌彈造成恐慌混亂》，據新華通訊社廣西記者組 1952 年 6 月 22 日報道。

恐慌與麻痺兩種情緒反應，政府最初的應對只是按一般的宣傳口徑或僅僅從醫療衛生的科學觀角度入手加以解釋和鼓動，結果證明效果並不好。陝西大荔農村曾總結「反細菌戰」經驗說：「比較成功的經驗是：把美國撒佈細菌和美軍在朝鮮的其他暴行聯繫起來宣傳，便能激起農民的憤怒；把美國撒佈細菌毒蟲的罪行和當地曾經流行過的瘟疫聯繫起來宣傳，立刻引起農民對美國進行細菌戰的痛恨，並因而重視清潔衛生和防疫工作。在農村中孤立地進行反細菌戰宣傳或過分宣傳細菌的危害性，都是不會有好的效果的。」[64]

重慶在總結「反細菌戰」經驗時，曾認為細菌專家陳文貴、王良等對細菌有認識，但有麻痺和單純技術觀點。他們說：「反正我們年年要宣傳防疫，往年宣傳羣眾不注意，今年借這個機會宣傳倒可一舉兩得。」這樣的思路倒是與「反細菌戰」的總體宣傳策略並不衝突，關鍵在於「他們只注意了宣傳科學知識，沒有從美帝國主義的毒辣陰險方面來看問題，可能會削弱很多人從政治上來認識這個問題」[65]。

情感動員技術的運用最有效的辦法的確是把美軍暴行用一種直觀的形式表現出來，使「細菌戰」具有和常規戰一樣的質感上的殘酷性。一些報紙和廣播中的「反細菌戰」宣傳講話，也開始把宣傳重點從純粹的醫學防疫轉向與戰爭中的受害場面直接掛鈎的方式。《人民日報》的一篇宣傳員講話就有一節專門描述美軍用中方被俘人員做細菌實驗的情景。其中援引美聯社記者從巨濟島發出的電報說，一〇九一號細菌登陸艇上的實驗室從伸展在巨濟島上的戰俘營取得口腔與腸胃的病菌培養物，每天進行 3000 次實驗，使島上關着的 125000 多名朝鮮俘虜中，有 1400 人病得很厲害，

---

64 《陝西大荔農村進行反細菌戰宣傳的經驗教訓》，據新華通訊社陝西分社 1952 年 5 月 5 日報道。

65 《重慶各階層對美帝進行細菌戰極為憤怒，由於宣傳不夠，部分市民有恐怖情緒》，據新華通訊社西南總分社 1952 年 3 月 17 日報道。

其餘的人約有 80%染有某種疾病。經過這樣一連串的費力的實驗，有一種病已經證明了毒性特別大，常常使病人的腸子打開一個大洞。[66] 事實證明，普通民眾的民族主義情緒很容易用情感激勵技術誘發出來。

對喚起戰爭歷史記憶的反應同樣是相當強烈和有效的。據羣體心理學的看法，任何一個人在致力於國家事務時必須求助於人們的感情，像愛戀或仇恨、復仇或悔改等等。最好是喚醒他們的記憶，而不是他們的思想。因為在當代社會中，民眾更容易看到過去事情的印記，而不是將要發生的事情。他們所看到的不是正在變化中的事情，而是正在重複發生的事情。[67] 據當時的報道，瀋陽小學教師孫繼和生長在當時的熱河省烏丹縣城，母親、妻子和三個孩子曾被日軍細菌所殺，他的聯想性表述就是：「我要永遠記住這些舊恨新仇，總有一天我要向美、日細菌戰犯討回這筆血債！」在日本細菌戰中死去姐姐一家四口的工人鄧長海，在參加瀋陽市十六萬民眾大遊行的隊伍時說：「我親眼看到過日寇散佈的細菌帶給人民的災難，我今天參加遊行，不僅是為了反對美國鬼子今天在朝鮮和我國的土地上撒放細菌，也是為了反對美國鬼子明天用細菌去毒害全世界的人民。」[68]

## 兩則病例

在連篇累牘的各種有關「細菌戰」的報道中，有兩則「細菌戰」的感染案例特別引起了我的注意。儘管類似的報道並不鮮見，但這兩則案例所涉及的感染對象分別是「工人」和「教師」。一則故事發生在瀋陽市鐵西區。2 月 29 日以後，區內已到處發現了一些奇怪的昆蟲，有蒼蠅、蚊

66 《制止美國侵略者在朝鮮撒佈細菌的滔天罪行》，載《人民日報》，1952 年 2 月 24 日。

67 塞奇・莫斯科維奇：《羣氓的時代》，頁 43，南京：江蘇人民出版社，2003 年。

68 《抗議美國侵略者進行細菌戰，瀋陽十六萬人民示威遊行，示威羣眾堅決要求嚴厲懲辦細菌戰犯》，載《人民日報》，1952 年 3 月 15 日。

子、黑蓋蟲、螞蟻，還有蜈蚣和蜘蛛、蝴蝶和壁蝨，街道工廠、宿舍、房頂上、窗戶上到處都有。一位叫郭立永的工人在廠房頂上不大的一塊地方，竟發現了兩千多隻蒼蠅。不難看出，這種敍事氛圍的營造已經暗示了要發生甚麼。果然，3 月 5 日，瀋陽機械四廠鑄造車間工人嚴宗堯剛剛上班，就覺得身上不大舒服。他走到廠內的醫務所，請張裕增醫生檢查了一下，沒有發現甚麼病。醫生問他甚麼地方不舒服，他說：「兩隻胳膊好像抽筋似的。」張醫生馬上給他開了一封介紹信，叫他到鐵西工人醫院去檢查。

他拿了介紹信，但並沒有到工人醫院去，而是又到車間工作去了。他覺得自己身體一向很好，從沒有得過甚麼病，有個頭痛腦熱的對於一個 26 歲的年輕人也算不了甚麼。到工人醫院是需要請假的，請假就要誤工，他到工廠快兩年了，還從來沒有誤過一個工呢。況且現在正是迎接「五一」的生產競賽時期，他有一個理想，要爭取當上勞動模範。

嚴宗堯緊張地工作了一天，第二天（3 月 6 日）又上班了。雖然覺得頭有些痛，身上也發燒，可是他仍然相信自己的身體是能夠抵抗一切病症的。可是，3 月 7 日這天嚴宗堯沒有上班，晚上卻被發現神秘地死在了宿舍。嚴宗堯的屍體被抬到中國醫科大學之後，經過病理學家李佩琳教授的解剖檢查，證明是因傳染急性傳染性腦炎而死亡的。這種腦炎和日本乙型腦炎不同，在中國從來沒有發生過。[69]

這則病例中擇取的「工人」形象強調的是具有健康體魄的工人階級中的一分子，是如何倒在了「細菌戰」的侵襲之下，更喻示「細菌」不僅破壞了身體的正常功能，而且也影響了生產的節奏。嚴宗堯還有一個「身份」值得注意，他是從遼西鄉下進城的，進城後曾表示當個工人太好了，總想叫他在鄉下的朋友們也到工廠來工作。嚴宗堯在生病之前有段和妻子的對

69　韶華：《被美國細菌戰破壞的一個幸福家庭》，載《人民日報》，1952 年 6 月 6 日。

話。在妻子要回娘家時，嚴宗堯說：「你到家住幾天，回來把那些可用的傢俱都帶回來，咱們就算在這安家了。現在政府這樣照顧咱們，咱們在這安家，就可以好好地生產了。」他又接着說：「咱們村裏，要有願意到工廠來工作的，也可以叫他們來……」他妻子金華說：「他們可不一定來呀！大家都有了自己的地種了，生活過得怪不錯的，莊稼人離開家也不是容易的呀。」嚴宗堯說：「你還不知道嗎？咱們城市裏開的工廠越來越多，需要多少工人哪！鄉下組織了互助組，可以騰出人手到工廠來工作的，你動員動員他們。」[70]

這段對話至少包含着以下兩種信息：其一是，20 世紀 50 年代初，鄉村勞動力向城市的移動已開始緩慢地改變着人口的結構，同時城鄉在勞動待遇方面的差異已初步形成。其二是在空間意義上，鄉村並沒有受到「細菌戰」的實際威脅，而人口流入城市後反而有了一種不安全的感覺，儘管這種不安全感並不能決定每個人在城市中的未來命運。這兩種信息通過媒體的宣傳傳播開來後，對民眾情緒反應有相當影響。

另一則病例發生的背景與上述故事的情境有些相像，只不過從情感模式的角度看具有更直接強烈的感染力。3 月底，遼陽劉二堡鎮突然發現了很多大蒼蠅、蚊子、蜘蛛和偽步行蟲。那時天氣還很冷，雪雖然化了，但一到晚間地面還照樣結冰，人們都奇怪這些怪蟲子是從甚麼地方來的。不幸的事發生在 4 月 7 日，上課鈴響後，完全小學二年級三班 64 名學生安安靜靜地坐在課堂裏，等老師王淑芝上語文課。別的班的老師都進教室了，值日生喊起立、敬禮、就座的聲音陸陸續續地傳過來，教員們都開始講課了，他們的王淑芝老師卻沒有來。直到下課鈴響了，誰也不願出教室，六十四雙眼睛望着教室門，期待着探聽消息的班長徐春福回來。不一會兒，就看見徐春福滿臉眼淚地哭着走回來。一進門，大家劈頭就問：

70　同上。

「怎麼的了？」徐春福一邊用手背擦眼淚，一邊抽咽着說：「王老師……死了。」就在這個時候，黃教導主任走進了教室。他用低沉的聲音向大家宣佈說：「你們最親愛的王老師已經死了，她的遺體已經運走了。經縣裏來的醫生檢查，發現她的腦子裏出了很多血，這種病咱這地方沒見過，她是被美國鬼子細菌昆蟲害死的……」

孩子們聽了黃教導主任的話，一齊哭了起來。他們都感到自己失掉了可愛可親的人，他們的王老師的身體是很健康的，這樣一個人怎麼會一下子死掉呢？他們哭着哭着，不由得就仇恨起美國鬼子來了。這時，一個繫着紅領巾的孩子趙守振挺着胸脯站起來大聲說：「大家別哭了，哭有甚麼用處呢？王老師是被美國飛機撒下來的毒蟲害死了，咱們應該給王老師報仇！」「對！我不哭了，我要好好學習，反對美帝國主義的細菌戰，給王老師報仇！」另一個叫黃香芹的女孩子說。趙守振領着大家喊口號：「反對美帝國主義！」「給王老師報仇！」孩子們一齊舉起拳頭，呼喊着。[71] 這種描述詮釋了情感的轉折和激化是從趙守振的振臂一呼開始策動，並轉向一種意識形態化的激奮表述的。由此可見，情感模式的出現不是一種自發的自我意識表達，而必須通過若干訓練程序加以情境化，然後再如波浪般連動地被激發出來。

這則病例的特殊性還不完全在於其意識形態激勵的效果，而且在於具有「教師」身份的人作為健康者也被細菌襲倒，其象徵意義與前述嚴宗堯的「工人」身份正好相呼應，喻示着「知識人」的身體與「勞動者」的身體一樣也難以抵禦美國病菌的突襲。所以，這兩則病例的隱喻功能幾乎可以涵蓋中國人對各個階層「健康」與「疾病」二元對立的想像，並可能放大了「細菌戰」的殺傷威力，從而更易激起國人的憤怒情緒。

71 蔡天心：《被美國細菌昆蟲害死的女教師》，載《人民日報》，1952 年 6 月 12 日。

# 「愛國衛生運動」的制度化過程

## 防疫策略的轉變

高漲的民族主義情感和反帝口號的維繫雖然一時容易聚集和調動民眾的羣體行為，並使其向規定的政治方向發展，但心理和情緒的宣泄要使之凝固化顯然需要更加穩定的制度安排才能達到。20世紀50年代初，中國廣大區域的民眾雖都經歷過戰火的摧殘，程度不同地有對正規戰爭狀態的體驗，但由於「細菌戰」的發動是以一種非常規戰爭的形式出現的，而且其滲透的區域十分有限並難以確切定位，所以要實現像對付常規戰爭那樣的廣泛社會動員是極其困難的。它要求除了一般性的情感動員激勵模式外，還需要具有堅強嚴密的制度系統予以支援。這套系統的主要功能實際在於如何使這種「情感模式」的熱度能夠有效地維持下去，並使之持久化。但是從現有的史料來看，在如何動員有效力量對付具有特殊性的「細菌戰」方面，整個中國的制度運轉結構並未對此做好準備。

當美軍撒佈「細菌」的消息被初步證實後，政府的反應基本上表現出的是一種處理常規戰爭時的應急態勢，如實施防疫注射，成立中央防疫委員會等等。

可見，這個階段的「反細菌戰」基本上是屬於軍事行動的一個組成部分，是在軍隊內部實施的一項防禦計劃。而當美機在3月初入侵東北領空時，情況發生了變化，政府開始考慮在國內按距離「細菌戰」發生地點的遠近劃分四種不同類型的「防疫區」。3月19日，周恩來以中央防疫委員會主任的名義發出《關於反細菌戰的指示》。其中規定朝鮮為疫區，東北為緊急防疫區，華北、華東、中南沿海地區為防疫監視區，華北、華東、中南內地及西北、西南為防疫準備區。而各不同類型的防疫區的任務亦有區別：「疫區之主要任務為繼續進行衛生偵察，普遍實行預防注射，殺滅媒介動物，指定醫院準備收容傳染病人，有疫情立即報告，進行疫區封鎖。」「緊急防疫區應加強對朝鮮國境江口檢疫工作，嚴格交通管理；進行衛生偵察，在重要城市、交通線上敵人散佈昆蟲區域實行普遍預防注射。」「防疫監視區應加強與緊急防疫區間交通要口的檢疫工作。嚴格交通管理，重點進行預防注射，並應與防空部隊協同監視敵機活動。」[72]

在作為「緊急防疫區」的東北，整個防疫措施確實是以應急的態勢出現的。如黑龍江省甘南縣十區在 4 月 4 日發現美機投放的染有鼠疫桿菌的小田鼠後，4 月 5 日下午防疫大隊的十幾個人就迅速趕到了現場，開始重點在發現田鼠的老鄉家裏展開緊急滅蚤、殺鼠及消毒工作。4 月 6 日，防疫大隊長王殿鉞率領數十人在發現田鼠的三十一個屯（這四個行政村共有四十五個屯）展開全面的滅蚤、殺鼠消毒，並強制實行屯與屯的隔離，與沒有鼠情的地區完全斷絕交通。4 月 7 日，省防疫機構的研究組組長盧書田、副組長盧莊也率領衛生人員趕到現場，當天開始了預防注射。該區總人口為 8469 人，除七十歲以上老人、五歲以下兒童及病人、孕婦外均已注射，注射的總人數為 7148 人，注射率為 84.4%。[73]

儘管如此，仍不容置疑的是，這一時期的防疫行為雖強調防疫宣傳與反對美帝國主義細菌戰結合進行，但顯然仍是作為軍事行動的計劃加以處理的，與廣泛的社會動員機制的建立相距甚遠。對於這一點，毛澤東似有所察覺。1952 年 3 月 5 日，時任中共中央華北局第三書記的劉瀾濤在關

---

72　《周恩來年譜（1949－1976）》上卷，頁 227，北京：中央文獻出版社，1997 年。

73　《甘南十區人民是怎樣戰勝美國細菌戰的》，載《人民日報》，1952 年 9 月 17 日。東北的防疫行為曾經在 20 世紀初期受到西方醫療防疫傳統的影響，關於這個過程可以參見：Nathan, Carl F., *The Acceptance of Western Medicine in Early 20th Century China, The Story of the North Manchurian Plague Prevention Service*, in *Medicine and Society in China*, edited by John Z. Bowers and Elizabeth F. Purcell, Josiah Macy, JR. Foundation one Rockefeller Plaza, New York, 1974. 東北地區在 1952 年早期的「反細菌戰」行動，顯然是以往東北防疫行為和經驗的一種延續。

於華北疫病防治情況的報告中說：自入春以來，華北各地疫病相繼發生，並蔓延發展，以河北、平原兩省最為嚴重，主要是流行性感冒、麻疹、猩紅熱、白喉等，經各級人民政府組織防治，大部分地區疫病已經撲滅，但目前仍處於傳染病流行季節，各地疫病仍未徹底根除。因此，必須防止麻痺思想，應繼續組織力量，完全消滅現有疫病，同時發動羣眾，開展大規模清潔衛生運動。[74]

中共中央文獻研究室所編的文獻資料顯示：3、4月份亦有多份通報各地疫情嚴重的消息。這使毛澤東首次意識到了「細菌戰」發生的時間恰好與國內疫情的流行期相吻合，同時也開始注意如何在兩者之間建立聯繫以利於社會動員的問題。他批示，似宜通令全國各地普遍注意疫情，有疫者治疫，無疫者防疫，並將華北防治時疫文件（指劉瀾濤報告）轉發各地參考。[75]

在毛澤東這種思維的影響下，政府的防疫政策已開始從單純「反細菌戰」的非常規防禦策略，向空間範圍廣泛的國內社會運動轉變。這種轉變的關鍵要點有二：一是試圖使非傳染區，即防疫監視區的民眾與緊急防疫區一樣更深地加入防疫運動，從而使社會生活中所蘊涵的政治含義的滲透過程更加常規化。二是通過廣泛的防疫運動，使一般民眾習慣於從衛生醫療的活動中感受政治影響。這種策略轉移隨着「細菌戰」消息的傳播而變得日益明顯。4月15日，在《關於兩個月來反細菌戰工作的總結報告》中，政府已提出防疫工作的總的要求是，「不僅在反細菌戰上我們一定要取得勝利，而且要經過此次防疫運動，將我們的衛生工作提高一步，以便在更好的衛生工作基礎上對付敵人可能繼續施用的暴行」[76]。

74 轉引自中共中央文獻研究室編：《建國以來毛澤東文稿》（1952年1月-1952年12月），第三冊，頁341，北京：中央文獻出版社，1989年。

75 同上。

76 《周恩來年譜（1949–1976）》上卷，頁233。

在 5 月 14 日關於 4 月份「反細菌戰」的簡要報告中，政府更加強調應把日常防疫的經常性從「反細菌戰」的暫時性中分離出來，分別加以對待：「不管敵人是否繼續散佈毒蟲毒物，今年我們的防疫工作一定要堅持到秋後。爭取不僅將敵人的細菌戰粉碎，而且要把我們的衛生工作借此提高一步。」[77] 到 6 月份，「細菌戰」的威脅已近消歇，而 7 月、8 月、9 月這幾個月卻是鼠疫、霍亂、腦炎等傳染病的流行季節。在這種情況下，各類流行病是否真與「細菌戰」有關以及對其加以甄別已變得不那麼重要，最重要的是如何使衛生防疫名副其實地成為一場波及社會各個角落的政治和社會運動。6 月 18 日，周恩來與賀誠聯名向毛澤東提交的報告中說，為了在這些流行病一旦發生後，能予以迅速控制，在 6 月將繼續檢查、督促各大區重視「反細菌戰」防疫工作，繼續開展羣眾性衛生運動，消滅死角，加強防疫隊的訓練，並在各地建立嚴格的防疫報告制度。[78]

## 防疫政治的構造：走羣眾路線

「反細菌戰」是作為一種反常規戰爭的狀態出現的，但其與常規戰爭相區別的特點在於它還是一場衛生防疫戰爭。常規戰爭具有明顯的時間限定和階段性特徵，而防疫作為衛生運動的組成部分卻與疫情的頻發節奏相適應，更具有常態的特點。兩者的衝突在於，「細菌戰」只是在局部地區發生，而時疫的發生在普通民眾的經驗裏卻是年年皆有的生活場景。所以，要在「細菌戰」與普遍的時疫之間建立起相關的聯繫，而使「反細菌戰」從暫時狀態轉化為一種常態的社會控制行為，就必須要克服兩個弱點：首先要克服「反細菌戰」作為一種戰爭狀態的暫時性；其次是要使「細菌戰」的超空間訛詐轉化為一種日常生活中實實在在的威脅，從而使民眾意識到「衛生」是日常生活中不可或缺的內容而變得重視起來。

77 《周恩來年譜（1949–1976）》上卷，頁 238。
78 《周恩來年譜（1949–1976）》上卷，頁 243。

毋庸諱言，最初的「反細菌戰」確實是依賴於民族主義式的情感動員為基礎的。如前所述，這種動員採取了常規戰爭狀態（如朝鮮戰爭）下對美國的認知和戰爭記憶（日本侵華時期）中對「細菌戰」的憎惡和恐懼。這種動員形式在城市中尤其有效。抗議的最高形式演化為各種人羣密度極高的遊行示威，其中最著名的就是瀋陽在 3 月 13 日舉行的十六萬人大遊行。此次遊行分十處舉行。五萬人的主要遊行隊伍在市人民政府前的廣場上集會，聽取中國人民保衛世界和平反對美國侵略委員會東北總分會主席高崇民的講話。講話完畢後中心會場的遊行隊伍開始出動，全市九處的十一萬示威羣眾也同時出發，遊行隊伍中還抬着巨幅的諷刺漫畫。

然而，不久「反細菌戰」的暫時性所帶來的疲憊症狀就顯示出來了。到了 5 月，東北地區的撫順市就因為空情與蟲情的減少，疫病只有零星發生，有的人就開始議論說：「你們宣傳毒蟲有病菌，幾天就能傳染人發病，可是有些人沒打防疫針也未發病。」還有相當一部分醫務人員認為目前發生的病症與「細菌戰」無關。有的防疫人員不安心，要求調回原單位工作崗位。撫順市礦務局衛生處將調到市防疫委員會工作的大部分幹部調回，以至發生疫情無人檢驗的情況。有的幹部把防疫工作交給各分會的中醫負責，該市防疫委員會工作開始陷入癱瘓狀態。[79]

與此同時，中共中央也注意到了各地信息網收集到的時疫與「細菌戰」之關係的情報大多是不確定的和不可靠的，也無法確認「細菌戰」與時疫之間有密切關係，所以，在各地佈置宣傳口徑上也不再有意區分時疫與「細菌戰」的區別，而是視之為一體的對人民身體健康的威脅，同時要求各地基層組織機構運用強力組織手段，維繫由「反細菌戰」啟動的全國性廣泛的衛生防疫行動，並促使其常規化。

在這種情況下，僅靠城市中大規模示威遊行營造民族主義氛圍顯然不可能長久，對農村地區更不切實際。農村基層地區對「反細菌戰」和衛生

79 《撫順市防疫工作漸趨癱瘓》，據新華通訊社東北總分社 1952 年 5 月 12 日報道。

防疫的抗拒比城市要顯得複雜，基層社會擁有自己傳統的觀念系統支配着人們的行為。在東北農村就有諺語說：「五月拆被要死丈夫、兒子，五月無蠅不能收成。」，「灶上灰不能動，移豬圈不太平。」[80]

對「反細菌戰」有抵觸情緒的另一個重要原因是純粹的防疫行為沒有與農村的日常生產週期相銜接，而無法使農民相信這種行為與自己的生活有不可分割的實用關係。而在城市，則有人認為打掃庭院是勞動改造的一種方式。廣西桂林市第二區區長則強調羣眾窮，無法講衛生。[81] 西北地方則在幹部中流行「有錢人才能講衛生」的普遍看法。

國家民族主義式的情感動員手段曾在城市中被反覆有效地使用着，可當這種方式輻射到農村地區時，往往被一些地方宗教組織的離心力所化解。前面已提到，農村流行的謠言在 20 世紀 50 年代往往會有意藉助政治輿論的力量使自己的面貌和功能合法化。這個時期，武昌附近區、鄉的「土地會」、「火神會」、「文昌會」等組織開始活躍起來。這些活動本來在黨的意識形態領域裏被認為屬於普通的「迷信性質」，是舊社會的殘餘，但在經過某些「政治化」的改造之後，反而變成了對抗國家輿論對地方滲透的有力資源。

政府隨即意識到了本來屬於普通迷信的活動「好像都是和我們的工作對立」。「人民政府號召除蟲時，農民羣眾就敬土地，求神靈保佑。人民政府號召積肥，做好春耕準備工作，參加會門活動的羣眾就大吃大喝，互相請客。」中南的信息網搜集到的一個例子是：「一區李家橋鄉一帶不少村莊天花流行，因為得不到正確的指導和治療，因此農民羣眾（包括鄉級幹部）輕信誣傳，煮青銅水喝，結果有不少病者送了性命。」[82]

---

80　《東北農村及工礦愛國衛生工作很差》，據新華通訊社東北總分社 1952 年 9 月 11 日報道。

81　參見《西北愛國衛生運動尚未普遍深入開展》，據新華通訊社西北總分社 1952 年 7 月 9 日報道。

82　《武昌縣農民拜樹取藥情況》，據新華通訊社中南總分社 1953 年 5 月 8 日報道。

城市與鄉村的差異使空間政治控制的實施情況亦有不同。城市空間中最大限度地發揮了單位強制力的作用。首先，是自上而下建構防疫形式體系並使之趨於完善。1952 年 3 月 14 日，政務院第 128 次會議決定成立中央防疫委員會。這個名稱帶有戰時的特點。以後各級基層組織均建立了防疫委員會，如浙江金華縣全縣 9 個區就成立了防疫中隊，62 個鄉、433 個行政村均建立了防疫衞生小組。[83] 不過到了第二年，帶有戰時色彩的「愛國防疫委員會」就紛紛改名為「愛國衞生運動委員會」（簡稱愛衞會）。這說明，防疫行為已從戰時狀態開始向社會運動的形式轉變。

其次，防疫運動從單純反對「細菌戰」而轉型為常規化的「愛國衞生運動」，實際上面臨着一個相當艱難的轉換過程，即如何從情感激勵型的國家民族主義形式切換到與日常生活節奏密切相關的常規性衞生運動。這個轉換需要龐大的社會動員機制做後盾和支撐，由此必須轉變觀念，改變以戰時防疫為主軸思維的陳舊方法，而代之以全新的理念。1952 年 12 月，第二屆全國衞生會議的召開標誌着這個轉變的實現。在這次會議上，周恩來指出，要使愛國衞生運動堅持下去，達到普遍深入和經常化，衞生工作如果不能與羣眾運動結合，衞生工作「面向工農兵」、「預防為主」和「團結中西醫」的三大原則就不可能得到很好的貫徹。他建議衞生工作的方針應增加一條，即「衞生工作與羣眾運動相結合」。大會接受了這個建議。

1953 年 1 月 4 日，《人民日報》發表《衞生工作必須與羣眾運動相結合》的社論，迅速把周恩來的建議定為衞生工作的主調。這篇社論特別強調，開展羣眾性衞生運動不僅是粉碎敵人細菌戰的可靠保證，而且是改進中國衞生狀況所應採取的一條捷徑。社論還說，「面向工農兵」、「預防為主」和「團結中西醫」三項原則雖已指出了衞生工作者所應採取的立場、衞生工作所應有的重點和衞生工作所應採取的辦法，但「衞生工作與羣眾

83　參見《金華縣衞生志》，頁 2，杭州：浙江人民出版社，1995 年。

運動相結合」才是推行衞生工作最有效的方法。這個建議的採納,是這次會議最重要的收穫。[84]

這篇社論中最關鍵的一句話是:「為了很好地達到為工農兵服務的目的,僅僅把工農兵作為工作對象是不夠的,還必須通過工農兵自己來進行衞生工作。」這句話標誌着政府對衞生防疫與民眾關係認知角度的根本轉變。從「反細菌戰」開始持續幾個月的防疫運動雖波及範圍甚廣,包括媒體的高密度宣傳,防疫隊伍一撥撥的頻繁下鄉和各種有組織的社會動員,但落腳點一直是把「工農兵」這個被政治明確定義的羣體作為治療和預防對象,這樣一些策略具有相當明顯的臨時性。

要貫徹「預防為主」的策略,其核心恰恰在於如何在疫病未發之前進行抑制,同時這種抑制又具有持久性的特徵。因此,不改變原有的思維,使「工農兵」從被動的治療對象轉化為一種帶有主動性的「運動」主體,調動尚且健康的主體,以之為載體去控制未發的疾病,就很難想像會達到「預防」的持久性效果。事實證明,正是以「工農兵」為預防主體而非治療客體,同時把「預防」與情感性的「愛國主義」,短促突擊式運動與長程生產週期相結合,才使「衞生」與民眾的普通生活建立起了可感知的關聯性。[85]

## 「工農兵」作為預防主體之後

當然,在確立了「工農兵」為預防主體而不僅僅是治療客體之後,並非就完事大吉了。而且,這套辦法也並沒有假設主體的重新設置就意味着每個「工農兵」都會成為合格的「預防」主體。必須通過一套嚴密的制度化程序對其加以「啟蒙」,然後才能保證其他配套制度的運轉。

84 《衞生工作必須與羣眾運動相結合》,載《人民日報》,1953 年 1 月 4 日。
85 同上。

實現程序化的樞紐是，既然「工農兵」這個主體羣是不均質的，那麼首要的工作是先離析和培訓出一批積極分子，構成「啟蒙」的主導羣體，然後再推而廣之。在這個設計過程中，對各街道婦女所進行的動員被放到了核心位置。沈陽在總結防疫工作經驗時就說，在建立統一的有力的防疫組織時，「特別是各街道中由於抓緊了積極分子，把婦女組織起來，成為開展防疫工作的重要力量」[86]。媒體也不失時機地推出了一批「衞生明星」。如南京五老村的馮桂珍就是一位「捕鼠能手」。自 1952 年「反細菌戰」以來，媒體對她進行了幾年的追蹤訪問。1958 年的一則報道中說，直到 1957 年 10 月開展冬季愛國衞生運動時，馮桂珍還是個積極分子，她挨家挨戶地訪問了本村第九組的居民，果然發現了問題，無鼠村發現了老鼠。有的人家的米袋又被老鼠咬穿了，於是，馮桂珍就到每家串門，挨家研究老鼠出沒的動向，幫助人家上好鼠夾，把鼠夾放在有老鼠活動的地方。第二天一早，她又跑到各家去問，果然打到了兩隻老鼠。馮桂珍並不滿足於此，通過試用各種老鼠誘餌，兩個月內她捕捉了 90 多隻老鼠。[87] 另一個例子是在衞生工作會議上被媒體樹立為明星的劉俊英，她創造新捕鼠方法，一個人就捕鼠 5149 隻，又帶動同學捕捉了 6007 隻老鼠。[88]

女性角色得到重視是因為她們有更多的閒暇時間在一些非正規的社區活動中扮演更為活躍的角色。在消毒滅蟲的早期「反細菌戰」行動中，東北地區的防疫機構就往往率先組織、訓練各街道居民小組的衞生小組長和青年家庭婦女，通過她們組成婦女消毒隊，再擴大到組織老人和小孩等半勞動力參加。[89]

---

86 《瀋陽市防疫工作的經驗》，據新華通訊社東北總分社 1952 年 3 月 31 日報道。

87 甄為民、史越峨：《發揚了自愛愛人的美德 —— 訪南京市五老村一羣愛勞動講衞生的人們》，載《人民日報》，1958 年 2 月 17 日。

88 夏詳諭：《捕五千多隻老鼠的小姑娘 —— 全國甲等衞生模範劉俊英的故事》，載《人民日報》，1952 年 12 月 15 日。

89 呂繼軍：《南京市開展愛國衞生運動的經驗》，載《人民日報》，1952 年 12 月 13 日。

在愛國衛生運動中，一些非正規組織的活動被有序地整合進了整體的動員框架中。比如南京市在運動中就借用了 1500 多個讀報組的力量，通過它們組織家庭婦女和社會青年，使他們成為運動的核心和骨幹力量。[90] 如前所述，各地城市中的讀報組曾經是不確定性信息和謠言散佈的主要來源之一，如果有效地控制了這類信息發佈的資源，並使它們在非常規性組織中整合女性和社會青年參與的力量，的確能收到奇佳的效果。

衛生組織和行政程序相互呼應結合的區域監控設計，在愛國衛生運動中可謂一大發明。20 世紀 20 年代以前，中國的各大城市基本沒有獨立的衛生機構，其機構設置基本上依附於民政和公安系統，即使偶爾能分離出來，也壽命不長，處於與其他行政職能部門分分合合的狀態。30 年代以後，各種衛生局和衛生委員會才逐漸在行政機構的框架中佔有一席之地。[91] 一些重要城市如北京和天津則通過衛生區事務所的建立，在民眾日常生活中引進了「衛生」監控的理念，形成了地段保健和治療網絡。所以在相當長的一段時間內，城市的衛生變革和動員是由地區性的衛生組織承擔的，如北京內四區的防疫在民國時期即由四個衛生事務所承擔，四區之外則由傳染病院承擔。[92] 而到了 1952 年 7 月，北京市防疫委員會仍以各區衛生所為中心，組織醫務工作者分責任地段負責，全市共建立了防治站 64 個。[93]

這樣的機構設置顯然仍是把普通民眾作為治療和防疫對象，而要實現最廣泛的社會動員，對「衛生」與「防疫」就不能單純理解為一種純粹的醫療行為，而要重新把它定位成「社會變革」的一個組成部分。這些「社會變革」的主體也不能僅僅被理解為單純的治療對象，而是參與社會變革的一分子。在這樣的認知前提下，衛生運動的發起和組織就不能僅僅由純粹

90　同上。

91　楊念群：《民國初年北京的生死控制與空間轉換》，見《空間・記憶・社會轉型 ──「新社會史」研究論文精選集》。

92　《民國時期北平的傳染病管理與衛生防疫》，載《北京檔案史料》，2003 (2)，頁 33。

93　《北京市防疫委員會關於麻疹、猩紅熱防治工作的初步報告》(1952 年 7 月)，載《北京檔案史料》，2003 (2)，頁 51。

的衛生部門完成。因為作為「工農兵」的「衛生」主體同時也是整個社會革命的「主體」，要使之成為社會革命的主體，就必須使用啟蒙和監控的雙重手段加以實現。因此，已成為社會變革主體的「工農兵」，顯然就不是單純的「衛生」組織能夠加以領導和支配的，其他的行政部門亦應在這場社會運動中發揮導向和監控作用。

在各大城市具體的愛國衛生運動中，表面上仍按區域劃分負責範圍，而不按行政系統劃分負責範圍，行政系統的上級機關還須保證所屬單位服從駐在區的領導。當各地段衛生部門將檢查結果報告各行政系統時，各行政系統即提供支援，並對所屬單位進行督促。[94] 但是，一旦運動發動起來形成規模後，超地段的行政干預能力得到了明顯的加強。其表現是超地段的大規模宣傳運動後的檢查程序，往往是在行政領導直接控制下進行的。如北京的一次宣傳活動，僅全市規模的動員大會前後就開了六次之多，每次大會之前都開幹部會議，大會和幹部會都由市長、副市長親自主持。南京組織的宣傳大軍達 15 萬人，採取 20 多種宣傳形式，挨戶宣傳，全市累計有 280 多萬人被捲入宣傳陣勢。從 1952 年 6 月到 9 月，南京的報紙刊載愛國衛生運動稿件達到 300 多篇。

運動收尾後的檢查程序更是日趨嚴密。據當時媒體報道，自 1952 年 4 月到 9 月，南京全市即成立了 1000 個以上的檢查組，出動檢查了 12000 多次，受檢查的有 2400 多個單位、20 多萬戶。單是以李樂平、金善寶副市長為首的市檢查團 30 多人，就出動檢查了 20 多次。在突擊檢查時，全市曾出動了 94000 多人。媒體總結道：「在檢查時，由於採取了領導檢查和羣眾檢查相結合，經常檢查和突擊檢查相結合，全面檢查和重點檢查相結合的方法，因而真正做到了層層檢查，級級負責。」[95]

---

94　賀誠：《為繼續開展愛國衛生運動而鬥爭》，載《人民日報》，1953 年 1 月 4 日。

95　甄為民、史越峨：《發揚了自愛愛人的美德 —— 訪南京市五老村一羣愛勞動講衛生的人們》，載《人民日報》，1958 年 2 月 17 日。

儘管如此，要實現行政與衛生防疫系統的協同配合，以達到對城市空間的有效監控，是需要有一個相當長的過程的。據史料記載，北京在制訂1951年春季清潔大掃除運動實施方案時，尚沒有形成使普通防疫行為轉化為廣泛社會運動的思維，其宣教動員階段仍主要由衛生委員會動員醫護人員組成宣教隊進行宣傳。而各地段衛生組織與行政機構的關係尚未超越各地段內部進行協商組織的形式，如規定：「各區的衛生委員會應召集駐在地區的各級機關、團體，採取協商動員方式，以保證和帶頭的精神，促進運動的實施。」[96] 其控制程序基本上仍是由各地段衛生機構協調自己所轄區內行政機構的職責。這樣做的結果是，在一般民眾的眼光裏，愛國衛生運動仍然很容易被理解為一種較為純粹的醫療活動，而不是一場社會運動，從而導致熱情減退。

為了改變這種狀況，1955年北京市人民委員會發出的指示就開始強令各區人民委員會一定要有副區長一人負責領導衛生運動，並抽調區級、防疫、婦幼、醫療等衛生部門的幹部（二十人左右）組成工作組，在區衛生運動委員會的領導下執行全區的衛生工作。每一個街道辦事處必須指定一位幹部，每一個居民委員會至少應指定一兩個居民委員專門負責經常的衛生工作。[97]

與單純由衛生機構控制相比，由行政機構干預的空間監控對普通民眾日常生活的影響達到了空前的程度。行政干預的假設是民眾不會自覺地起來行動，必須用制度約束的程序進行啟蒙和動員。在「細菌戰」突發時，有的地區的行政部門估計工人中只有五分之一能讀懂報紙。也就是說，只有這部分工人才能受到媒體常規宣傳的影響，而其他五分之四的工人如果

96 《北京市 1951 年春季清潔大掃除運動實施方案》，載《北京檔案史料》，2003 (2)，頁41。

97 《北京市人民委員會關於加強夏季愛國衛生運動工作的指示（草案）》(1955 年)，載《北京檔案史料》，2003 (2)，頁 57。

不經過運動的刺激，很可能根本不知道「細菌戰」是怎麼回事，甚至只認為是「醫院的事」。瀋陽市在 1952 年 4 月間大規模突擊檢查飲食行業衛生狀況時，採取了各種各樣的方法，如有的靠說服教育。有的業主經說服教育後仍不重視，就在街上用廣播筒向他喊話：「老陳，你的家裏很髒，大家就不上你那裏去買東西啦！」有的還採取開展競賽、奪紅旗、組織參觀等辦法，使政治意識在行動中的滲透常規化。[98]

行政干預的強迫性還表現在有些機構會藉助衛生運動對日常生活無所不在的滲透擴展私利。有的防疫部門會假借「防疫」名義在羣眾中募捐，有的地區的總工會也藉口清潔衛生，動員大批私營企業的工人無代價地給修理院子。有的單位規定每天交幾隻蟲子，交不上就罰款。結果自然的蟲子被消滅了，卻居然出現了「養蟲子」的現象。東北勝利礦一街防疫支會通知老百姓把雞都殺了，不殺的抓住一隻罰五萬元（舊幣），結果有的居民將雞藏在被窩裏或衣櫃裏。有一戶李姓人家的豆腐舖，因為被防疫人員檢查時在窗子上發現一隻蒼蠅，就被查封，限令一週內不許營業。除一些城市外，在突擊性的衛生檢查中，農村也出現了類似的強迫現象。如原遼東省柳河縣五區姜家店村衛生檢查組就硬性規定了五條懲罰辦法，辦法中除勸告、警告、嚴重警告、大會檢討外，還規定了一條：如上述辦法無效，便遊街。[99]

## 衛生防疫中的空間政治學

鄒讜在評述一項中國革命的研究成果時，曾經精闢地指出，中國共產主義運動的成功同可以度量的經濟、社會及文化因素並無重大關係。

98　參見《瀋陽市防疫工作的經驗》，據新華通訊社東北總分社 1952 年 3 月 31 日報道。

99　參見《遼東省農村防疫衛生工作中的問題》，據新華通訊社東北總分社 1952 年 5 月 27 日報道。

相反，關於中國共產主義運動成敗的解釋必須在「中國共產黨人自身的行為」[100] 中尋找。所謂在「中國共產黨人自身的行為」中尋求革命動因解釋的取向，在研究愛國衞生運動的興起和構造時尤易發揮作用。在當代民眾的眼裏，愛國衞生運動早已成為耳熟能詳的慣常行為，當每年上級領導發出號召去打掃環境衞生和開展清潔運動時，誰也不會感到奇怪。可在 20 世紀 50 年代初，這場運動的形成卻不被認為是一個可以任意加以預期和設計的行為。人們當時根本無法預料到愛國衞生運動後來會變成一種能影響和支配廣大空間中民眾日常生活狀態的週期性運動。

羅芙芸就認為，對「細菌戰」的指控具有一種雙重隱喻的功能，即中國是帝國主義侵略的犧牲品，同時中國又是大自然的犧牲品，那些看不見的被忽略的「細菌」也開始威脅新中國的生存。為了實現中國的現代化，中國人民必須要與外來的政治敵人美帝國主義進行戰鬥，而且還需通過除滅自然界中產生的敵人，如時疫帶來的疾病。國家與敵人的衝突被濃縮成了自然與人的衝突。所有史料的發現也並不引導我們更接近揭示細菌武器是否存在的真相，而僅僅是提供一幅地方權威、公共衞生人員、黨的組織者和一般公民如何集體塑造「1952 年事件」的圖景。[101]

「反細菌戰」行動作為「愛國衞生運動」的源頭，具有強烈的國家民族主義表達形式的特點，同時這種表達形式又具有非常規的暫時性。這是

---

100 鄒讜：《政治研究社會科學化》，見《中國革命再闡釋》，頁 254，香港：牛津大學出版社，2002 年。

101 Rogaski, Ruth, *Nature, Annihilation, and Modernity: China's Korean War Germ-Warfare Experience Reconsidered*, *The Journal of Asian Studies*, Vol. 61, No. 2 (May 2002), pp.381－415. 西方「冷戰史」的研究一直對「細菌戰」的真偽存在爭論，相關的檔案文獻及爭論的內容請參見：Weathersby, Kathryn, *Deceiving the Deceivers: Moscow, Beijing, Pyongyang, and the Allegations of Bacteriological Weapons Use in Korea*, *Cold War International History Project Bulletin 11*, pp.176－184; Stephen Endicott and Edward Hagerman, *The United States and Biological Warfare: Secrets from the Early Cold War and Korea*, Bloomington: Indiana University Press, 1998.

由「細菌戰」不具備常規戰爭所具有的規模龐大、涉及人員眾多等特點所造成的。而愛國衞生運動發展成規模後，卻具有週期性陣發的特徵。這裏可以引出一個有趣的話題是，「反細菌戰」的短期行為是如何演化成愛國衞生運動這種長期行為的。對當時經濟、政治和文化因素的籠統分析可能無助於解釋，而必須從中國共產黨人立國之初面臨的危機和各種威脅，調動已經初步形成的政治傳統和制度資源（各種宣傳手法、制度建構安排和創新模式）應對時所採取的靈活策略中去細細感悟，才能逐步逼近歷史的現場。

在我接觸到的各種各樣對中國革命成功經驗的解釋模式中，一些研究視角是頗有啟發性的。如裴宜理曾指出，僅僅從意識形態、組織結構和政治文化在革命過程中的作用着手分析，或從結構性因素，例如階級界限的劃分和政府的弱點入手解釋，都是有趣的思路，但他認為，共產黨和國民黨在社會動員方面的最大差異表現在共產黨顯然比國民黨更善於實施大量的情感工作。[102] 不過事情似乎沒有那麼簡單，因為情感也分多種類型，其表達方式也是異常複雜的現象，僅僅以國家民族主義話語的激勵來輕鬆駕馭民眾的情緒和行為畢竟只能起到暫時的效果。在愛國衞生運動的起源階段即「反細菌戰」時期，中國共產黨確實相當成功地運用了情感動員的策略以激起民眾的民族主義情緒，使之轉化為自覺的衞生防疫行為。

在「細菌戰」發生之初，最使中共中央焦慮的是如何有效地平衡「恐慌」與「麻痺」兩種極端心態。自出現美機攻入東北地區撒佈「細菌」的消息後，宣傳媒體一度很難把握報道的準確尺度，因為「細菌」撒佈的區域相對可以實際得到驗證的只有東北和青島兩個地區，如何使其他地區對此也能引起注意成為一個難題。情況說嚴重了，固然可以激起相當廣泛的民族主義情緒，但也極易造成大面積的恐慌而難以控制。把情況作輕描淡寫

---

102 裴宜理：《重訪中國革命：以情感的模式》，載《中國學術》，2001 (4)，頁 98–99。

的處理，或真實地報道其影響的空間範圍，則很容易讓未波及的地區完全忽略這場特殊戰爭的存在。在相當一段時間內，宣傳媒體和實際的宣傳行動均是左右搖擺於這兩種態度之間難以定奪。

然而在 1952 年 3 月以後，各地報道空情和蟲情的頻率卻大幅度增加，幾乎全國各個地區似乎都發現了帶毒的昆蟲細菌。這段時間給人的印象是媒體控制開始迅速向「有聞必報」、強調事態嚴重的取向傾斜，最主要的特徵是經常把「空情」和無法驗證的「蟲情」混為一談。其典型的用語是，在報道飛機侵入架次和投放的各類物品後，用模糊的語言說明「其他地區尚在檢驗中，偏僻地區已派人前往」,「上述蟲物，有的已送該省衞生化驗所化驗」等。至於核對總和搜索結果均少有後續報告。當然，這類報道的模糊性甚至部分誇大性的宣傳並非有意為之，而是「細菌戰」這種非常規性作戰本身具有的不易識別的特徵所致。

正是這種模糊性在通過各種宣傳媒體滲透到了各個地區和各個階層時，卻成為放大恐慌情緒的根源，包括各地此起彼伏出現的「政治謠言」也不能說與此無關。至於不確定的「細菌戰」報道對政府的判斷和決策有多深的具體影響，尚缺乏相關史料，難以做出十分精確的透視。只是從各地基層組織上報的「反細菌戰」經驗得到上層的首肯和推廣這個現象來看，上層至少已清楚地得知，對「細菌戰」恐怖情緒的疏導和利用不僅在激發民族主義情緒方面頗為有效，而且在使之轉化為常規性的防疫衞生行為方面也是個很好的平台和起點。比如，不刻意區分頻發的地方疫情與「細菌戰」之間的界限，就變成了大規模動員消除毒蟲的一個重要理由。因為在許多未發現「細菌戰」跡象的地區，大規模滅鼠滅蟲滅蠅的理由恰恰是，只有消滅這些昆蟲，才能消除「細菌戰」有可能發生的媒介物。這與 1951 年提出的「預防為主」的衞生政策可以直接進行具體的銜接。

在研究中我們發現，僅僅依靠民族主義的情感模式去長久維繫民眾對衞生變革的激情顯然是不現實的。要使「反細菌戰」從一場短期的民族主義的情感與行為表達，轉化為一場具有穩定特性的社會變革運動，還需要其他因素的支援。其中，「羣眾路線」的實施就起着核心作用。「羣眾路線」是中國共產黨在長期戰爭狀態下的一大制度創新，但「羣眾路線」的具體實施不僅僅是一種簡化的情感激勵過程，特別是戰爭年代的「羣眾路線」與和平時期的「羣眾路線」具有完全不同的實施內涵和控制程序。另外，如何實行從戰爭狀態向和平時期過渡的「羣眾路線」更是一個複雜的問題。戰爭時期的「羣眾路線」運用了一整套相當完善有效的動員技術，如訴苦。[103] 其最主要的功效就是在短期內迅速明確對象，然後以情感動員的模式鋪衍成大規模的羣眾運動。「反細菌戰」的早期動員態勢也具有戰時激勵的這個特點，如賀誠就說過：「進行衛生宣傳時，舉出真人真事，不說空話，或者開訴苦會，訴說在舊社會無法講衛生的痛苦，算細帳講明衛生有利，也是好辦法。」[104]

只是，這套方法在「細菌戰」作為一種戰爭狀態的威脅解除以後，特別是在朝鮮戰爭結束，宣佈中國外部威脅已經解除後，就變得不再有效。「羣眾路線」的內涵在失去戰爭對象的支撐後，自然會失去民族主義的驅動力，必須重新尋求與民眾實際利益的結合點才能重新煥發活力。

在中國共產黨人的眼裏，領導者在制定政策時，必須到羣眾中去聽取意見，系統整理後再運用到羣眾中去。這種「從羣眾中來，到羣眾中去」的思維模式是一種查清羣眾自己理解的利益所在的方法，一種從羣眾中獲取反饋的程序，一種估計黨所面臨的政治現實的過程。如果和別的因素結合起來，「羣眾路線」的概念就具有強調羣眾自己所理解到的眼前利益的傾向。[105] 中國共產黨在「細菌戰」威脅結束後較快意識到了衛生防疫如果要成為持久的社會變革運動，就必須與民眾自己所理解的眼前利益掛鈎，

103 關於「訴苦」的社會史分析，參見郭于華、孫立平：《訴苦：一種農民國家觀念形成的中介機制》，見楊念群等主編：《新史學：多學科對話的圖景》，北京：中國人民大學出版社，2003 年。

104 賀誠：《為繼續開展愛國衛生運動而鬥爭》，載《人民日報》，1953 年 1 月 4 日。

105 鄒讜：《中國革命再闡釋》，頁 129。

比如強調和春耕生產週期的結合以及與每年總是頻繁發生的疫情和防疫活動相結合等等。

但是，如果僅僅單獨強調羣眾自己所理解的眼前利益的重要性，卻未必與黨的長遠革命的根本利益相符合。如遇到這種情況就需使用制度化的強力手段使兩者保持一致。鄒讜曾指出，「羣眾路線」本身並不能成為建立西式自由民主的基礎，原因在於羣眾的概念與公民及公民身份有着根本的不同，羣眾概念的出發點在於把個人看成是屬於社會各個部分的個人，他們並不擁有抽象的法律或公民權利，他們只擁有具體的社會經濟權益(substantive socioeconomic entitlement)。這裏的假設是，一旦羣眾有人去領導，他們對社會經濟正義的要求就會促使他們成為政治積極分子。因此，羣眾、羣眾運動和羣眾路線的觀念與公民的概念不同，它們是聯繫公眾與個人、國家(或政權)與社會的兩種不同渠道。[106]

也就是說，所謂走「羣眾路線」，不僅是要有限地吸取和表達羣眾自己所理解的眼前利益，而且還是強化國家政治制度設計以實現黨的總體目標的一條途徑，是一種工作方法和領導策略。在「羣眾路線」的表述內涵中，民眾利益的表達只有在國家社會變革政治目標框架的限定下才變得有意義。由此我們就可以理解，在愛國衛生運動中，「羣眾」儘管從醫療對象轉而被預設為運動的「主體」，這「主體」卻在某種意義上處於被啟蒙的狀態。而愛國衛生運動最終得以實施，也依賴於行政機構與地段衛生組織、各種形形色色的非正規組織以及交疊互動的空間分層網絡的控制才得以完成，而不僅僅是在民眾自發的情緒調動下的行為。因此，「羣眾」自發行動實際上是空間政治規訓與調控下的一種結果。

106 鄒讜：《中國革命再闡釋》，頁 130。

# 第九章
# 在政治表象的背後

在追憶自己早年的那段鄉村生活時，晚年的陳志潛曾經感慨地寫道：「一個外來者習慣於舒適且較少隔閡的環境，而不願意長期過艱苦的鄉村生活。本地村民則習慣於當地的情況，通過親屬關係與其他紐帶被限制在他們的社會。被同胞村民信賴的村民們比必須花費寶貴的時間來顯示其可靠性的外來者更為有利。」[1] 這個貌似簡單的道理如此平實地表達出一個意思：即使同屬於一場「醫療革命」，城市與鄉村的分野往往可能就表現在這「身份認同」的差別上。鄉村民眾對「醫生」的信任不僅取決於治療效果的彰顯，還取決於對醫生本鄉本土資格的認定。人們擇醫時彷彿更看重的是醫生在周圍親屬熟人圈子中的身份地位，以及由此引發的口碑和評價。從河北省定縣試驗以後，治療對象對醫生本地身份的認同，就一直被歷次醫療改革試驗的發起者作為核心的要素加以考慮，無論這種考慮是被包裹在「政治」的還是「傳統」的外衣裏。

1 陳志潛：《中國農村的醫學 —— 我的回憶》，頁 40，成都：四川人民出版社，1998 年。

在定縣試驗中，陳志潛已經發現，真正由村裏人擔當的「保健員」比外界進入的醫療人員更有責任心，也更易得到村裏人在感情上的認可。然而陳志潛完全沒有料到的是，時間過去三十多年後，中國大地上數百萬個村莊中已遍佈着數以百萬計的基層「保健員」── 赤腳醫生。其區別僅僅在於，陳志潛的「在地化」試驗只波及定縣的數個村莊，而普及赤腳醫生卻成為鄉村醫療變革的一場全國性的「制度化」實踐。

儘管在 1980 年出版的一部描寫協和醫院發展史的英文著作中，一位美國人已經聲稱陳志潛在定縣培養的「保健員」就是 Barefoot ── 赤腳醫生。[2] 儘管陳志潛自己也認為，最遲到 1958 年，政府已建立起了全國性的鄉村衞生保健系統，包括以後的赤腳醫生制度恰恰都是採納了「定縣經驗」。[3] 但是，赤腳醫生的真實起源似乎仍然是個謎。在馬海德的記憶中，赤腳醫生是紅軍做法的一種持續。當年在蘇維埃地區的醫務學校，僅以七八個月的速成時間就培訓出一批醫務工作者。他繼續回憶說：「在解放區和紅軍裏，曾經受過近代、大學訓練的醫生，只用兩隻手的手指就數完了。幾乎所有的醫務工作，都是我們這些短期訓練班出來的人負擔的。因此，訓練各種半醫務人員是個老傳統。『赤腳醫生』的概念在那時就存在了，只不過名稱不一樣。」[4]

## 餘波與前奏

無論是在甚麼樣的記憶中去尋找赤腳醫生的發明權，其實都沒有太大的意義。在陳志潛看來，醫生「赤腳」的起源之所以很難有準確的答案，

2 Bullock, Mary Brown, *An American Transplant: The Rockefeller Foundation and Peking Union Medical College*, University of California Press, 1980, p.162.

3 參見陳志潛：《中國農村的醫學 ── 我的回憶》，頁 87－88 。

4 W• 貝卻敵，路易 • 艾黎：《中國見聞錄》，龔念年譯，頁 240－241 ，香港：香港南粵出版社， 1975 年。

是因為以村為基礎的非專業衛生工作者的概念，既不是起源於定縣，也不是起源在新中國成立後，當然也更不可能是在蘇維埃式的紅軍中。從無法追憶的時間起，中國的村民們就一直從那些比自己醫學知識稍多一點的村民那裏請教以得到藥方。

只要有在鄉村居住的經歷，就會知道所謂「醫療」這個詞在鄉村裏不是一種技術行為，而是人情網絡表達的一部分。在密如蛛網的中國農村中，要取得信任，最簡捷的路徑是使他們其中的某些人既掌握來源於村外的現代技術，同時又沒有脫離人情倫理的網絡而轉變在地的身份，讓鄉下人覺得是「自己人」掌握了「外人」的技術，因為一切外界醫療的援助都很容易成為匆匆過客。

新中國的建立儘管用政治革命的實踐從整體上否定了「鄉村建設運動」的改良主義式方案[5]，但並沒有完全放棄醫療技術訓練必須有利於加強醫生對本地身份認同的策略，反而越來越堅定地以此作為鄉村醫療變革的根本基礎。

新中國的衛生事業在 20 世紀 50 年代初，開始以「防治」訓練的形式把醫療面向工農的原則給意識形態化了。政治上的要求被革命的激情催化升溫，顯然不能再允許城裏的醫師、護士、助產士在年復一年，即五年至十年一個週期的訓練中維繫着「精英化」的雍容與自尊。針對鄉村民眾進行就地取材的速成訓練，勢必會變成鄉村醫療革命的主流。在政治正確性的規定下，不是一個區、一個縣的微觀謹慎的小型試驗，而是全國一盤棋式的強制規劃，使定縣試驗的裊裊餘波，演變成了一場鄉村運動的前奏。

5　經濟學家千家駒在 1934 年就編有《中國鄉村建設之批判》一書，內中學者的主要攻擊點在於指出鄉村建設不是着眼於解決社會結構問題，或者對土地分配不均的經濟現狀未予深究，對帝國主義與封建勢力的根基秋毫無犯。參見景軍：《定縣試驗 —— 社區醫學與華北農村，1927–1937》，見《陳志潛教授學術思想研討會論文匯編》，頁 23。

馬龍瑞就是這樣一個人，他是陳志潛定縣試驗的追隨者，曾在 1947 年至 1948 年的江寧鄉村衛生試驗區訓練了一批鄉村衛生員。正當他準備仿照定縣三級保健網絡在村中建立衛生室，使這些衛生員開始在鄉村實施服務時，人民解放軍的渡江部隊已衝過了長江堤防。當時間的指標指向了 1951 年，心裏蕩漾着的變革漣漪似乎越來越波瀾不驚地變成了平靜的水面時，馬龍瑞卻突然驚訝地聽說，這批鄉村衛生員在外來護士與助產士相繼離開之後，大多數仍留在了江寧縣工作，並接替了護士和助產士的崗位。馬龍瑞的興奮是難以用語言來形容的。他發現，政治結構的革命並沒有磨滅以往鄉村醫療試驗的光彩，相反卻在「面向工農兵」的新政策下獲得了連續性的認可。他立刻着手重新提出一個全國性的三級保健組織計劃：縣設衛生院，區鄉鎮設衛生所，在衛生院及少數衛生所健全以後，即可在行政村或聯合數個村設立衛生室。同時，就地訓練衛生員，分配她們到衛生室去工作。

馬龍瑞對「三級保健網」的設計與陳志潛沒有甚麼大的差別，只是在鄉村衛生員的身份和教學時間的安排上有自己的想法。在「衛生員」的選擇上，最低標準是年紀在二十歲以上，曾受過高小教育或有同等文化程度，還得是當地的女子。這個標準給人印象較深的是性別色彩。馬龍瑞的理由是，鄉村衛生員是以婦嬰衛生為核心工作的，所以應以選擇女性為原則，她們的流動性較小，在工作上易與護產士配合。那些結了婚的、有政治覺悟的女幹部，是最理想的選擇對象。

「鄉村衛生員」被設計成了專職人員，因為與在臨床上作為護士和助產士助手的助理員不同，這些女衛生員是獨立工作的，也就變成了脫離生產的最基層的衛生幹部。按這些要素勾畫出的一幅新社會藍圖，是令人興奮的。在每一個組織健全的縣衛生系統中，縣衛生院猶如心臟，鄉村衛生員則是各部的血管，將應做的工作帶到鄉村的每一個角落裏去。[6]

6　馬龍瑞：《鄉村衛生員的訓練及衛生室的建立》，載《華東衛生》，卷 1，第 2 期，頁 21，1951 年 2 月 1 日。

既然「鄉村衛生員」是按專職的位置與標準設定的，她的訓練週期就會大大長於定縣的十天，大約需要六個月的時間，包括兩個月（384 小時）的集中講解示教及四個月的實習。在所有的課程中，助產學概要的課時最多，達到了 100 小時。其次是護理技術概要，達到了 46 小時。

生動性在課程講解中被排在第一位，空泛的學理解釋對文化程度有限的學員來說是無法理解的。馬龍瑞親自示範說，講授營養常識，應避免用「碳水化合物」是「能力的能源」這類的講法，而要說「糙米比白米補，燜飯比蒸飯補，吃蒸飯要吃米湯」等；教授「急救」辦法時，頭皮破傷出血的處理，要比人工呼吸法更為重要，因為前者在農村極為常見，後者則非有經驗的技術人員不能有效地執行。[7] 馬龍瑞的設計在 20 世紀 50 年代初期絕不是單獨的臆想，而是有相當多類似的設想散佈在報紙、雜誌和報告之中。瀏覽這些設計方案，總的感覺是有些像定縣模式的餘波和終結，其中所體現出的缺憾和疑惑，恰恰需要在一種新的機緣中予以補正和完善。所以，這些方案的提出又像是新的鄉村醫療革命的前奏和開始。

為甚麼說是「餘波和終結」呢？馬龍瑞設計的「鄉村衛生員」藍圖不但承襲了陳志潛的三級保健網絡的構想，而且把他未曾克服的弱點也一併繼承了下來。「陳志潛模式」的最大弱點是，在強調醫生對本土人倫網絡的認同時，並沒有同時兼顧對「本土」醫藥資源的整合與利用。在定縣試驗中，就沒有一位中醫被招募到公共衛生的計劃中來。不僅是鄉間草醫，就是富有學識的「儒醫」也不例外。陳志潛用略帶輕蔑的語調評說這些鄉間的「草醫」：「這些鄉村行醫者很少或根本沒有與我在城市中所見的中醫郎中有共同之處。除偶有例外，他們不過是以賣草藥為副業的普通村民，沒有受過專門的醫學訓練，甚至不會號脈。即使不是絕大部分，也有許多人是文盲。」[8]

---

7　馬龍瑞：《鄉村衛生員的訓練及衛生室的建立》，載《華東衛生》，卷 1，第 2 期，頁 22，1951 年 2 月 1 日。

8　景軍：《定縣試驗 —— 社區醫學與華北農村，1927–1937》，見《陳志潛教授學術思想研討會論文匯編》，頁 17。

在「保健員」職能的設計中，陳志潛只是從經濟承受力的角度用降低醫療成本的方式與中醫抗衡，而沒有考慮鄉村民眾對中醫，特別是「草醫」的崇信。這並不僅僅是一種經濟成本的考慮，也有深層的文化背景在起作用。遺憾的是，馬龍瑞在新中國成立初期對「鄉村衛生員」的設計，仍然延續了陳志潛的思路。他並沒有考慮整合中醫資源，在衛生室必備的藥品中全部用的是西藥，計有內服藥七種，如阿司匹林、硫酸鈉等，外用藥十六種，包括高錳酸鉀、酒精、龍膽紫等。這樣就割裂了基層保健員自身對鄉土社會的認同與傳統醫藥自身利用之間的有機關係。

20 世紀 50 年代，對於鄉村衛生員是否應為專職，一直存在着激烈的爭論。這是因為在國家整體的鄉村醫療設計中，一度存在着以城市救濟鄉村的思路，即通過巡迴醫療隊的流動把城市的西醫人才和藥物資源儘可能地散播到鄉村。這種短期式援助的暫時性是非常明顯的，由於沒有把大多數民眾長期信奉的中醫、草醫等資源納入變革的視野，基層衛生員的訓練實際上無法真正與民眾的需求相契合。

直到 1955 年，衛生部鄉村醫療預防司司長歐陽競還主要強調對於醫藥缺乏的偏僻地區，應當有計劃地組織人力進行巡迴醫療工作。即使是在成立農業生產合作社以後，也要求主要採取分片分社負責和實行巡迴醫療的辦法。另外就是組織衛生所、聯合診所、個體開業醫生訂立醫療保健合同，由他們定期到合作社給社員看病、指導社內衛生活動。對於遍佈鄉間的聯合診所，也是鼓勵其設在人口比較集中的集鎮或較大的鄉村中，只在某些地區醫生人數多的情況下，才組織和動員下到缺醫少藥的地區去組織聯合診所，實行分散應診，而不像在城市中那樣集中應診。[9]

一隊隊的巡迴醫療隊像一股奔騰不息的潮流不知疲倦地在中國大地上反覆流動着。20 世紀 50 年代有個重要現象，巡迴醫療隊中開始出現了「中

9　歐陽競：《做好農村衛生工作》，載《人民日報》，1955 年 8 月 4 日。

醫」的身影。1954 年，四川自貢、長壽、儀隴等 36 個縣、市在春耕期間組織的 779 個巡迴醫療組中，中醫就佔到了總數的 85% 以上。僅儀隴、洪雅等 17 個縣的 200 多個農村巡迴醫療組，在兩個月內治療的病人就有 3 萬多人。[10]

各種方案也在不斷被構思着。其中一個嘗試是，為了克服醫療隊流動性過強，醫了就走的不固定現象，「衛生試驗區」的構想又重新被提了出來。1949 年 10 月，僅僅是在毛澤東在天安門城樓上宣佈新中國成立的數天以後，中央衛生部防疫醫療大隊就開始進入河北省涿縣境內建立衛生試驗區。該縣有 379 個村莊，36 萬多人口，雖比定縣規模略小，卻讓人隱約回想起了定縣試驗那段紅火的時光。同樣是用民間戲劇搞宣傳，醫療隊試演了自己編的《王二嫂養娃娃》，介紹接生新法，先後在 21 個村演出了 26 場，有 5 萬人觀看。同樣是利用廟會辦展覽，在南關廟會上的演出居然吸引了 7000 人的目光。同樣是改造助產員，在四個半月裏，共開辦了 158 個訓練班，訓練了接生員 1880 人，其中 4% 為改造的舊接產婦。同樣是建立三級醫療保健系統，只不過保健院、所、室變成了縣、區、村三級的衛生委員會，「保健員」變成了 784 名專任衛生員。衛生員由各村選出（每村男女各一人），90% 的成分是農民。甚至衛生委員會下設的衛生小組都變成了「保甲」組織的變種，按每十戶編成一組，成了衛生委員會的基層細胞組織。[11]

一切好像都是新的，一切又都似乎與舊的改造方案有着藕斷絲連的關係，就像過年門上貼的新桃，總能隱約看到舊符的影子。這個影子一直存在到毛澤東發怒的那一刻。

---

10 《四川七萬多中醫在保健事業中起很大作用》，載《人民日報》，1954 年 10 月 31 日。

11 《中央衛生部防疫醫療大隊建立涿縣衛生試驗區，取得改善農村衛生工作的初步經驗》，載《人民日報》，1950 年 4 月 3 日。

## 毛澤東的焦慮

在有關毛澤東形形色色的形象描述中，無論是正劇式的歷史展現還是傳奇式的文學發揮，都有毛澤東發怒的場景，但在我的印象中，沒有一次發怒像 1965 年的這天具有如此大的威力。

毛澤東的發怒是對以下數字的一個反應。1965 年，中國有 140 多萬名衛生技術人員，高級醫務人員 80% 在城市，其中 70% 在大城市，20% 在縣城，只有 10% 在農村，醫療經費的使用農村只佔 25%，城市則佔去了 75%。毛澤東據此判斷：「衛生部的工作只給全國人口的 15% 工作，而且這 15% 中主要是老爺，廣大農民得不到醫療，一無醫，二無藥。衛生部不是人民的衛生部，改成城市衛生部或老爺衛生部，或城市老爺衛生部好了。」[12]

毛澤東緣何發怒呢？這還要從 20 世紀 50 年代中國鄉村的醫療狀況說起。新中國成立初期的醫療改革方案雖然沒有改變西醫控制城市的狀況，但也開始邁出了向農村傾斜的艱難步伐。50 年代初期，鄉村醫療資源的整合是以「聯合診所」的方式進行的，「聯合診所」的作用是把呈個體分散狀態的中醫儘可能地統一集中在某個空間中，以逐步適應農村經濟與社會結構趨於集體化的走向。「聯合診所」的設立不是使中醫資源進一步滲入農村，仍是鄉鎮一級中醫羣體的再次組合。中醫集中應診的優勢是使其醫技得以整合使用，弱點是一旦在地點選擇上過於集中，反而會使居住分散的鄉民難以得到及時的治療。

大多數地區的「聯合診所」一般還是設在鎮上。江西金川鎮在 1944 年 7 月，就由醫師楊一清組織中醫 9 名，成立了「金川鎮中醫聯合診所」，每天上午 9 時至 11 時有一名中醫輪流值班治病，不收病人診費，開處方

12　《對衛生工作的指示》（1965 年 6 月 26 日），見《紅衛兵資料續編（二）》，香港中文大學中國研究服務中心藏，頁 2974。

到藥店買藥。新中國成立後（1950 年 7 月）重新成立的「城關中醫聯合診所」，由在鎮個體戶開業的包括內、外、骨傷、針灸等各類中醫師 16 人組成，實際上仍延續了中醫不下鄉、在鎮上開業的老傳統。[13]

在鄉一級設「聯合診所」的情況不是沒有，四川灌縣的龍溪鄉在 1954 年就成立了聯合診所。鄉診所設立後，還根據人口分佈、路途遠近、地勢高低等情況，下設四個點，送醫送藥到田間院壩。[14] 事實證明，這種特例無法打破「聯合診所」仍集中於集鎮這個總體格局。以廣東開平縣為例，自民國元年至民國三十八年，開平縣的中醫從 75 人增加到了 375 人，但其分佈始終集中在十六個區和三個鎮中，其中以三個鎮即三埠鎮、赤坎鎮和水口鎮的人數最多，分別達到了 45 人、39 人和 42 人。1949 年以後，各區鎮以自由組合的形式成立聯合診所，對中醫分佈的格局實施了一次再分配。1952 年，三埠鎮成立了健安中醫聯合診所，有醫生三人；赤坎鎮有同仁、愛羣、友羣三個聯合診所，共有醫生 7 人；水口鎮有大眾、健民兩個診所，擁有 8 位醫生。[15]

由於診所採取的是自由組合的方式，診所雖聚集了一些個體行醫人員，在資金運作和醫療資源的合作使用上有所改變，但大多數中醫仍以個體開業的形式滯留在鎮一級的區域內，對鎮以下鄉村醫療網絡的分佈格局沒有根本性影響。這個現象在全國是非常普遍的。

新政府不是沒有意識到醫藥無法及時下鄉的問題，各種方案都不斷被提出和嘗試加以實行，多種形式的醫療隊穿梭遊動在地域廣闊的農村大地之上，竭盡全力地改變最底層特別是市鎮之外的農民缺醫少藥的局面。這些醫療隊有的來自城市或縣城，有的出自鎮一級的衛生院或聯合診所，有

13　參見《金川鎮志》，頁 185，1989 年 6 月。

14　參見《灌縣龍溪鄉志》，頁 111，1983 年 12 月。

15　《開平縣衛生志》，頁 171，1988 年 1 月。

的是以「土改」或「四清」工作隊的名義下鄉的。沒有人能懷疑醫療隊員們的熱情與真誠，生動的地方劇、宣傳畫和幻燈片往往使醫療隊所在的村莊彷彿變成了歡樂的集市。有的醫療隊在污染的水源處放上一架顯微鏡，農民們就可以親眼看到細菌在水裏游來游去。一旦懂得自己曾經吞下去千百萬微生物時，農民們就直觀地懂得了醫療隊進村意味着甚麼了。[16] 那些樸素的農民知道巡迴醫療隊到來的大致日期時，就會按照傳統中國的禮節，在村口遙遙眺望地等待着。一位醫療隊員回憶說：「我的口袋裏時常裝滿了葵花籽和乾棗，這在鄉下一向是節日才能吃到的東西。」[17]

然而，醫療隊密度再大的穿梭巡醫，與居住過度分散的農民求醫的渴望相比，仍無異於杯水車薪。治療週期所造成的暫時性只是個表面理由，使醫生無法居留鄉下的深層原因卻是致命的。流動醫療隊與地方診所關係如何協調並無先例可循。中醫本來自己開診，直接收診費。聯合診所成立後，他們湊在一起集體開業，把診費歸入基金，自己拿固定的薪金。吸收中醫加入醫療隊無疑是送醫下鄉政策的重大突破，但流動醫療隊的到來增加了他們的工作範圍，卻減少了他們的收益，因為流動醫療隊的收費比他們的收費標準低得多。協商的結果是，流動醫療隊的隊員們也把他們的收入放在中醫的共同基金內，中醫們則把自己的收費降低到流動醫療隊的標準。這就意味着流動醫療隊的來源地，無論是市級還是縣級醫院，事實上在補貼着幾百里甚至上千里以外的醫療服務，因為醫院還負擔着流動醫療隊員的工資。這種狀況顯然不能維持長久。[18] 醫療隊員們並不是「老爺」，也並不總是想給「老爺們」治病，但體制運轉還沒有找到使醫療資源長久駐留在最底層鄉村的好辦法。

---

16　《我在新中國十五年 ── 一位英國外科醫生的回憶錄》，頁 202，香港：文教出版社，1970 年。

17　《我在新中國十五年 ── 一位英國外科醫生的回憶錄》，頁 206－207，香港：文教出版社，1970 年。

18　《我在新中國十五年 ── 一位英國外科醫生的回憶錄》，頁 207，香港：文教出版社，1970 年。

辦法還是要想，不僅是城市來的醫生在想，農民自己也在琢磨是否有更好的辦法應付突然來臨的疾病。1958年，一位叫趙振恒的作者就描繪了湖北浠水縣紅蓮鄉羣英農業社自發辦起一所小醫院的故事。那年的7月，紅蓮鄉在抗旱的緊急時刻，有30多個社員因中暑、瀉肚、傷風而病倒。每個病人需要一個人來請醫生、買藥和照顧，全社197個勞動力，一下子就用去了60多個。社主任被縣裏辦「集體食堂」的經驗喚起靈感，想出了一個辦「小醫院」的主意。在縣衛生院的協助下，騰出兩間屋子，用石灰刷一下，打了消毒水。除保健員外，又增加了一個護理員。再買幾元錢的藥品，專門準備了些細糧和雞蛋、白糖。然後把病人們都動員到小醫院來住下。鄉醫院分工到這個社治病的醫生，一天來看幾次。這樣使護理的人從30多個減為2個。[19] 於是，全區110個合作社都辦起了小醫院。

「農村小醫院」構想的臨時性質非常明顯。至於在農村的其他地區能推廣到甚麼程度，由於缺少相關史料的印證，我們不得而知。據說由農業社創辦的一批保健室，在上海郊區和嘉定、寶山、上海三縣均開始出現。這些「保健室」就設在農業社內，室中備有牀位，農民也稱之為「小醫院」。保健人員是由醫療單位的下放幹部從勞動中抽出一部分時間擔任，有些是附近鄉鎮聯合診所的醫生。[20]

「農村小醫院」引出的另一個話題是，趙振恒把對保健員的訓練作為「農村小醫院」的特色之一加以推廣。過去醫生和保健員往往脫節，保健員在業務上難以提高，農民中有個諺語形容保健員「紅黃碘酒，抹了就走」。小醫院成立後，保健員常常可以和下鄉的醫生頻繁接觸，邊做邊學地提高醫療水平。據說北永鄉的小醫院成立不到半個月，全鄉12個保健員有11個學會了注射，一般都學會了診斷八九種病和使用二十多種藥。[21]

19　趙振恒：《農村小醫院》，載《紅旗》，1958 (8)，頁37。

20　《農業社自辦小醫院》，載《人民日報》，1958年6月27日。

21　同上。

可見，鄉村中各種有利於農民方便治療的嘗試都在慢慢但堅韌地展開着。可是毛澤東還是發怒了。毛澤東的怒到底從何而來呢？毛澤東的腦子裏念念不忘的是，中國鄉村的地域如此遼闊，農民人口如此眾多，卻又居住得那樣分散，在他的印象裏，巡迴醫療隊、聯合診所和「農村小醫院」的設計或是猶如杯水車薪，或是有重組傳統治療格局之嫌，都沒有真正使鄉村社會的農民長期受益。

毛澤東的焦慮是有緣由的。從抗擊美國的「細菌戰」開始，中國醫療衞生的每一次重大變革都是圍繞某項政治運動的週期運作，成了各種頻發的政治運動的外顯形態。這樣做的優勢是容易造成疾風驟雨式的轟動效應，然而風聲一過，流動性的醫療革命往往只具有雨打地皮濕的效果。所以「六・二六指示」中特別提到，「四清」運動結束，農村的醫療、衞生工作不能輕易結束，應有後續措施。在 1965 年毛澤東發怒的前後一段時間裏，他的心裏其實一直鬱結着兩塊心病。一是流動性的醫療資源如何在鄉村發揮固定的作用。他的設想是，城裏醫院中比較優秀的醫生儘量向鄉村流動，只留一些畢業一兩年本事不大的醫生在城裏留守。於是從 1965 年起，省、專區和縣以下的醫務人員開始大批向農村流動，有的地方如雲南保山從 1969 年冬至 1970 年春，省、專、縣城市的醫務人員大批下放到農村，全縣農村醫務人員的數量驟增至 238 人，佔當時全縣國家醫務人員的 90.1%。[22]

縈繞在毛澤東心頭的第二塊心病尤其使他深感焦慮，那就是鄉村保健員的「在地化」訓練無法真正實現制度化。自從陳志潛 1931 年下鄉提倡保健員的「在地化」訓練，到「六・二六」毛澤東批示，時間已經過去了三十多年。讓陳志潛感到欣慰的是，當年他所提倡的「三級保健網絡」已成為中國鄉村醫療改革的基本國策。可毛澤東卻沒有那麼樂觀，他最不能滿意的是，作為「三級保健網」最底部的「保健員」還不能真正有效地發揮作用。

22 《保山市衞生志》，頁 299，昆明：雲南大學出版社，1993 年。

除了中醫之外，中國農村中一直存在着大量類似傳統「草醫」和「半農半醫」的人，這批被稱為「業餘醫生」的人有別於受過正規訓練的中西醫，也有別於「巫醫」，卻以服務態度和便利贏得了農民的歡迎。但直到 1961 年，這批特殊的人仍被排斥在醫療保健系統之外。據河北省衛生廳的調查，平山縣回舍公社有 22 位被農民公認的「業餘醫生」，這類醫生在當地農民的眼中有三大好處：一是「隨叫隨到，便利患者」；二是用藥簡單，花費少；三是不付現款也能治病。公社的醫療機構不准病人欠帳，而找農民業餘醫生看病，卻可以賒帳和採取送幾個雞蛋或送點青菜的辦法來代替診費。這樣的「業餘醫生」在河北省共有 9304 人，相當於公社衛生院醫士以上醫務人員的 38%，卻長期被認為是「庸醫」或「江湖遊醫」，屬於「不學無術」之列，在公社內的活動受到限制。[23]

毛澤東是農民的兒子，他知道醫療資源細胞化到鄉鎮一級，並不能說明農民一定受益了，因為他們中大多數人的居住地是在鄉鎮以下的村莊網絡。在村莊網絡層面，不僅西醫絕無僅有，中醫也很少見。相反，「草醫」、「遊醫」是主流。

## 「中醫」為甚麼不是「保健員」？

其實這段時間毛澤東考慮最多的仍是「中醫」的位置。他心裏很清楚，中國鄉村醫療改革成敗的關鍵在於如何最大限度地利用好絕大多數民眾長期認可的醫療資源。這種資源不是「西醫」，因為它只是城市中佔 15%的老爺們的新寵，也不是「巫醫」，因為其體系過於神秘隨意，缺少可確定的知識背景。只有「中醫」才是鄉民真正不變的崇信對象。

說來奇怪，「中醫」既然如此重要，20 世紀以後的中國思想界卻大多以罵「中醫」為榮。丁文江自題一聯說：「爬山、吃肉、罵中醫，年來心不

23 《怎樣調動業餘農民醫生的積極性 —— 回舍公社農民業餘醫生情況調查》，據新華通訊社 1961 年 9 月 25 日報道。

老；寫字、喝酒、說官話，知難行亦難」。「罵中醫」變成了五四以來西化知識分子的一項飯後運動。除主角丁文江外，還有陳獨秀、余雲岫、傅斯年等人的隨聲唱和。[24]

與這些「西化」精英相比，毛澤東倒是絲毫不掩飾對「中醫」的喜好。有一次他和私人醫生談到魯迅時說，魯迅在《父親的病》中對清代名醫葉天士用梧桐落葉做藥引不以為然，其實，葉天士取秋天的梧桐葉，恰可驗證中醫感悟人地關係的能力，人體的病變和氣候、環境有互動的聯繫，這樣的看法十分高明。毛澤東確信「地大物博，人口眾多」的特點正是中醫能適應自然和社會土壤。環境、氣候、習慣、氣質的差異造就了中醫的不同門派和各家學說，有很強的鄉土適應性。[25] 毛澤東在 1965 年 8 月 2 日接見錢信忠和張凱時，甚至大談鄉村「神醫」的好處，讓他們着實吃了一驚。毛澤東說，神醫有三個好處：神藥它保險，不會害人，沒有毒；第二個好處是省錢，幾個銅板就可以了；第三是給病人精神安慰，病也就好了。[26]

毛澤東的偏好往往對具體的政府行為具有超常的支配力。按理說，他對中醫的評價也應有力地支配着衛生政策的實施效果，然而事實並非如此簡單。新中國成立初期，新政策表面上並沒有沿襲民國時期對「中醫」的排斥政策，而是通過城市的愛國衛生運動吸收中醫參加，來有限度地予以接納。這類臨時性的政策並沒有徹底轉變「科學主義」氛圍支配下對中醫整體評價的貶抑走向。甚至在實行合作化的過程中，中醫被劃為全勞動力使用。昭通專區巧家縣一區規定，中醫每年要出 240 至 270 個勞動日才有

24 鄧文初：《「失語」的中醫 ── 民國時期中西醫論爭的話語分析》，載《開放時代》，2003 (6)，頁 113－114。

25 邢思邵：《毛澤東同志關懷中醫事業 ── 紀念毛澤東同志誕辰 90 周年》，見上海中醫學院編：《中醫年鑒》，頁 7，北京：人民衛生出版社，1984 年。

26 《紅衛兵資料續編（一）》，香港中文大學中國研究服務中心藏，頁 317。

口糧。1957 年，該區水塘鄉因疾病流行，十天內死了二十多人，農民紛紛請求中醫治療，但合作社幹部認為是耽誤生產，不讓去。[27] 至於按成分劃分，把「中醫」當作資本家改造的例子，更是屢見不鮮。不過，到 1954 年 6 月，毛澤東特意提示說，西醫來後，忽視了中醫，新中國成立後，對舊藝人等有了扶助，使他們有了地位，對中醫卻沒有扶植，衛生部門是有宗派主義的，對中醫始終是不積極的，中西醫未團結好，主要責任在西醫。毛澤東指責中央和各地衛生部門領導對中醫中藥抱着嚴重的粗暴的宗派主義態度，這是一種極端卑鄙的惡劣的資產階級心理的表現。[28]

毛澤東這次措辭嚴厲的震怒，掀起了中西醫互學的高潮，但令他大感遺憾的是，對「中醫」的讚美雖有升溫之勢，卻只是抬高了中醫自身的地位，仍沒有對最與農民相關的「三級保健衛生系統」發生影響。也就是說，在他「六・二六」震怒之前的十年時間中，中醫居然沒有被有效融入「三級保健體制」中發生重大作用，而是仍以個體（或者集體）的形式若即若離地與之發生着瞬時不定的關聯。最使毛澤東焦心的是，「保健員」的培訓仍受西醫的速成法支配，而沒有中醫的立足之地。這種訓練方式讓我們想起了馬龍瑞的設想，訓練程序幾乎沒有超越陳志潛時代的構思和實踐水平。至此，我們終於知道毛澤東震怒的最深層原因了。

## 不中不西 亦中亦西

「訓練週期短一定是個重要原因」，在經過「六・二六」之怒以後，毛澤東冷靜下來開始仔細思考。1965 年 8 月 2 日，毛澤東專門召見衛生部

27　據新華通訊社 1957 年 2 月 15 日報道。

28　《一九五四年六月底七月初對中醫工作的指示》，載《雲南紅衛兵資料（一）》，香港中文大學中國研究服務中心藏，頁 23。

部長錢信忠談話，開門見山地談出了他的考慮結果：不脫產衛生員，訓練半個月太短了吧？可以讓城市醫療隊帶三四個月，學會十幾種病。半農半讀的訓練班可以採取農忙不學、農閒多學的方式，時間可以延長到二三年。二年就是讀一年書，三年就是讀一年半書，這方法好。[29]

「六・二六」剛捱了批評，抱着檢討態度來匯報的錢信忠，腦子裏還停留在陳志潛定縣時代訓練保健員時所定的「十天」標準，在訓練週期的安排上顯然還沒有跟上毛澤東的思路。於是他又談了另一個思路，說準備兩條腿走路，辦三年制衛生學校，在農村招生。毛澤東問招甚麼生，回答是招高中生。毛澤東又問，初中不行嗎？回答是，目前農村高中生還不少。[30] 這段對話對學制到底有多長沒有得出最終的結論。可是明顯可以看出來，在毛澤東的頭腦中，在農村辦醫校，文化水平已經變成了很次要的因素，關鍵是如何在最短的週期內調動各種醫療資源，使之在農村的最底層發揮最大的效益。

## 從一堂訓練課說起

1965 年，秋色正濃的 10 月，毛澤東的湖南小老鄉劉仲毅隨着醫療隊下放到了湘南。劉仲毅的下放絕不是一次個別行動，而是在毛澤東震怒後城市醫療百萬大軍下農村隊伍中的一員。這時候正是所謂「臉上的社教」剛剛告一段落，毛澤東的怒火卻已經迅速燒到了鄉村基層，鄉鎮一級的衛生院都感到了壓力，覺得必須加快培訓鄉村保健員的頻率，並提高效率。

對於甚麼是鄉村基層醫生的最佳培訓週期，一直存在着爭議。毛澤東在「六・二六」之後的一次談話就明確表示過對城市醫學院體制培訓時

29 《接見錢信忠張凱時的談話》（1965 年 8 月 2 日），載《紅衛兵資料續編（二）》，頁 2975。
30 《一九六五年八月對衛生工作匯報的插話指示》，載《雲南紅衛兵資料（一）》。

間過長的反感。當錢信忠在匯報時小心翼翼地說要把學制減到三年時，毛澤東仍提出赤腳醫生的訓練不應該走城市在固定的學校空間中教學的老路子，而是要用輪訓的方式解決農村中最易遇到的培訓與脫產相對立的問題。具體辦法是，鄉村保健員一生中不僅要經過短暫的培訓，而且要使培訓常規化，甚至一年中要經過兩到三次輪訓，當然要躲開農忙季節，時間為兩到三個月。培訓的形式當然也就隨着效率的變動趨向多樣化了。不但鄉村保健員可以定時到公社和縣醫院培訓，而且醫療隊下放農村的密度也明顯加大了。

劉仲毅下湘南也就成為千千萬萬鄉村衛生員培訓密度加大的一個具體鏡像。劉仲毅的體會是，在農村搞教學，當然要了解農民學習的特性，他們的特點是有學習的積極性和願望，卻沒有學習的耐性。劉仲毅剛開始授課時，課堂開講不過一二十分鐘，就有學員睡眼惺忪，頭不斷地像雞啄米似的向下點。以後，隨着每一分鐘的增加，打瞌睡的人越來越多。再接下去，有人公然在課堂上鼾聲大作，口水直流，甚至搖都搖不醒。

這使劉仲毅意識到，給這些農民講一、二、三、四，甲、乙、丙、丁，就像讓知識分子幹體力活一樣，一兩個小時就會喊腰酸背疼，難以為繼。變化迅速發生了。在一次傳染病的病理課上，桌上枯燥的教材被放入了書包，血液傳染病的講授變成了一次有關謀殺的偵探故事會。

這故事說，在湘南鐵路線上一個火車站旁的小客棧內，早上清潔衛生員打掃房間時，發現旅客被人殺害。室內外都沾滿血跡，公安人員利用收集到的血跡，開始偵查案件。

如何用這些線索尋找兇手，使班上的氣氛頓時活躍起來。在尋找兇手的過程中，「血型」的概念被自然地引入了。因為作為偵破工具的血抹片中發現了瘧原蟲和血絲蟲，結合瘧原蟲和血絲蟲的生活史，不僅可以肯定病人來自疫區，也明確限定了兇殺案發生的時間必在午夜，因為血絲蟲的蚴只在午夜出現在周圍血流中。同時，是不是要特別尋找血吸蟲和證據來協助破案也成為討論的焦點，這是利用否定的答案來介紹血吸蟲的生活史。就這樣，在聳人聽聞的兇殺故事、脣槍舌劍的辯論和驚心動魄的結論中，血液的生理、病理和寄生蟲病知識被有機地糅合在一起。學員們在面紅耳赤「破案」的興奮中，瞌睡蟲早已逃之夭夭。[31]

以上這段講的是，西醫的艱深學理怎麼變成了農民可以接受的日常知識。其實相當一部分赤腳醫生是無緣接受系統的西醫學理訓練的，他們獲取知識的途徑既廣且雜，中西醫雜糅的風格使多數赤醫的身份難以和普通農民相區別。

## 赤醫劉明柱

劉明柱就是這樣一個人。當我坐在他對面時，從他的服裝穿戴中難以找出「醫生」與「農民」之間的界限。交談之中，這位秦嶺大山深處的赤腳醫生侃侃講述了他獲取醫學知識的因緣。

談到自己接觸醫學的經歷時，劉明柱用陝南口音很重的語氣肯定地說，自己出診以前跟住在當地的地質隊裏的一個西醫學過一些基本知識，他不太懂中醫，劉明柱則對人家畫的 A 、 B 、 C 也看不懂。

在秦嶺深處圍坐在一起烤着炭火，遠處白蓮教起事時所修的城堡在暮色中若隱若現，聽着劉明柱娓娓講述赤醫訓練的鮮活場景，彷彿就在眼前：「那時我年齡小，培訓在河邊進行，我把黑板給搬到河邊，人家寫字的時候我給舉上。那時候我寫字一些都寫不來，那些他在黑板上寫過以後的字我都把它記下了。人家走的時候給我留下了一些書，後來我看了一些書後跟人家通信，人家又在信裏指點了我一些。」[32]

31 劉仲毅：《從赤腳醫生到美國大夫 ── 一個美國醫學專家的半生自述》，頁 25–26，上海：上海人民出版社，1994 年。

32 2002 年 2 月 13 日採訪劉明柱記錄。

在農村，知識的獲得也可能發生在一個偶然的場景中，這個偶然的「事件」也許就突然成為醫力增大的意外收穫。劉明柱有一次給一個病人打針，總感覺到背後有一雙眼睛在觀察自己，盯得自己脊背發冷。針打完了，背後的人也說話了。原來是七里峽醫院的常大夫，來村裏走親訪友，剛好看到劉明柱在打針，於是不動聲色地在旁邊看完。後來就是這位常大夫教會了他如何判斷流行病如乙腦患者的症狀和治療方法。

劉明柱文化不高，按常理來說不太符合至少高小畢業的赤腳醫生選拔標準，可在村裏的藥房當調劑師時卻學出膽量來了。剛開始還猶豫不敢去，害怕抓錯了藥，又一想甚麼都是人學的，你不敢動你就始終不會。學脈學不認得醫書上的字，由於想到責任重大，就先學了藥性，又學了十八般調藥，後來學其他的藥書。有些字認不得，在秦嶺教書的老師全被問遍了，甚至獸醫的知識也不放過。那時公社衞生院裏住着個獸醫叫毛全省，在藥房待着還頗通脈案，愛抽個煙鍋。這個人很有個性，你先給他裝一鍋煙，跟他一起抽，如果煙要是好，再給他裝一鍋，然後問甚麼他說甚麼。就是憑着這份心機和靈氣，劉明柱學到了藥書上看不懂的內容。

大隊裏的民兵隊長毛農旺的親姑夫李保清是個中醫，經常教毛農旺些醫術，並借些醫書給他看，有時醫書沒有地方放，就放在劉明柱所在的藥舖裏面。等毛農旺帶着社員去修梯田時，劉明柱就在藥房裏抄寫醫書，寫一遍記一遍，再看一遍就會了。可是學了以後不會用。李保清經常到小河來給毛農旺解說醫理，劉明柱那時就住在小河的藥房裏，整天想着能貼身接近李保清的好辦法。他發現李保清也愛抽水煙袋，於是找了張乾淨報紙，到四舅家去弄了些煙葉，回到藥房細細切碎，拌上甘草。劉明柱當時自己不抽煙，卻故意先裝上一鍋，靠近李保清抽了起來。飄散的煙味勾引起了李保清的煙癮，忍不住向劉明柱要煙抽。煙一上嘴後，李保清在小河整整待了三天，劉明柱也學會了如何在實踐中運用醫理。

劉明柱接受醫學訓練帶有相當大的偶然性和不確定性，似乎主要原因是沒有接受系統訓練的條件。實際上，大多數赤醫的訓練仍未脫離國家總體設計的培訓規劃的制約。如一位生長在滇池畔的赤醫回憶說，成立合作醫療後，上面派 59 醫院（駐滇部隊）的醫生到龍門村醫療室指導，教會赤醫打針、開藥、看病的基本常識，過了一段時間省中醫學院的學生又到龍門村實習，又教會了他製針水、挖草藥的技術。[33]

完全從兩個不同的系統進村，同時又代表中西醫兩大分支的醫療人員，卻能夠同時對赤醫的知識結構施加影響，而且還各得其所，確實是個令人驚異的現象，也只有通過國家政治的干預形式才能達到此種效果。

劉明柱的故事給人的印象似乎是赤醫的身份認同遠遠比其技術的選拔程序更為重要。其實各地情況頗為不同。雲南澄江縣龍街鎮在培訓結束後，大隊還要通過兩個月的挖藥考核，看是否能吃苦耐勞，再綜合考慮文化（初中文化）、道德，從 12 人中選出 2 人從事赤醫，其餘 10 人被解散回家，競爭還是很殘酷的。[34]

## 「摻沙子」

「六・二六」毛澤東發怒以後，不僅縣城以上的醫療資源大量向農村輸送轉移，原有已制度化的鄉村保健員與上一級醫療單位的溝通渠道在聯繫的頻率與密度上也明顯增強了。縣衞生局通過兩管五改、防疫下鄉的運動，安排醫療人員進村指導。不少地區開會的密度達到了每月一會。上上下下的流動接觸使公社及縣級醫院與赤醫的關係處於相當密切的狀態。溝通的密度增大，固然使赤醫獲取技術的機會增多，可是相互形成的新型制

---

33 《滇池湖畔的女赤腳醫生》，見《從赤腳醫生到鄉村醫生》，頁 113，昆明：雲南人民出版社，2002 年。

34 《一名老赤腳醫生的遺憾》，見《從赤腳醫生到鄉村醫生》，頁 288。

約關係也會隨之變得複雜。訪談中發現，農村赤腳醫生常常怕給公社醫院留下不好的印象，如果大隊評議不上，就幹不成，畢竟是一門技術活。山西省沁縣的赤腳醫生發起了牢騷：「就還是過去常規守舊，下來的醫生就是說這個沒弄好那個沒弄好，吃了頓飯就走了。那病人怎麼回事，錯在哪兒，他也不給講。」這位赤醫的經驗是：「50 歲以上這部分人在技術上都比較保守，一般是不告訴的。曾經有一回看一個闌尾炎病人，我說闌尾在右邊，衛生院的人說是在左邊。書上說得清清楚楚，就在右下方，他就要告你在左邊，他就怕你會了。」[35]

當時的赤醫標兵王桂珍也回憶說，那時赤醫的藥箱裏只許有紅藥水、紫藥水、解熱片等二十六種普通成藥，而且赤醫沒有處方權。有一次隊裏的一個小孩得了肺炎，王桂珍開出了一張藥方，但到了衛生院卻配不到藥。[36] 廣東珠海的張容彩則回憶說，到公社衛生院實習，只叫掃地、倒痰盂，結果十個人只剩下三個。[37] 有時候赤醫會被當學徒使喚，有的赤醫就有過給十來個醫生做飯，起早貪黑打掃衛生的經歷。[38]

對付這類人，鄉村赤腳醫生自然也有他們的辦法，還取了個名字叫「摻沙子」。上海郊區的川沙、南匯、奉賢專門抽調一百五十名優秀的赤腳醫生，在上海中醫學院的幫助下，經過一年培訓後，分配到各公社衛生院「摻沙子」。有一個公社衛生院對赤腳醫生的醫術不相信，所有赤腳醫生的處方都要經衛生院醫生審批才能配藥，後來「摻」進了六名赤腳醫生後就完全控制了處方審批權。當然，「摻沙子」的行動在新聞表述上都被冠以「兩個階級、兩條路線在醫療衛生戰線的鬥爭」的政治主題，處方審批權的

---

35　《我從不後悔當了赤腳醫生》，見《從赤腳醫生到鄉村醫生》，頁 75。

36　王桂珍：《學好無產階級專政的理論，永做貧下中農的貼心人》，見《赤腳醫生茁壯成長》（第三輯），頁 45，北京：人民衛生出版社，1975 年。

37　《我們是南海前哨的女赤腳醫生》，見《赤腳醫生茁壯成長》（第三輯），頁 89，北京：人民衛生出版社，1975 年。

38　《從赤腳醫生到鄉村醫生》，頁 75。

獲得也被形容為不僅掌握了政治領導權，而且也掌握了業務大權，是對有些公社衛生院醫生受資產階級醫療作風影響對赤腳醫生不支持，對合作醫療的鞏固不關心的一個有力回擊。[39]

另外一種「摻沙子」的方法是，每月 15 日召開赤腳醫生例會制度，全公社赤腳醫生都集中到衛生院交流經驗，衛生院醫護人員也被責令參加這種例會。還有一種「摻沙子」的辦法叫一頂一互換制，每期兩個月左右。衛生院請進一名赤腳醫生來院傳授土法治病經驗，參與衛生院的治療程序，同時頂下去一名醫生到被換的赤腳醫生所在大隊，「接受貧下中農再教育」。吉林遼源市渭津公社衛生院就是通過這樣的辦法，採用了赤腳醫生的民間土方、驗方三百多個。據說當年農民的評價是：「誰說咱們的赤腳醫生不行，連公社衛生院都學哪！」[40]

## 「草醫」復活

赤腳醫生從名稱上看，應該是「鄉村保健員」身份的一種自然延續，只不過更加強調了其中所蘊涵的「半農半醫」的意義。

1968 年 9 月 14 日，《人民日報》頭版轉載《紅旗》雜誌《從赤腳醫生的成長看醫學教育革命的方向》這篇文章，文章的「前言」部分開始正式界定赤腳醫生是上海郊區貧下中農對半醫半農衛生員的親切稱號。但是，赤腳醫生的出現絕不意味着中國傳統農村社會中那些「半農半醫」土大夫的簡單復活，而是與合作醫療開始強力覆蓋全國農村，全面實現了制度化的過程緊密相關。

據說解放後合作醫療的最早雛形發源於河南省柘城縣慈聖人民公社，時間是 1958 年 7 月 1 日。同年，湖北省麻城縣全縣 96 個公社全部實行了

39 《熱情支持，積極培訓 ── 上海中醫學院在教育革命中培訓赤腳醫生的調查》，載《解放日報》，1974 年 5 月 30 日。

40 《為社會主義新生事物的成長出力獻策》，載《吉林日報》，1974 年 4 月 26 日。

合作醫療。[41] 儘管如此，「公費醫療」作為強制性措施真正覆蓋全國是在1969年以後。一些衛生統計資料顯示，進入20世紀70年代以後，許多地區的合作醫療覆蓋率基本達到了80%以上。湖南的醴陵1969年有41個公社，676個大隊中只有3個公社和24個大隊實施了合作醫療。僅僅經過三年的時間，到1972年，所有的公社和大隊都全部被納入了公費醫療網絡。赤腳醫生也從1969年的180人，猛增到了1972年的1200人。[42]

江蘇省南通縣1969年的947個生產隊中，有930個開始實施合作醫療，至1973年增加到1946個，佔98.3%。1976年則實現了所有947個大隊都有合作醫療。赤腳醫生的人數也從1969年的1127人，猛增到了2229人。[43]

從赤腳醫生的增長幅度與合作醫療相對應的程度可以看出，赤腳醫生的生存與其有密不可分的關係。這也是赤醫區別於以往「鄉村保健員」的重要特徵。

合作醫療設計的出發點也是從成本核算着手的，目的是使農民在花費最少的情況下能夠使常見病得到治療。經費一般是二級籌集，各地社員每年的交款幅度控制在1.5元至2元之間，看病每人次收掛號費3分至5分，不再收針藥費。慢性病患者須自付藥費一半。在一些鄉，合作醫療經費採取兩極核算，即數量總額的20%由衛生院掌握，以解決區、縣、市的危重病人治療藥費的報銷，80%的經費由大隊合作醫療掌管，以解決在大隊治療和轉診到衛生院的藥費開支。[44] 政策文件中都特別強調要堅持「吃藥打針不收費」這一條，把它奉為「合作」的標準，「社會主義的方向」，否則就不算合作醫療，並斥之為方向不對，改變了性質。[45]

41 《從赤腳醫生到鄉村醫生》，頁16。

42 《醴陵衛生志》，頁118，1991年。

43 《南通縣衛生志》，頁158，1988年。

44 《秤沱鄉志》（四川長壽縣），頁114，1985年。

45 《保山市衛生志》，頁50。

合作醫療降低農民治療成本的設計策略，很容易使我們想起陳志潛的「定縣模式」。但仔細思量，兩者卻區別甚大。「定縣模式」的出發點是通過降低西醫的成本與鄉村中醫和「巫醫」進行競爭，卻從來沒有考慮過通過整合鄉村中固有的醫療資源，以開闢節省成本的新途徑。

合作醫療雖然實施的是二級核算，但大隊一級承擔着主要的經濟效益負擔，而分佈在每個大隊中的赤腳醫生對藥費和醫療資源的核算和安排又成為合作醫療能否支撐下去的關鍵。由於大多數赤醫所接受的是中西醫混合式的訓練，又是本土本鄉人，他們最清楚村裏人的負擔與合作醫療所能與之對應的底線在哪裏。赤醫們都知道，如果僅從消費西醫的角度考慮，每人每年兩元的醫療費顯然不足以支撐整個體系。畢竟從大隊一級經費中購置西藥的能力是極為有限的，必須在現有的成本核算框架內尋找到另外的降低醫療消費的方式。當時唯一的出路是，想方設法從中醫的配劑中降低藥物成本，包括「土方」、「草藥」的使用。

因為草藥成本低廉得可以免費，所以浙江永康河投村的赤醫們一般治病多採用中草藥單方、驗方或針灸、按摩、拔火罐，免費治療，只收西藥費。[46] 至於「土方」的獲得途徑就更廣了。按劉明柱的說法，合作社以後大家在一起勞動的時候，你傳我，我傳你，再問一些，就知道一些「土方」了。採訪劉明柱問到用藥比例時，他的回答是土方能佔 10%，中藥佔 60%，西藥只佔到 30%。劉明柱特意補充說，剛從衞校畢業的學生就是不行，「他們只知道這個西藥的說明是啥，其他東西知道得很少」。劉明柱的意思是，這些孩子太「西化」了，因為真正的赤醫多少都帶有些「草醫」的色彩。

如果要區別於「定縣模式」，從中醫入手節約醫療成本，必然會導致「草醫」的復活。赤腳醫生白天在診所看病或背藥箱下到田頭出診，還常常有尋求草藥的任務。雲南昆明龍門村的段惠珍回憶說，每月至少一次上

46 《河頭村志》，頁 108，1994 年。

山挖藥，遠的地方要走一天的山路才到。中午帶點乾糧，走累了休息時吃點乾糧，喝口山泉水。挖一次藥來回要兩到三天時間。[47] 採藥需要經驗，河頭村醫療站的赤醫專門組織了一支採藥隊伍，年紀較大頗識草藥的幾個人和年輕人搭配着組隊到山區採藥。[48]

據老赤醫劉常在說，那時候採藥有講究，五月五採葉，六月六採莖，七月七採根，要根據四季的變化，營養到了根部的時候就要採，否則就達不到藥效。那會兒採藥誤了工，不給記工分，也要去，誤了藥就不行了。劉常在頗為驕傲地說：「我開始不認識藥，拿着中草藥圖譜對照，一點一點找。後來，知道同村的小亮認識藥，就跟他一起去。就在附近的山上，平常用的藥都有，我們拿個布口袋回來。晚上我就自己做藥，晾乾了，有的烤，有的燒。藥材重在加工。後來我還自己種藥材，黨參、冬花、芍藥、板藍根、黃芩、小茴香、黃柏、杜仲等。到了春季收購一些茵陳、青蒿之類的中草藥，然後賣到縣藥材公司，為當時的合作醫療積累資金，一直堅持了三年。」[49]

像這樣溫馨的記憶在赤腳醫生的訪談中可以說是比比皆是。常常是看病開出的西藥太貴，看看病人因手頭拮据而猶豫的眼神，赤醫們就會告訴他，你去找點哪樣哪樣草藥，加上幾片薑，煨煨吃。病人會說：「這個草啊，我認得呢，我們後頭山上多呢！」[50] 照着赤醫說的去整個吃了，病就好了。雲南有一種叫「天殺」的病，在人多的地方，由於人和人之間汗味不同就會休克。赤醫用一點草果、甘草，要半邊生半邊熟的，加點白糖泡水喝就好了。[51]

47 《滇池湖畔的女赤腳醫生》，見《從赤腳醫生到鄉村醫生》，頁 117。

48 《河頭村志》，頁 108。

49 《從赤腳醫生到鄉村醫生》，頁 213。

50 《從赤腳醫生到鄉村醫生》，頁 230。

51 《從赤腳醫生到鄉村醫生》，頁 242。

赤醫採藥一開始像是單幹的行為，當作為經費核算單位的大隊發現「採藥」也可以積累財富時，「採藥」就被轉化成了一種羣體的規範行動。不少大隊會專門撥出土地做中草藥基地，自採加上自種。藥物治療的成本隨之大大降低。

我手頭有一張廣東廣寧縣合作醫療基本情況表。表上不但顯示出 1971 年至 1976 年，廣寧全縣大隊的合作醫療數從 92.6%上升到了 100%，其中有一欄更顯示全縣自 1973 年開始設立中草藥種植基地起，有中草藥櫃的醫療站數從 1973 年的 171 個上升到 1976 年的 205 個，建起的中草藥室數也從 1973 年的 215 個發展到 1976 年的 285 個，醫療站種植中草藥的面積從 32.5 畝令人吃驚地以十幾倍的速度增長到了 1976 年的 505 畝，採集中草藥數量從 1973 年的 25 萬斤增長到 1976 年的 61.2 萬斤。[52]

這些數字都在顯示着赤腳醫生擁有了傳統「草醫」的身份色彩。不過，赤醫心裏還是很清楚自己和那些「草太醫」的區別的。至少，「草太醫」收費就憑他們自己說，赤醫的收費則會受制度規定的嚴格制約。

## 政治運動中的人際關係網絡

1972 年 3 月 24 日的《人民日報》上講了一個「煮鍋」的故事。河北灤南縣一個漁業大隊合作醫療服務小組花十四元買了一個煮鍋，卻捅了個馬蜂窩。衝突的起因是一個漁工問了句話：「花那麼多錢買這玩意兒幹啥？」赤醫們回嘴說：「打針要消毒，煮藥要有鍋，一看就是不支持赤腳醫生。」僵持一陣子之後，赤醫們說：「條件好了，鍋還是買得起的嘍！除了買個煮鍋，再打個藥架子，添些新傢俱，找個司藥，配個會計……那時候，人齊、藥全、傢俱完備、白大褂一穿、小屋裏一坐……」

---

52　參見《廣寧縣衞生志》，頁 207，1994 年。

僵持還是隨着黨支部書記的出場才解決的。書記和幾位赤腳醫生一起學習《紀念白求恩》後啟發他們說，你們看白求恩大夫就是在一所破廟裏做了幾百次手術，咱們要學習白求恩同志艱苦奮鬥的革命精神。

學了白求恩的事跡，赤醫們紛紛認識到，他們要的那樣是貪大求洋，講排場，鬧闊氣。

一個赤腳醫生痛心地說：「照咱那樣辦，違背漁民的心願，不符合毛主席的醫療衛生路線，那可真是實在不像樣兒了！」

書記見他們開始有認識了，又說：「買的這煮鍋，只是個現象，你們身上那股子『洋氣』，才是問題的本質。」

這時，他們活躍起來，另一個赤腳醫生搶頭說：「開始，你們指責買煮鍋，我還以為你們對合作醫療不重視，對我們赤腳醫生不支持呢！看來，你們抓煮鍋是現象，幫助我們執行毛主席的醫療衛生路線才是實質！」

書記點點頭說：「對，我們抓的是路線，你們也要抓路線。是艱苦奮鬥，還是擺闊氣？這是兩條路線鬥爭的大事。」[53]

這個故事的整個表述帶有強烈的時代政治氣息，它讓我們感覺到，赤腳醫生的大量出現不僅與合作醫療的組織形式互為表裏，而且恰與「文化大革命」意識形態的構建過程相吻合。赤腳醫生身份作為一種符號經過大量「文化大革命」式政治話語的包裝，具有了以下內涵：赤腳醫生具有極為鮮明的階級身份標誌，在篩選程序中，他們只能來源於經階級成分劃分的「貧下中農」階層。由於出身貧賤，赤醫的心靈充滿了道德拯救感，具有強烈的愛憎和感情傾向性。這樣一種感情也決定着對醫療對象的選擇，只能是與其階級屬性相一致的人羣。他（或她）的階級屬性也決定了其在

53　河北省灤南縣革命委員會報道組：《透過現象看本質》，載《人民日報》，1972 年 3 月 24 日。

治療過程中一定會具有「無私」的品格。然而，錯覺似乎也就在這樣的思維定式中形成了，在人們的印象裏，好像「文化大革命」中的普遍政治話語可以毫無例外地控制着赤醫們的思想與行動。

## 身份與資格

合作醫療的普遍推行，使基層鄉村對赤醫的需求量大增，平均每個大隊要求有兩到三名赤腳醫生，甚至有些地方的生產小隊也要求配備。後來成為衞生部國外貸款辦公室副主任的劉運國所在的大隊有兩千多人，一個大隊又分為十一個生產小隊。大隊的三個赤腳醫生的家分別靠近 1 、2 、3 、4 、5 、6 這幾個小隊，而在 7 、8 、9 、10 、11 小隊中還沒有赤腳醫生。大隊領導是從居住地點分佈的角度把劉運國增補為赤醫的。[54]

「當赤腳醫生也不是誰都可以幹的，那時候就是得村裏的人說了，然後才能當上。」[55] 一個當年的赤腳醫生如是說。在赤醫的各種事跡宣傳材料中，「村裏的人」有時會被抽象成「貧下中農」這個標籤，有時又可能具體化約成某大隊的黨支部書記。[56]

其實，「村裏的人」的內涵要具體分析起來就複雜得多。譬如說村裏有位年輕人有祖傳的醫技，如果沒有關係就不一定當得上醫生。山西的赤醫魯世元念完了書就跟父親學醫，可學完了也當不上醫生，因為沒有關係。後來村裏有了病人沒人治，誰能幹了就推薦誰去幹，魯世元才有了當赤醫的機會。

「當時大隊書記問村裏的社員，這人看病行不行，能不能看好。再一個問社員這個人好不好用，聽不聽領導的話。可我學醫還是參加勞動，偶

54　《從赤腳醫生到鄉村醫生》，頁 46 。

55　《從赤腳醫生到鄉村醫生》，頁 95 。

56　《完全徹底為人民服務的董素平》，見颯英編：《赤腳醫生好》，頁 44 ，香港：香港朝陽出版社， 1969 年。

爾給鄰居看病。可這次大家都說我好，大隊書記就推薦了我。」[57] 魯世元的回憶說明了「關係」在鄉村的重要。這種「關係」可能有政治的考量，如「聽不聽領導的話」，但更多的是一種應急的策略在起作用。

獲取赤醫的資格需要有一定程度的「文化」。山東赤醫李師孟的患者就把是否有「文化」當作赤醫入選的條件，表示村裏有想當赤醫的就是撈不着，「村裏的人不用他們。他們沒有底子，也沒有文化，怎麼着也得有點文化呢，不識字怎麼寫方子。給老百姓看壞了病可不是鬧着玩的！早些時候大兄弟（李師孟）家裏開着藥舖，有這麼個底子」[58]。

除了「文化」的因素外，在一個普通農民的眼中，所謂抽象的「貧下中農」是不存在的，獲得赤醫的資格實際上取決於「門路」。「你比方說，鄉里給我們村五個指標吧，誰個跟幹部（村長、書記）接近誰就去。」一位讓赤醫治過病的農民如是說。如果再加深究，赤醫的階級成分和文化水平是否是硬指標也會產生疑問。當問到一般人想不想當赤醫時，這位農民的回答是，想當和有文化的人很多，卻當不上。當的理由「可以說是為人民服務，為掙錢也可以說」。有文化卻當不上的原因仍然與「門路」有關：「跟幹部走得不近唄！哪能輪到你呢？」[59]

走得近的幹部若能沾親帶故，「文化」高低這個因素就會變得更加次要。雲南赤醫譚美芳的父親是隊幹部，自然會優先選拔他的女兒，儘管女兒不識字。譚美芳先去鄰近的村子學習，後來又去縣醫院學了三個月。早上打針，量體溫，量完體溫卻無法記錄，連字都認不得。然後到藥房學煨藥，老中醫一樣一樣地教。回來後發現醫術還是很不行，就又去縣醫院學習，不用出錢，大隊還給記兩分工分。[60]

---

57 《從赤腳醫生到鄉村醫生》，頁 62。
58 《從赤腳醫生到鄉村醫生》，頁 94。
59 《從赤腳醫生到鄉村醫生》，頁 65。
60 《從赤腳醫生到鄉村醫生》，頁 54。

在赤醫選拔和深造的過程中，「門路」甚至可以左右考試的內容。劉明柱當年考湖南醫學院時，就是因為和管教育的關係熟，筆試只考了個製藥，數理化就用農村的記帳簿給代替了，口試更是有「放水」的嫌疑。據他講，參加口試的人站了一排，當聽說劉明柱家在楊地鎮時，考官竟問，聽說楊地鎮產紅薯，紅薯蔓是翻一下好還是不翻好，劉明柱回答只要蔓蔓不扎根，翻不翻都好，考官就沒再繼續問了。接着考官又問栽樹栽一簇簇肯長還是栽一棵肯長，劉明柱回答栽一簇簇肯長。考官又問栽到人行道肯長還是栽到背路處肯長，劉說栽到背路處肯長，考官就問下一個人去了。

有時候被大隊推薦上去後，在公社一級的「門路」未通也是不行的。江西的一位赤醫 1961 年初中畢業回家，就拜當地名叫廖上琳的老中醫為師，涉獵了《黃帝內經》、《傷寒論》和《溫病學》以及《現代中醫內科》、《中醫兒科》、《中醫婦科》和《中醫外科》等醫學典籍。1969 年，他聽說各大隊要辦合作醫療，需要培養赤醫，因學過七年中醫，他以為機會來了。羣眾和大隊幹部也一致推薦，卻僅僅因為一位在大隊上蹲點的公社幹部與其父輩有成見而竭力阻擋，導致此事告吹。直到 1974 年，這位公社幹部調走，原來的赤醫不幹了，他又因公受傷，不能再從事體力勞動，但工分又不能少，才再次被羣眾推薦，正式當上了赤腳醫生。

當然，「門路」有時也許會起到相反的作用。1969 年劉明柱靠楊地鎮鍾書記的關係得到去修公路的機會，按劉明柱的話說「他媳婦是我的表姑，是我姑婆的親女子」。可是，當劉明柱報考湖南醫學院五年專科，通過了筆試和口試兩關後，鍾書記卻出面干預，原因是劉明柱後來的媳婦要求結婚，媳婦的家人給鍾書記去了封信。「人家鍾書記是老表，說一句話准一句話，我就只好不去了。那以後受的苦大得很，我的煙癮就是在小河衞生所養成的。」

## 赤腳醫生是「道德聖人」嗎？

赤腳醫生就是不掙國家工資，也沒有休息時間，盡自己的本能給人家好好看病，不能說沒有工資就和人家勾心鬥角，應該為人民服務。[61] 山西的這位赤醫非常健談，在談自己的經歷前主動給赤醫下了個定義，表述得相當樸素，只是最後一句話不由自主地與當時媒體的政治話語相吻合。也難怪，當時媒體討論赤醫形象的文章有逐年膨脹的跡象。《人民日報》1966 至 1968 年只有 26 篇，1969 至 1971 年就達到了 454 篇，1972 至 1974 年增加到 563 篇，1975 至 1977 年更是達到了 627 篇，平均一天就有一到兩篇有關赤醫的報道和討論。

由政治話語包裝出的赤腳醫生的標準形象是，與公社社員同享待遇，卻起早貪黑地奔波勞碌，一覺得勞累就想起了白求恩，並且是與傳統醫療

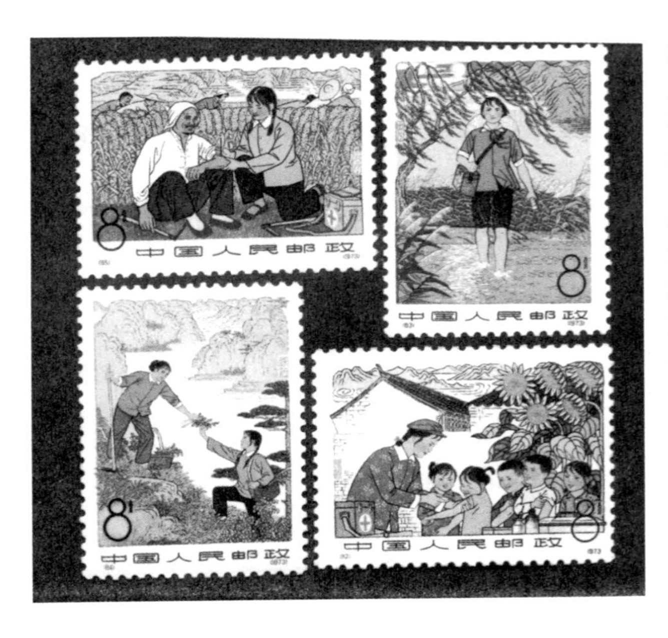


這是 1974 年發行的有關「赤腳醫生」的一組郵票。這四枚郵票正好系列地反映出「赤腳醫生」四個典型的活動場景和特徵，當時報道的票名為「在田頭為貧下中農進行針灸治療」、「深夜涉水出診」、「深山採藥」和「為兒童注射預防針」。

61 《從赤腳醫生到鄉村醫生》，頁 60。

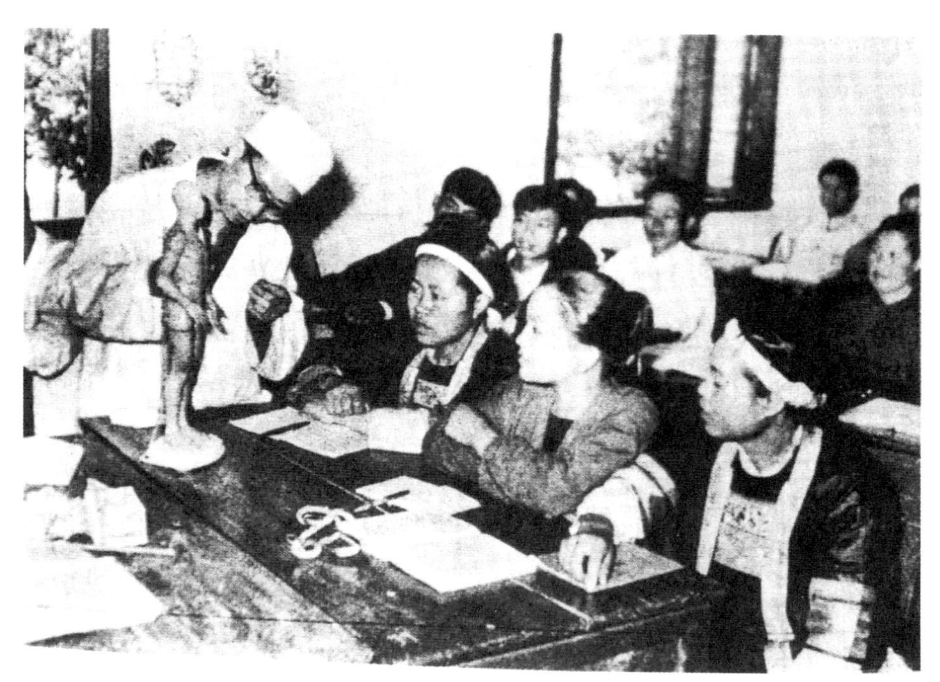

此圖表現的是廣西侗族自治縣三江縣醫院的醫生正在培訓赤腳醫生，教授中國針灸技法時的情形。（轉引自李建民：《死生之域：周秦漢脈學之源流》，頁 385 ，台北：「中央研究院」歷史語言研究所， 2000 年 7 月）

角色不懈鬥爭的勇士。赤醫滿懷激情為人民服務的道德聖人形象的塑造，是與政治運動對「社會主義新人」的訓練要求相一致的。這套訓練程序用非黑即白的二元階級對立方式，使之與穿白大褂的城裏大夫的冷漠形成了強烈的反差。

在鄉村的日常生活中，每個赤醫的心靈畢竟不是政治標尺可以嚴絲合縫地予以衡量的。只要一深入下去，各種不同的聲音就會不斷分化着政治的標準表述：「做赤腳醫生，就是越做越想做，大家都相信你，尊敬你，你也就想幹好點。就像電視劇上的（英雄人物）一樣，由不得你不幹。」[62]

62 《從赤腳醫生到鄉村醫生》，頁 57–58 。

農民對民間英雄的期待當然不是政治的簡單定義可以概括得了的。這可以從山西十里店一位幹部無意的評價中得到證實：「赤腳醫生很負責，他會盡力看好病的，因為他也想出名。」[63]「出名」當然要付出代價，所以 20 世紀 60 年代的報紙上連篇累牘地報道着各地赤醫各類震撼感人的故事，彷彿每一個赤醫都在竭盡所能地滿足鄉民想讓他當「英雄」的心理預期，扮演着他們被政治規定的角色。

「政治」的支配力當然無所不在，赤腳醫生的身份無疑是與一套相當嚴密的制度監控體制不可分離的。「那時赤腳醫生學習抓得很緊，每半個月就有一次會議，傳達上級的工作要求，無條件地執行疾病預防任務。合作醫療是一整套制度、一種體系，赤腳醫生是這個體系的一個環節，在制度管理下發揮作用。」[64]

「那陣兒就不叫辛苦，人家叫你幹這份工作，就得勝任。咱當時就怕說態度不好，貧下中農那陣兒每年都有一次評議，說這個人能用還是不能用。這不是糊弄，不能說當上就完事了，都得評議。」制度的核心是合作醫療管理委員會的貧農協會，其中的農民代表與駐隊工作隊有權監控對赤醫的考核，包括羣眾評價、處方合理程度、村衞生室的開支、每年下地參加田野勞作是否夠一百二十天，採集了多少中草藥以及衞生院的防疫任務執行情況。[65]

具體到醫療程序的監控主要會落實到對「處方」的檢查上面。赤醫開出的所有藥方都是要保留的，由公社衞生院和合作醫療管理委員會抽查。所有的掛號費（每張處方五分錢）在開例會時交給公社衞生院，同處方核對。處方也是公社衞生院統一印發的，每半年盤點村衞生室庫存藥品時，

63 《從赤腳醫生到鄉村醫生》，頁 66。

64 《從赤腳醫生到鄉村醫生》，頁 49。

65 《從赤腳醫生到鄉村醫生》，頁 50。

還要同處方、掛號費進行核對。有一次，一位當地的教師私下改了赤醫劉運國開出的處方，加大了維生素的劑量，結果被查出來，劉運國因此背了黑鍋，受到了批評。[66]

制度約束機制的嚴厲，加上開多少處方，用多少藥品，表面上與赤腳醫生的經濟利益毫無關係，容易給人一個印象，除了過於機械的國家意識形態的定義之外，赤醫的行動邏輯仿佛只殘存下了在當「英雄」的自我期待與鄉民對他的預期之間進行彌合的道德解釋。

大量赤醫的真實經歷證明單純政治意義上的「道德聖人」是不存在的，赤醫們的道德熱情需要利益的驅動和支援。最基本的調查資料表明，赤醫的收入要高於合作醫療成立以前的衛生員。

「我幹了七八年的衛生員後才成立合作醫療。衛生員的工資一個月六塊錢。吃的穿的都是用這六塊錢。合作醫療成立以後，就每個月發十二塊錢。飯是生產隊湊合我們吃，不管你想吃甚麼，只有苞谷、洋芋、蕎麥三種。十二塊錢也是生產隊湊的。合作醫療成立後，上面再發五塊錢補助給我，總共十七塊錢，吃了十來年了。」[67]

彝族赤醫阿魯拉啥是個文盲，當年經常披着彝族的披氈，木藥箱挎在裏邊下鄉看病。因為不計工分，工資和糧食是集體湊出來的，由大隊文書發給他，所以他頭腦中的印象是，飯錢都是人民湊給我們吃的，不管是半夜三更還是甚麼時候，只要哪裏有病人，就應該馬上去，不馬上去，人民就有意見了。[68]

同樣是在雲南，離昆明較近地區的赤醫可能會補助到五元。「每人發五元補貼是因為我們晚上熬藥製針劑，經常加班，有時加班到晚上 12 點，

66 《從赤腳醫生到鄉村醫生》，頁 49。
67 《從赤腳醫生到鄉村醫生》，頁 143。
68 同上。

針劑室離我們村有兩公里左右，不敢回家，只好讓丈夫來接。」[69] 段惠珍如是說。每月五元的補貼，是做針劑到外地賺來的錢，大部分用來做流動資金，擴大再生產和合作醫療。

大部分地區的赤醫都是與社員一樣拿工分，但分值均高於普通社員。山東日照地區的赤醫與支部書記的工分一樣多，一年能比普通老百姓高300至500分，1個工分0.35元。[70] 甚至有的地區赤醫的工分值要比普通社員高出十倍。

「你想嘛，當時當農民，你去幹一天，十個小時，作為一個勞動日，一天的工分只能分八分錢。一個月，天天出工，也就才是2.4元錢。而我們是23塊，相差十倍的啊！現在你們聽着23塊，好像覺得低了，但當時跟農民相比，不得了的呀！」[71] 有的地方，工分是按工資下發，雲南南華縣是發工資，開始是24.5元，後來是29.5元。[72] 這個數字比大隊幹部還高五塊錢。山西一個大隊的赤醫就享有和支部書記一樣的待遇，比如支部書記是500分，赤醫就會同樣得到500分。[73]

赤醫待遇高於社員還不僅反映在領取工分的數值上，「半農半醫」曾作為赤腳醫生的政治要求被反覆強調着。為了保證赤醫「半農半醫」的風格能夠真正具體化，1974年曾經試圖在全國推廣「三三輪換制」。「三三輪換制」的設計前提是一個一千五百人左右的大隊，必須配備三個以上的赤腳醫生，一人在大隊衛生室值班，一人下生產隊搞防治，一人參加勞動，定期輪換。據上海川沙縣江鎮公社紅旗大隊的模範經驗，這樣做的結果，全公社赤腳醫生的勞動時間平均保持在同等勞動力的三分之一左右。

---

69 《從赤腳醫生到鄉村醫生》，頁114。

70 《從赤腳醫生到鄉村醫生》，頁207。

71 《從赤腳醫生到鄉村醫生》，頁125。

72 《從赤腳醫生到鄉村醫生》，頁120。

73 《從赤腳醫生到鄉村醫生》，頁89。

據報道說：「紅旗大隊的赤腳醫生由於『三三制』堅持得好，每年的勞動時間達到同等勞動力的三分之一以上到二分之一，保持了貧下中農的光榮本色。」[74]

「三三輪換制」的設計顯然帶有理想化的成分，且不說全國每個大隊不可能一律配置三個赤醫，即使按設想配置齊全，由於各地衛生條件的不同，也未必能整齊劃一地予以實施。

2002 年，李達 65 歲。他當赤醫的時候，每月有七元的補助，每天看病，不再出工，每天拿村公所核算的八個工分，值當時的兩角錢。李達自己說，這個工分是婦女工分，同齡男勞力的工分是十分，全勞力拿十二分。隊上說李達的八分都給高了，因他得過闌尾炎。對此李達頗感不滿，但是當時村民是出一天工才拿一天工分，當赤腳醫生是每天都可以拿工分，平衡下來李達還是滿意的。

但李達夫婦有兩男三女，家庭負擔重，所以仍覺工分值低。李達記得當時收成最差的一年一家才分得一斗五升米（100 公斤），用李達的話說：「三牀薦子曬曬就完了。」因此要經常借糧食，借了還，還了又借，借苞谷還米。有時借家還不滿意，說米不經吃。[75]

李達拿的工分應不算高，卻顯然無法堅持「三三輪換制」。按當時的政策，赤腳醫生的工分在所在村計算，但要為整個大隊服務。因此，李達的工分需在他居住的名叫師家村的地方領取，卻要為整個高西大隊十三個村的羣眾服務。大隊中只有這一個赤醫，不可能按「三三輪換制」的標準下地勞動，還要遭受本村鄉民的誤解。師家村的部分老百姓說李達家是「五保家庭」、「白癩子」，是「吃家飯，拉野屎」。部分社員向領導反映說：「李達工作清閒，應該讓他曬曬太陽。」師家村的幹部中也有跑到縣級領導

74　《在鬥爭中加強赤腳醫生隊伍》，載《紅旗》，1974 (7)。
75　《從赤腳醫生到鄉村醫生》，頁 289。

處反映李達問題的。李達精神上受到極大壓力，有一個月左右的時間，他曾離開衛生室回家不幹了，後來領導又來請，才又復出。

赤醫遭受類似的精神壓力並非是個別現象。段惠珍就抱怨說，自己不分白天黑夜為村民看病，不怕苦和累，背着孩子上山挖藥製針劑，「到頭來一些社員還說風涼話，說我們沒有下地幹過活，憑甚麼分他們種的糧食，結果連孩子都養不活。平時分糧每次都是最後才分，扁穀多，碾出來淨是碎米」[76]。

當然，對赤醫不參與勞動的行為表示理解的聲音也不算微弱。當過生產隊長的董金清就證實說：「到後來他們就不下去幹活了，不和一般社員一樣下地幹活，每天吃了飯就去醫療室坐着，算是上班了。社員要是感冒了，就叫着，隨時叫着隨時來。」董金清對此表示理解地說：「不下去幹活還很忙呢，你要是找着他看病，吃藥不用花錢。後來就是吃帶甜皮的藥片得花錢了，一般藥不要錢。」[77]

儘管聽到一些抱怨，一般赤醫都覺得可以不必整天在地裏幹活，減輕了很大工作量。在地裏幹活很辛苦，消耗大量體力，所以不在地裏幹活成了一件好事。一般農民對赤醫的評價好像也不在意他是否下地幹活：「赤腳醫生工作體面，不用下地幹活，乾淨、輕鬆，而且掙的工分很多，受人尊敬。」[78]

赤醫對自己身份的角色期待當然不僅僅是在工分上高於普通社員，或者相對節省體力這麼簡單。擁有鄉村社會秩序中權威角色的尊重，使他們在村中無形中處於相當受人尊崇的位置。有的赤醫覺得連大隊書記都比不上自己，當時他們下鄉都不一定吃得到好菜好飯，「因為那時窮得很，哪

76 《從赤腳醫生到鄉村醫生》，頁 114。

77 《從赤腳醫生到鄉村醫生》，頁 96。

78 《從赤腳醫生到鄉村醫生》，頁 191。

家最窮他們就去哪家，所以即使那家有飯吃，他們大隊幹部去的時候都裝窮。而我們去的時候，即使窮得只留點娃娃吃的飯，都給我們吃。所以我們下鄉還更受尊敬，也有的病人會送雞、糧食等，但我都不會收」[79]。另一位赤醫也說：「村幹部有時去村民家還會捱罵，我們去了還會打斤酒給我們吃，好好招待，特別是民族家還會殺雞。」[80]

赤醫獲得特殊待遇、地位和相應的尊敬，表示鄉間民眾對醫生這個傳統角色和身份仍維繫着一種習慣性認同。它往往以鄉土的人情網絡為基礎。不過，這種人情的「認同」因為沒有了往日的情境而表現得相當含蓄。赤醫表現出的角色形象也與過去鄉間的郎中和「巫醫」不同，他（她）畢竟是在一種被制度化的政治氛圍中加以定位和安排的。貧農協會的監控雖然是一種政治運動的產物，但也部分承載着一般民眾對赤醫行為的道德期待。在制度安排與人情網絡的雙重規訓下，赤醫對自己的道德約束自然會隨之加強。

山西的赤醫劉萬平在談到工分高的壓力時說，慢性病的病人總要定時打針，都要用本本記下來，「下了工趕緊給人家打，拿人家的三分五分工，就得這樣」[81]。那個年代，赤醫最怕的是交藥箱，如果碰上羣眾反映，對他有意見，或出了差錯，要求他把藥箱一交，就是奇恥大辱。所以赤醫們平時的行動都特別小心謹慎，甚至家裏人都會說明他自律。劉運國的母親如果在外面聽到甚麼不好的反映，如哪一天給人打針去遲了，或者給人家治了幾天病還沒好，也會把兒子教訓一頓。[82]「制度約束」與人情約束混合發生作用，於此可見一斑。

79 《從赤腳醫生到鄉村醫生》，頁 145。
80 《從赤腳醫生到鄉村醫生》，頁 241。
81 《從赤腳醫生到鄉村醫生》，頁 69。
82 《從赤腳醫生到鄉村醫生》，頁 50。

## 醫病關係的「不變」與「變」

在人們的印象中，在1966年至1976年這段被標以「文化大革命」時期的日子裏，人們的行為和語言完全被「政治化」了。「政治化」的表現是，人們在決定自己行為的正當性之前，一定有一個符合政治目標的想法在腦子裏或隱或顯地在起作用。在當時新聞媒體的描述中，赤腳醫生就如同被政治左右的牽線木偶。典型的場景包括，當自己勞累過度又要面對突如其來的病人時，會想到「階級感情」高於一切，當聽到「階級敵人」攻擊合作醫療和赤腳醫生制度時，捍衛毛主席革命路線的政治使命自然會轉化為巨大的精神力量，以至每當我們讀到這些「先進事跡」的報道時，都會驚異於赤醫們政治靈敏度的整齊劃一，繼而又不能不對如此刻板的行為感到懷疑。縈繞於心的這個問題是不得不問的：促成赤醫有如此表現的真實動機是甚麼？

時隔多年以後，當你聽到一位赤醫無意中談論到「政治」對他人生的影響時，仍能讀出一種與媒體的機械刻意宣傳完全不同的意味來。一位赤醫回憶說：「上第一堂課時，衛生所所長給我們講毛主席語錄，就講了人命關天，意思就是不能馬虎，一針給病人打錯了，一顆藥發錯了就難辦了，真是得小心了又小心。」[83] 所長的這段話不像是在上「政治課」，倒是像在講一般醫患之間的倫理關係。

「醫患關係」往往在特定的時期尤其是「文化大革命」中可以被隨時置換成「階級感情」之類的政治關係，一旦這種特定的政治場景消逝了，在赤醫們的記憶中仍會慢慢呈現出一種在鄉村生活中早已存之久遠、難以褪色的鄉土情感。劉運國剛從學校回到村裏當赤醫，夜晚要挨家挨戶給兒童餵食預防脊髓灰質炎的糖丸，有些村子的山路比較遠，晚上走夜路感到害怕，都是大隊幹部陪同前往，遇到危重病人需要轉診，也由大隊幹部

83 《從赤腳醫生到鄉村醫生》，頁141。

派拖拉機出車，和他一起轉送病人。[84]「幹部」在一般人的印象裏似乎是代表基層權威的象徵，可在赤醫的回憶裏也許只是鄉間人際親情網絡的聯繫者。

政治話語的刻板干預和制度的約束機制在表面上支配着中國農村的日常生活，可在農民的實際行為中，政治的刻意宣傳往往會還原為一種樸素至極的傳統的「付出—回報關係」。

「就是最困難的時候，村裏的人也很願意照顧我們。雖然我們從來沒有開過口，也沒有想過要從鄉親、鄰居那裏得到甚麼好處，但是農忙總有人會悄悄地幫你的忙，加上我們自己也有的是力氣，生活總屬於村裏中等以上的，也應該為大家做點甚麼。」[85] 一位赤醫在描述這種「付出—回報關係」時把它概括成醫病關係：「在過去你給人家打了三天針，注射費一毛錢，可他一輩子記在心上。等碰上你家蓋房子，他給你動彈上三天。人家的工分值是多大！這就是過去醫生和病人的關係！」[86]

制度形成的優越地位和約束辦法當然會給赤醫造成道德回報的壓力。在鄉下，赤醫擁有免費培訓、幹部待遇和漸趨普遍的免於下地勞動的特權，當然可以看作「文化大革命」政治體制在基層醫療政策方面傾斜的結果。然而在日常生活中，赤醫的種種優勢仍是以自己精神和體力的付出作為代價的，只不過這種付出與農民日常勞作的付出有所不同。在一般意義上，農民不會要求「醫生」真的下地幹活，而是希望獲得一種基於鄉土情感的醫療氛圍，而這種氛圍恰恰是現代醫院所不具備的。換句話說，赤醫與鄉民的關係受制度約束的支配，但「付出」與「回報」的過程仍是古老鄉土文化秩序的一種再現。

84 《從赤腳醫生到鄉村醫生》，頁 48。
85 《從赤腳醫生到鄉村醫生》，頁 58。
86 《從赤腳醫生到鄉村醫生》，頁 85。

毛澤東當年震怒於「鄉村衛生員」無法真正「在地化」，其中一個重要理由就是大批外來的醫療人員無法真正進入鄉土人情網絡，從而在道德秩序上無法建立起付出（農民）—回報（赤醫）—再付出（農民）—再回報（赤醫）的有效循環關係。這套循環關係不完全是「政治動員」的結果，也不是靠「階級感情」的速成馴化可以達至。必須經過從鄉土中來，再回到鄉土中去的複雜運作，才能有效進入這個循環系統。

毛澤東當年的湖南老鄉曾國藩顯然深諳此道。他徵募兵勇堅決不用城市油滑之人，而大量用鄉野樸拙之人。曾國藩的理由是，只有出自湖南本地的鄉野村夫，才能流露出保衛桑梓的真實情感，並能自覺地轉化為行動。曾國藩雖以「儒教」衛道者自我標榜，骨子裏仍是想以桑梓鄉情為號召。毛澤東深知，在中國農村，鄰里鄉土關係是醫患關係的主軸，這與城裏「西醫」主宰下的現代醫患體系有相當大的差別。

19 世紀中葉以後，西方醫療技術逐步滲入中國。到 20 世紀初葉，其制度化體系已經在相當程度上主宰了沿海大城市中國人對治病方式的選擇，並進一步形塑和改變着傳統的醫患關係。中國傳統的醫患關係雖有自己雙向選擇的意向框架，但又有相當微妙的人情世故深隱其中。醫家不持現代科學專門化的標準為治病依據，單憑經驗診病，均持有相當詭異的「開業術」，常常以平穩之方治半輕不重之病，以維持名聲不墮。病家擇醫則常常遲疑不定，變化多端。在傳統的醫病關聯式結構中，醫療的主體是病人，病人自由擇醫求治，甚至全家上場參與診療過程也是常見的現象，醫生因被動診治而很難樹立起自己的文化權威。有些西醫傳教士在鄉村行醫都不得不屈從於以「病家」為核心的診療習慣，以免引起鄉民誤解，出現過激行動。病人對醫生呼之即來，揮之即去，醫生自然對病人談不上負責。所以，西醫傳統醫患關係改造中的重要一項就是界定「醫生」對病人的權威和責任，同時改變中國病人在醫治行為中的「主體」位置，使他們在治病過程中更具「耐心」和「信仰」。

病人「自主性」的消失在西方也經歷了一個複雜的演變過程。19 世紀以前，病人對自己的病情與治療方式有相當大的自主空間。為了使尊貴的病家滿意，醫生必須使用日常生活的語言來解釋病情，而病人自我感覺到的症狀更是醫師關注與診治的焦點。在西方醫學經過「牀邊醫學」（Bedside Medicine）、「醫院醫學」（Hospital Medicine）、「實驗室醫學」（Laboratory Medicine）的變化過程後，對疾病的定義也開始從病人自我感覺的症狀轉變為醫生透過各種儀器如顯微鏡測得的病徵。即使是一位充滿愛心的醫生，其專業訓練也將迫使他將注意力集中在病人以外的病徵、數據與檢驗報告上。病人自我感覺到的症狀不再是醫療的重要依據，而醫師日益專門化的術語更完全脫離了病人日常生活的世界。伴隨着傳統病人角色的消失，一個全新的被動的「現代病人」誕生了：他對自己的病情完全無能為力，唯一能做的就是等待與忍耐。[87]

「醫患關係」的改變是制度性的，也是空間性的。醫院的封閉空間使病人的身體與其日常生活被強制性地切割開來。在中國一些大城市，「病人」與「醫生」的關係往往可以置換成「生活場景」與「醫院空間」的對峙關係。於是，隔閡與誤解由此發生，以至到了 20 世紀 60 年代，毛澤東一看到戴着口罩的醫生就會生出一種天然的反感。

但毛澤東的反感和所擁有的政治權威並不能阻止西醫在中國城市的蔓延和鞏固。西醫不斷告誡城裏人，要能忍耐，要有服從精神才算「夠資格的病人」，要有接受醫院作為治療場地的勇氣，才能對應西醫的「責任心」。

城裏的中醫們也開始模仿西醫建立新的醫道倫理，甚至模仿西醫建立專門學校和中醫院。不過，中國鄉村裏的民眾似乎對此並不買帳，除了 19 世紀頻繁發生的教案表達出對「醫院空間」的恐懼與不信任外，中國農民

87　雷祥麟：《負責任的醫生與有信仰的病人 ── 中西醫論爭與醫病關係在民國時期的轉變》，載《新史學》，卷 14，第 1 期，頁 76，2003 年 3 月。

擇醫時的耐心程度並沒有多少改變，對醫院的不信任雖然已不會再與「剖眼挖心」的恐怖場景相聯繫，卻也因為路途遙遠和經濟費用的原因儘量避而遠之。

20 世紀 30 年代就有人感歎：「鄉村裏人一得了病，求癒心太急，只要有錢求醫的時候，不問病的輕重，總是希望藥到病除。如不能滿足他心理的要求，就要發生不信仰，轉而去求另外的醫生了。」以至造成「昨日新醫，今日舊醫，明日郎中，後日仙水。百藥亂投，延誤時日」[88] 的局面。

其實，鄉下人擇醫缺少耐心與城鄉生活節奏的差別有關。農民怕耽誤農時，尤其是在農忙時節，不可能以靜養的方式等待醫療效果徐徐出現。而且，中國鄉村中傳統的「醫患關係」不僅表現為病人及其家屬對治療方式支配的自主性，還表現為更加看重治療過程的「擬家庭化」程度，即整個診療過程是否在一種親情人情網絡中完成。醫生用日常生活語言解釋病情，以及病家的參與和與之互動的重要程度絲毫不亞於治癒疾病本身，甚至有可能佔據更大的比重。這與城裏人越來越習慣於敬畏地接受聽診器與實驗儀器製造出的「沉默的暴力」的支配顯然有着極大的區別。

由此可知，城鄉之間「醫患關係」的差異性既是歷史的遺存，又是現實的投影。這就使得赤腳醫生與病人的關係，在很大程度上變成了傳統的「醫患關係」的再現。

曾當過赤醫的李蘭芬是個典型的農村婦女，黑黑的皮膚，寬寬的臉盤，一頭短髮遮住了耳根。當訪談員進入她的衛生室時，發現李蘭芬和村民很熟悉，病人來衛生室好像不是來看病，而是來拉家常的，都是邊看病，邊聊天，看完病以後都要坐着玩。訪談中李蘭芬記憶最深的一件事是給一位生第四胎的 38 歲婦女接生，李蘭芬勸她去醫院生，她不好意思去，說：「哪有一個老婆娘去醫院生孩子的，死也要死在這個房子裏。」娃娃生了以

88　薛建吾：《鄉村衛生》，頁 23，南京：正中書局，1936 年。

後，胎盤怎麼也下不來，臍帶子也斷了。臍帶斷裂，胎盤下不來，會導致大流血。李蘭芬自己說：「我急了，全身的汗像水似的流下來。我馬上給她打了一針葡萄糖針。她男人只會在旁邊抱着她喊着、哭着。村裏的人在旁邊說：『小姑娘你認不得，要拿一個鍋蓋子來給她揉搓。』我說這些是土辦法，整不得。她們又說：『拿些請帖燒燒，化成水給她吃。』她們你一嘴我一舌地叫着，把我叫得心慌意亂。後來我戴着手套，打了點催產素，就這樣剝下來，又打了止血針，也緩和過來。給她打了一個星期的消炎針，慢慢恢復了健康。羣眾在一邊望着說：『這個姑娘，年紀小拉拉的，還是有點譜氣。』」[89] 李蘭芬接生時圍繞着她的已不僅是病家，還有更多的村裏人參與了進來。可見在鄉村，「醫患關係」的含義可能還需擴大。

赤醫豆冬梅就把「醫病關係」放在廣義的鄉情倫理中加以理解：「比譬如說，你平時對人家好，人家的父母來看病，當自己的老人對待，煮一碗麪條，加個雞蛋，也是天經地義的事。可人家就記在心上了。生了病還不肯在別的地方看醫生，硬是要等着瞧，意思是要照顧你的『業務』。」她舉個例子說村裏有個搞運輸的司機，發高燒到 39.5 攝氏度，在渾身無力的情況下硬是撐着，糊裏糊塗地把車從鄰縣開回來，幾十公里開了兩個多小時，就是為了找豆冬梅看病開藥。[90]

「醫患關係」的融洽會影響到赤醫們的家庭生活狀態。豆冬梅的丈夫就把受大家尊敬看作支持媳婦幹赤醫的首要理由。他舉例說，有一次他所在的煤廠車隊與當地農民發生衝突，農民來了幾百個人，拿着扁擔、鋤頭，扣了煤廠的車，礦長去了農民也不放行。在公路兩旁，幾百農民圍得水泄不通，要求礦上賠禮道歉，於是礦上找到他。「我只帶了一個駕駛員去了，我媳婦也不用出面，這團轉（周圍）大家都認得我。平時的夜晚，

89 《從赤腳醫生到鄉村醫生》，頁 131。
90 《從赤腳醫生到鄉村醫生》，頁 160。

她去哪家看病人、接生，一般我都去。這次我和一個駕駛員去了，幾百人氣勢洶洶地圍在那裏。一看那陣勢，我本來也有點心虛，農民的火氣大着呢！但是，大家一見是我，認得我既是在煤廠工作，又是豆醫生的老倌，抬着的鋤頭扁擔放下了，大家都沒吭聲，倒是讓出一條路來了。你看看，礦領導做不到的事，我做到了，就憑媳婦這點面子。你說說，你不支持她為大家看病，說得過去嗎？」[91]

一個農民說得好：「赤腳醫生本身就是村裏人，平時抬頭不見低頭見的，大家都很熟，所以他們給人的印象是平易近人、熱心，能設身處地為我們着想。如果有甚麼他們治不了的病，他們會很誠懇專門告訴我們，並給我們出主意。」[92] 如果說赤腳醫生與病人的關係仍是建立在政治選拔程序基礎上的，同時赤醫仍是國家防疫體制在最基層的組織者，是國家衛生行政的一個環節，而不可能是傳統中以個體形式出現的醫生的話，那麼在實際的鄉土境況下，赤醫人際網絡關係維繫的好壞仍是其行動合理性的重要依據。

## 「口罩論」與「穿鞋論」

毛澤東以曾經是鄉下人的天然敏感，意識到了發源於為城裏人服務的醫院體制與鄉村生活化的日常治療場景是無法完全調和的。「六・二六」批示中的一段批評式表白，矛頭就直指西醫體制改變了傳統中國的「醫患關係」。「還有一件怪事，醫生檢查一定要戴口罩，不管甚麼病都戴。是怕自己有病傳染給別人？我看主要是怕別人傳染給自己。要分別對待嘛！甚麼都戴，這肯定造成醫生與病人之間的隔閡。」[93]

91 《從赤腳醫生到鄉村醫生》，頁 162。

92 《從赤腳醫生到鄉村醫生》，頁 191。

93 《紅衛兵資料續編（二）》，頁 2975。

毛澤東這段著名的「口罩論」完全可以看作近代以來中國農民對城裏「白大褂」醫生反感情結的一種延續，只不過他把這種貫穿在整個中國近現代歷史中的普遍情緒用一種相對理性的話語表達了出來。與中國農民對「白大褂」的樸素反感不同，這段「口罩論」一旦制度化就會形成難以想像的巨大能量，導致原有醫療人員的流向和城市分配格局全部被打亂重組。如果把赤腳醫生和衛生員直接喻為不戴口罩的醫生的話，到 20 世紀 70 年代，赤腳醫生的人數已達到 180 萬，加上 350 萬的衛生員和 70 多萬的接生員，覆蓋整個中國不戴口罩醫生的人數遠遠超過衛生部擁有的 220 萬名「戴口罩」衛生技術人員的人力總量。[94] 山東壽光縣道口公社短期內赤腳醫生的人數就迅速攀升到了 199 名，相當於「文化大革命」前公社醫院和公社以下衛生所醫務人員總數的七倍。[95]

「不戴口罩」的醫生在農村的廣泛分佈，使得農村病人的選擇意向發生了變化，他們儘量迴避去找縣裏「戴口罩的醫生」，開始向鄉下分流。揚州地區的泰縣，到 1973 年縣醫院每天的門診量由 1970 年的 1100 人下降到 250 人左右，住院病人減少了一半。[96] 公社一級的門診量也在減少，湖北長陽縣樂園公社 1969 年平均每天 30 人次，1972 年減為 20 人次，1974 年僅有 6 人次。[97]

1974 年 10 月，復出不久的國務院副總理鄧小平在例行接待一個衛生代表團時談興頗高，不知不覺就說起了中國那些散佈在鄉村的「不戴口罩的醫生」。也許在毛澤東看來，這個屬於「第三世界」的衛生代表團的腦子

94 《從赤腳醫生到鄉村醫生》，頁 20。

95 《新生事物具有強大的生命力》，見《怎樣辦好合作醫療》第二輯，頁 54，北京：人民衛生出版社，1994 年。

96 《赤腳醫生茁壯成長 —— 江蘇省揚州地區的調查報告》，見《合作醫療好》，頁 41，上海：上海人民出版社，1974 年。

97 《把合作醫療網點撒到最基層》，見《衛生戰線的深刻革命》，頁 69，北京：人民衛生出版社，1976 年。

裏還保留着觀看20世紀70年代初黛安・李(Diane Li)導演的那部《中國農村的赤腳醫生》的印象。這部52分鐘的影片的宣傳海報上，那肩挎藥箱、頭戴斗笠、面孔黝黑、帶着堅毅表情、赤腳走在田埂上的形象曾經風靡海外，成為「第三世界」醫療界的「英雄偶像」。也許是因為偶像的力量仍在他們的心理上持續着，所以當聽到鄧小平的如下談話時，他們還是感到有些出乎意料：「赤腳醫生剛開始知識少，只能治療一些常見病，過幾年就穿起草鞋了，就是知識增多了，再過幾年就穿起布鞋了。」這段話後來被概括成了「穿鞋論」，成為批判鄧小平復出政治舞台的利器。

1976年第四期的《紅旗》上出現了一篇署名「苗雨」的文章——《反擊衛生戰線的右傾翻案風》[98]。「穿鞋論」在文中出現了另一個版本，鄧小平的談話變成了「穿草鞋」、「穿布鞋」和「穿皮鞋」三部曲。「穿皮鞋」的話顯然是捏造的，不過從政治攻擊的角度顯得更加犀利，因為只有城裏的戴口罩醫生才有「穿皮鞋」的機會。文章以慣用的政治詆毀性語言言說鄧小平那種急於翻案的「反動心情」，攻擊新生事物甚至達到了語無倫次的地步。然後就是一個有關「皮鞋」的提問：試想赤腳醫生都穿起「皮鞋」來，那還怎麼為平常主要是在田間勞動的社員羣眾服務？結論自然是可怕的：鼓吹赤腳醫生穿鞋，就是妄圖使他們背離毛主席的革命路線，穿修正主義的鞋，走資本主義的路。

1977年11月，衛生部組織了一篇為鄧小平的「穿鞋論」辯護的長文，披露了「皮鞋論」的發明者是姚文元。文章說1976年3月6日在一份文件上批閱的一句話中，姚文元就在「穿布鞋」之後加上了「穿皮鞋」三個字，並在修改文章時加入了正文。[99]

98　載《紅旗》，1976 (4)，頁8。

99　參見衛生部批判組：《衛生戰線的一株大毒草——批判「苗雨黑文」》，載《紅旗》，1977 (11)，頁43。

後來證明，所謂「苗雨事件」只是「穿鞋論」成為中國農村醫療政策主導話語前的一段小插曲。無論是「穿布鞋」還是「穿草鞋」和「穿皮鞋」都已變得無關緊要，因為在隨後不長的日子着，赤腳醫生已經開始陸陸續續地穿起鞋來了。

赤腳醫生是否應該穿鞋其實只是個比喻。隨着「穿鞋論」的再流行，當年被毛澤東批評的衛生部部長錢信忠覺得「城市老爺衛生部」這頂帽子再也戴不住了。在他寫的一篇文章中，從毛澤東嘴裏說出的「城市老爺衛生部」這個詞，被嫁接到林彪、「四人幫」及其在衛生部的黨羽頭上。文章批判他們出於篡黨奪權的罪惡目的，故意把農村和城市對立起來，根本否定城市醫藥衛生事業的發展對農村防病治病工作的重要支援作用。「城市」與「鄉村」的對立被認為是根本背離毛主席的一貫思想，別有用心地製造了「城市老爺衛生部」的大錯案。[100]

不知道錢信忠在寫出「大錯案」三個字的時候，是否還會記起十幾年前被毛澤東的震怒搞得心情很糟的尷尬情景。不過，既然他敢於公開自己摘掉那頂「城市老爺衛生部」的帽子，也就敢於走得更遠，儘管毛澤東的餘威尚在。在錢信忠的內心深處，否認毛澤東的醫療資源配置存在着「城市」與「鄉村」的對立這種看法，顯然還只不過是一種謹慎的政治措辭。錢信忠頭腦中的真實想法是，中國基層赤腳醫生的醫療水平技術含量過低。他認為，在衛生技術高級人員隊伍中，有60％左右的人專業訓練不足[101]，這勢必影響到中國醫療人員的整體技術水平，同時也勢必會影響城市醫療基礎研究水平的提高。錢信忠的憂慮與20世紀70年代末中國的變革，開始全面向現代化目標轉軌密不可分。錢信忠代表衛生部提出的設想是，用現代技術設備充實裝備廣大城鄉各類醫藥衛生機構，擁有更多的世界第一

100　錢信忠：《努力搞好醫藥衛生現代化建設》，載《紅旗》，1979（10），頁61。

101　錢信忠：《穩步發展衛生事業，貫徹調整方針》，載《紅旗》，1981（10），頁34。

流的醫藥衛生專家和中西醫結合的高明理論家，在每千人中佔有的醫生及病牀數方面達到較高水平。[102]

錢信忠的聲音並非是個別的，他的設想得到了城市西醫權威的支持。協和畢業的黃家駟與吳階平在 1983 年聯合撰文批評新中國成立以來的政策只重普及而忽視醫學的基礎研究，倡導對城市基礎研究實行高投入的策略。[103]

錢信忠與老協和吳階平等人的聲音在醫界上層造成的混響效果，讓人想起了陳序經批評鄉建運動時所說的話：鄉建運動的失敗是因為沒有以都市為「起點」，因為都市的財富可以支援鄉村。錢信忠和這些城市醫學權威的呼籲既然與現代化的基本國策相適應，就極易演變為一種真實的行為。其表現是基層醫療人員的培訓明顯向高深方向轉換，培訓週期也開始普遍延長。福建連江縣的醫療人員在 1953 年至 1976 年的二十三年間，共參加了二十三個培訓班，訓練內容較為單一，主要是中西醫的短期進修，訓練時間也較短，按年限計，兩年的班有四個，培訓一年的班有七個，一年半的班一個，九個月以下的班多達十一個。1976 年到 1985 年的九年間，連江縣醫護人員共參加了二十二個培訓班，訓練內容趨於多元化，涉及針灸、中醫、護理、放射、助產、公共衛生、西藥、「內經」、中醫函授等。訓練時間也明顯延長，計兩年半的班有五個，兩年的班有九個，還有一個班是以函授的形式培訓四年，兩個月至一年的培訓班只有四個。[104]

嘉魚縣衛校除了在 1958 年和 1959 年兩年開辦的中醫護士班學制是一年以外，從 1965 年以後到 1974 年舉辦的六期「赤腳醫生培訓班」

---

102 錢信忠：《穩步發展衛生事業，貫徹調整方針》，載《紅旗》，1981 (10)，頁 59。

103 黃家駟、吳階平：《談談我國醫學的現代化問題》，載《紅旗》，1983 (4)，頁 3。

104 《連江縣衛生志》，頁 92-93，1989 年。

（1966年以前稱「半農半醫培訓班」）的訓練週期均為四到六個月。而在1980年到1985年開辦的赤腳醫生複訓班和護理員培訓，學制全都延長到了一年。專業進修的人數也從1966年到1975年的105人（省級33人，地、市級45人，縣級27人）增加到1976年到1985年的244人（省級99人，地、市級63人，縣級82人）。[105]

按照錢信忠的設計要求，全國許多縣中每千人的病牀佔有率也在迅速增長。湖南安化縣在1952年僅有病牀9張，至1985年有正規病牀1386張，全縣每千人配有病牀1.5張。[106] 四川銅梁縣在1965年實有牀位332張，每千人佔有數為0.614張；1970年牀位數是462張，每千人佔有數上升到0.729張；到1985年，病牀數增加到1103張，每千人佔有數為1.459。[107] 據測算，江蘇南通縣在1984年每千人佔有病牀數也已達到了1.48張。[108] 條件較好的靖江縣，1983年每千人佔到了2.19張[109]，比較接近江蘇每千人2.2張的病牀數。

縣醫院及鄉衛生院醫療設備也多在20世紀80年代以後得到了改善。江蘇武進縣的小河鄉衛生院在80年代增添了心電圖和超聲波設備。[110] 浙江餘杭縣婦幼保健站在80年代購買了價值一千元以上的高倍顯微鏡和A型超聲波，以及四百元以上的電動離心機及電泳儀等設備。[111] 四川銅梁縣也是在1984年開始配備心電圖和超聲波，其他醫療器械如無影燈等的購置也是在20世紀80年代以後有了大幅度增長。[112]

105 《嘉魚縣衛生志》，226-227、229頁，1990年。
106 《安化縣衛生志》，頁112，1989年。
107 《銅梁縣衛生志》，頁19，1986年。
108 《南通縣衛生志》，頁19。
109 《靖江衛生志》，南京：江蘇人民出版社，1995年。
110 《小河鄉志》，頁275，1985年5月。
111 《餘杭縣衛生志（西元323-1985）》，頁280，1987年。
112 《銅梁縣衛生志》，頁127。

可見，「城市老爺衛生部」的大帽子被摘掉以後，「穿鞋論」不但順理成章地被賦予了褒義，而且促使縣級以上的醫療人員培訓的技術含量有了明顯提高。然而，上層的政治角逐與話語遊戲也終於使農村衛生資源的分配格局出現了實質性的改變。靖江縣的數字也許能部分展示出這種狀況。

1966 年，全縣有衛生機構 99 個，城區設縣人民醫院、中醫院、衛生防疫站、婦幼保健站，共有衛生人員 225 人。農村衛生醫療機構有衛生人員 672 人，城鄉衛生人員之比為 1:2.99。「文化大革命」中，縣級醫療機構部分人員下放到農村基層醫療機構，1974 年城區有衛生人員 272 人，農村有 1194 人，城鄉衛生人員之比為 1:3.39。到了 1980 年，城區有衛生人員 319 人，農村中仍保持着 1194 人，城鄉人數之比達到了 1:3.74。可是到了 1987 年，縣城區衛生人員增加到 908 人，每千名城市人中含衛生人員 13.68 人，農村有衛生人員 1077 人，城鄉衛生人員之比為 1:1.19，還不如 1966 年的比例。[113] 看來，「穿鞋論」是真的改變了醫療隊伍在農村與城市中的流向。

## 尾聲：赤腳醫生的黃昏

1982 年春上的一天，廣西南寧附近邕寧縣伶俐公社女社員黃華嬌正在田間幹活，突然感到腹中一陣劇痛，頓時昏倒在地。一旁的社員以為她得了危重急病，紛紛忙亂起來，有社員的第一反應是趕快叫赤腳醫生，馬上有人回答說，赤醫早解散回家啦，趕快給醫院打電話吧。當急救車呼嘯着把病人送進南寧市第一醫院後，發現病人只花了六角錢藥費注射了 40 毫升的葡萄糖和一支維生素 $B_6$，就完全恢復正常，而急救車跑這一趟來回 40 公里，僅汽油消耗、出診費就花去了十多元錢，還不算陪送佔用勞動力

113 《靖江衛生志》，頁 54。

的浪費。事後一些社員感歎：「要是大隊衛生室不解散，赤腳醫生還在的話，就不用跑這麼遠來南寧市，花這麼些錢了。」同一個縣也發生了一個相反的事例，壇樂公社一個小孩，右腳背被開水燙傷一小塊，因沒及時治療，傷口嚴重感染化膿，送到南寧市醫院醫治時已太晚，雖治癒，但腳已殘廢。[114]

從 20 世紀 80 年代初開始，赤腳醫生逐漸從人們的視野裏消失了，儘管這種消失是漸漸發生的，有點像黃昏裏的夕陽。

中國農村土地的再分配終於使赤腳醫生成為夕陽職業，屬於集體的土地分給了各家各戶。在公社時期，生產隊長統一安排全村幾十個農民、上百個勞動力的勞動。勞動安排是村裏一件敏感的、極易引起矛盾的事情。土地分到了家庭，主人就必須制定種植計劃，選擇作物，配置勞力，考慮產品出路，農業經營單位開始縮小到了家庭的規模。

勞動力的配置權力轉移到了家庭，「工分計酬」的方式自然瓦解。在公社時期，農民的勞動以工分計酬，生產隊長在安排勞動時，不僅要顧及農作的需要，還要顧及工分的家際平衡，農民參加勞動既是完成農活，更是賺取工分。[115] 勞動力的安排變成家庭內部的事務後，家際之間的工分配置形成的對比自然失去了意義。在這個轉換中，赤醫體制遭受到了最沉重的打擊。

如前所述，赤醫服務於鄉人的動力，固然有鄰里鄉情這些樸素的感情因素在，但赤醫的服務精神和回報心理則更多的是因為其醫療行為被有意區別於一般勞動形態，無形中被賦予了更高的價值評價。這種評價隱含着一些鄉民對散佈在農村的那些「郎中」身份自古就形成的刻板的尊敬印象。這種印象本身就把治病救人的技藝視為高於田間勞作的職業，儘管有

114 龐惠瑤：《農村基層衛生組織不該解散》，載《人民日報》，1982 年 7 月 11 日。
115 張樂天：《告別理想 —— 人民公社制度研究》，頁 459，上海：東方出版中心，1998 年。

「三三輪換制」半農半醫的理想設計，或者是對赤醫工作相對清閒的質疑。換句話說，在「工分計酬」的分配框架裏，赤醫所付出的治療行動本身就被認定應高於田間勞作的價值，甚至與鄉村中的「地方權威」如隊幹部的地位等值，或者還會略高一些，自然會獲取更高的工分。不過，工分合理性的獲得，在大多數情況下也並非輕而易舉，赤醫往往是以不分晝夜、風雨無阻的犧牲精神甚至自己的健康作為回報代價的。

隨着人民公社體制的瓦解，赤醫在「工分計酬」分配中的優勢隨即煙消雲散了。以家庭為單位的生產機制，使得在集體組織中依靠特殊技藝博取更高價值認可的傳統做法失去了基本依託。道理很簡單，以家庭為單位的生產是可以控制的，而赤醫在失去工分後只能靠鄉鎮微弱的補貼度日，已完全沒有了經濟利益的傾斜和隨之帶來的優越感。當年在集體大農田中勞作一天所得工分還不及赤醫相對清閒的診療工作獲取的報酬，而 20 世紀 80 年代初，在被切割成小塊被承包出去的田野中晃動着的個體勞動身影，卻使得赤醫們羨慕不已。回鄉務農的誘惑已很難抵擋了。

段惠珍回憶起赤醫維繫合作醫療體制時的艱辛時仍很感慨，「公費醫療」雖由隊內羣眾集資舉辦，實際上每家出資很少，大小隊補足差額買醫療設備，針藥費由大小隊補貼一部分，但大部分是由赤醫用針水外銷賺的錢買的。赤醫每個村各派一名聯村組建。實行聯產承包責任制後，沒有工分，沒有收入，自家的地要人手去幹活，就是想幹醫也幹不成了。[116]

更為致命的是，赤醫報酬的急劇降低，使之與基層幹部的收入拉開了距離，從而在心理上有低人一等之感。即使普通農民對赤醫的鄉土感情和道德評價並未因此而降低，但報酬上的不平等仍很難使赤醫維繫一種地位上的優越感。湖北漢川縣的一位當了十二年赤醫的人就寫信抱怨說：「赤腳醫生的勞動報酬低人一等，基層幹部有工分補貼、超產獎、勞模獎，

116 《從赤腳醫生到鄉村醫生》，頁 115。

而赤腳醫生常年走村串戶、深夜出診，一無工二無酬，家庭副業也沒時間搞，比同等勞動力一年要少二十天至一個月的工分。」[117]

赤醫回鄉務農對整個三級衛生保健網的底層格局特別是公共防疫系統衝擊最大。1981 年春天，山東金鄉縣城郊公社劉莊大隊由於赤醫務農，一連串的連鎖反應隨即發生，大隊衛生室關門，衛生防疫、計劃生育沒人管，社員看病、打針、新式接生居然找不到醫生。某些疾病呈反彈回升之勢，巫醫神漢乘虛而入。全隊麻疹疫苗無人注射，造成 120 人發病，70 人住院，100 多人陪住，僅醫藥費全隊就花了 1000 多元，還耽誤了五六百個工。[118]

山西的赤醫劉躍奇就抱怨說：「現在都是個人承包了，個人來管理錢了，防疫上人家也該收錢收錢。原來防疫上衛生上是集體管理，國家就解決了，人家就派人來幹了，農村也就是管幾頓飯就行了。現在就不好說了。各幹各的，上邊的人下來吃不上飯，下邊的人上去認不得人。」[119]

赤腳醫生是和合作醫療共存共榮、血脈相連的一種職業。合作醫療是否能有效地維持，變成了赤醫是否具有存在合理性的關鍵。早在 1979 年 2 月，合作醫療與赤醫的生存狀況就已開始變得嚴峻起來，政治上的非議也接踵而至。有人認為合作醫療純粹是「文化大革命」政治運動的產物。這一年，衛生部部長江一真在答記者問時態度謹慎地澄清說，合作醫療起源於解放初社員「交納保健費」制度，而羣眾出錢為自己謀福利，也與「一平二調」無關。[120]

無可迴避的是，全國範圍內實施的合作醫療制度的確是以類似於發動政治運動的形式才得以全面鋪開的，在 20 世紀整個 70 年代達到了巔峯。

117　孫文凱：《要關心赤腳醫生》，載《人民日報》，1980 年 6 月 5 日。

118　《合作醫療要適應農村新形勢》，載《人民日報》，1982 年 2 月 23 日。

119　《從赤腳醫生到鄉村醫生》，頁 86。

120　《關於農村合作醫療、赤腳醫生的幾個問題》，載《人民日報》，1979 年 2 月 7 日。

只是合作醫療在各個地區的推廣並非都是一帆風順，不少地區經過了幾起幾落的反覆過程。

陝西戶縣在 1970 年全縣就辦起了合作醫療站 448 個，但由於缺乏經驗，管理不善，到 1973 年全縣只剩下 57 個合作醫療站。直到戶縣革命委員會組織了 110 個合作醫療宣傳小分隊，下鄉整頓財務，建立規章制度後，到 1975 年年底，全縣有 439 個大隊才又實行了合作醫療制度。[121]

然而，合作醫療制度的普遍建立，並不意味着其全部的機構就自然會運轉良好，也不意味着會採取極度單一的形式以符合意識形態的定義。1977 年，雲南大理縣衛生局對全縣所屬合作醫療站進行的調查分析表明：運行好的 22 家，佔總數 30.6%；比較好的 31 家，佔總數 43.1%；差的 19 家，佔總數 26.3%。按社、隊兩級投資，全免費屬合作醫療性質的僅剩 7 家，佔總數 31.9%；社、隊不再投資，全收費的 42 家，佔總數 58.4%。[122] 可見，大理縣實行合作醫療的社隊中，至少有一半以上已不具有合作醫療的性質。同屬雲南的保山縣 1981 年年底的統計同樣很不樂觀：全縣原有的 401 個合作醫療站，處於癱瘓狀態的有 72 個，完全停辦的有 33 個，赤腳醫生 966 人中有 73 人已棄醫改行。[123]

合作醫療漸趨瓦解，除了中國農村改革風潮的衝擊外，其自身內部的問題也在影響着它的正常運轉。在山東農村當過生產隊長的董金清覺得合作醫療就是「吃藥不拿錢」，如果一般藥治不好，要送醫院，就要動用合作醫療一大筆錢，那就得看哪個社員與村幹部的「關係」好。「那些年合作醫療是大隊裏拿上一部分錢，咱老百姓去拿個安乃近啥的不要錢，要是拿個四環素甚麼的就得拿錢，要是有大病就上醫院報銷。社員拿這個合作醫療

121 《戶縣誌》，頁 487 ，1987 年。

122 《大理衛生志》，頁 191 ，昆明：雲南民族出版社， 1992 年。

123 《保山市衛生志》。

費，俺也拿了好幾年，可你得分是誰病了，能和支部書記說着話的，病了住院，他給你寫個條子，那你就能拿着條子報銷。但是一般社員可找不着書記，就不拿了，反正拿上也是白拿。」他還舉了個例子：「俺後鄰病了，上醫院去，醫院裏跟他說，你們還有合作醫療費呢，你去找你們支部書記寫個條子，來這就中。他可沒找動，那些錢都讓當官的拿走了。」[124]

赤醫李達當時最苦惱的是，為了合作醫療，總出現如下情況，羣眾交兩元錢，吃出幾十元錢，四年就虧了四萬多元。他解釋說：「有些老百姓來到衞生室點名要藥，我要輸青黴素，我要吃綠茵茵的氯黴素。可綠茵茵的氯黴素貴，當時要五六角錢一顆，一兩顆又解決不了問題。就有這樣的人，來了只揀好藥，告訴他不需要，他說你欺負他。」[125]

另一位山西赤醫則披露了另外一種情況：每月貧下中農幹部決定給誰多少藥物，赤腳醫生只能附和這些幹部，結果是幹部和有「頭面」、有各種「關係」的人的藥物多，真正社員用的藥物卻很少。[126]

隨着合作醫療體制在不同地區一片片地瓦解，與之相並列的各種醫療組織形式開始出現。1981 年，湖北的荊門 591 個大隊中只有 230 個（佔 38.9%）堅持辦合作醫療，另有 154 個大隊只收藥費，免收服務費。1984 年，社隊改為鄉鎮以後，683 個村只有 170 個村（佔 24.9%）堅持辦合作醫療，另又有 138 個村免收服務費，221 個村莊實行村辦，有 46 個村由赤腳醫生承包，有 25 個村由衞生院、所申辦醫療點，還有 6 個村屬個體開業。[127]

湖北的另一個地區老河口，合作醫療瓦解得更為迅速。1983 年老河口 230 個大隊中繼續實行合作醫療的只有 28 個，鄉村醫生集體承包的 36

124 《從赤腳醫生到鄉村醫生》，頁 96–97。

125 《從赤腳醫生到鄉村醫生》，頁 290。

126 《從赤腳醫生到鄉村醫生》，頁 294。

127 《荊門衞生志》，頁 137–138，北京：中國文史出版社，1990 年。

個，個人承包的 124 個，有醫無藥只合防保的 42 個。衛生行政機構雖採取召開專業會、現場會，組織到外地參觀，組織人員深入基層辦點等措施，合作醫療仍難以全面恢復，農民又重新出現看不起病、吃不起藥的現象。[128]

在合作醫療完全解體之前，各種過渡形式開始出現。山東金鄉縣就採取靈活報銷制度的辦法，報銷的範圍可大可小，報銷比例可高可低。個別貧困的大隊，可以合醫不合藥，看病收藥費。部分公社人口集中而基層衛生組織又比較薄弱的地方，採取衛生院派人下去，與附近大隊聯辦衛生室的辦法。但是在 1984 年以前，大部分地區仍嚴厲禁止把衛生室承包給個人，社隊不准從衛生室提取利潤。[129] 實際上，是不允許把合作醫療當作企業或副業經營。這段時間，赤醫的收入在持續下降。1981 年，國務院下發文件，要求各級地方財政和衛生局拿出一定經費補貼赤腳醫生，使之與鄉村民辦教師的收入持平，結果各地執行得並不得力。因此，這種情況並沒有堅持多久，各種醫療組織形式紛紛開始蠶食合作醫療本已脆弱的肌體。

1982 年年初，安徽廬江、五河、嘉山、天長、太平五縣開始率先衝破合作醫療不許當作副業經營的禁令，出現了多種形式的大隊衛生所。有大隊投資，由赤腳醫生保本經營的；有幾個赤腳醫生聯合投資興辦的；有由公社衛生院分片直接在大隊設醫療點，吸收赤醫參加的。其共同特點是社員看病自付一切醫藥費用。[130]

1982 年 5 月，山東棗莊薛城區沙溝下屬的前劉大隊因離公社衛生院較遠，周圍有 17 個大隊羣眾求醫看病不方便，公社衛生院便決定在前劉大隊開一處診所，並承包給醫生劉清振和赤腳醫生孟祥福保本經營，按規定

128 《老河口市衛生志》，頁 84，1994 年。

129 《合作醫療要適應農村新形勢》，載《人民日報》，1982 年 2 月 23 日。

130 李南、白筠：《廬江等五個縣針對實行生產責任制後的新情況，調整和改革大隊集體衛生組織》，載《人民日報》，1982 年 7 月 11 日。

每月向公社衞生院交 200 元，完成業務收入照發工資、補貼，超額按 20% 提獎，虧損扣發兩人的工資。[131]

「承包」在 20 世紀 80 年代已不僅是土地生產責任制的代名詞，而且泛化到了醫療變革的具體措施之中。湖北省廣濟縣甚至實行凡自願參加合作醫療的社員，把交納合作醫療基金納入生產責任制的承包合同中，分夏、秋和年終三次交齊的辦法。[132]

在 20 世紀 80 年代初的醫療改革風潮中，合作醫療按醫療基金的籌集、核算單位以及管理體制，大致可分為隊辦、隊辦社管、社隊聯辦和社辦四種形式。但無論是何種形式都無力抵擋私有化的衝擊，赤腳醫生們仍然紛紛棄醫改行。

合作醫療體制的解體，造成了一系列連鎖反應，不僅使赤腳醫生原先高於普通農民的利益酬勞和心理優勢蕩然無存，也使得赤腳醫生失去了以拼命工作作為「道德回報」行為的動力。

赤腳醫生之所以風靡一時的理由十分複雜，絕不僅僅是「文化大革命」政治運動的表現形式這麼簡單，而是相對較為優厚的報酬、較為嚴密的監控機制和鄉土親情網絡共同編織出了一幅赤醫成長的圖景。生活在這幅圖景中的赤醫，對這些複雜制約因素的回報過程，如不分晝夜的出診、極度耐心的診療態度和因陋就簡的技術簡約風格，既是赤醫自身大多出自本鄉本土的成長環境而萌生的天然情感回應，也是複雜的非情感利益互動和制度安排所促成的結果，其成敗得失均是一份寶貴的遺產。

131　《衞生院醫生和赤腳醫生聯合承包診所》，載《人民日報》，1983 年 2 月 10 日。
132　《中國衞生年鑒（1984）》，頁 118，北京：人民衞生出版社，1984 年。

# 結論：<br>醫療史、「地方性」與空間政治想像

在魯迅的小說名篇《藥》中，曾經講到一個醫治「肺癆病」的荒誕故事。清朝末年，主角小栓的父親去殺「亂黨」的刑場上買到一個蘸着鮮血的「人血饅頭」，回來給兒子治病。在治病的過程中，「病人」和「人血饅頭」、「劊子手」以及那個因為說「大清是我們大家的天下」而被殺的「亂黨」之間，通過吃「藥」發生了微妙的互動關係。故事的結局是，小栓並未因吃了人血「靈藥」而病癒，最後終於不治身亡。[1] 因此，整個「吃藥」治病的經過猶如一場飲鴆止渴的自殺。魯迅的如刀之筆借「小栓之死」仿佛要從深層刻寫出中國變革歷程殘酷而又陰鬱的悲劇氛圍。小栓的身體由患病到死亡的歷程，在魯迅的筆下已絕不是一種因「迷信」而造成治療體系選擇失敗的簡單敍說，而是與自古就有，卻在近代重新流行的「採生折割」謠言，「革命」與「犧牲」的信念，民眾看待變革的曖昧態度等現代中國的慘痛歷史經驗密切相關，被賦予了一種超越單純治療過程的隱喻內涵。

受此啟發，本書的寫做出於以下的深思和考量：「醫療史」研究不是單純探索某種疾病發生、傳播與治療的現象分析，或者僅僅是一種不同於傳統的醫療系統如何傳播擴散的「制度史」描述。近代以來醫療領域發生的所有變化，與其說是中西醫衝突和融合的歷史結果，毋寧被看作「**現代中國**」完成基本構造和建設任務的一個重要步驟。

1　魯迅：《藥》，見《魯迅全集》，卷 1，頁 440–449，北京：人民文學出版社，1981 年。

當代「醫療史」的寫作任務不但應描述現代西方帝國的「殖民品格」在中國逐步取得合法性的過程，而且也應自覺地描述和分析中國知識分子和政治人物如何運用「**顛倒的想像**」，並通過與本土資源的協調配合，使醫療行為本身成為構建中國「現代傳統」之要素的過程，更應深究醫療行為是如何幫助促成「現代中國」合法性之建立的。在本書中，近現代政治變革發生重大或微妙變異的歷史，往往糾葛於醫療模式選擇的反覆權衡之中，從而也使之成為近代政治實踐過程的重要組成部分。

## 貫通三重要素

有鑒於此，本書對「醫療史」的研究有必要建立在對以下因素進行總體觀照的基礎上：綜合考察**現代帝國的「殖民品格」**、**「地方性」的確認和重構**以及**「現代傳統」的實踐作用**[2]之間的複雜互動關係。以往的研究往往只單獨涉及三大要素中的一項，而沒有考慮三者之間的相互作用。本書通過現代「醫療社會史」的研究，力圖貫通這三個要素，提出一種新的解釋。

首先看現代帝國「殖民品格」的形成與變化。以往我們習慣把西方特別是歐洲的啟蒙運動作為殖民擴張的思想根源和歷史背景。實際上，歷史較為久遠的歐洲啟蒙傳統與晚近以美國為中心構成的現代殖民傳統之間存在着相當大的差異。甚至可以說，以歐洲啟蒙傳統為背景所形成的「**近代殖民帝國**」和以美國為核心的新型殖民經驗為基礎所形成的「**現代殖民帝國**」之間存在着相當大的差異，以這種差異為背景所形成的「殖民品格」也往往有很大的不同。「殖民品格」的不同所導致的行為變化對

2　黃宗智最近提出應注意研究中國「現代傳統」的形成機制，他認為「現代傳統」的形成是為了回應近代以來中國所產生的種種悖論性問題。這個傳統所包含的一套「實踐邏輯」和以往有根本性的差別。參見黃宗智：《悖論社會與現代傳統》，載《讀書》，2005（1），頁3；《認識中國：走向從實踐出發的社會科學》，載《中國社會科學》，2005（1）。

中國社會變遷有相當重大的影響。如果混淆了這種差異，或者把這種差異視為某種同一的傳統，並以此作為我們討論問題的前提，顯然是有缺陷的。

僅以西醫傳教士為例，西醫傳教士全面登陸中國是在 19 世紀中期以後，其負有的使命和角色與早期耶穌會士、天主教及一般的新教傳教士均有區別。早期傳教士因資金短缺和受宗教信仰方式的影響，往往呈個體分散的不規則狀態，而新教西醫傳教士則在規模和空間分佈上顯得更加有序，更具規劃性和擴張能力。其區別當然並不簡單地表現在傳教方式的選擇方面，而是與全球資本主義體系的發展所導致的資本流動和政治選擇取向的變化有深刻的聯繫。同時，這種階段性變化程度的加深，如「社會福音派」的崛起，又使西醫傳教士所擔負的「宗教」與「科學」的雙重角色發生緊張的裂變。他們在「傳教」與「世俗」兩種角色之間陷入難以取捨的狀態，就直接與「殖民品格」的改變相關。[3]

19 世紀末期特別是 20 世紀初期以後，「**現代殖民帝國**」無論在觀念上還是在制度層面上均逐漸發展出了以「現代化」意識形態為認知基礎的新型發展觀。所謂「現代化意識形態」的核心理念就是認為「傳統」社會和「現代」社會互不相關，截然對立，發展中社會的進步能夠通過與發達社會的交往而顯著地加速。 19 世紀以後的西方理論家們將西方工業化的資本主義民主國家，特別是美國，作為歷史發展序列中的最高階段，然後以此為出發點，標示出現代性較弱的社會與這個最高點之間的距離。[4] 美國式現代化意識形態來源於特納的邊疆理論的要點，即美國 19 世紀早期的西進運動形成了一種信念，那就是美國內部的生命力來源於用商業或殖民的手

3　楊念群：《社會福音派與中國基督教鄉村建設運動》，見《楊念群自選集》，頁 324－358，桂林：廣西師範大學出版社，2000 年。

4　雷馬迅：《作為意識形態的現代化 —— 社會科學與美國對第三世界政策》，牛可譯，頁 6－7，北京：中央編譯出版社，2003 年。

段進行持續的擴張，以便說明美國是世界的最高希望。19 世紀初關於按照美國的設計重塑世界的主張，有效地使天定命運觀念得以翻新，並推動了美國作為一種帝國主義力量的興起。[5]

當然，這種「擴張地理學」的出現在 19 世紀末也得到了歐洲輿論的配合。比如德國人弗雷德里克・拉茲爾（Friedrich Ratzel）在 1897 年就出版了《政治地理學》一書，提出了一種「空間意識形態」，直接論證了擁有資源和儲備的自然空間可以通過戰爭、征服和侵略獲取，無論是油田還是銅礦，或者是鈾礦牀。[6] 這與所謂「近代殖民帝國」的觀念形態明顯不同。在「近代殖民帝國」時期，歐洲人對「傳統」與「近代」的邊界意識並非像後來那樣明顯。就以醫學為例，在歐洲向東方世界擴張的過程中，西方醫學本身扮演的角色以及對當地社會的影響相當有限。這一方面是因為醫學的功用大多僅限於維護海外歐洲人的健康，而較少觸及當地社會與環境；另一方面，當時西方醫學的理論架構和中國、印度等地的醫療傳統其實相似程度大於相異，西方醫學相對較難顯示其獨特性質和優越地位。[7] 可見，在「醫療史」研究中，區分「近代」和「現代」帝國主義殖民形態應成為我們研究的前提。

從中國內部來說，所謂「地方性」感覺的形成往往也與西方帝國主義擴張策略的改變有非常密切的關係。帝國主義擴張對「空間」的定義是以排斥東方為前提的，即近代西方人基本上不承認東方歷史上曾存在着和西方近代殖民相匹敵的開拓疆土的「空間」延展歷史，而認為無論東方曾經

---

5　雷馬迅：《作為意識形態的現代化 ── 社會科學與美國對第三世界政策》，牛可譯，頁 24，北京：中央編譯出版社，2003 年。

6　阿芒・馬特拉：《世界傳播與文化霸權：思想與戰略的歷史》，陳衛星譯，頁 37，北京：中央編譯出版社，2001 年。

7　李尚仁：《醫學、帝國主義和現代性：專題導言》，載《台灣社會研究季刊》，第 54 期，頁 4，2004 年 6 月。

出現過領土多麼浩瀚的帝國，都只不過是相對於西方「空間」而言的「地方」存在形態而已。

與此相聯繫，本身具有傳統「帝國」意識的中國人則被逐漸規訓為認可自身的位置僅具備相對於西方空間的「地方意識」。這種「地方意識」的形成可以從對晚清教案的解讀中體會出來。19 世紀後期教案的頻繁發生，其中除財產糾紛和外交衝突之外，相當一部分是與對教堂醫療系統的大規模擴散所做出的反應密不可分。同時，西醫傳教士為了迎合地方傳統，被迫採取「去陌生化」的行為，如外科手術的公開化演示和醫院制度管理趨於透明性，以及類似家庭式護理的舉措，不但使帝國殖民的擴張更加內在化於中國土地，也使「地方」在與外界的接觸中能夠確認自身的存在狀態。

不少學者已經意識到了應對「傳統」進行「現代」與「前近代」的區分。所謂「現代傳統」的構成區別於「傳統的發明」或「傳統的再造」，因為這兩種取向往往是以對「前現代」傳統的追憶和重塑為目的。[8] 而「現代傳統」則包含着更為複雜的為現代國家和社會構成提供理論和行為資源的目的，如以往傳統所無法包含的跨地區社會動員和大規模政治宣傳。本書所涉及的「定縣醫療改革」、「反細菌戰」和赤腳醫生制度的發明，均可以看作在「現代傳統」框架下從事的複雜設計。本書所要強調的是，「現代傳統」並不僅僅是一種單純的現代政治策略運作的產物，它亦與「地方性」中的「前近代經驗」有發生互動的能力和跡象，否則「現代傳統」就極易被輕率地解釋成純粹政治行為的表現。

8 霍布斯鮑姆曾經提出了「傳統的發明」的概念。他認為，那些「被發明的傳統」既包括那些確實被發明、建構和正式確立的「傳統」，也包括那些在某一短暫的、可確定的年代的時期中（可能只有幾年）以一種難以辨認的方式出現和迅速確立的「傳統」。參見 E• 霍布斯鮑姆、T• 蘭格：《傳統的發明》，頁 1，南京：譯林出版社，2004 年。可見，「傳統的發明」與「傳統的再造」有較大區別，「傳統的再造」更着重於把「傳統」看作歷史遺留的一種再現形式，而不是一種新的「發明」。

## 醫務傳教與現代「帝國」殖民品格的形成

1658 年 8 月 9 日晚上 8 點至 9 點之間，一個巨大而輝煌的十字架突然出現在了濟南城的上空。此時的天空是安寧和清澈的，十字架的朝向是坐西北朝西南，許多人都看到了這個十字架，包括基督徒和非基督徒。基督徒祈禱和下跪，非基督徒則議論紛紛地猜測十字架的出現到底意味着甚麼。一位目擊此情景的傳教士描述了這兩類人的不同心態：「儘管是他們親眼所見，但仍不肯相信，儘管他們以前聽說過，卻仍不能看到真實。」[9]

1718 年 9 月 8 日的晚上，十字架再次出現在濟南上空。另一位傳教士寫到，一些非信仰者聲稱在十字架的頂端看到了漢字「天」字，在十字架的中心看到了「主」字，十字架底部還有無法辨認的字。其他的觀察者聲稱他們能清楚地讀到「天主上帝之號」這行字，可有些信徒卻沒有看到。[10]

如果嚴格按照歷史書寫的真實性去追究，兩次「十字架」的出現頗像是一種海市蜃樓式的幻象。不過一個現象倒是值得推敲，頭一次「十字架」的出現導致一片驚奇，卻使非信徒無法看清真實，後一次十字架的出現所造成的戲劇效果卻恰恰相反，非教徒清晰地辨認出了「天主」二字，教徒卻無法認清字跡。

其實「十字架」的出現是否真實已經不甚重要，甚至人們是否真的看到了所謂「天主」二字或更多的漢字亦不必深究。我所注意的是人們事隔六十年後的反應方式。非教徒津津樂道於十字架上的文字，本身就表明心態出現了如下的變化：代表皇朝的巍巍漢字被疊印在異教的十字架上出現在天際，而不是僅以精英文本秘傳於世，這個現象本身就成為一個隱喻，說明來自異邦的「天主」開始以可以接受或更加自然的形式佔據了草根階

9　Mungello, D. E., *The Spirit and the Flesh in Shandong, 1650–1785*, Rowman & Littlefield Publishers, Inc., 2001, pp.5–6.

10　Ibid., p.14.

層的視野。這顯然是天主教傳教士數十年鍥而不捨的努力區別於以往傳教規則的結果。早期的耶穌會士主要通過與上層精英的社交活動擴散宗教信仰，注重的是宮廷政治和宴集生活。非耶穌會傳教士則選擇了艱苦的生存方式，進入普通民眾的陋舍實施教化。

如此一來代價也是巨大的。傳教士在幅員遼闊的農村往往會陷入巨大的孤獨之中，大多數傳教站猶如汪洋大海中的孤島，幾乎處於一種臨時搭建的狀態。如濟南的教會，有些傳教士在此駐足只是把它作為借道去朝鮮的一個中轉站。山東傳教士的津貼則是從菲律賓轉道獲得的，因為路途遙遠，津貼到達往往需要三年的時間，以至流傳的謠言說傳教士不得不通過販賣煙酒和租房給妓女來補貼生活。[11]

這時候的傳教士顯然是孤獨的、不自信的，這種孤獨和不自信恰恰與他們所依託的西方殖民國家所採取的擴張策略有關。早期傳教士多為義大利、西班牙等國家的人，這些國家所依據的信念與早期啟蒙運動有着相當密切的關聯，屬於「**近代殖民帝國**」的擴張理念。這種心態是 19 世紀以前的基本狀態，但 19 世紀以後情況有了很大變化。西方的殖民擴張已由歐洲老式的殖民體制逐漸融入了美國和日本等新興的殖民形態，不僅使傳教的手段更加多樣化，而且亦通過資金的大量注入使傳教身份更加複雜化。他們依託的完全是「**現代殖民帝國**」的理念，「西醫傳教士」的出現就是 19 世紀西方擴張活動區別於以往的重要標誌。

西方傳教士進入中國，其淵源可追溯至 16 世紀的明末時期，而西醫傳教士入華卻可視為純粹的近代現象。和以往較為單純地承擔宗教傳播功能的傳教士有所不同，西醫傳教士東來伊始就承擔着「宗教」(基督教)與「科學」(醫學)兩種職能，負有雙重的教化使命。他們企圖以科學行醫為

---

11 Mungello, D. E., *The Spirit and the Flesh in Shandong, 1650–1785*, Rowman & Littlefield Publishers, Inc., 2001, p.90.

中介來推行基督教福音在西方域外的傳佈，這使得西醫傳教士在接觸中國本土的社會文化和制度後所呈現出的多元性衝撞和矛盾態勢，比早期來華的傳教士擁有更為複雜的內涵。

證諸實際的生活情形，基督教可以說很早就懂得利用醫學原理來控制身體的欲望以維持社會穩定。《聖經》故事本就包含着許多驅除惡魔與神跡顯現治癒疾病的插曲，但是早期的天主教教士更關心的是病人的靈魂而非肉體，經常把治癒疾病的方式與精神關懷連為一體。[12]

換言之，醫療過程只是教堂慈善事業與庇護行為的一部分而無法獨立出來。16 世紀的歐洲宗教改革使得新教教堂在地位上比天主教堂有所上升。1543 年，維薩里《人體構造》一書與哥白尼《天體運行論》同時出版，標誌着醫學開始隨自然科學從神學話語中分離出來。新教與天主教的不同在於它並不忽視通過醫療方式治癒病人，相反，卻視身體控制為廣佈宗教精神的中介手段。這樣，醫學即被明確肯定為宗教話語的一部分。與此相適應，作為宗教場所的新教教堂與作為科學空間的醫院系統在此意義上的結合也有日益密切的趨勢，儘管這被認為是與天主教的教會法規相抵觸的。話雖如此，醫學與新教在形式上所呈現出的互為表裏，並不能有效地抑制或減緩宗教與科學理念在近代的裂變速度。

西醫傳教士扮演的「傳教」與「科學」雙重角色所產生的內在緊張在 20 世紀初開始趨於激化，但從根源上來說，基督教內部精神傳統的對峙與衝突也是促成其兩難處境的重要因素。

有的宗教史家曾經認為，自從中世紀以來，基督教的精神就具有雙重特性。基督教傳統一方面具有所謂「預言的精神」（the spirit of prophecy），它根植於以賽亞和耶利米傳統，堅持世俗世界的人和事均處於上帝的公正

12 Choa, G. H., "*Heal the Sick" was Their Motto*: *The Protestant Medical Missionaries in China*, The Chinese University of Hong Kong Press, 1990, p.12.

審判日的威懾之下，認為基督徒的責任在於摧毀為社會所樹立的橫攔在自己與超越性上帝之間的種種障礙。另一方面，基督教傳統中又蘊藏着所謂「秩序的精神」(the spirit of order)，它召喚着進步、創造，並按照上帝認可的模式，用溫和的姿態重塑世俗的世界和制度。預言與秩序的精神尋找的同樣都是「上帝之國」(Kingdom of God)，但預言的精神的核心是在摧毀異端偶像和制度的同時尋求一種超越性的終極體驗和希望，秩序的精神則提倡更有耐心地在世俗範圍內進行工作，並能相對容忍世俗世界中不完美事物的存在。[13]

在基督教傳統中，預言精神和秩序精神雖可在世俗世界中相互協調或同時展開運作，但二者的衝突卻時有發生。因為預言精神比較偏重於視宗教體驗為一種平實的個人事務，而秩序的精神則比較看重基督教制度化的建制程序，從而相對忽略了個人對上帝的獨特感受，在尋求秩序的同時，預言的精神因子有可能被忽略乃至被否定。

我們從西醫傳教士的雙重身份及其功能取向上同樣能看出基督教傳統中預言與秩序的張力表現。一方面，西醫傳教士初到東土時就相當明確地以福音傳播為第一職責，強調醫學救治的工具性和靈魂拯救的實質性，期望在上帝的感召下通過個人的奉獻摧毀中國本土巫魅未褪的偶像；另一方面，西醫傳教本身的過程又恰恰體現為一種制度化、程序化的行為過程，醫院作為宗教空間的構設是神之意志的顯現，是基督神旨得以實現的最佳場所。它配有小教堂和聖經訓導班等附屬功能正是為了體現神意在人間的秩序，而醫院作為世俗機構又具有科學的功能，這類功能既有可能成為構建宗教空間的中介產物，同樣也有可能淡化個人對基督教的獨特領悟與感受。

---

13 Russell, Jeffrey Burton, *A History of Medieval Christianity: Prophecy and Order*, Thomas Y. Crowell Company, New York, 1968, pp.1–9.

西醫傳教士角色張力的形成和加劇，與西方醫學傳入中國的階段性特色可謂密切相關。西醫傳教士進入中國大致可以區分為兩個階段：19 世紀的相對個人化傳教時期和 20 世紀的制度化全面擴張的時期。也就是說，19 世紀醫學傳教士的個體化特徵與 20 世紀醫療制度在中國的規模經營有很大區別。19 世紀的整個傳教活動都是基於一種清教徒式的無形王國的概念，它強調基督王國的實現要通過個人方能達至。[14] 上帝的恩典必然在個體化的基督徒生活中被反映出來。

就是在這種傳教背景下，早期到達中國的傳教士多來自美國的小城鎮和鄉村地帶，是一種農村現象。[15] 他們認為對自然法原則的綜合理解和洞見會為新的社會秩序的形成提供基礎，將驅散偶像崇拜的迷霧而把人們引向自然的上帝。這種觀點頗具自然神學的特色。如果個人和羣體有甚麼關係的話，那也只是與社區的利益相聯繫。由於西醫傳教士主張個人直接與上帝溝通，所以初期醫學傳教士在中國的活動雖開始進入農村，卻一般都較為分散，醫院與診所的規模也比較小，基本沿襲了這些傳教士在家鄉的理念，沒有形成集約化的網絡和程序。

進入 20 世紀初期，情況發生了急劇變化，基督徒無形王國的概念受到了世俗化潮流的全面衝擊，福音傳播對於「他者」的土地來說已不僅僅是個體身心生命的拯救，而且也是社會秩序更新趨進的表現，是一種「社會性福音」（social gospel）的運作方式。[16] 所謂社會性福音行動的拓展證明傳統的個人資源不足以支持基督教秩序精神的鞏固，不足以適應傳教規模及其相關事業的擴大。傳教士發現自己必須既和傳統的福音慈善機構協調

14 Russell, Jeffrey Burton, *A History of Medieval Christianity: Prophecy and Order*, Thomas Y. Crowell Company, New York, 1968, pp.1－9.

15 Buck, Peter, *American Science and Modern China, 1876－1936*, Cambridge University Press, 1980, p.109.

16 Fairbank, John A., *The Missionary Enterprise in China and American*, Harvard University Press, 1974, pp.58, 102－103.

與競爭，又要適應漸趨社會化的基督教秩序的挑戰。他們被迫越來越多地為世俗的事業留下更多的位置。

具體而言，20 世紀的社會變化打破了西醫傳教士秉持的自然神學理念及其相關的行為準則。19 世紀西醫傳教士的概念在定位醫生作為自身社區中有影響的形象時，是通過他們對自然法的理解來加以闡釋的。他們往往推測一個社會已經根據自然秩序的原則結構而成，但這個原則搬到中國被發現並不適用，以至西醫傳教士不得不通過重新形塑自身的羣體形象，通過組織的力量而非個人的力量使科學滲透進中國。[17]

西醫傳教士與普通傳教士一樣曾經想訴求於自身傳統，把科學與宗教的洞見貫穿於似乎到處存在的持續關係當中，但他們發現這種自身傳統的一致性在面臨另一種文明的多元化抵禦時，往往處於失效的狀態。只是傳教士們仍試圖不斷化約這些原則，使這種多樣化化約成有系統的模式。這就是西醫傳教士通過醫院等宗教空間去展佈福音秩序的初衷。但是，早期西醫傳教士的秩序觀念和行為缺乏規模化的特徵，其奉行的古典鄉村模式僅僅以為福音傳播是一個地方社區通過糾偏行為反對從自然秩序的固定模式中偏離出去的一種策略。[18]

20 世紀初期，由於美國洛克菲勒財團的介入，摧毀了古典鄉村模式的夢幻理想。西醫東傳開始與世俗化的慈善事業密切結合。這些事業已由教育、商業或推銷專家們所參與，並吸收了大批俗人（layman）服務於他們的組織，而傳教士本身只是這項龐大事業所構造出的統一形式中的一個小角色而已。作為世俗組織向宗教領域的典型滲透範本，洛克菲勒財團對社會改造的一系列設計實際上是對社會變化過程強加了一個理性的秩

17 Buck, Peter, *American Science and Modern China, 1876–1936*, Cambridge University Press, 1980, p.44.

18 Ibid., p.50.

序（rational order）。[19]1911 年以後，科學界受如下觀念的強烈支配，即科學是一種集體協作而非個人的事情，「科學知識的產生是實驗室操作的集體成果。工業勞動力的分化包含強迫而非自願協作的組織形式，科學已不再是個人所有的工具，科學家發現他們自己已成為某類合作行為中的一個零件」。

1887 年，中國醫學傳教士協會（China Medical Missionary Association）的創建人還能夠把科學作為有修養之人憑藉自身資源和興趣從事的一項事業，他們可以建立個人捐款，發展個人圖書館，並配備自己的實驗室，整個機構的運作完全可以是個人興趣的一種結晶和表現。而在 20 世紀的轉捩點上，科學的運作已完全成為學院、政府科學家和工業實驗室僱員的地盤，它的活動經費只有依賴工廠、國家和龐大的私人大學才能提供。[20]

相對於西醫傳教士所擁有的宗教傳播者的角色而言，同樣面臨着宗教運動變革的強烈衝擊，20 世紀初葉興起的新型宗教運動如世俗者運動（the laymen's movement）、學生志願運動（the student volunteer movement）等多數已陷入了宗教理想與物質主義的矛盾困境之中。這些新型運動大多數依靠基金會或雄厚捐款的支持，參與者已很難具有 19 世紀傳教士那樣相對純淨的宗教情懷和追求，而更多地摻入了世俗的功利考慮。20 世紀的美國新教傳教士中的許多人所受的訓練是非正規化的，他們往往不具備高深的宗教神學訓練，而只具備常識性的知識。如有的人只在與宗教有關的學校中選修過一些課程，有的人只上過兩年所謂的「聖經學校」（Bible schools）。因此，他們更像世俗的教育者而非神學學者和宗教思想家。[21]

---

19 Ibid., p.122.

20 Buck, Peter, *American Science and Modern China, 1876-1936*, Cambridge University Press, 1980, p.124.

21 席廉（Xi Lian）曾經舉出三個傳教士的經歷，表示他們的宗教信念均有一個從堅定到衰退的過程。參見 Xi, Lian, *The Conversion of Missionaries: Liberalism in American Protestant Missions in China, 1907-1932*, The Pennsylvania State University Press, 1997.

與這種情況相適應，中國國內以「社會福音」為背景的各種社會救濟活動和區域變革設計，也要依賴雄厚的資本才能順利進行。如鄉村建設運動的展開就需要大量資金作為支援，資金的來源除社會捐款外，主要依靠西方財團的支援。如晏陽初在美國為定縣鄉村建設募捐額度高達 50 萬美元，除個人捐助外，大部分資金均由美國財團包括洛克菲勒基金會贊助。[22]

基督教傳統中「秩序的精神」一面的拓展使得醫院系統中病人的治癒數目不斷增加，每年大約有 100 萬病人出入教會醫院，是新教成員人數的兩倍。可是，秩序的精神在醫院制度中的表現卻似乎並未給福音傳播留下有效的空間。恰恰相反，病人治癒率越高，醫院作為科學空間的有效性就昭示得越強，中國人對西方醫學由疑懼、驚詫到崇拜的心理變化幅度就越大。儘管西醫傳教士極力靠營造醫院中的宗教空間來引導病人對治療背後精神力量的關注，但仍很難與現代醫學對身體控制造成的直觀效果和心理衝擊力相匹敵。對身體疾病的治療變成了西方科學活生生的表演，加上醫學制度化、規模化構成的立體形象，極易使中國人自然而然地產生對科學力量的崇拜心理，其崇信程度有可能超越個體的感受變成一種相當普遍的迷戀情結。

基督教傳統的秩序精神在世俗世界中的膨脹有可能造成其預言的萎縮，這恰巧與前述西醫傳教士宗教與科學雙重功能中宗教成分的衰退是一致的。「宗教」與「科學」和「預言精神」與「秩序精神」正好可以互相對應，如果我們在科學是實現宗教的手段，醫院亦可作為宗教的空間這個意義上來理解西方醫學的話。這與西醫傳教士的初衷顯然是相悖的。本來行醫秩序的建立是為了傳教，可最終「秩序」本身的拓展卻使傳教功能日益退化。

---

22　吳相湘：《晏陽初傳 —— 為全球鄉村改造奮鬥六十年》，頁 111，長沙：岳麓書社，2001 年。又參見查理斯 •W• 海弗德（Charles W. Hayford）：《公共活動家及獨立的政治家：晏陽初與自由主義的中國化（1919－1949）》，見賀照田主編：《顛躓的行走：二十世紀中國的知識與知識分子》，頁 72，長春：吉林人民出版社，2005 年。

正如有的宗教研究者所評論的：「社會扼殺了基督教。」[23] 但反過來說，「宗教」功能的消退並未由此削弱殖民擴張的能力，而是恰恰相反，其「科學」層面的凸顯在中國創造出了一個「**現代醫療殖民**」的新空間。

## 「地方」是如何被感知的？

以上的論述足以證明，19 世紀以後的西方醫療行為是現代帝國主義殖民擴張規劃的一個有機組成部分。19 世紀末 20 世紀初，現代帝國的「殖民品格」日益顯示出規模擴張效應，其區別於以往殖民體系的特色在於，由於有雄厚的資本支持和強大的後援力量，殖民的擴張能量已足以使分散的據點如各種傳教士工作站和世俗技術支援系統連接成片，實現了由點及面的擴散效果。

殖民網點的重新佈局可以是從城市向鄉村擴散，也可以是鄉村或城市內部的資源配置達到點線貫通的空間效果。殖民擴散的設計暗合着某種啟蒙性傳統對「空間」與「地方」關係的認知要求。在一些啟蒙思想家的眼中，「地方」(place)與「空間」(space)有根本性的區別。「地方」往往是與特殊的文化、傳統、習俗等因素聯繫在一起的，是地方性知識的載體，而「空間」則被賦予了現代普遍主義的特徵，並暗含其具有人類普遍特質的表述意義。這種啟蒙式的表述總是置「空間」於「地方」之上，「空間」成為各種類型的宇宙觀傳播的工具和容器，具有了某種話語霸權的作用。

它不斷提示我們，當前在我們僅僅擁有關於「地方性」知識的時候，似乎必須首先考慮它和普遍性知識有何聯繫，然後才能確定其表述的價值和意義。康德就曾經認為，普遍性知識必須超越地方性知識，因為沒有普

---

23 Russell, Jeffrey Burton, *A History of Medieval Christianity: Prophecy and Order*, Thomas Y. Crowell Company, New York, 1968, pp.1–9.

遍性知識，全部被獲取的知識只能是些碎片般的經歷而不是科學。[24] 在康德的眼中，「地方」的存在只不過是讓「空間」有了個安置其內容的具體環境而已。

在我看來，在這些啟蒙思想家的頭腦中，從來不承認在西方現代「空間」擁有其普遍性的意義之前，還存在着若干其他的「空間」表現形式，他們只承認在現代西方「空間」出現之前，那些文明和歷史形態無論表現出何種形式，無論是「帝國」還是其他的疆域範疇，都只具有「地方」的價值。這些「地方」只有資格成為現代帝國進行空間擴張的一種容器。或者說，啟蒙的「空間」認知理念通過殖民資源的有序佈局被深刻地體現出來。

本書中有一章專門講述一座傳統城市如何由點及面地被賦予現代「空間」的含義。協和醫院最初在北京城中心立足時，僅僅是在北京這座傳統古城的舊佈局中楔入了一個新奇的亮點，完全呈自我封閉的狀態，與城市其他區域的生活基本無關。可是這個本來並不起眼兒的據點通過「社會服務」、「衞生試驗區」等理念逐步擴散到了鄰近的街道和胡同，進而又滲透進了郊區農村，並開始通過現代醫療制度的實施，如「家訪式診療」、「三級保健體系」等，形成了日益複雜的網狀監控系統，最終完成了對北京人羣進行現代生死控制的目標。這個網絡空間在佔據和替代了北京的城市管理體系後，其控制經驗又不斷擴大規模，如蛛網延伸似的成為全國城市乃至鄉村醫療系統遵循的典範。

帝國殖民的「空間」滲透具有毋庸置疑的暴力性，其中有一條路徑就是按現代「知識」的分類要求對「地方性」事務進行劃分。針對任何非西方的「地方」範疇，「空間」所具備的政治、經濟和文化社會的具體內容，

---

24 *Phenomenological Prolegomena*, *How to Get from Space to Place in a Fairly Short Stretch of Time*, in *Senses of Place*, Steven Feld & Keith H. Basso edited, School of American Research Press, 1996, p.19.

均可對「地方」進行整合、計算、分類、解碼並進行信息標準化處理。甚至「地方性」也只有在這個過程中才能被感覺到。所謂「地方」更像是一個被吸納到某種知識分類系統中的事件（event），而不是一個實體（a thing）。從「命名」到「話語」運作都是西方意識形態化的一個組成步驟。「地方」被不斷地定義、使用和闡釋，以在想像和構造上符合意識形態要求。[25]

中國城市和鄉村作為相對於「空間」的「地方」，均曾經為不同的「空間」覆蓋和改造過，其中「醫療空間」的強力滲透亦是殖民化的一類表現。在本書中，我們可以清楚地看到，一個標準的古老行政區劃是如何被一個新的「空間」重新加以「命名」和闡釋的。在老北京胡同的地圖中，原本分佈着掌握生死的「產婆」和「陰陽生」。「產婆」作為「吉祥姥姥」所擁有的宗教禮儀和家庭祝福權威，「陰陽生」的「法醫」和風水角色，均被「助產士」和「生命調查員」擁有的更加具有生物技術特徵的現代醫療手段所支配和取代。這種身份取代絕非個人行為，我們可以感受到醫療空間所具有的內容是如何一步步強力覆蓋了老百姓習以為常的生活細節。

一旦這種覆蓋接近完成，老北京行政區劃意義上的「內一區」或「內二區」等人們所習慣的行政場域就為「第一（或第二）衞生事務所」這樣的醫療空間所重新「命名」和完全覆蓋，其歷史內容也經過再命名而趨於消失。

這裏我要提出的問題是，在對傳統場所進行「命名」的境況下，「地方」是如何被感覺到的呢？比較令人詫異的是，異質「空間」一方面不斷延伸着其暴力的「命名」欲望，另一方面也在不斷界定着中國民眾的「地方感覺」。在考察甚麼是「地方感覺」時，雷蒙德・威廉斯特別強調，「地方感覺」包含着生活經驗中積累出的情感因素和我們常說的「意識形態」與「思想」應該有所區別。布迪厄則強調相似的習性、位置和利益產生相似的實

---

25 Feld, Steven & Basso, Keith H. edited, *Senses of Place*, p.25.

踐過程。前者力圖接近普通民眾的感覺狀態，區別於精英設定的主觀判斷，後者則突出相似的位置才能夠培養相似的「感覺」。[26]

由於「空間」這個詞已沾染上了太多帝國主義的殖民擴張性和普遍主義的霸權意味，不少學者把注意力轉向了對「地方感」的關注。有的學者特別提出「地方的經歷」（experience of place）不是一種假定的優先性「空間」的附屬品，而是有力融合了自我、空間與時間，聚集了經歷、歷史、語言和思想，充滿了記憶與期待、舊事物與新事物、熟悉與陌生的地點。[27] 我在這裏要特別強調的是，進入現代以後，「空間」與「地方」才變成了一種相互依存與相互印證的關係，「地方意識」基本上要對應於「空間」才能被感覺到。因此，「地方意識」的出現完全成為一個「現代性事件」。

自從以診所和醫院為核心的西方醫療系統強行介入中國傳統社區生活以後，普通中國人對周邊世界的感知被徹底改變了。基層社會裏的診所和醫院一般會附屬於教堂空間，是傳播基督福音工作的一個組成部分。這個「異質空間」的介入破壞了中國人對世界的想像。19 世紀末期，涉及西人的謠言以及焚燒教堂和醫館的教案大幅度增加，其起因固然與西方帝國主義新的轉型所造成的殖民深廣程度和規模有關，但更重要的原因是教堂內部的儀式與行為無法使中國人維繫原有的對周邊事物的合理想像。

以「採生折割」的謠言傳播為例。「採生折割」本是個被塵封已久的法律術語，意指通過殘損人體入藥破壞社會秩序的一種行為。宋代以後的刑律曾以極為嚴厲的懲罰條款禁絕這類行動。以往對「採生折割」的指控基本發生在傳統社區的內部。民眾對這種異常行為的想像也沒有越出諸如

26　艾蘭・普瑞德：《結構歷程和地方 —— 地方感和感覺結構的形成過程》，布迪厄：《社會空間與象徵權力》，均見夏鑄九、王志弘編譯：《空間的文化形式與社會理論讀本》，82~91 頁，台北：明文書局，1998 年。

27　Feld, Steven & Basso, Keith H., edited, *Senses of Place*, p.9.

對社區事務越軌行為的判斷。而到了近代，「採生折割」則被移植成為民族主義話語，添加了許多與種族有關的妖魔化想像成分，特別成為嚴格界定「地方」與「空間」之區別的一種技術性話語。人們以前總是在不假思索地描述「地方性」的歷史以作為對抗「空間」壓迫的理由，彷彿「地方性」自古就不證自明地存在着似的，「地方性」被視作一種相當具有自足性的範疇。

其實只要嚴格做出區分，就會發現，「地方感覺」也許是一種自足的東西，但「地方意識」卻是在與「空間」介入的對應狀態下發生的。「採生折割」想像喚起的民族主義意識才真正使中國人感覺到了「地方」存在的真實性。否則，如果僅是一種違反日用倫常的「內部事務」，民眾是感覺不到甚麼叫「地方性」的，它早已在社區內部給消化掉了。因此，「醫療」空間的介入變成了「地方」意識出現的理由。

中國人對待外人的心情在現代變得極其矛盾和複雜。一方面，他們總想沿襲一些在歷史上屢試不爽的傳統觀念。從某種意義上說，中國人本來擁有自己獨特的空間觀念。精英們認為，無論何種「野蠻人」都能夠被儒家精神氣質及與其相配合的禮儀制度所同化，即使領土被佔領，「同化」秩序的那種無形的精神和氣質只要不被破壞，精英們頭腦中的「帝國」空間就是真實存在的，地理疆域在文化的意義上而不是實際的領土佔領上得以無限延伸。

在中國基層社會結構中，存在着以「關係」和「倫理」為本位的「差序格局」。在如此格局的制約下，「個人」往往是通過「關係」網絡來確定自身的位置，人們的認同指向是一種不斷延伸出去的均質網絡。[28] 所謂「普天之下，莫非王土」的上層空間理念落實在鄉土社會中，就是如何定位自己和周邊家庭、宗族和鄰里的關係，所有這些關係都不過是帝國空間的一

28 《費孝通文集》，卷 5，頁 335－339，北京：羣言出版社，1999 年。

個組成部分。從文化意義上說，這種延伸的距離是可以「無限」延展的。對「空間」的認識就建築在這種不斷綿延的感覺世界中。

在我看來，近代中國人的心理危機的出現，就在於這種空間的無限延展性被中斷了。「野蠻人」儘管沒有實施領土佔領，卻根本不接受「漢化」秩序，反而對原有的帝國空間進行重新「命名」和價值覆蓋，比如城市中醫療監管體系配合警察和行政條規對街道佈局的再改造，鄉村中診所與教堂以及各種慈善組織的配套改革。在城市中生活的人們漸漸習慣了不是從個人的主體角度去選擇同樣呈個體分散而居狀態的醫生進行治療，而是把「病人」委託給一個公共空間進行管理，不是依賴生活化的情境看病，而是認同科學話語支配下的技術治療。結果是，頭腦和身體感覺中存在的舊有帝國空間漸漸為新的外來「空間」所命名和置換，周邊的世界經重新「命名」後變成了「地方」。「地方意識」在此時終於出現了。它已不是熟悉的那種由自身擴展出去的綿延感，而是不斷把自己認同於另一種外部空間支配下的身體感覺和觀念意識。

這個外來的新「空間」也會表現出種種妥協的跡象。如為了打消中國人對西醫的敵視，可以使本來處於封閉狀態下的外科手術公開化，或使「醫院」與「診所」的佈置更趨於「家庭化」和更具有人情味，或在「社會福音」的旗號下，使各種救濟活動，包括醫療防疫等更接近於古代中國的慈善行為，等等。但這些措施在強化對新型「空間」的認同時，也就默認了自己作為「地方」一員的存在。近代民族主義就是在不斷激烈地「打（基督）教」和妖魔化「異族」的狀態下尋求「保（儒）教」和自衛的效果。其實，不過是通過不斷對另一種擁有巨大力量的「空間」壓迫的反彈來確認「地方意識」的存在。

近代以來，不斷發生的民族主義不是被鎮壓下去就是被官府收編。特別是民國以後，「民族主義」更是經常被利用為建構「國族主義」的工具。民間「地方意識」的形成更容易與「國家」、「世界」等更為現代的詞語發生關聯。目前對「地方意識」的定位也強調「國家一體化」和政治進程的影響，包括國家滲透對「地方」的佔領，或跨國財富給「地方」人民帶來的文化毀滅和環境破壞的災難。[29]

那麼，「地方意識」果真就沒有任何自主選擇性了嗎？這還得從我的一次親身經歷談起。那是在陝西秦嶺深處的一個山村做調查時的事情。這天正逢村裏「祭祖」的日子，我隨一家人在夜晚沿着一條小路登上了附近的山坡，漆黑的夜裏雖然冷風習習，山坡上卻如繁星般閃爍着點點燈籠照明的燈火。原來全村許多人家都選擇在晚間行祭禮。可奇怪的是，當我們打着燈籠到達墓地時，卻發現根本沒有墓碑，而只有一叢叢柏樹簇聚在墓地裏。我們就在柏樹叢中，藉助燈籠的光亮燒紙、追思，儀式就這樣匆匆結束了。我當時心裏大惑不解，卻未及細問。第二天一早起來，從我站立的地點望去，昨晚去過的山坡上仍然是香煙繚繞，可我發現這些煙霧都是從各自保持間距分佈的簇簇柏樹叢中冒出來的。經過詢問後我才知道，這些柏樹叢所在的位置原來都有墓碑存在，但是「文化大革命」中幾乎全部被毀。改革開放後，「祭祖」又成為公開化的行為，但人們對「文化大革命」再起的擔憂使人們擔心墓碑豎起後有朝一日又被摧毀。所以，村裏人最後選擇以柏樹叢標示原來墓碑的地點，每年祭祖就憑藉樹叢的邊界來區分各家墓地的位置。

神話和記憶的一個世界是由物質方式被表達的，包括石頭擺放的位置。哈布瓦赫就發現，西方的家祠之間都設有隔離帶，無論這個隔離帶用甚麼材料建成，都擁有劃分邊界的神聖性。墓地也可用石頭和樹樁分開，其功能是喚起對歷史的記憶。[30] 以柏樹替代墓碑行祭的行為，我稱之為「**象徵替代**」。出於對「文化大革命」中的政治記憶的敏感，物質化的象徵「柏

29　Feld, Steven & Basso Keith H., edited, *Senses of Place*, p.4.

30　莫里斯・哈布瓦赫：《論集體記憶》，畢然等譯，頁 111，上海：上海人民出版社，2002 年。

樹叢」替代墓碑沿襲了原有的記憶儀式。這個行動包含着民間抵抗大政治的邏輯，也包含着在代表「空間」壓迫的政治氛圍下，民眾如何巧妙地維繫着對原有秩序的想像和綿延。我發現在鄉村中，「象徵替代」現象隨處可見，如一年一度的「祭譜」本是在祠堂舉行，祠堂被毀後被轉移到「家庭」場所裏輪流進行，變成了一種定期輪換制度。

在考察民間自主擇醫的現象時，我發現「象徵替代」在民眾社會生活包括治病活動中也許是一種常態。比如本書在研究「四大門」崇拜與頂香看病的關係時，就有「關帝廟」與「四大門」合作顯靈的故事。當時的調查發現一個地區同時有幾座關帝廟，但只有一座香火興盛，其餘都無聲無息，原因是關帝偶像的背後需有「四大門」催香火才能靈驗。而且這種靈驗是可以轉移的，可能以三年為期。這個現象說明，在一般鄉民的眼裏，「關帝」作為正統符號是需要被奉為正朔的，以便使自己的行為獲取基本的合法性，但其作用也許僅僅局限於此，即僅具備一般的象徵意義，而要求神治療，還需更多地藉助鄉土的神靈發揮作用。這些神靈屬於邪派的「仙道」，不具象徵合法性，只能隱於幕後，卻具有實際的治療效果。這種類似「唱雙簧戲」式的崇拜結構，亦是一種「象徵替代」。「象徵替代」在鄉民社會中幾乎隨處可見，比如廳堂裏擺的是佛道之神，在實際行為中卻更信奉在「神譜」的系列中位置更低的民間邪神，等等。

## 疾病隱喻、社會動員與「國家意識」

「現代中國」區別於前近代帝國的一個主要特徵，就在於它處處表現出來的某種「不確定性」。在舊帝國中，一切彷彿都是有序的，相對穩定的經濟和制度結構，流動規則制約下的等級秩序，溝通上下階層的官僚與士紳體系。這一切在辛亥年都統統結束了，沒有皇帝符號的「後帝制」時期，政治合法性權威變成了「真空」地帶，不同勢力可以藉助不同的手段來重新獲取甚至分享新的政治資源。同時，這種權威合法性的獲得又是無章可循的，必須通過反覆的實驗予以驗證，成功的概率極低。所以，軍閥混戰、黨派割據的另類歷史場景曾一度被認為是一種「常態」。一旦政局相對穩定，當新獲取的經驗被投入到新制度的設計和建設中時，就能夠創造出一種迥異於過去的全新圖景。這個過程被描述為一種在新的實踐邏輯中探索的歷險。新創獲的經驗經過累積，一旦被證明可以成功地界說「**現代中國**」的內涵時，就被政治系統吸收而成為一種「**現代傳統**」。

不少學者試圖對「現代中國」區別於前近代「帝國」的政治運轉機制進行描述，如鄒讜就用「全能主義政治」的概念取代西方慣用的「極權主義」和「權威主義」等說法[31]，認為後兩者也許適合從「東方學」的角度描述古老帝國的歷史，卻難以界定和概括「現代中國」全新的統治形態。鄒讜的觀點是，「全能主義」成為中國社會革命的終極選擇，是因為只有如此才能應付亙古未有之現代危機。因此，儘管這種「全能」政治具有一定的嚴酷品格，鄒讜卻仍然肯定了其「意識形態」所起作用的成功一面，如廣泛的社會動員的凝聚能力，使大眾參與政治的渠道有所拓寬，等等。[32] 但鄒讜的政治學視角並沒有對形成這種「全能」狀態的原因，提供一個清晰的歷史描述框架。

本書認為，對形成「現代中國」政治文化傳統的歷史原因的解析，仍需要對現代西方「帝國」殖民品格的擴張性與中國人如何確認「地方性」之間所形成的複雜關係進行仔細考察。在本書中，我們認為，西方醫療制度向中國的滲透，無疑是現代帝國「殖民品格」對中國進行全面規訓的一個重要步驟。在本書中，我們已經列出專章分析了這種「殖民品格」對中國城市和鄉村進行制度化規訓的過程。不過，在分析「政治」與「醫療」的相互作用時，我特別注意到了「現代帝國」的「殖民品格」是如何通過「顛倒

31 鄒讜：《二十世紀中國政治 ── 從宏觀歷史與微觀行動角度看》，頁 3－4。

32 同上。

的想像」在構造現代政治體制和「民族主義」時被加以利用的。這種利用甚至已成為「現代傳統」構造過程中極為重要的歷史經驗。

「現代中國」傳統的形成不但與西方對清代帝國的想像有關，而且更與中國人自身對這種想像的再利用密不可分。晚清以來，中國人的「身體」乃至由這些「身體」組成的「國家」都被視為是「病態」的。西方人相信，亞洲人不像歐洲人（或白人）那樣會對疾病感到痛苦和悲痛，把疾病與窮人或社會中的異類在想像中聯繫起來，也強化了疾病與異域通常是原始地區之間想像的關聯。[33] 中國人就是在這種話語的不斷規訓中確定自己的現代位置，並一度確信這就是認定自己落後的最合理的隱喻性理由。但這種認識也可能在「現代中國」的建設中被有意顛倒過來，成為凝聚近代民族主義力量和論證新政權合法性的資源。

本書中對「反細菌戰」過程的分析就充分證明了這種「顛倒想像」的威力和作用。1952 年「反細菌戰」對細菌傳播所進行的隱喻式宣傳，以及「反細菌戰」動員形態最終被制度化為「愛國衛生運動」，均說明「戰爭」與疾病的隱喻之間已建立起了某種被認為是恰當的政治關聯性。蘇珊・桑塔格曾經說過：「以前是醫生們發動對疾病的戰爭，現在是全社會發動這場戰爭。把戰爭轉化為對大眾進行意識形態動員的時機，這的確使得戰爭觀念變成了一個有用的隱喻，可用於一切形式的、其目標是打敗『敵人』的那些改善運動。」[34] 對「細菌戰」想像的顛倒效應承襲了以下現代極易發生的事實：在對疾病的想像與對異邦的想像之間存在着某種聯繫。它或許就隱藏在有關邪惡的概念中，即不合時宜地把邪惡與非我、異族等同起來。[35]

33　蘇珊・桑塔格：《疾病的隱喻》，頁 121。

34　蘇珊・桑塔格：《疾病的隱喻》，頁 88。

35　同上。

在「反細菌戰」中，美國被當成了傳播「疾病」的發源地，「東亞病夫」受辱的根源不在國內，而是外人強加的一個後果。傳統鄉村中的一些固有習慣如「不衛生」等在新中國成立初期儘管仍是內在性地保持着，卻可以通過清除外來「疾病」的傳播渠道予以消滅。此外，「美帝國主義」就等於「細菌」這個隱喻，與中國人作為「病體」的理念以及西醫羣體防疫的有效性等等十分怪異地糾纏在一起，形成了錯綜複雜的悖論關係。「細菌」作為「美帝國主義」的隱喻化身使中國人深受「病毒」侵犯之害，而防禦「細菌」的方法卻又完全依賴於西醫參與推廣的現代醫療防疫知識。如此的悖論狀態恰恰成為「反細菌戰」進行社會動員的基本手段。當時的鄉村民眾幾乎都能感受到禦強敵於國門之外的迫切性，從而通過對「異邦」的想像建立起一種現代國家意識，同時又藉助冠名為「愛國衛生運動」的現代防疫行為，使「國家意識」的規訓變得週期化和制度化。

「顛倒的想像」不僅使「細菌」成為一種「政治隱喻」，而且也使中國人的醫療行為的個體特徵通過政治動員被賦予了「集體行動的邏輯」。在傳統的社會中，「生病」的意義本來較為簡單，如果從文化的觀點上來解釋的話，生病是社會認可的個人無法恰當地履行其日常生活角色，並企圖改善此一情況的一連串過程。也就是說，除非經過文化內的一套生病觀念的認可，否則一個人即使生病也絲毫不具有社會意義而只具有個體意義。[36]

在現代醫療疾病的觀念中，「細菌」、「病毒」就是疾病的代稱。通過臨床診斷和實驗室中的檢驗，「生病」狀態才能得到確認。這種對「疾病狀態」的理解顯然與傳統社會中的「生病」觀念相去甚遠。「細菌」等於「疾病」的觀念最終突破了實驗室的界域，不僅是在西方近代生物學意義上的一次突破，而且通過近代西方殖民過程向非西方區域的拓展，被鍛造成了現代政治隱喻。

36　張珣：《疾病與文化：台灣民間醫療人類學研究論集》，頁 4，台北：稻鄉出版社，2004 年。

這個「隱喻」的近代內涵是，任何一個人的健康或「生病」都不是一種單獨的個體行為，而是與其成為一個「國民」的身份狀態和素質有關。祛除疾病、保持健康與中國能否作為一個合格的現代民族國家自立於世界這樣的大命題緊緊聯繫在一起。本書中即列出專章探討作為個體方式存在的「中醫」職業是怎樣通過與羣體防疫行為發生聯繫，而最終實現了自我改造的。反過來說，個人對「生病」的態度及其對「衞生」預防重視程度的高低，也成為衡量其「國民」身份素質優劣的重要指標。當然，要使生物態的疾病原理轉化成一種大眾性的感知，需要很多複雜的環節才能實現。

中國農村雖然是現代共產主義革命的發源地，但在新中國成立初期，儘管經過各種政治運動的洗禮，政治對基層社會進行滲透的動員能力卻依然十分有限。其中一個重要原因在於，中國鄉村不能被簡單地視為一種整齊劃一的政治體系，而是所謂「象徵的社區」，盤根錯節的家族與禮儀組織通過各種象徵符號對鄉民進行控制。「現代中國」的領導者發現要想確立自身的權威，根本無法繞過這些遍佈廣大鄉村的網絡。新中國成立初期，經過一陣摸索，政府最終選擇了用「國家」統一設計的體制徹底取代傳統地方組織的做法，如用公社體制取代以宗族為核心的社區組織。這是一個長期的實踐過程，延續了民國初年國家對地方的滲透邏輯，只是深入得更加徹底。本書所注意的是與之同時進行的一類行動，這類行動往往發生在新中國成立初期，政府通過藉助民族主義的動員手段，使社會管理向鄉村的滲透逐步深化和合法化。

最初政府僅僅意識到「民族主義」是增加凝聚力的有力武器，後來又逐步認識到，「民族主義」必須內轉為常規性的制度，才能使政權真正獲得政治上的穩定性。針對「細菌戰」而設計的衞生防疫機制最終被固化為常規性的社會治理機制就突出反映了這個變化的意義，從此深刻地改變了地方社會的歷史和現狀。

在傳統醫療的框架裏，疾病發生的「道德隱喻」往往只與「個人」有關，頂多擴及宗族與村社一級。因此，社會控制與道德之間建立的隱喻關係也是具有區域性的特徵，即只有根據各地不同的疾病發生情況來建構「個人」與「道德」之間的隱喻關係。本書的研究表明，疾病作為一種「道德隱喻」的象徵，在新中國首次具有了跨地方的意義。在「反細菌戰」向「愛國衛生運動」轉換的過程中，共產黨首次使「個體動員對象」變成了「羣體參與對象」，即原來針對個人的防疫規範行為變成了日常必須遵從的羣體參與行為。「生病」和「防病」的行為都已不是在一個區域內部加以處理的問題，或僅與個人及其最鄰近的生活境況有關。當然，這樣的轉變並非預先設計的結果，而是在激烈的政治和戰爭進程中不斷通過政策調整摸索出的一種狀態。如鄒讜所說：「中國政治制度沒有宗教思想的支持，它的正當性（legitimacy）是從解決各種實際問題的能力而來，不能解決實際問題的政府和政治制度，就失去正當性。」[37]

根據歷史文獻顯示，毛澤東等人在「反細菌戰」之初並未預知會通過全國式的社會動員使「防疫」行為常規化，而只是在軍事防禦的意義上設置臨時的「衛生防疫區」，只是在謠言四起的情況下，在媒體輿論導向與基層組織之間如何相互支撐，以及與當時「三反」、「五反」運動的互動考量中，逐漸意識到了外在的民族主義情緒如何轉向為內在的常規化的制度監控的問題。

也就是說，政權的合法性不僅需要由會聚對外力量的抗擊打能力加以證明，更需要通過政治儀式固定這樣的情緒。普遍性的防疫行動藉助細菌是「帝國主義象徵」的隱喻，成為一種重要的儀式行為，而且這儀式行為具有了所謂「加強儀式」（rite of intensification）的效果，即通過年復一年的重複運作，使民眾羣體的日常關係通過週期性儀式得以強化和再肯定。儘管這種儀式的加強已和「細菌戰」沒有甚麼關係。[38] 這可以從對毛澤東題

37 鄒讜：《二十世紀中國政治 ── 從宏觀歷史與微觀行動角度看》，頁 234。

38 張珣：《疾病與文化：台灣民間醫療人類學研究論集》，頁 131。

詞的使用上看出來。在「反細菌戰」時期，毛澤東的最早題詞是：「動員起來，講究衛生，減少疾病，提高人民的健康水平。反對帝國主義的細菌戰。」1953 年以後，每次週期性的「愛國衛生運動」發起時再使用這個口號則往往只保留前面一句，而去掉最後一句。如此做法，說明「愛國衛生運動」作為一種儀式已經具有了跨區域的集體協作的性質，它超越了原有「象徵社區」的制約，頻繁地不斷確認着「社會主義」的新型合作關係。這與人民公社體制的建立，甚至與其他各種類型的政治運動之間具有配套運轉、相互呼應的效果。

## 跨區域運動與「地方性」的重構

在所有西方研究「社會運動」的理論框架中，均很注意「意識形態」的運作如何創造出一種「集體認同感」，更有人特別提出諸如「心智結構」、「政治文化」等範疇以解釋集體行動發生的邏輯與機制。但這些嘗試似乎仍難以解釋領袖們的意識形態資訊是如何表述的，又是如何傳遞給目標羣體的，以及為甚麼有些信息能夠使人們上街，而另一些則不能，等等。[39]

「現代中國」的建立特別是新中國的誕生區別於晚清以前帝國形態的最大特點是，人數最廣大的民眾或主動或被動地參與到新的「政治共同體」之中，從而徹底改變了相對靜態的生活軌跡。這種「政治共同體」缺乏某種穩定性，而是處在不斷的動盪之中。也就是說，對這種「政治共同體」身份的確認，是在不斷的政治運動的動態規訓中得到強化和最終完成的。與此同時，各種政治運動的發起大多以摧毀傳統為目標，從土地改革對財產制度的再分配，「公社」體制的建立對傳統社區與宗族制度的致命打擊，

39　艾爾東・莫里斯等主編：《社會運動理論的前沿領域》，劉能譯，頁 196–213，北京：北京大學出版社，2002 年。

再到「文化大革命」對傳統文化的破壞,仿佛都在反覆證明各種運動邏輯與「傳統」絕不相容的對立態度。

本書通過對赤腳醫生體制的研究證明,即使在最為激進的政治口號規範下,或者在貌似最政治化的行為表達中,仍潛藏着傳統行為邏輯的影子。這些影子不但不是和「現代中國」的政治傳統相對立的,而且很可能成為塑造「現代傳統」的一種重要元素。

新中國政治傳統的構造與毛澤東對近代歷史的認識和發動革命的動機密不可分。毛澤東自年輕時就深信,只有羣眾的集體努力才能把社會提高到一個新水平。個別難以解決的問題,如果把它作為一場總體運動的一部分,那只要做出較小的努力就可解決。[40] 把社會提升到一個新水平的關鍵步驟是創造一個新的政治共同體,其中所有的個人都將改造自己的公共生活形象,以及自己在其中擔任角色的形象。被他們肯定的價值觀用來表明所希望變革的總體方向和任務本身的強度。[41]

要實現這個目標,就必須使更大範圍內的民眾能夠自覺地在頭腦中重構對「地方」的想像。在前近代時期,個人視野裏的「地方」範圍和邊界只包括較大和較廣泛的社會團體,而從革命的動態觀點來看,「地方」卻只是政治共同體中的一個最小單位,這個共同體的邊界不斷地擴大,合併成全國政治體制,甚至可以和世界的政治運動相銜接。培養這樣的「政治想像」當然不能靠常規化的專門組織手段,而是通過使「政治」變成一種不斷變化的過程,使最廣大的羣體捲入其中而達到的。政治通過強調過程的重要性而「社會化」了。政治社會化的基本意圖是將最廣大民眾的主要責任轉向公共領域,確保最基本的社會單元如家庭服從政治權威所確立的準則。

---

40 詹姆斯・R・湯森、布蘭特利・沃馬克:《中國政治》,顧速等譯,頁 112,南京:江蘇人民出版社,2004 年。

41 詹姆斯・R・湯森、布蘭特利・沃馬克:《中國政治》,顧速等譯,頁 137,南京:江蘇人民出版社,2004 年。

問題在於，培育新的「政治共同體」意識和超越自身生活氛圍的「地方性想像」，似乎總被歸結為一種普遍性的現代化暴力敍事，如僅僅被理解為符合國家動員的「身份訓練」，或被詮釋為現代化對基層社會肆意進行大規模滲透的結果。毛澤東提倡政治「社會化」的重要性和「繼續革命」的不斷實踐，常常使人們誤以為他是一種傳統秩序的破壞者。因為中國傳統表面上強調的是「和諧」的倫理架構對人們生活過程的支配性影響，這似乎在早期共產黨人提倡「階級鬥爭理論」時就遭到了質疑。然而，對「過程重要性」的強調實際上也隱含着毛澤東對早期經驗的使用和對農村基層社會的具體體驗和觀察實踐。

一些政治學家已經意識到，毛澤東注重「政治」的過程化而反對專業化的組織常規，因為專業化強調最好由專家來處理問題。儘管毛澤東並不直接反對知識分子，但他深深地懷疑專業化的有效性和動機。專業主義的觀點宣稱，為了恰如其分地處理某些問題，有必要利用專家的知識。可是，專業化會對羣眾的積極性和黨的權力產生微妙的限制。[42] 很少有人注意到，對政治運動中這種「過程重要性」的強調，對僵化的專門化制度的衝擊，很可能恰恰是某種「地方」傳統的思維在起作用。比如毛澤東早年所接受的「湘學」訓練對專門化知識分類與實踐相脱節的厭惡感，也許就是一種支配性的因素。[43]

在「醫療社會史」的視野裏，對符合革命實踐的醫療改革措施如赤腳醫生的評價，也應從「傳統」的融合而非僅僅單純從政治運動敍事的角度予以認識。赤腳醫生的出現在當代政治史的框架中往往會被視為「文化大革命」在醫療領域的表現形式，或者是「文化大革命」純粹社會動員過程的

42　詹姆斯‧R‧湯森、布蘭特利‧沃馬克：《中國政治》，顧速等譯，頁 113。

43　楊念群：《從五四到後五四：知識羣體中心話語的變遷與地方意識的興起》，見《楊念群自選集》。

一個組成部分。從當時媒體對赤腳醫生先進事跡的大量報道中，我們的確只能看出赤腳醫生捨己為人的行動與政治社會化之間所形成的互動邏輯。赤腳醫生彷彿只是廣泛的「政治共同體」身份認同規訓的一個步驟。

但如果仔細閱讀文獻，我們就可以發現一個超越「政治共同體」想像的新視野。在這個視野中，赤腳醫生的起源可以上溯到 20 世紀 30 年代定縣鄉村建設運動中的醫療試驗。當然，「定縣醫療改革」背後確實存在着現代帝國主義所規劃的醫療殖民藍圖的基礎，定縣改革所依託的「協和模式」本來是完全服務於城市高階層收入人羣的，治療空間幾乎完全呈封閉狀態，後來才逐漸延伸至附近的居民區，進而擴展到鄰近的農村地區。這可以被理解為是西方醫療殖民化不斷調整策略，以適應本土要求的過程。按照這一思路，赤腳醫生制度也可被看成是西方城市化醫療實踐進行自我改造後發生的一個後果。

赤腳醫生作為政治動員的表現形式，在人員訓練與利用本地醫療資源和社會組織等方面，似乎與已成遙遠迴響的定縣「社區醫學」試驗似隱似顯地發生着微妙的呼應關係，表面看來好像不過是恰恰驗證了這種殖民化策略調整過程的成功延續，也似乎與「文化大革命」的反傳統姿態恰相吻合。但事實遠非如此簡單。不但赤腳醫生的「在地化」訓練突破了「協和模式」中常規化教育的時間程式（八年變為三個月或幾個星期）和純粹的西醫內容，引入了「草醫」和「中醫」的技巧，從而不同於「定縣模式」不用中醫的殖民殘餘風格，而且赤腳醫生的角色意識也在相當程度上建構在地方社會複雜的人情網絡和利益關係的基礎之上。只不過，這個網絡基本上仍會服從超越地方意識這樣的羣體目標。

由此看來，在醫療領域使用政治社會化動員策略，既不意味着放棄傳統，也不意味着會完全承接殖民化的遺產，而是在兩者之間建立起一種動態的平衡關係。「地方性」其實也正是在這種政策實施的基礎上得到了重新確認和重構。其表現是，在廣大的鄉村地區，人們的擇醫意識與行為可以通過赤腳醫生的紅色身份與相對遙遠的國家政治實踐相連接，同時又通過赤醫對中醫的頻繁使用重新認同傳統醫療體系的有效性，使得鄉土資源的利用和流動得到了某種確認。

總而言之，本書從現代「帝國」的殖民品格、「地方性」的確認和重構，以及「現代傳統」的實踐作用三個方面力圖詮釋「醫療」行為與「政治」變化的關係。其構想大體上是出於以下考慮：以往的研究只注意從總體上把握西方對中國的侵略和滲透問題，或者重點抨擊「歐洲中心論」的影響，而沒有區分早期的「歐洲殖民主義」與 19 世紀末期以後「新殖民主義」的差別。對「地方性」的確認也往往是出於「中國中心論」的反西方中心主義視角，容易使傳統變成某種被「本質化」的東西。在詮釋「現代傳統」的發生邏輯時，人們已意識到它往往與政治動員和社會運動的策劃和規模有關，是近代以來在反傳統的邏輯中誕生的，但人們往往又容易走向另一個極端，即忽略它和傳統資源的內在關聯性。本書則試圖在醫療史的研究中，綜合考慮三大因素在互動運作時所出現的各種複雜性，以避免原有解釋各持一端的偏見。

# 附錄：如何從「醫療史」的視角理解現代政治？

## 甚麼是「現代政治」？

從中國歷史的內在演變而言，「古代」政治應該大致包括這麼幾種形態要素：帝國控制着廣大的領土；皇權政治的「專制」傾向；科舉制支配下的官僚選拔和治理；基層社會的宗族性道德支配等等一些特徵。[1]

而中國現代政治的基本要素可能大致越不出以下的表述：皇權符號倒塌後道德和社會的無序；軍閥混戰背景下的一統趨勢；民族國家力量的干預逐漸加強；自上到下科層行政體制對傳統自治狀態的取代等等。[2]

對中國現代政治的緣起特別是對「革命」發生的機制和原因的分析也出現了不少的成果，佔統治地位的說法是：中國「現代政治」的產生是由於傳統體制僵化導致應對西方世界的機制運轉不靈，乃至最終發生全面崩潰，於是模仿西方現代政治體制的潮流應運興起。[3] 最近一種比較新穎的

---

1 關於古代政治比較簡捷準確的表述，可以參閱錢穆：《中國歷代政治得失》，北京：三聯書店，2001 年。

2 關於近代知識人政治思想轉變過程的一般性概括，可以參閱王爾敏：《近代中國知識分子應變之自覺》，見《中國近代思想史論》，頁 323–369，北京：社會科學文獻出版社，2003 年。

3 例如費正清就通過分析「舊秩序」中不適應現代發展的結構性因素來闡明「革命過程」的必要性，着重說明的是中國傳統和現代因素的對立關係。參見費正清：《美國與中國》，張理京譯，北京：世界知識出版社，1999 年。

解釋強調「現代政治」乃是中國人不斷進行行為選擇的一系列後果，具有不同於西方社會演變的歷史態勢，並非是以上「模仿說」的簡單邏輯所能闡明，特別是描述「革命」的發生具有在不斷調整中逐漸適應社會變遷的能力，這種調整模式的形成被特別看成是不斷選擇後的實用「政治」策略日益滲透和支配日常民眾生活的結果。[4] 而更有人把中國革命的政治實踐看作一種完全區別於以往政治行動模式的「現代傳統」。[5]

如果再進一步概括，對「現代政治」的理解主要有兩種解釋路徑：一是傳統政治史的路徑，即主要關注上層政治集團和行政體制的結構及其變動，以此為基礎透視其對社會變遷的影響。二是社會史的路徑，這一路徑認為對政治的理解不能僅限於上層和官僚系統的運作，而是應該更多地把注意力放在對基層社會非行政系統運轉的層面和民眾日常生活的方式上透視其特徵。這一路徑吸收了人類學「民族誌」的敘事方法，以對區域社會中歷史現象的細膩描繪見長，力圖從地方歷史的演變脈絡中理解現代政治的發生淵源。

但這兩種路徑又都有其各自的弱點，僅僅從上層和官僚體制運轉的角度詮釋政治的內涵，往往只看到了政治運行的體制化的一面，而沒有看到中國社會的運轉很大程度上是靠基層道德文化的微妙張力來處理日常事務的。特別是無法理解縣級以下民間網絡的運行特徵，這也是引起「眼光向下」的社會史方法對之進行反撥的主要原因之一。不過僅僅從地方

---

4　參見鄒讜：《二十世紀中國政治 —— 從宏觀歷史與微觀行動角度看》，頁 125–126。蘇力最近也談到了中國意識形態治理技術中「道德」因素的支配作用，必然會導致非制度性因素有時會起到關鍵作用。參見蘇力：《法律與文學 —— 以中國傳統戲劇為材料》，頁 231–250，北京：三聯書店，2006 年。

5　參見黃宗智：《悖論社會與現代傳統》，《讀書》，2005 (2)。在另一篇文章中黃宗智闡發了「實踐」在認知中國近代政治中的作用，參見「認識中國 —— 走向從實踐出發的社會科學」，載《中國社會科學》，2005 (1)。我在《「危機意識」的形成與中國現代歷史觀念的變遷》一文的最後一節中也討論了相關的問題，可惜在刊登時這部分被刪去，文章的前一部分參見王笛主編：《新社會史：時間 空間 書寫》，杭州：浙江人民出版社，2006 年。

區域性的角度來理解政治的運作機制，則顯然很難全面描繪出現代政治的跨區域性質和宏大深遠的變化圖景，特別是無法理解革命的跨區域性起源。[6]

有鑒於此，我們認為應該採取更加整全的視角來對現代政治進行重新解讀，其基本思路是：現代政治不僅是行政體制運作的問題，而且也是每個「個人」的「身體」在日常生活中如何面臨被塑造的問題，包括政治對身體進行的規訓與懲罰。這當然是受福柯影響形成的思路，只不過在挪用時應該注意如何應對中國語境化的挑戰。

我的敍述策略是，「身體」所處的位置必然和「空間」的重新安排有關，要明瞭此點，就必須對「空間」的含義重新加以界定，特別是要考慮「空間」的滲透與「地方」民眾的意識與行為之間形成了複雜的調適與衝突的關係，解讀這種關係是理解現代政治在基層實踐的關鍵和起點。「空間」逐漸在中國合法化的過程實際上也是一個如何使之「制度化」的過程，同時這種制度化也是一個從城市向鄉村的擴散過程，是對「地方感覺」與「地方性知識」的塑造過程。反而言之，更是地方性資源對這種強制傳播的抵抗性過程；只有把這些複雜的因素統統考慮在內，才能更加貼近實際的歷史進程。也只有處理好了這些複雜因素之間的關係，才能理解現代革命為甚麼會演變為跨區域的風暴，同時也會理解那些革命的領導者身上為何不可避免地仍帶有某些區域或傳統的痕跡。

## 作為問題出發點的「身體」

身體問題的現代意義往往與自我對現代的認同態度有關，這引起了許多思想史研究者的好奇和思考。比如「中國人」之所以成為「中國人」在古

---

6 參見楊念群：《「地方性知識」「地方感」與「跨區域研究」的前景》，載《天津社會科學》，2004 (6)。

代的評價體系中似乎不成其為問題，在現代卻顯得至關重要。因為在面臨西方的威脅時，「中國」作為一個國家形態到底在何時形成、未來到底會走向何方才突然變成了一個問題。我們過去的史學研究往往把中國從「帝國」向「現代國家」的轉變看作一種結構轉型和制度變遷的過程。我這裏所關切的是：中國人的身體感覺是如何被改變的？或者說當代中國人的身體到底在甚麼樣的位置和狀態下被加以改造，並造成了自我認同的危機。因為我們自從被扣上了「東亞病夫」這頂帽子，就陷入了一種自卑和自尊相互交織的複雜心理狀態。[7] 如何克服「東亞病夫」的自卑感，並同時達致最終的民族自覺？也許是中國近代以來最重要的主題，但是我們往往把這種「東亞病夫」身份的克服和怎麼脫去這頂帽子看作一個外在的、政治的、經濟的和社會改造的過程，而沒有看到實際上最緊要的改變恰恰是從我們中國人自身的身體開始的，這是我想要特別分析的一種狀態，也是醫療史研究可以發揮其作用的地方。

這當然也牽扯到「自我認同」這類思想史問題，但我首先會把它理解為一種生物「物理」問題，或如福柯所言是一種「生物權力技術」的形塑和傳播的問題，這個問題的發生首先是由西醫的侵入和控制來加以實現的。正如我在導言裏所提到的：外科手術的傳入引發的是一場「身體」革命，當西醫傳教士的第一把手術刀切入中國人的身體時，一個「現代性事件」就發生了！

外科手術是以毀損身體皮膚輪廓為代價來治療疾病的方法，這必然與中國人對身體的傳統認知相左。但它卻從完全不同的兩個方面塑造了中國

---

7　從「身體」的角度探討中國人意識的變化，已出現了一些引人矚目的研究取向，如從「痛感」的角度探討女性的身體意識和主體性問題，參見高彥頤：《「痛史」與疼痛的歷史 —— 試論女性身體、個體與主體性》；從「優生學話語」的角度反思中國人對自身生育意識的變化，參見馮客：《個人身體與羣體命運 —— 近代中國之人種繁衍與羣體紀律》。以上兩文均見黃克武、張哲嘉主編：《公與私：近代中國個體與羣體之重建》，177－199、頁203－222，「中央研究院」近代史研究所，2000 年。

人對現代政治的看法。一方面中國人認為身體髮膚受之父母，損傷後要受到懲罰，古代有「採生折割」律嚴厲處罰這種現象，近代大量謠言的出現質疑的全是對身體的損傷現象，而且這些質疑基本都是以「採生折割」為言說底本。近代許多教案的發生也與中國人對外科手術的想像往往從「採生折割」的角度加以理解有關。這就是為甚麼我會選擇以「採生折割」話語的構成為切入點解讀「身體」政治的緣故。

但另一方面，在一些傳教醫生的眼裏，外科手術的成功又恰恰是把中國人塑造成為「東亞病夫」的有效途徑。例如在一些傳教醫生的記述中，中國人做手術時忍耐痛苦的堅忍毅力，在被讚歎之餘，也被認為是一種麻木不仁的表現，而一些畫師所描述的病人手術後的安詳表情也被看作一種獲得新生的姿態。就這樣中國人性格中的一些傳統意義上的優點通過手術變成了營造「東亞病夫」形象的有力工具。[8]

當然，對西方醫學作用的抗拒及其政治意義的解讀主要還是體現在了對「採生折割」話語的誤讀和移植上。「採生折割」原來是中國的一個法律術語，說的是一種以割取小孩身體的某個部位（眼睛、肝、心臟、腎等）入藥的殺伐生命的現象。這個現象在進入法律責罰體系之前表述起來一直有些似是而非，一般人往往會與某種術士的行為混在一起理解，帶有某種不可知和想當然的神秘色彩。可這種想像一旦橫向移植到西方人的身上就會發生許多附會。這些附會往往由對醫療現象的誤解而起，卻又絕不僅僅是個「醫療史」的問題，也不是傳統意義上僅僅是處理某個中國人身體受到了傷害的個體法律問題，而是一個總體的「現代政治」的問題。這表現在以下數個方面：

首先，我們發現，教案的發生有相當一部分數量是與「採生折割」的想像有關，但除個別是直接針對醫館治療失誤引起的損傷外，大量的案件

---

8　韓依薇：《病態的身體——林華的醫學繪畫》，見《新史學：感覺　圖像　敘事》，北京：中華書局，2007 年。

實際涉及的是教堂禮儀的神秘性導致中國人狐疑猜測，說明「採生折割」的想像超越了個體的醫療關注，而延伸到了對陌生空間的定位和接納的問題。一句話，原有的地方社會裏無法找出與教堂體系（包括醫院）相銜接的認知資源，必然導致一種認知錯位和行為抗拒。

其次，「採生折割」話語有一個從個體對身體受損的感受及其所應遭到的法律懲戒這樣一種認知，向具有羣體特徵的現代民族主義對外抗拒心態轉變的過程。一個現象很有意思，到了 20 世紀 50 年代，雖然政治形勢有了根本的變化，「採生折割」話語作為封建迷信理應也在被批判之列，但許多媒體還在沿用着那套被改造過的「採割」邏輯。比如新中國成立之初控訴美帝國主義侵略中國時就常提及教堂嬰兒被遺棄的事例，儘管這些事例幾乎全都是謠言和想像，但在當時對西方的民族主義批判運動中卻是被當作史實來加以反復引證的，這說明當代民族主義的政治表述一直延續着對「採割」話語和術士行為的想像成分。

最後，「採生折割」話語在不同時期不斷地被喚醒，成為普通民眾對政治現象的某種奇特的表達方式。比如在建造孫中山陵墓的過程中，當局就同樣遇到了謠言的困擾。1928 年的《革命評論》上就有一篇題為《孫陵與小兒的魂魄》的文章，講的是當時流傳一個謠言說是孫中山陵墓於完工前須攝取童男女靈魂一千名，這個謠言由南京傳到鎮江、蘇州、無錫和常熟等地。輿論還說公安局還為此逮捕了二十幾個賣花樣的女子，據說此輩身藏「白紙剪成之鬼怪多件」及玻璃瓶若干，內懸「以絲線結成類似人形者之線人」[9]。以至於有的地方小孩為避邪，身上掛一個紅布條，上面寫着八句歌訣：「石叫石和尚，自叫自承當；早早回家轉，自己頂橋樑；你造中山墓，與我不相當；真魂招不去，自招自承當。」[10]「採割」話語在這裏被轉換成了一個政治寓言。

9　江紹原：《民俗與迷信》，頁 79，北京：北京出版社，2003 年。
10　江紹原：《民俗與迷信》，頁 83，北京：北京出版社，2003 年。

當然，「採割」話語的延續更多地是與某種醫療態度有關，同時這種態度也間接反映的是一種政治態度。當年反中醫的余岩就曾說過中國人的誤解來自於不解西醫的習慣，西醫「遇有奇異之處，變化明著之內臟，則取而藏之器中，加以藥品，使不腐敗，以資後學者之參考，其意至愷惻也。不幸而保守屍體為吾國最神聖不可犯之舊習，國人見其如此也，遂譁然以為殺人食人，如水滸綠林之所為矣」。

江紹原倒是認為民間想像更多地來源於對術士行為的理解，他說：「我國的術士的確有採生折割的舉動，大家平時熟聞其說，所以容易疑心傳教士也有這種舉動。」傳教士被疑為邪術家，也不是沒有理由：「西教士不但有『祈禱洗授』等宗教上的工作，而且他們所用的東西（如鏹水、銃、攝影機以及藥物）也是靈驗不過的，也是愚人所莫名其妙的；這些東西既然如此奇巧和非常，他們便以為當然不是用普通的質料製造的了。」

江紹原又總結中國人面對西醫的困境時說：如所用的藥不發生效力，他們當然不信西醫，反之，若很快發生了很明顯的效力呢，他們仍會疑心製藥的原料是人心、人眼一類的物事。總之，舊日中國人太不了解西人、西醫、西藥，所以無論西人、西醫的言行良不良和能不能顧到中國人的好惡，也無論西藥發生不發生效力，誤解總是難免的。[11] 這種誤解其實也表明的是一種對待西方的政治態度，甚至民國初年的黨報社論中論及當時被市政府收回的南京廣濟醫院是否應交還英國人經營時，也有類似「採割」的想像式議論：認為一旦交還，貧民跑到醫院診治，「難免癬疥之疾，就得截足斬手，垂危之疾，率與剖腹驗屍」。有點像「採割」語言。又有一位教員因剖解嬰孩屍體，事破被罰的記載。[12] 這也遭到了類似「採割」之類的批評，看來「採割」說直到民初仍未絕跡。

---

11　江紹原：《民俗與迷信》，頁 137，北京：北京出版社，2003 年。

12　江紹原：《民俗與迷信》，頁 143，北京：北京出版社，2003 年。

## 「空間」的含義

近代中國人對西方人的誤解源於對身體破損的恐懼，恐懼發自內心，故有眾多謠言的散佈與流行，這可以看作一個心理事件。除此之外，另一個角度也值得關注，就是身體位置感的改變帶來的陣痛。你在甚麼樣的位置狀態會感到怡然自得，換到另一個位置會發生恐懼？這在近代變成了一個新問題，這個問題的設定不是僅僅從結構變遷和制度轉換的單向緯度的解釋中可以得到解決的。前近代社會中也會出現類似的問題，如一個村莊或宗族內部相對是熟悉化的，人數固定，相互熟門熟臉，沒甚麼隱私可言。外來一些流動的人羣如掛單和尚、走方雲遊之士，一旦進入村民熟悉的視野內，就會形同異類，遭到懷疑和驅逐。

區別在於，古代這些「異類」進入社區無法長期安身，具有暫時性和流動性，因此威脅性很小，對村民的心理震動也弱。近代傳教士的進入卻是對整片空間的佔領，而且具有強烈的滲透性。這種滲透性的意義在於，它改變了村民對傳統環境的認知習慣，這些習慣包括：利用熟人網絡的關係來分配上層政治機構下派的事務，甚至化解其壓力；處理日常生活事務時可以相對嚴格地區分行政與熟人行為邏輯之間的界限，把公共事務轉換成一種日常面對的簡單程序。這套邏輯到近代統統不管用了，這方面的例子可以舉出很多。比如「教民」的出現使得原有的人羣類別發生分化，有可能造成了原來熟人之間的對立；「教民」被教堂庇護，傳教士背後又有強勢的政治力量做支撐，使他們從社區熟人的圈子裏分離了出去，形成「吃教」的特殊羣體。這改變了地方上的經濟和政治格局。[13]

還有一點更加重要，就是「空間」的強勢介入重新界定了「地方」社會的意義。古代中國人其實並沒有明確的「地方」概念，因為在一個熟人社

---

13　關於中國人如何接受一種「隱私」的觀念和私人關係的變革歷程，可參見閻雲翔：《私人生活的變革：一個中國村莊的愛情、家庭與親密關係》，上海：上海書店出版社，2006 年。

會中，「地方」也許就是個村子，村子其實就是整個世界，頂多延伸出去變成整個帝國的一個組成部分，而對帝國的認知其實並不外在於他所生活的熟人社區，普通百姓完全可以根據對一個村子中的人羣活動的常識來建立起對周圍世界的感知框架。所謂「普天之下，莫非王土」說的就是這個意思。因此，中國人實際上並無明確的「地方」邊界意識，中國人「地方」意識的產生其實是西方「空間」概念擠壓塑造的結果。[14] 或者說是「逼」出來的結果。我們現在早已習慣用「空間」與「地方」的對立來界定自身的位置，那是因為我們在全球化的格局內被強行變成了「地方」，這完全是西方「空間」意識塑造的。

那麼甚麼是「空間」？「空間」在西方的哲學理念中是具有普遍意義的一個概念。如果按照薩義德的一個說法，「空間」的存在恰恰是依賴於非西方的「地方」來加以界定的。[15]「地方」是局部的，「空間」是整體的；「地方」是被動的，「空間」是主動的。這套對立的規則不僅改變了中國人自信自身所處的熟人社會就是帝國的延伸這種傳統觀念，而且加深了自身的不安全感，因為他們無法用熟人社會的邏輯來安排日常生活。也就是說他平常的「位置感」被徹底動搖了。我們可以從醫療史的研究中發現許多例子，這些例子說明「身體」在甚麼樣的狀態下必須取決於對「空間」的服從程度，儘管你可以不理解但卻必須接受。

比如做外科手術就必須是在一個封閉空間中進行，按程序必須摒絕熟人家屬的參與，這種技術程序建立在一種稱之為「委託信念」的基礎之上，簡單地說就是把親人或熟人委託給外人進行管理的信念，這種信念反映的

14 例如最近程美寶的新著《地域文化與國家認同 ── 晚清以來「廣東文化觀」的形成》（北京：三聯書店，2006）就認為「廣東文化」觀的形成與近代中國人國家意識的出現密不可分。

15 薩義德把西方知識分類中對「西方」與「東方」的二元對立劃分的生產機制揭示得很清楚，參見薩義德：《東方學》，第一章、第二章，王宇根譯，北京：三聯書店，1999 年。我則稍加變通地把東西方的對立理解為「空間」與「地方」的劃分和對立關係。

是現代社會的一種普遍狀態，即在追求自我的情況下熱衷於相互隔離的一種狀態，它有着深刻的宗教和世俗理念的根源。比如西方自中世紀就有把個人委託給上帝的觀念，隨後出現了「個人覺醒」的歷程，「個人」成為「主義」又與所謂「公域」的產生密不可分，這似乎喻示着：「個人」被委託給「上帝」這個概念的終結，儘管如此，「個人」的被凸顯雖更加強調隱私的意義，但「委託」的理念仍延續了下來，只不過「委託」的對象有所變換了而已。當然，「個人」在「公域」下的自由最終也沒有擺脫現代科學制度對其加以殖民的命運，「外科手術」式的封閉只不過是這種狀態在醫療過程中的某種反映。[16]

這種狀態瀰漫在整個西方世界中最後成為一種法定遵守的原則，實際上也是經過相當漫長的時間才得以實現的，但當其橫向移植到中國時就容易引起類似「採割」之類的很多聯想，因為在中國人的經驗世界裏，病人的治療過程是伴隨着親情的環繞得以進行的，整個的醫療過程並非是現代意義上的技術施予的過程，而是親密關係的某種展現。但如果你不服從這封閉式的技術管理體制，那碩大無比的瘤子或甚麼其他東西就會時刻成為你的另一個「他者」，這逼使中國人無可避免地陷入了一個認知悖論和宿命般的隱喻。

再比如如果在一個現代的沿海城市裏，一個產婦原來要生產時在某種程度上她會有一個自由選擇的範圍，比如可以選擇自己認識的產婆，或者乾脆選擇自己接生，產婆的接生舉動也不是一種單純的醫療技術，而是帶有熟人社會特徵的一系列安撫行為。可在現代城市的空間規劃中，經過現代醫療訓練的助產士就會把一個正常的生育活動變成一種純技術的監控程

---

16 哈貝馬斯特別談到了「公域」變形後對「私人領域」的侵蝕，參見哈貝馬斯：《公共領域的結構轉型》，第五章「公共領域社會結構的轉型」，曹衛東等譯，上海：學林出版社，1999 年。

序，到了接生時間，他們會不厭其煩地規勸產婦赴醫院待產，傳統的產婆也經常被放置到一個訓練網絡之中受到監視。

總之，人們在熟人社會中培育出的一種「位置感」在空間的控制和擠壓下會服從於特定的安排。每個個體的生育和死亡也被編織在了國家整體現代化的規劃之中，個體無形中失去了許多自我選擇的權利。所以我寧可把這些貌似純醫療現象的改變，看作現代國家政治日益規訓個體生活節奏和生命體驗的一個過程。當然，對「空間」壓抑作用的強調，並不意味着中國人在接受過程中已完全失去了反抗和再塑造「空間」內涵的能力，「空間」界定了中國人的「地方」意識，同時「空間」在進入中國後也在逐漸被中國的觀念和行為方式所改造，以致於很難在原有的形態上來理解「空間」到底對中國人來說意味着甚麼？

一個簡單的例子是，當醫生在農村做外科手術時，往往會被迫在一種公開的場合下進行，以打消當地民眾對手術神秘性的懷疑，結果是手術一旦公開，被民眾接受的可能性就會隨之加大，這也就會進一步使外科手術的程序日益脫離西方嚴格意義上的制度規範。這就像一場博弈的遊戲，在這場遊戲中，「地方」意識被霸權般的「空間」界定出來，「空間」也同時被加以改造而削弱了其原有的普遍意義。

## 「身體」→「空間」→「制度」

此標題出現了三個相互關聯的詞彙，中間用連線隔開呈遞進之狀態。想要說明的是：「身體」如何變成了「空間」的一個組成部分，與此同時，「空間」只有被制度化之後才能相對持久和廣泛地發揮出普遍支配的效益。頭一個應該解決的問題是，「身體」在甚麼場合下被支配以及被支配的程度？在西醫進入中國取得支配地位之前，中醫有一個很大的特點就是它的活動領域實際上是相對開放和流動的，他可以登門去看病，也可以坐堂應診，治療角色相對比較靈活開放，跟他的病人之間極易形成一種比較親密的互動關係。如果某個人有中醫治病的經驗的話，就可以發現病人往往有機會參與治病的過程，病人自身能夠改變藥方的名稱和劑量，甚至換了藥方後達到的效果可能跟醫生治療的效果有很大的不同。這個過程只能發生在傳統的醫患關係的背景之下，也就是說，病人「身體」和醫生之間的關係基本上是以一種熟人社會的規則和場域作為互動基礎的。[17]

到了西醫進入中國以後，這樣的空間關係實際上完全被改變了，首先是西醫必須要建立起它絕對的權威，也就是說如果西醫開了一個方子的話，病人是沒資格直接參與進去的，它是在一個相對封閉的空間裏面完成治療的過程的，所以我們說西醫的進入實際上改變了中國人對於空間的想像和身體在空間中位置的安排，這是一個非常重要的變化。

也正因如此，我們曾經發現很多抗拒與醫院合作的故事，在相當長一段時間裏，醫院實際上是非常恐怖的，因為醫院本身是一個拒絕病人親屬進入的陌生化場所，它是由經過專門技術訓練的人在一個封閉的、不可知的狀態下完成醫療的過程。我們現在覺得把個人交託給醫生非常自然，但是這在前近代是難以想像的，因為一旦把病人託付出去之後就意味着你無條件接受了一種制度的安排，委託到一個陌生的場所實際上多少隔絕了他跟原來生活場所的一種基本的生活聯繫，在前現代的情況下，要想改變這樣一個根深蒂固的空間想像的觀念其實需要一個非常漫長的過程。「空間」即使在某個特定的場合和時刻開始對中國人的身體控制發生作用，也須找一個妥帖的方式使它固定化，否則不但西醫的使命難以完成 ，整個西方的管理體制同樣難以大規模地持久奏效。這就自然轉入了第二個問題：即如何改變「空間」和「地方」長期呈現的兩張皮式的分割狀態，「空間」的制度化變成了改變這種狀態的一個重要途徑。

17 雷祥麟：《負責任的醫生與有信仰的病人：中西醫論爭與醫病關係在民國時期的轉變》，載《新史學》，卷 14，第 1 期，2003 年 3 月。

我們可以用協和醫院為例來說明這個問題，很多人把「協和醫院」僅僅當作一個西方醫院在中國成長的個案進行研究，注意的是協和的體系建制及其內部構造。我思考的則是協和醫院對一個普通中國人來說到底意味着甚麼？它作為一個機構設在中國最繁華地帶王府井的時候，它對中國人的生活狀態意味着甚麼？協和醫院剛成立的初期，它所培育出的「協和模式」在相當長一段時間根本無法和中國民眾的生活發生實質性的關係，因為協和標準的封閉性管理和昂貴的醫療費用使它和北京民眾的生活完全打成了兩橛，互不相干，真正的「空間」控制由於和老百姓的生活無關，實際上無法以制度化的形式固定下來。

在 20 世紀 20 年代的時候，蘭安生出任協和醫學院公共衞生系的系主任，他有一個基本的看法，認為醫院不應該是一個封閉的空間，要把協和醫院周圍的社區甚至整個北京城都當作醫院的邊界，所以他在醫院周圍設立了四個衞生試驗區，把內城和外城的大部分人口都覆蓋了進來。有趣的是有些醫院內的醫生開始主動出擊，不是關在醫院裏面，而是走向百姓居住的地段，他會主動去敲普通民眾的家門。整個協和醫學院從一個封閉的東西變成一個力求跟社區結合的場域之後，對中國人的影響是非常大的，協和醫院由此本身變成了一個居民社區的組成部分，至少不會像以往那樣界限分明，或者只是一個和北京生活區毫不相干的孤立空間，把醫療監控的區域疊合在了一個實際生活區域之上，或者說是醫療空間和生活空間被迅速結合起來了。

這樣做的一個直接結果是，中國人固有的生活節奏被打亂了，原來作為病人你願意去醫院就去，不願意去就算了，但是衞生區建立起來後他不斷地去登門勸說，你的選擇意象實際上在慢慢縮小，監控程序越來越制度化了。衞生區建立起來以後又迅速變成了各個城市紛紛效法的模式，在上海、天津、南京、廣州這些地區都建立了類似的衞生區組織，也就是說蘭安生模式雖以醫療控制的面目出現，卻最終成為城市管理的一個新型樣板，空間被制度化後才逐步實現了對普通民眾生活世界的殖民化過程，這個過程首先在城市實現以後，隨即出現一個非常大的問題就是怎麼在鄉村推廣？

我們看到，蘭安生的學生陳志潛在鄉村搞的實驗和城市有所不同，他建立的「三級保健系統」更注重成本的計算。「空間」要想在農村實現制度化，面對的首先是如何吸納和應對「地方性知識」的問題。「地方性知識」可能是最近中國社會史研究中出現頻率最高的詞彙之一，但用「知識」來描述「地方」民眾的生活資源，有點用精英化的手法去刻意比附之嫌。因為有些明看着像「知識」的東西，不過是被百姓用來糊弄精英和官方的障眼法，背後可能是某種「地方感」的支配在起作用。「地方感」應該是基層民眾超出「知識」分類的某種感受和表達，一般是在學者的視野之外的。道理很簡單，「地方感」既然是感受，就很少有文字記載，也缺乏證據史料，故十分難以把握。不過我們仍能從一些蛛絲馬跡中感覺到「地方感」的存在和意義。「地方感」可能是比「地方性知識」更能抗拒「空間」變成制度化的利器。例如延續至今的大量多元化醫療資源的復蘇和普及，並影響到了民眾的擇醫，說明其生命力的存在。由此考慮到一個問題，從身體到空間再到制度安排，這背後是甚麼樣的邏輯在支配着呢？這個邏輯跟中國的傳統文化資源和地方性資源之間的關係是甚麼？這肯定是需要加以重新思考的。

## 「社會動員」與「國家」

以上比較多地談了「空間」作為觀念和體制如何進入中國並最終制度化的過程。現在看來，西方的「空間」支配已經牢牢地滲透到我們日常行為的許多細節之中，甚至習以為常地變成了我們自身無意識的行為。可是也就在五六十年前，我們對「空間」的認知還處於難以確定的遊移狀態。對「空間」接受的程度也不能僅僅以知識人的引進、介紹和傳播作為衡量標準。也就是說，儘管具備西方體制的壓迫和官方的強制性干預這些條件，普通百姓往往仍然難以在常態下自覺地接受現代制度的規訓。或者說，僅僅靠制度的一般性運作和知識人對醫療話語的強制灌輸，尚不足以促成全體人民對這種制度化過程的支持。[18] 因此，在分析「空間」如何被制度化的過程時，不能僅僅從制度本身的強制性質中想當然地得出結論：只要具備了西式的制度和政府的一般性支持，就自然會完成其現代轉型。而更應該增加一個新的認知視角，即從「社會動員」的角度來動態地理解這個過程。

就我的理解而言，「社會動員」是使近代傳進的新事務迅速向社會普及的重要手段，它比一般性的、和風細雨式的制度改革具有更為突發的暴烈特徵。更易使制度變遷實現從「臨時性」階段向「常規化」運行的大規模轉變。在中國尤其使用了多次急風暴雨式的運動方式，各種政治動員的間歇性發作甚至成為中國政治生活的一個重要特徵。如何描述這種特徵亦成為理解「現代政治」品格的一大關鍵。

如果從醫療史的角度來談，我想問的是：從身體到空間再到制度安排僅僅是某個局部地區試驗的結果（比如在某個城市），還是它可以通過甚麼樣的手段轉化為一種全民性的生活方式？

具體而言，我選擇的個案是通過分析從「反細菌戰」到「愛國衛生運動」的轉變，觀察一個臨時性的戰略規劃是運用甚麼樣的動員策略成功地

---

18　目前的醫療史研究比較注重從醫療觀念傳播的角度理解中國人對現代醫療的接受程度，比較重要的研究見：Rogaski, Ruth, *Hygienic Modernity: Meanings of Health and Disease in Treaty-Port China*, University of California Press, 2004。關於中國知識人關於「衛生」概念的引進和討論。最近的研究可參見余新忠：《晚清「衛生」概念演變探略》及《防疫・衛生行政・身體控制：晚清清潔觀念與行為的演變》兩文，均發表於「社會文化視野下的中國疾病醫療史」國際學術研討會（天津：2006 年 8 月）。但我以為，近代知識圈中對「衛生」的理解其實並不意味着中國人從整體上接受了「衛生」觀念，中國人在普遍意義上接受此觀念並轉換為行動，最終尚需經過社會動員的一套複雜操作程序才能得以完成。

轉化成一種常規性的全民運動的。我們知道，1952 年據說美國在朝鮮和中國東北地區投放了很多細菌，對於這次細菌戰的規模到底有多大目前仍存在爭議，但是有一點非常有意思，「反細菌戰」在當時是中國作為現代國家抵抗帝國主義侵略的軍事行動來加以實施的，所以在安排反細菌戰的時候，東北被劃分成了特殊的軍事防禦區，但是不久就發現「細菌戰」威脅引起了普遍恐慌，其範圍已大大超越了東北這樣的局部地區，在地方上很多人認為「細菌彈」比原子彈還厲害。後來國家領導人發現如果能把反細菌戰從一種臨時性的行動轉化為一種常規性的運動的話，將使人民更加增強自身的凝聚力。

值得注意的是，這種政治動員的策略是以傳播現代衛生知識的行為模式滲透到廣大農村去的，「醫療」由此轉化成了政治動員策略的一個組成部分，我還特意分析了上層如何通過運用「顛倒的想像」這個宣傳手段把細菌這樣一種很可怕的東西變成了抵抗西方帝國主義的民族主義抗爭話語。我們都知道近代以來，「東亞病夫」稱號的流行被認為是中國人自身不衛生、不乾淨，跟世界的潮流不接軌造成的，中國人一直感到很自卑，老覺得自己和西方人比不正常，是「病人」，也總是叫嚷着要摘掉這個帽子。正如有的論者所表述的，這樣一種想像方式其實是西方傳教士加以規訓的結果，充滿了「東方主義」式的臆測和聯想。[19]

但是後來在反細菌戰時期，這種自我的想像卻被顛倒了過來，其表述的意思是：「細菌」不是我們自身身體產生出來的，而是美國人通過朝鮮戰爭丟給我們的，使我們變成了「病人」，通過這個顛倒的想像，疾病的來源被轉移到了外界，從而變成了激發民族主義情緒很有力的工具。其效果是雙面的，一方面經過反美帝宣傳，普通中國人開始對細菌以及傳播渠道

19　劉禾：《語際書寫 —— 現代思想史寫作批判綱要》，頁 67－104，上海：上海三聯書店，1999 年。

等衞生常識有了基本的認知；另一方面，對衞生進行普及宣傳的更深層含義是：普通的中國人都會意識到，強身健體已經不再是甚麼個人行為，而是使我們的民族國家在世界面前樹立起強大的自我形象的一個很重要的步驟。因此，又為社會動員式的政治參與提供了行動的合法性。

最後想強調的是，我們突出了在社會動員中意識形態的形成過程，並不意味着我們應該過高估計這種過程所起的作用。過去在評價新中國成立之初這段歷史時，總是強調政治動員干預力量的強大及其對民間日常生活無所不在的滲透作用。實際上即使是最意識形態化的時代，「地方傳統」仍有可能以變通的形式發揮其活力，儘管其作用可能是極其有限的，卻仍有可能改變和塑造上層政治的選擇，但這個過程是個反覆博弈的結果，而不是單向的力量能夠單獨實現的。最近的社會史研究為了擺脫傳統政治史對上層機制支配力量的過度關注，特別主張傳統的地方性因素對政治轉變的支配性作用。而我則認為，上層和下層(包括人類學關注的村莊一級)只有經過反覆博弈才能達成某種有限的共識和平衡，只強調其中的一個方面似均不足以對「現代政治」有一個全面的解釋。

以上簡略地闡明了如何從醫療史的角度理解「現代政治」的問題。我的基本看法是，對政治史的理解不應該僅僅局限在對上層制度變遷的解讀上，也不僅僅限於從社會史的視角詮釋其在某個地方脈絡中發揮的作用，而應該從細微的身體感覺出發，通過對身體在空間位置變化的觀察，仔細解讀其制度化的過程。既注意「個體」感受的精微，又顧及諸如社會動員的規劃過程這樣的宏大景觀，並力求在銜接兩者的關係上重建政治史的敘事。

# 參考文獻

## 一、史料

2002 年 2 月 13 日採訪劉明柱記錄。

《安化縣衛生志》，1989 年 8 月。

《安徽省部分中醫對改稱「舊醫」有意見》，據新華通訊社安徽分社 1954 年 5 月 24 日報道。

保靖縣衛生局編：《保靖縣醫藥衛生志》，1983 年。

《保山市衛生志》，昆明：雲南大學出版社，1993 年。

《北京市東城區文史資料選編》（第三輯），北京：中國人民政治協商會議北京市東城區委員會文史資料委員會，1992 年。

《北京市防疫委員會關於麻疹、猩紅熱防治工作的初步報告》（1952 年 7 月），《北京檔案史料》，2003 年，第 2 期。

《北京市人民委員會關於加強夏季愛國衛生運動工作的指示（草案）》（1955 年），《北京檔案史料》，2003 年，第 2 期。

《北京市衛生局第三衛生區事務所舉辦秋季衛生運動週召集本區各坊長衛生懇談會記錄》，北京市檔案館藏 J5 全宗 1 目錄 613 卷。

《北京市一九五一年春季清潔大掃除運動實施方案》，《北京檔案史料》，2003 年，第 2 期。

《北京市志稿》（二）「民政志卷十四，自治一」，北京燕山出版社，1989 年。

《北京特別市公署衛生局二十八年度業務報告》，北京特別市公署衛生局編印，1941 年。

《北京特別市公署衛生局二十五年度業務報告》，北京特別市公署衛生局編印，1938 年。

《北平特別市衛生局管理醫士（中醫）暫行規則》，北京市檔案館藏 J181 全宗 21 目錄 29313 卷。

《北平市衛生局第二衛生區事務所第三年度年報》，北京市檔案館藏卷 ZQ004-001-1803。

《北平市衛生處第二衛生區事務所第一年度年報第 1 期》，北京市檔案館藏卷 ZQ004-001-1802。

《北平市政府衛生處業務報告》，北平市政府衛生局編印，1934 年。

《北平市政府衛生局保嬰事務所施政輯要》，北京市檔案館藏卷 J5-1-13-43。

《北平市政府衛生局保嬰事務所呈文》，北京市檔案館藏 J5 全宗 1 目錄 98 卷。

《北平市政府衛生局二十三年度業務報告》，北平市政府衛生局編印，1935 年。

《北平市政府衛生局二十四年度業務報告》，北平市政府衛生局編印，1936 年。
W・貝卻敵、路易・艾黎著，龔念年譯：《中國見聞錄》，香港南粵出版社，1975 年。
《本社駁斥中央衛生委員會取締國醫議決案之通電》，《醫界春秋》，第 33 期，1929 年 3 月 10 日。
《蚌埠市中醫參加夏令防疫宣傳工作小結》，《星羣醫藥月刊》，卷 2，第 10 期，1952 年 2 月 15 日。
《不顧我國和全世界人民正義警告，美機侵入我東北撒佈毒菌》，《人民日報》，1952 年 3 月 7 日。
蔡天心：《被美國細菌昆蟲害死的女教師》，《人民日報》，1952 年 6 月 12 日。
傖父：《中華民國之前途》，《東方雜誌》，卷 8，10 號，民國元年四月初一日。
《曹禺全集》(4 卷)，石家莊：花山文藝出版社，1996 年。
《茶陵縣八團鄉志》(無出版年代)。
《長沙市國醫公會等快郵代電》，《醫界春秋》，第 87 期，第八年第三號，1934 年 2 月 15 日。
《朝中專家、記者聯合訊問團訊問伊納克及奎恩戰俘報告書》，《人民日報》，1952 年 5 月 17 日。
車溢湘：《昆明市健康及衛生之調查》，西南聯大社會學系論文，指導教授李景漢，1940 年 5 月。
陳惠生：《黃陂縣建國初期的診所藥店》，《武漢文史資料》，總第 71 輯，1998 年，第 1 期；《黃陂文史》，第 5 輯。
陳序經：《鄉村建設運動》，上海：大東書局，1946 年。
陳遜齋：《為訂立國醫條例上立法院意見書》，《國醫公報》，第 9 期，1933 年 9 月。
陳永齡：《平郊村的廟宇宗教》，燕京大學社會學系畢業論文，1946 年 5 月。
陳志潛著，端木彬如等譯：《中國農村的醫學 ── 我的回憶》，成都：四川人民出版社，1998 年。
陳志潛：《定縣社會改造事業中之保健制度》，中華平民教育促進會，1934 年。
陳志潛：《請醫藥衛生技術人員下鄉》，《民間》半月刊，卷 1，第 7 期，1934 年。
《秤沱鄉志》(四川長壽縣)，1985 年 3 月。
《重慶市經過反細菌戰的宣傳後，市民恐懼情緒減少，自動發起捐獻運動》，據新華通訊社西南總分社 1952 年 3 月 27 日報道。
崇彝：《道咸以來朝野雜記》，北京：北京古籍出版社，1983 年。
茨威格著，張玉書譯：《一個陌生女人的來信》，《斯・茨威格小說選》，北京：外國文學出版社，1982 年。
《大理衛生志》，昆明：雲南民族出版社，1992 年。
《大清律例增修統纂集成》，卷二十六《刑律人命》，1906 年。

戴德生（Taylor Hudson）著，陸中石譯：《帶着愛來中國 —— 戴德生自傳》，北京：人民日報出版社，2004 年。

戴仁中：《西安市糖房街天主堂「孤兒院」殘害我國兒童的罪行》，《羣眾日報》，1951 年 5 月 14 日。

《道縣衛生志》，合肥：黃山書社，1992 年。

丁少侯：《改進中醫藥之建議》，《國醫公報》，4 卷，第 1 期，1936 年 11 月。

丁世良、趙放：《中國地方誌民俗資料彙編・華北卷》，北京：書目文獻出版社，1989 年。

《敵機在華東地區撒佈帶菌昆蟲毒物和防疫情況》，據新華通訊社華東總分社 1952 年 5 月 19 日報道。

《敵機在西南區投放毒蟲毒物及防疫情況》，據新華通訊社西南總分社 1952 年 6 月 26 日報道。

《第一助產學校年刊》（第一卷），1930 年。

《東北防疫委員會研究組的某些專家存在着粗枝大葉作風》，據新華通訊社東北總分社 1952 年 6 月 23 日報道。

《東北各地羣眾對美俘供詞的反應》，據新華通訊社東北總分社 1952 年 5 月 19 日報道。

《東北農村及工礦愛國衛生工作很差》，據新華通訊社東北總分社 1952 年 9 月 11 日報道。

《東北區六月份空、蟲、疫情》，據新華通訊社東北總分社 1952 年 7 月 31 日報道。

《東北、天津等地對美帝撒佈細菌的反應》，據新華通訊社 1952 年 3 月 24 日報道。

《東郊區警察署關於查獲房金善等頂香治病一案的呈》，北京市檔案館藏 J181 全宗 21 目錄 12450 卷。

杜赫德（Treizieme Tome）編：《耶穌會士中國書簡集：中國回憶錄》（一），鄭州：大象出版社，2001 年。

范日新：《貴州衛生建設之途徑》，《革命日報》（貴陽），1937 年。

費孝通：《費孝通文集》，北京：羣言出版社，1999 年。

費振鐘：《懸壺外談》，杭州：浙江攝影出版社，1998 年。

《憤怒抗議美軍撒佈細菌的罪行》，《人民日報》，1952 年 2 月 23 日。

豐利鎮志編寫組：《豐利鎮志》，1981 年 12 月。

《撫順市反細菌戰宣傳工作混亂薄弱，羣眾對反細菌戰認識模糊》，據新華通訊社東北總分社 1952 年 6 月 21 日報道。

《撫順市防疫工作漸趨癱瘓》，據新華通訊社東北總分社 1952 年 5 月 12 日報道。

《撫順市羣眾對美空軍戰俘供詞的反應》，據新華通訊社東北總分社 1952 年 5 月 16 日報道。

富順縣衛生局編：《富順縣衛生志》，1988 年 12 月。

《附汪企張與衛生部薛部長書》，《醫界春秋》，第 32 期，1929 年 2 月 10 日。

《附褚民誼對新舊醫藥紛爭之意見》，《醫界春秋》，第 34 期，1929 年 4 月 10 日。
《甘南十區人民是怎樣戰勝美國細菌戰的》，《人民日報》，1952 年 9 月 17 日。
高鑒如：《怎樣做好愛國衛生的宣傳工作？》，《新中醫藥》，卷 3，第 8 期，1952 年 8 月 26 日。
高勞：《吾人將以何法治療社會之疾病乎》，《東方雜誌》，卷 9，8 號，民國二年二月初一日。
耿顯宗：《賓縣第一區成立中醫聯合診療所的經驗》，《星羣醫藥月刊》，卷 2，第 20 期，1952 年 7 月 1 日。
顧惕生：《中醫科學化之商兌》，《醫界春秋》，第 41 期，民國十九年。
《灌縣龍溪鄉志》，1983 年 12 月。
《關於國醫條例審議之經過》，《醫界春秋》，第 81 期，第七年第九號，1933 年 8 月 15 日。
《關於農村合作醫療、赤腳醫生的幾個問題》，《人民日報》，1979 年 2 月 7 日。
《關於五全大會「政府對中西醫應平等待遇以宏學術而利民生案」之感想與希望》，《醫界春秋》，第 107 期，第九年第十一號，1935 年 11 月 15 日。
《關於陰陽生戴鴻泉違背取締規則的呈文》，北京市檔案館藏 J181 全宗 19 目錄 47862 卷。
《廣寧縣衛生志》，1994 年 10 月。
《光山縣衛生志》，1986 年 7 月。
《廣西部分地區很少進行防疫宣傳工作，曾發生誤傳敵撒佈細菌彈造成恐慌混亂》，據新華通訊社廣西記者組 1952 年 6 月 22 日報道。
《歸綏縣農村發生的拜神求藥現象》，據新華通訊社蒙綏分社 1953 年 5 月 8 日報道。
《廣州衛生行政之檢討》，廣州市政府衛生局，1935 年。
桂華岳：《社會問題與現代醫學之任務》，《醫界春秋》，第 58 期，第五年第十號，1931 年 4 月 15 日。
《國民政府明令公佈中醫條例》，《醫界春秋》，第七年第二號，1936 年 2 月 15 日。
黑龍江衛生局編：《赤腳醫生茁壯成長》，哈爾濱：黑龍江人民出版社，1975 年。
《漢川縣衛生志》(1727－1985)，1990 年。
韓光遠：《平郊村一個農家個案研究》，燕京大學社會學系畢業論文，1941 年。
河北省灤南縣革命委員會報道組：《透過現象看本質》，《人民日報》，1972 年 3 月 24 日。
《河北省團結中西醫中存在的問題》，據新華通訊社河北分社 1953 年 8 月 17 日報道。
《河南特務分子造謠引起回民很大震動》，據新華通訊社河南分社 1953 年 4 月 9 日報道。
合川縣衛生局編：《合川縣衛生志》，1988 年 8 月。
賀誠：《為繼續開展愛國衛生運動而鬥爭》，《人民日報》，1953 年 1 月 4 日。
《河頭村志》，1994 年。
《合作醫療好》，上海：上海人民出版社，1974 年。
《合作醫療要適應農村新形勢》，《人民日報》，1982 年 2 月 23 日。

《黑龍江、浙江等地羣眾和幹部對美機撒佈細菌和毒物存在麻痺思想》，據新華通訊社 1952 年 5 月 10 日報道。

洪若詩（Horn J. S.）著，龔念年譯：《我在新中國十五年 —— 一位英國外科醫生的回憶錄》，香港：文教出版社，1972 年。

《紅衛兵資料續編》(一)、(二)，香港中文大學中國研究服務中心藏。

《湖南各階層對美帝國主義進行細菌戰的反應》，據新華通訊社湖南分社 1952 年 6 月 3 日報道。

《華東部分地區常發生謠傳敵機投細菌現象，防疫衛生運動在農村未引起足夠重視》，據新華通訊社華東總分社 1952 年 6 月 18 日報道。

《華東衛生》，卷 1，第 4 期，1951 年 6 月 1 日。

《話說老協和》，政協北京市委員會文史資料研究委員會編，北京：中國文史出版社，1987 年。

《黃帝內經・素問》，上海：商務印書館，1955 年。

黃家駟、吳階平：《談談我國醫學的現代化問題》，《紅旗》，1983 年，第 4 期。

黃子方：《中國衛生芻議：弁言》，中央防疫處衛生雜誌特刊號，1928 年。

《教務教案檔》，第五輯，台北：「中央研究院」近代史研究所，1997 年。

湖北省荊門市衛生志編纂委員會：《荊門衛生志》，北京：中國文史出版社，1990 年。

胡定安：《胡定安醫事言論集》，中國醫事改進社，1936 年。

《戶縣志》，1987 年 4 月。

胡宣明：《中國公共衛生之建設》，上海：亞東圖書館，1928 年。

《嘉魚縣衛生志》，1990 年 9 月。

江都縣衛生志編纂組：《江都縣衛生志》，南京：江蘇科學技術出版社，1992 年。

《江津縣衛生志》，1984 年 10 月。

《江蘇省召開中醫座談會的情況》，據新華通訊社江蘇分社 1954 年 8 月 14 日報道。

《江西省會防疫報告書》，江西省會臨時防疫委員會編，1932 年。

《江油市衛生志》，江油市衛生局，1997 年。

《金川鎮志》，1989 年 6 月。

《金華縣衛生志》，杭州：浙江人民出版社，1995 年。

金壽山：《從種痘工作中得到的教育》，《新中醫藥》，1 卷，第 10 期，1950 年 12 月 26 日。

金受申：《北京通》，北京：大眾文藝出版社，1999 年。

《靖江衛生志》，南京：江蘇人民出版社，1995 年。

《京師警察廳關於市民勿被符咒治病詐術欺騙的示》，北京市檔案館藏 J181 全宗 18 目錄 5162 卷。

《京師警察廳取締陰陽生規則》，北京市檔案館藏 J181 全宗 18 目錄 222 卷。

《開平縣衛生志》，1988 年 1 月。

《抗議美國侵略者進行細菌戰，瀋陽十六萬人民示威遊行，示威羣眾堅決要求嚴厲懲辦細菌戰犯》，《人民日報》，1952 年 3 月 15 日。
《抗議侵朝美軍撒佈細菌》，《人民日報》，1952 年 2 月 23 日。
《抗戰勝利後北平市查禁不良習俗倡導善良習俗史料一組》，《北京檔案史料》，2002 年，第 4 期。
孔雪雄：《中國今日之鄉村運動》，南京：中山文化教育館出版物發行處，1934 年。
《藍山縣衛生志》，1989 年。
《老河口市衛生志》，1994 年 10 月。
老舍著，舒濟選編：《老舍小說經典》（卷 4），北京：九州圖書出版社，1995 年。
樂清縣衛生局：《樂清縣衛生志》，北京：當代中國出版社，1995 年。
樂山市市中區衛生局衛生志編纂小組：《樂山市衛生志》（上篇），1911－1949，1987 年 7 月。
李光宇：《關於中醫科學化的幾個實際問題》，《現代醫藥雜誌》，新 23、第 24 期合刊，1952 年 6 月 15 日。
李家瑞：《北平風俗類徵》，上海：上海文藝出版社，1937 年。
李景漢：《定縣社會概況調查》，北京：中國人民大學出版社，1986 年。
李克蕙：《我國固有之防疫方法》，《國醫公報》，卷 3，第 10 期，1936 年 8 月。
《醴陵衛生志》，1991 年 10 月。
《李孟氏呈文》，北京市檔案館藏 J5 全宗 1 目錄 98 卷。
李南、白筠：《廬江等五個縣針對實行生產責任制後的新情況，調整和改革大隊集體衛生組織》，《人民日報》，1982 年 7 月 11 日。
《李奇微有計劃地進行細菌戰》，《人民日報》，1952 年 3 月 4 日。
李濤：《北平醫藥風俗今昔談》，《中華醫史學會五周年紀念特刊》，1941 年 12 月。
李慰祖：《四大門》，燕京大學法學院社會學系學士畢業論文，1941 年。
李文海主編：《民國時期社會調查叢編・社會保障卷》，福州：福建教育出版社，2004 年。
李鑫海：《糾正了我的不正確思想》，《星羣醫藥月刊》，2 卷，第 11 期，1952 年 3 月 15 日。
李有義：《山西徐溝縣農村社會組織》，燕京大學社會學系論文，1936 年。
李玉仁：《鄒平縣政建設實驗區衛生院工作報告》，《鄉村建設旬刊》，卷 4，第 12 期。
黎伯概：《中央國醫館整理國醫藥學術標準大綱草案批評書》，《國醫公報》，第 5 期，1933 年 5 月。
《聯合醫療機構的醫務人員和私人開業醫生中的問題》，據新華通訊社北京 1963 年 9 月 6 日報道。
《連江縣衛生志》，1989 年。
連警齋：《郭顯德牧師傳》，上海廣學會，1940 年。
《遼東省農村防疫衛生工作中的問題》，據新華通訊社東北總分社 1952 年 5 月 27 日報道。

廖泰初：《定縣的實驗 —— 一個歷史發展的研究分析》，燕大研究院教育學系畢業論文，1935 年 5 月。
廖泰初：《一個城郊的村落社區》，首都圖書館藏，1936 年。
《鄰封鄉志》，1987 年 5 月。
劉慶衍：《藍旗營衛生狀況及其改進方案》，燕京大學文學院教育學系學士畢業論文，1940 年 5 月。
劉秀宏：《前八家村之徐姓家族》，燕京大學社會學系畢業論文，1947 年 12 月。
劉仲毅：《從赤腳醫生到美國大夫 —— 一個美國醫學專家的半生自述》，上海：上海人民出版社，1994 年。
龍繼緒：《從廣仁堂到中醫師公會》，湘鄉衛生局編：《湘鄉衛生志》，1991 年 3 月。
《魯迅全集》，1 卷，北京：人民文學出版社，1981 年。
陸淵雷：《在全衛會議中提供中醫組的意見書》，《新華醫藥》，卷 1，第 7 期，1950 年 9 月 17 日。
羅慎銘：《爭取進步的學習》，《星羣醫藥月刊》，第 3 期，1950 年 7 月 1 日。
呂繼軍：《南京市開展愛國衛生運動的經驗》，《人民日報》，1952 年 12 月 13 日。
馬龍瑞：《鄉村衛生員的訓練及衛生室的建立》，《華東衛生》，卷 1，第 2 期，1951 年 2 月 1 日。
馬樹茂：《一個鄉村的醫生》，燕京大學法學院社會學系學士畢業論文，1949 年 6 月。
《美帝國主義細菌戰罪行調查團東北分團獲得美國進行細菌戰的許多罪證》，《人民日報》，1952 年 3 月 25 日。
《美帝國主義製造細菌戰爭的罪證》，《人民日報》，1952 年 2 月 27 日。
《美帝在東北撒佈細菌後不少人生產消極壞分子乘機破壞》，據新華通訊社東北總分社 1952 年 3 月 31 日報道。
《美帝在青島撒佈細菌後，市民普遍產生恐怖情緒希望政府趕緊撲滅》，據新華通訊社青島記者組 1952 年 3 月 18 日報道。
《美國海軍陸戰隊第一空軍聯隊參謀長上校弗蘭克・赫・許威布爾供詞之一：主要供詞》，《人民日報》，1953 年 2 月 24 日。
《美機竟又在我長白縣投擲細菌彈》，《人民日報》，1952 年 4 月 14 日。
《美侵略者竟把細菌戰擴展到青島，並繼續在我東北地區瘋狂撒佈細菌毒蟲》，《人民日報》，1952 年 3 月 15 日。
《民國時期北平的傳染病管理與衛生防疫》，《北京檔案史料》，2003 年，第 2 期。
《閩侯縣社會醫務人員政治情況十分複雜》，據新華通訊社福州 1958 年 5 月 15 日報道。
莫松：《梧粵杭京滬平各地衛生行政概況》，北京圖書館藏，1929 年。
《南昌縣衛生志》，1988 年 12 月。
《南京、陝西部分人對細菌戰的反應》，據新華通訊社 1952 年 8 月 11 日報道。

《南通縣衛生志》，1988 年 10 月。
《內六區警察署關於抄獲張文江頂香惑眾一案的呈》，北京市檔案館藏 J181 全宗 21 目錄 12451 卷。
《內三區警察署偵獲劉瑞清看香事》，北京市檔案館藏 J5 全宗 1 目錄 63 卷。
《內四區送遵將匿名函報瞧香治病張葛氏一口》，北京市檔案館藏 J181 全宗 21 目錄 47093 卷。
《內五區呈送蔡澤田夫婦頂香治病卷》，北京市檔案館藏 J181 全宗 21 目錄 47093 卷。
《內一區呈送陳陳氏頂香治病卷》，北京市檔案館藏 J181 全宗 21 目錄 47094 卷。
《內左三區警察署長孫秉璋呈文》，北京市檔案館藏 J181 全宗 18 目錄 16510 卷。
《內左一區警察署關於李朱氏的呈》，北京市檔案館藏 J181 全宗 19 目錄 10324 卷。
尼爾（Neil）：《廣州芳村惠愛醫院徵信錄》，耶魯神學院特別收藏。
《農業社自辦小醫院》，《人民日報》，1958 年 6 月 27 日。
歐陽競：《做好農村衛生工作》，《人民日報》，1955 年 8 月 4 日。
龐惠瑤：《農村基層衛生組織不該解散》，《人民日報》，1982 年 7 月 11 日。
彭慶昭：《華北防疫醫療隊是怎樣團結改造中醫的？》，《人民日報》，1949 年 4 月 16 日。
《齊副部長（齊仲恒）召開廣州市中醫界座談會紀錄》，《星羣醫藥月刊》，第 9 期，1951 年 1 月 15 日。
戚其章輯校：《李秉衡集》，濟南：齊魯書社，1993 年。
錢今陽：《貫徹預防為主 ── 普遍種痘》，《星羣醫藥月刊》，卷 2，第 1 期，1951 年 5 月 1 日。
錢今陽：《為甚麼要防疫和中醫界應注意的幾點》，《新華醫藥》，卷 6，第 1 期，1950 年 8 月 17 日。
錢今陽：《為實現全國衛生會議議決三大原則告中醫同業》，《新華醫藥》，卷 1，第 8 期，1950 年 9 月 17 日。
錢信忠：《努力搞好醫藥衛生現代化建設》，《紅旗》，1979 年，第 10 期。
錢信忠：《穩步發展衛生事業，貫徹調整方針》，《紅旗》，1981 年，第 10 期。
《侵朝美軍瘋狂撒佈細菌》，《人民日報》，1952 年 2 月 22 日。
《青海省部分衛生人員輕視和排斥中醫》，據新華通訊社青海分社 1955 年 4 月 25 日報道。
《清河社會試驗》，燕京大學社會學系出版品 2 組第 31 號，1934 年。
《清末教案》第一冊，北京：中華書局，1996 年。
《清末教案》第二冊，北京：中華書局，1998 年。
《清末教案》第五冊，北京：中華書局，2000 年。
邱雪峨：《一個村落社區產育禮俗的研究》，燕京大學碩士論文，1935 年。
《取締陰陽生國醫會認為不可昨函覆衛生處備述各項窒礙》，北京市檔案館藏 J181 全宗 21 目錄 1936 卷，1933 年。

《全國經濟委員會衛生實驗處工作報告》，衛生實驗處編印，1935 年 10 月。
《全國醫藥團體請願團之報告》，《醫界春秋》，第 34 期，1929 年 4 月 10 日。
泉州市衛生志編纂委員會編：《泉州市衛生志》，福州：福建人民出版社，2000 年。
《熱情支持，積極培訓 —— 上海中醫學院在教育革命中培訓赤腳醫生的調查》，《解放日報》，1974 年 5 月 30 日。
任應秋：《傳染病症候初步認識論 —— 川東中醫業務學習基本材料之一》，《新中醫藥》，卷 3，第 3 期，1952 年 3 月 26 日。
儒林醫隱編：《醫界鏡》，金成浦主編：《私家密藏小說百部》，呼和浩特：遠方出版社，1998 年。
颯英編：《赤腳醫生好》，香港：香港朝陽出版社，1969 年。
《三台縣人民醫院志》，1985 年 8 月。
《山東省仍有排斥打擊中醫的現象》，據新華通訊社山東分社 1956 年 4 月 13 日報道。
《山東疫情及防疫情況》，據新華通訊社山東分社 1952 年 4 月 29 日報道。
《陝西大荔農村進行反細菌戰宣傳的經驗教訓》，據新華通訊社陝西分社 1952 年 5 月 5 日報道。
《陝西省衛生部門對中醫仍有排斥打擊現象》，據新華通訊社西安 1956 年 8 月 16 日報道。
《上海國醫學院為中央衛生會議廢止中醫案宣言》，《醫界春秋》，第 34 期，1929 年 4 月 10 日。
《上海市夏季防疫工作片段》，《人民日報》，1950 年 6 月 27 日。
《上海中西醫生參加市政建設工作中的幾個問題》，據新華通訊社華東總分社 1952 年 7 月 19 日報道。
上海中醫學院編：《中醫年鑒》，北京：人民衛生出版社，1984 年。
《上饒地區衛生志》，合肥：黃山書社，1994 年。
《瀋陽市防疫工作的經驗》，據新華通訊社東北總分社 1952 年 3 月 31 日報道。
韶華：《被美國細菌戰破壞的一個幸福家庭》，《人民日報》，1952 年 6 月 6 日。
松滋縣衛生局編：《松滋縣衛生志》(1911－1985)，1985 年。
史曉風整理：《鄭毓鼎澄齋日記》，杭州：浙江古籍出版社，2004 年。
《四川七萬多中醫在保健事業中起很大作用》，《人民日報》，1954 年 10 月 31 日。
司徒鈐：《關於廣州市中醫進修班》，《星羣醫藥月刊》，卷 2，第 5 期，1951 年 9 月 1 日。
《四月份敵機在中南各地撒佈細菌情況》，據新華通訊社中南總分社 1952 年 5 月 9 日報道。
孫文凱：《要關心赤腳醫生》，《人民日報》，1980 年 6 月 5 日。
《太原市附近羣眾向傅山公祠求神拜藥情況嚴重》，據新華通訊社華北總分社 1953 年 4 月 9 日報道。
《譚嗣同全集》，北京：中華書局，1981 年。
《唐那氏殃書》，北京市檔案館藏 J181 全宗 21 目錄 2568 卷。

《塘栖鎮志》，上海：上海書店，1991 年。
《天津市中醫對中央關於中醫的政策的反應》，據新華通訊社天津分社 1954 年 11 月 2 日報道。
天門縣衛生志編輯室：《天門縣衛生志》，1984 年。
銅鼓縣衛生志編纂委員會編：《銅鼓縣衛生志》，1993 年。
《銅梁縣衛生志》，1986 年 5 月。
《外三區警察署關於抄獲格鄒氏、王翟氏等頂香治病一案的呈》，北京市檔案館藏 J181 全宗 21 目錄 12452 卷。
《外四區警察署關於佟李氏控張趙氏頂香治病一案的呈》，北京市檔案館藏 J181 全宗 21 目錄 12453 卷。
《外四區警署關於王洪林假借神術行醫請訊辦的呈》，北京市檔案館藏 J181 全宗 21 目錄 28992 卷。
《外一區警察署關於趙卞氏瞧香看病一案請訊辦的呈》，北京市檔案館藏 J181 全宗 21 目錄 6076 卷。
《外右二區關於趙賀氏頂香看病被判罰的報告》，北京市檔案館藏 J181 全宗 18 目錄 5416 卷。
《外左三區警察署關於送胡永泰與人瞧香治病的呈》，北京市檔案館藏 J181 全宗 19 目錄 26230 卷。
《外右四區警察署關於伊王氏等與張有合等瞧香醫治病一案的呈》，北京市檔案館藏 J181 全宗 19 目錄 22151 卷。
《外左二區警察署關於偵獲頂香治病人犯呂德泉一人一案的呈》，北京市檔案館藏 J181 全宗 19 目錄 22154 卷。
王季武等：《中醫進修臨床實習隨診筆記》，《新中醫藥》，1953 年 10 月號。
王明倫選編：《反洋教書文揭帖選》，濟南：齊魯書社，1984 年。
《我被迫參加美國華爾街發動的非人道的細菌戰的經過》，《人民日報》，1952 年 5 月 6 日。
王清良：《醫生組織該不該清洗我？》，《人民日報》，1948 年 5 月 27 日。
王子玕：《現代的中國醫學教育應採公醫制度》，國立中正醫學院籌備處印行。
《為社會主義新生事物的成長出力獻策》，《吉林日報》，1974 年 4 月 26 日。
衛生部批判組：《衛生戰線的一株大毒草——批判「苗雨黑文」》，《紅旗》，1977 年，第 11 期。
《衛生局第二七六號訓令》，北京市檔案館藏 J181 全宗 21 目錄 29301 卷。
《衛生局函送賀氏頂香治病請懲辦》，北京檔案館藏 J181 全宗 21 目錄 47095 卷。
《衛生院醫生和赤腳醫生聯合承包診所》，《人民日報》，1983 年 2 月 10 日。
《衛生戰線的深刻革命》，北京：人民衛生出版社，1976 年。
《溫江縣衛生志》，1998 年 12 月。

《武昌縣農民拜樹取藥情況》，據新華通訊社中南總分社 1953 年 5 月 8 日報道。
《武漢、成都對美帝進行細菌戰的反應》，據新華通訊社 1952 年 3 月 19 日報道。
《武進縣參會電衛生部請扶植中醫師》，《華西醫藥雜誌》，3 卷，1、2、第 3 期合刊，1948 年 6 月 15 日。
《吳縣中醫公會議決反對江蘇省管理中醫暫行規則及檢定中醫規則之理由》，《醫界春秋》，第 91 期，第八年第七號，1934 年 6 月 15 日。
吳相湘：《晏陽初傳——為全球鄉村改造奮鬥六十年》，長沙：岳麓書社，2001 年。
《西北愛國衛生運動尚未普遍深入開展》，據新華通訊社西北總分社 1952 年 7 月 9 日報道。
《西北各地反革命分子造謠破壞生產》，據新華通訊社西北總分社 1952 年 6 月 13 日報道。
《西郊區表送陰陽生馮長海對於變死者濫開證明書等情一案》，北京市檔案館藏 J181 全宗 21 目錄 12493 卷。
《西郊區警署關於方張氏以頂香治病斂財一案的呈》，北京市檔案館藏 J181 全宗 21 目錄 28998 卷。
夏瑰琦編：《聖朝破邪集》，香港建道神學院，1996 年。
夏詳諭：《捕五千多隻老鼠的小姑娘——全國甲等衛生模範劉俊英的故事》，《人民日報》，1952 年 12 月 15 日。
翔山布衣：《讀行政院汪院長致立法院孫院長函之感想》，《醫界春秋》，第 108 期，第九年第十二號，1935 年 12 月 15 日。
《湘省府決定推行「公共衛生各步驟」》，《醫界春秋》，第 87 期，第八年第三號，1934 年 2 月 15 日。
《小河鄉志》，1985 年 5 月。
謝覺哉：《細菌戰不可忽視，也不足怕》，《人民日報》，1952 年 3 月 23 日。
《新都縣衛生志》，1983 年 4 月。
《新華社朝鮮前線記者和英國＜工人日報＞記者報道目擊美國侵略軍飛機撒佈毒蟲毒物情形》，《人民日報》，1952 年 4 月 9 日。
許半龍：《幾個西醫學理上的弱點》，《醫界春秋》，第 98 期，第九年第二號，1935 年 2 月 15 日。
《許昌專區殘餘反革命分子利用疫病流行等造謠破壞，引起羣眾惶惑不安》，據新華通訊社河南分社 1952 年 5 月 3 日報道。
徐達深主編：《中華人民共和國實錄》，長春：吉林人民出版社，1994 年。
徐珂：《清稗類鈔》，第十冊，北京：中華書局，1986 年。
徐松：《宋會要輯稿》，北京：中華書局，1957 年。
薛建吾：《鄉村衛生》，南京：正中書局，1936 年。
薛一塵：《革新中醫第一步要求》，《新華醫藥》，1 卷，第 10 期，1950 年 12 月 26 日。
薛允升：《讀例存疑》，北京：翰茂齋，1905 年。

嚴鏡清：《鐵證如山》，《人民日報》，1952 年 4 月 20 日。
楊駿昌：《清河合作》，燕大法學院社會學系學士畢業論文，1935 年 5 月。
《楊品賢口供》，1928 年 5 月 25 日，北京市檔案館藏 J181 全宗 21 目錄 2560 卷。
《楊如平口供》，北京市檔案館藏 J181 全宗 21 目錄 17428 卷。
《醫界春秋》（二周年紀念特刊）顧惕生序，1928 年 7 月 10 日。
《上海市管理醫士（中醫）暫行章程》，《醫界春秋》，第 91 期，第八年第七號，1934 年 6 月 15 日。
《中醫條例》，《醫界春秋》，第十年第二號，1936 年 2 月 15 日。
《政府對中西醫應平等待遇以宏學術而利民生案》，《醫界春秋》，第 106 期，第九年第十號，1935 年 10 月 15 日。
《印關氏呈文》，1935 年，北京市檔案館藏 J5 全宗 1 目錄 98 卷。
《應城文史資料 · 衛生史料專輯》，應城市衛生局編。
余雲岫：《請明令廢止舊學校案原文》，《醫界春秋》，第 34 期，1939 年 4 月 10 日。
《沅陵縣衛生志》，沅陵縣衛生局編，1989 年 6 月。
《餘杭縣衛生志（公元 323－1985）》，1987 年 12 月。
俞松筠編著：《衛生行政概要》，南京：正中書局，1947 年 4 月。
俞樾：《右台仙館筆記》，上海：上海古籍出版社，1986 年。
《雲南紅衛兵資料（一）》，香港中文大學中國研究服務中心藏。
《在鬥爭中加強赤腳醫生隊伍》，《紅旗》，1974 年，第 7 期。
《怎樣辦好合作醫療》第二輯，北京：人民衛生出版社，1994 年。
《怎樣調動業餘農民醫生的積極性 ── 回舍公社農民業餘醫生情況調查》，據新華通訊社 1961 年 9 月 25 日報道。
張公制：《加強愛國衛生運動，粉碎美國細菌戰》，《人民日報》，1953 年 3 月 14 日。
張開寧等主編：《從赤腳醫生到鄉村醫生》，昆明：雲南人民出版社，2002 年。
張樂天：《告別理想 ── 人民公社制度研究》，上海：東方出版中心，1998 年。
章原：《北京市聯合診所的發展和存在的問題》，《人民日報》，1955 年 10 月 8 日。
《昭通專區把中醫師當「資本家」改造》，據新華通訊社 1957 年 2 月 15 日報道。
趙振恒：《農村小醫院》，《紅旗》，1958 年，第 8 期。
《浙江部分地區衛生部門團結中西醫有偏差》，據新華通訊社浙江分社 1953 年 6 月 18 日報道。
甄為民、史越峨：《發揚了自愛愛人的美德 ── 訪南京市五老村一羣愛勞動講衛生的人們》，《人民日報》，1958 年 2 月 17 日。
《制止美國侵略者在朝鮮撒佈細菌的滔天罪行》，《人民日報》，1952 年 2 月 24 日。
中國第一歷史檔案館藏軍機處上諭檔，道光十二年二月三十日，直隸／紅陽教／敬空會。
《中國衛生年鑒（1984）》，北京：人民衛生出版社，1984 年。

《中華歸主 —— 中國基督教事業統計（1901－1920）》（中、下），北京：中國社會科學出版社，1987 年。

《中華基督教會年鑒》，第 8 期，中國教會研究中心印行，1925 年。

《中華民國二十四年八月十四日衛生稽查班何道珩呈》，北京市檔案館藏 J5 全宗 1 目錄 98 卷。

鍾均祥主編：《梧州市衛生志（1862－1989）》，1991 年 8 月。

《中南區愛國衛生運動中已獲得很大，但運動不平衡，部分幹部羣眾仍存在麻痺思想》，據新華通訊社中南總分社 1952 年 7 月 17 日報道。

《中南區四個月來的防疫情況》，據新華通訊社中南總分社 1952 年 7 月 5 日報道。

《中南區中醫受到歧視》，據新華通訊社中南總分社 1953 年 6 月 24 日報道。

《中西醫團結與中醫的進修問題》，《新華醫藥》，1 卷，第 4 期，1950 年 6 月 17 日。

《中央人民政府衛生部關於組織中醫進修學校及進修班的規定》，《星羣醫藥月刊》，3 卷，第 10 期，1952 年 2 月 15 日。

《中央衛生部防疫醫療大隊建立涿縣衛生試驗區，取得改善農村衛生工作的初步經驗》，《人民日報》，1950 年 4 月 3 日。

《中央衛生委員會議議決「廢止中醫案」原文》，《醫界春秋》，第 34 期，1929 年 4 月 10 日。

中共中央文獻研究室編：《建國以來毛澤東文稿》（1952 年 1 月—1952 年 12 月）第三冊，北京：中央文獻出版社，1989 年。

《中醫科學化問題筆談》，《星羣醫藥月刊》，卷 2，第 6 期，1951 年 10 月 31 日。

仲遠：《展開資產階級的思想批判鞏固無產階級思想 —— 檢查我做醫生時資產階級思想的罪惡》，《現代醫藥雜誌》，新 19 、第 20 期合刊。

《周恩來年譜（1949－1976）》上卷，北京：中央文獻出版社，1997 年。

周作人：《知堂集外文·（亦報）隨筆》，長沙：岳麓書社，1988 年。

朱曉陽：《罪過與懲罰：小村故事 1931－1997》，天津：天津古籍出版社，2003 年。

涿縣醫療防疫大隊：《從涿縣衛生工作實驗中說到中西醫的團結與改造》，《人民日報》，1950 年 1 月 1 日。

*A Glimpse into the Borden Hospital:Extracts from Drs.Rees' and Pearce's Report*, *China's Millions*, November, 1935.

*Annual Report*, *Scott Thresher Memorial Hospital*, Kakchieh, Swatow, 1934.

Balme, Harold, *China and Modern Medicine*: *A Study in Medicine Missionary Development*, 1921.

Bousfield, Lillie Snowden, *Sun-Wu Stories*, Shanghai, Kelly and Walsh, Limited, 1932.

Christie, Dugald, *Ten Years in Manchuria*: *A Story of Medical Mission Work in Moukoen (1883－1893)*, London.

Evangelistic Notes from Hospital Report, *The China Medical Journal*, Vol.XV, July 1901.

Evangelistic Work in Hospitals, *The China Medical Missionary Journal*, Vol.XV, July 1901.

*Fen Chou* (Special Medical Number), October 1919.

Freeman, H.E., S. Levine and L. G. Reeder eds.*Handbook of Medical Sociology*, Englewood Cliffs, N. J. :Prentice-Hall, 1963.

Gamble, Sidney, *Peking: A Social Survey*, New York Press, 1921.

*Gleannings from Hospital Reports*, July 1936.

Holden, Reuben, *Yale in China: The Mainland 1901－1951*, New Haven: The Yale in China Association Inc., 1964.

Hoyte, Stanley, *The Gospel in the Hospital and Its Results*, China's Millions, January 1923.

Hume, Edward H., *Doctors Courageous*, Harper & Brothers Publishers, New York, 1950.

Hume, Edward H., *Doctors East Doctors West: An American Physician's Life in China*, W. W. Norton & Company, Inc., New York, 1946.

Huntley, George A., *The Missionary Side of Our Work, The China Medical Journal*, Vol.XXV, May 1911.

Ingram, J. H., *The Pitiable Condition of the Insane in North China*, *The China Medical Journal*, Vol.XXXII, March 1918.

Lambuth, Walter R., *Medical Mission: Twofold Task*, New York: Student Volunteer Movement for Foreign Missions, 1920.

*Laymen's Foreign Mission Inquiry Fact-Finder's Reports CHINA*, Volume V, Supplementary Series Partteo, OrVille A, Petty editor, Harper/Brothers Publishers, New York and London, 1933.

Leap, Nicky and Billie Hunter, *The Midwife's Tale: An Oral History from Handy Woman to Professional Midwife*, Scarlet Press, 1993.

Lockhart, William, *The Medical Missionary in China: A Narrative of Twenty Years' Experience*, London: Hurst and Blackett, Publishers, 1861.

Maxwell, J. Preston, *How Best to Obtain and Observe Results in the Evangelistic Work amongst Hospital Patients*, *The China Medical Journal*, Vol.XXVI, November 1912.

*Medical Evangelism Conference Discussion*, *The China Medical Journal*, Vol.XXIX, July 1915.

M. S. Bates Papers: RG10, *China Drafts*, Yale Divinity Library, New Haven.

Murray, Florence J., *At the Foot of Dragon Hill*, E. P. Dutton Company, Inc., New York, 1975.

Pruitt, Ida, *Hospital Social Service in Diagnosis and Treatment*, *The China Medical Journal*, Vol.XLII, June 1928.

*Report for the Year 1927*, *Roberts Memorial Hospital*, TsangChou, Chihli-China, Tientsin Press.

*Report of Woman's Hospital, Foochow City, 1901*, Papers of the American Board of Commissioners for Foreign Missions, Yale Divinity Library.

Rawlinson, Frank ed, *The Church as Revealed in the National Christian Conference*, Shanghai: Oriental Press, 1922.

Selden, Charles C., *A Work for the Insane in China, The Chinese Recorder*, May 1909.

Selden, C.C., *Conditions in South China in Relation to Insanity, American Journal of Insanity*, Vol.LXX, No.2, October 1913.

Selden, C.C., *The Need of More Hospitals for Insane in China, The China Medical Journal*, Vol.XXIV, September 1910.

Selden, C.C., *The Story of the John G.Kerr Hospital for the Insane, The Chinese Medical Journal*, November 1937.

Selden, C.C., *Treatment of the Insane, The China Medical Journal*, July 1909.

Somervell, T. H. and D. J. Thompson, *Medical Missions Today*, London: Livingstone Press, 1944.

*The John G.Kerr Refuge for Insane, Report for 1916 and 1917*, Yale Divinity School Special Collections.

*Twentieth Hannual Report of the Ponasang Missionary Hospital*, Reel 237, *Yale Divinity School Special Collections*, March 1892.

Votaw, Maurice E., *Our Hospital for Women and Children in Shanghai Crowded to the Doors, the Spirit of Missions*, Feburary 1926.

## 二、論著

愛伯哈德（W. Eberhard）著，陳建憲譯：《中國文化象徵詞典》，長沙：湖南文藝出版社，1990 年。

鮑曼（Zygmunt Bauman）著，楊渝東、史建華譯：《現代性與大屠殺》，南京：譯林出版社，2002 年。

柄谷行人著，趙京華譯：《日本現代文學的起源》，北京：三聯書店，2003 年。

常人春：《紅白喜事——舊京婚喪禮俗》，北京：北京燕山出版社，1996 年。

陳邦賢：《中國醫學史》，北京：商務印書館，1937 年。1998 年影印。

杜贊奇（Prasenjit Duara）著，王福明譯：《文化、權力與國家——1900－1942 年的華北農村》，南京：江蘇人民出版社，1994 年。

里夏德・范迪爾門（Richardvan Dulmen）著，王亞平譯：《歐洲近代生活——家與人》，北京：東方出版社，2003 年。

費孝通：《鄉土中國》，北京：三聯書店，1985 年。

費孝通：《費孝通文集》，5 卷，北京：羣言出版社，1999 年。

馮客（Frank Dikotter）著，楊立華譯：《近代中國之種族觀念》，南京：江蘇人民出版社，1999 年。

福柯（Michel Foucault）著，劉北成、楊遠嬰譯：《瘋癲與文明》，台北：桂冠圖書公司，1992 年。

福柯著，劉北成譯：《臨床醫學的誕生》，南京：譯林出版社，2001 年。

弗里曼（Edward Friedman）等著，陶鶴山譯：《中國鄉村，社會主義國家》，北京：社會科學文獻出版社，2002 年。

喬治・福斯特（G. M. Foster）著；陳華、黃新美譯：《醫學人類學》，台北：桂冠圖書公司，1992 年。

高華：《紅太陽是怎樣升起的：延安整風運動的來龍去脈》，香港：香港中文大學出版社，2000 年。

莫里斯・哈布瓦赫（Maurice Halbwachs）著，畢然等譯：《論集體記憶》，上海：上海人民出版社，2002 年。

E. 霍布斯鮑姆（E. J. Hobsbawn）、T. 蘭格（Terence Ranger）：《傳統的發明》，南京：譯林出版社，2004 年。

安東尼・吉登斯（Anthony Giddens）著，胡宗澤、趙力濤譯：《民族—國家與暴力》，北京：三聯書店，1998 年。

安東尼・吉登斯著，李康、李猛譯：《社會的構成：結構化理論大綱》，北京：三聯書店，1998 年。

孔飛力（Philip A. Kuhn）：《叫魂 —— 1768 年中國妖術大恐慌》，上海：上海三聯書店，1999 年。

哈樂德・D・拉斯韋爾（Harold D. Lasswell）著，張潔等譯：《世界大戰中的宣傳技巧》，北京：中國人民大學出版社，2003 年。

保羅・A・柯文（Paul A. Cohen）著，杜繼東譯：《歷史三調：作為事件、經歷和神話的義和團》，南京：江蘇人民出版社，2000 年。

廖育群：《岐黃醫道》，瀋陽：遼寧教育出版社，1991 年。

雷馬迅（Michael E. Latham）著，牛可譯：《作為意識形態的現代化 —— 社會科學與美國對第三世界政策》，北京：中央編譯出版社，2003 年。

林殷：《儒家文化與中醫學》，福州：福建科學技術出版社，1993 年。

林宗義、亞瑟・克萊曼（Arthur Kleinman）編，柯永河、蕭順義譯：《文化與行為：古今華人的正常與不正常行為》，香港：香港中文大學出版社，1990 年。

林宗義著，趙順文譯：《精神醫學之路 —— 橫跨東西文化》，台北：稻鄉出版社，1990 年。

劉禾著，宋偉杰等譯：《跨語際實踐 —— 文學、民族文化與被譯介的現代性》，北京：三聯書店，2002 年。

羅梅君（Mechthild Leutner）著，王燕生等譯：《北京的生育婚姻和喪葬 —— 十九世紀至當代的民間文化和上層文化》，北京：中華書局，2001 年。

呂實強：《中國官紳反教的原因（1860－1874）》，台北：「中央研究院」近代史研究所，1986 年。

馬伯英：《中國醫學文化史》，上海：上海人民出版社，1994 年。

阿芒・馬特拉（Armand Mattelart）著，陳衛星譯：《世界傳播與文化霸權：思想與戰略的歷史》，北京：中央編譯出版社，2001 年。

麥高溫著，朱濤、倪靜譯：《中國人生活的明與暗》，北京：時事出版社，1998 年。

艾爾東・莫里斯（Aldon D. Morris）等主編，劉能譯：《社會運動理論的前沿領域》，北京：北京大學出版社，2002 年。

塞奇・莫斯科維奇：《羣氓的時代》，南京：江蘇人民出版社，2003 年。

齊小新：《口述歷史分析 —— 中國近代史上的美國傳教士》，北京：北京大學出版社，2003 年。

秦和平：《基督宗教在西南民族地區的傳播史》，成都：四川民族出版社，2003 年。

史華茲（Benjamin Schwartz）著，葉鳳美譯：《尋求富強 —— 嚴復與西方》，南京：江蘇人民出版社，1989 年。

施堅雅（George W. Skinner）主編，葉光庭等譯：《中華帝國晚期的城市》，北京：中華書局，2000 年。

蘇珊・桑塔格（Susan Songtag）著，程巍譯：《疾病的隱喻》，上海：上海譯文出版社，2003 年。

蘇萍：《謠言與近代教案》，上海：上海遠東出版社，2001 年。

詹姆斯・R・湯森（James R. Townsend）、布蘭特利・沃馬克（Brantly Womack）著，顧速等譯：《中國政治》，南京：江蘇人民出版社，2004 年。

陶飛亞、劉天路：《基督教會與近代山東社會》，濟南：山東大學出版社，1995 年。

涂爾幹（E. Durkheim）著，芮學明等譯：《宗教生活的基本形式》，台北：桂冠圖書公司，1992 年。

韋伯（Max Weber）著，康樂、簡惠美譯：《宗教社會學》，台北：遠流出版事業股份有限公司，1993 年。

韋伯（Max Weber）著，康樂、簡惠美譯：《宗教與世界：韋伯選集》，台北：遠流出版公司，1989 年。

吳義雄：《在宗教與世俗之間 —— 基督教新教傳教士在華南沿海的早期活動研究》，廣州：廣東教育出版社，2000 年。

楊念群：《楊念群自選集》，桂林：廣西師範大學出版社，2000 年。

楊雅彬：《近代中國社會學》，北京：中國社會科學出版社，2001 年。

余新忠：《清代江南的瘟疫與社會 —— 一項醫療社會史的研究》，北京：中國人民大學出版社，2003 年。

張樂天：《告別理想 —— 人民公社制度研究》，上海：東方出版中心，1998 年。

張珣：《疾病與文化：台灣民間醫療人類學研究論集》，台北：稻鄉出版社，2004 年。

張志剛：《貓頭鷹與上帝的對話：基督教哲學問題舉要》，北京：東方出版社，1993 年。

趙洪鈞：《近代中西醫論爭史》，中西醫結合研究會河北分會鉛印本，1982 年。

鄭振滿、陳春聲：《民間信仰與社會空間》，福州：福建人民出版社，2003 年。

周錫瑞：《把社會、經濟、政治放回二十世紀中國史》，《中國學術》，第一輯，北京：商務印書館，2000 年。

鄒讜：《二十世紀中國政治 —— 從宏觀歷史與微觀行動角度看》，香港：牛津大學出版社，1994 年。

鄒讜：《中國革命再闡釋》，香港：牛津大學出版社，2002 年。

*American Private Aid at Its Peak*: *Peking Union Medical College*, in Bowers, John Z. & Elizabeth F. Purcell (eds.), *Medicine and Society in China*, New York: Josiah Macy Foundation Press, 1974.

Bowers, John Z., *Western Medicine in a Chinese Palace*: *Peking Union Medical College, 1917－1951*, Philadelphia: Josiah Macy Jr. Foundation, 1972.

Bray, Francesca, *Technology and Gender*: *Fabrics of Power in Late Imperial China*, University of California Press, 1997.

Buck, Peter, *American Science and Modern China, 1876－1936*, New York: Cambridge University Press, 1980.

Bullock, Mary Brown, *An American Transplant*: *The Rockefeller Foundation and Peking Union Medical College*, Berkeley: University of California Press, 1980.

Cartwright, Frederick F., *A Social History of Medicine*, Longman Inc., 1977.

Choa, G.H., *Heal the Sick' was Their Motto*: *The Protestant Medical Missionaries in China*, The Chinese University of Hong Kong Press, 1990.

Digby, Anne, *Madness, Morality and Medicine*: *A Study of the York Retreat, 1796－1914*, Cambridge University Press, 1985.

Dikotter, Frank, *Sex, Culture and Modernity in China*: *Medicine Science and the Construction of Sexual Identities in the Early Republican Period*, London: Hurst and Co.. 1995.

Endicott, Stephen &Edward Hagerman, *The United States and Biological Warfare*: *Secrets from the Early Cold War and Korea.* Bloomington: Indiana University Press, 1998.

Fairbank, John King, *The Missionary Enterprise in China and American*, Cambridge: Harvard University Press, 1974.

Feuchtwang, Stephan D. R., *An Anthropological Analysis of Chinese Geomancy*, Vithagna Press, 1974.

Forster, Robert, *Medicine and Society in France*, The Johns Hopkins University Press, 1980.

Foucault, Michel, *Discipline and Punish: The Birth of the Prision*, Vintage Books, New York, 1977.

Goffman, Erving, *Asylums: Essays on the Social Situation of Mental Patients and Other Inmates*, Aldine Publishing Company, 1968.

Gulick, Edward V., *Peter Parker and the Opening of China*, Harvard University Press, 1973.

Hemenway, Ruth V., M. D., *A Memoir of Revolutionary China, 1924–1941*, Amberst: The University of Massachusetts Press, 1977.

Hershatter, Gail, *Dangerous Pleasures: Prostitution and Modernity in Twentieth-Century Shanghai*, Berkeley: University of California Press, 1997.

Hunter, Jane, *The Gospel of Gentility: American Women Missionaries in Turn-of-the-Century China*, New Haven: Yale University Press, 1984.

Jing, Jun, *The Temple of Memories: History, Power and Morality in a Chinese Village*, Stanford, Calif., Stanford University Press, 1996.

Johnson, David ed., *Ritual and Scripture in Chinese Popular Religion: Five Studies*, California: Chinese Popular Culture Project, 1995.

Kerrie, Marcpherson L., *A Wilderness of Marshes: The Origins of Public Health in Shanghai 1843–1893*, Oxford University Press, 1987.

Mungello, D. E., *The Spirit and the Flesh in Shandong, 1650–1785*, Lanham, MD: Rowman & Littlefield Publishers, Inc., 2001.

Nathan, Carl F., *Plague Prevention and Politics in Manchuria, 1910–1931*, Harvard University Press, 1967.

Ng, Vivien W., *Madness in Late Imperial China: From Illness to Deviance*, University of Oklahoma Press, 1990.

Otto, Rudolf, *The Idea of Holy*, London: Oxford University Press, 1958.

Rafferty, Marie, ed., *Midwives, Society and Childbirth: Debates and Controversies in the Modern Period*, Routledge London and New York, 1997.

Rowe, William T., *Hankow: Commercial and Society in a Chinese City: 1796–1889*, Stanford University Press, 1984.

Russell, Jeffrey Burton, *A History of Medieval Christianity: Prophecy and Order*, Thoms Y. Crowell Company, New York, 1968.

Sangren, P. Steven, *History and Magical Power in a Chinese Community*, Stanford University, 1987.

Scull, Andrew, *The Most Solitary of Afflictions: Madness and Society in Britain, 1700－1900*, Yale University Press, 1993.

Strand, David, *Rickshaw Beijing: City People and Politics in the 1920s*, University of Califonia Press, 1989.

Watson, James L. and Evelyn S. Rawski(eds.), *Death in Late Imperial and Modern China*, University of California Press, 1988.

Xi, Lian, *The Conversion of Missionaries: Liberalism in American Protestant Missions in China, 1907－1932*, The Pennsylvania State University Press, 1997.

## 三、論文

布迪厄（Pierre Bourdieu）：《社會空間與象徵權力》，夏鑄九、王志弘編譯：《空間的文化形式與社會理論讀本》，台北：明文書局，1998 年。

陳高華：《元代的巫覡與巫術》，《浙江社會科學》，2000 年，第 2 期。

保羅 · A · 柯文（Paul A. Cohen）：《戴德生與李提摩太宣教方式的比較》，林治平主編：《基督教入華百七十年紀念集》，台北：宇宙光出版社，1978 年。

鄧文初：《「失語」的中醫 ── 民國時期中西醫論爭的話語分析》，《開放時代》，2003 年，第 6 期。

郭于華：《民間社會與儀式國家：一種權力實踐的解釋 ── 陝北驥村的儀式與社會變遷研究》，郭于華主編：《儀式與社會變遷》，北京：社會科學出版社，2000 年。

郭于華、孫立平：《訴苦：一種農民國家觀念形成的中介機制》，楊念群等主編：《新史學：多學科對話的圖景》，北京：中國人民大學出版社，2003 年。

查理斯 · W · 海弗德（Charles W. Hayford）：《公共活動家及獨立的政治家：晏陽初與自由主義的中國化（1919－1949）》，賀照田主編：《顛躓的行走：二十世紀中國的知識與知識分子》，長春：吉林人民出版社，2005 年。

胡幼慧：《另類療者的社會空間：一項田野研究的初步分析》，《思與言》，36 卷，第 2 期，1998 年。

黃宗智：《悖論社會與現代傳統》，《讀書》，2005 年，第 1 期。

黃宗智：《認識中國：走向從實踐出發的社會科學》，《中國社會科學》，2005 年，第 1 期。

黃宗智：《中國革命中的農村階級鬥爭 ── 從土改到「文革」時期的表達性現實與客觀性現實》，《中國鄉村研究》，第 2 輯。

勞倫斯．D．凱斯勒（Lawrance D. Kessler）：《社會福音與基督教對中國的衝擊：江蘇東部教會的一個個案研究》，林治平主編：《基督教與中國現代化國際學術研討會論文集》，台北：宇宙光出版社，1994 年。

A．克萊曼（A. Kleinman）：《文化建構病痛、經驗與行為：中國文化內的情感與症狀》，《思與言》，37 卷，第 1 期，1999 年。

雷祥麟：《負責任的醫生與有信仰的病人：中西醫論爭與醫病關係在民國時期的轉變》，《新史學》，14 卷，第 1 期，2003 年 3 月。

李尚仁：《醫學、帝國主義與現代性：專題導言》，《台灣社會研究季刊》，第 54 期，2004 年 6 月。

李貞德：《漢唐之間家庭中的健康照顧與性別》，黃克武主編：《性別與醫療》，台北：「中央研究院」近代史研究所，2002 年。

李貞德：《唐代的性別與醫療》，唐宋婦女史研究與歷史學國際學術研討會論文，2001 年 6 月。

梁其姿：《疾病與方土之關係：元至清間醫界的看法》，黃克武主編：《性別與醫療》，台北：「中央研究院」近代史研究所，2002 年。

梁其姿：《明清中國的醫藥入門與普及化》，《法國漢學》，第 8 輯，北京：中華書局，2003 年。

劉海岩：《有關天津教案的幾個問題》，《近代中國教案研究》，成都：四川省社會科學院出版社，1987 年。

羅芙芸：《衛生與城市現代性：1900－1928 年的天津》，《城市史研究》，第 15 ～ 16 輯，天津：天津社會科學院出版社，1998 年。

馬昌華：《清季安徽教案述略》，《近代中國教案研究》，成都：四川省社會科學院出版社，1987 年。

裴宜理（Elizabeth J. Perry）：《重訪中國革命：以情感的模式》，《中國學術》，2001 年，第 4 期。

艾蘭・普瑞德：《結構歷程和地方 —— 地方感和感覺結構的形成過程》，夏鑄九、王志弘編譯：《空間的文化形式與社會理論讀本》，台北：明文書局，1998 年。

秦和平：《清季四川民眾敵視天主教的歷史考察》，丁日初主編：《近代中國》，第 10 輯，上海：上海社會科學院出版社，2000 年。

邵京：《說與做：醫學人類學批判的尷尬》，《視界》，第 13 輯，石家莊：河北教育出版社，2004 年。

王衛平：《清代江南地區的育嬰事業圈》，《清史研究》，2000 年，第 1 期。

亞瑟・沃爾夫（Arthur P. Wolf）：《神、鬼和祖先》，張珣譯，《思與言》，35 卷，第 3 期，1997 年。

吳嘉玲等：《順從、偷渡、發聲與出走：「病患」的行動分析》，《台灣社會學》，第 3 期，2002 年 6 月。

巫毓荃、鄧惠文：《熱、神經衰弱與在台日本人殖民晚期台灣的精神醫學論述》，《台灣社會研究季刊》，第 54 期，2004 年 6 月。

楊念群：《從科學話語到國家控制：纏足由美變醜歷史進程的多元分析》，《北京檔案史料》，2001 年，第 4 期。

楊念群：《民國初年北京的生死控制與空間轉換》，楊念群主編：《空間・記憶・社會轉型 ──「新社會史」研究論文精選集》，上海：上海人民出版社，2001 年。

姚人多：《認識台灣：知識、權力與日本在台之殖民治理性》，《台灣社會研究季刊》，第 42 期，2001 年 6 月。

俞剛：《公共衛生與晚清中外關係 ── 以 1910 年上海公共租界檢疫風潮為中心》，中國人民大學清史所 2004 年碩士論文。

張小軍：《陽村土改中的階級劃分與象徵資本》，《中國鄉村研究》，第 2 輯。

趙世瑜：《國家正祀與民間信仰的互動 ── 以明清京師的「頂與東岳廟」為個案》，楊念群主編：《空間・記憶・社會轉型 ──「新社會史」研究論文精選集》，上海：上海人民出版社，2001 年。

周星：《四大門：北方民眾生活裏的幾種靈異動物》，北京大學社會學人類學研究所工作論文，2000 年。

Bowers, John Z., *The Founding of Peking Union Medical College*; *Policies and Personalities*, *Bulletin of The History of Medicine*, Volume XLV, Number 4.

Bretelle-Establet, Florence, *Resistance and Receptivity*: *French Colonial Medicine in Southwest China*, *1898–1930, Modern China*, Vol.25, No.2, April 1999.

Chao, Yuan-Ling, *Medicine and Society in Late Imperial China*: *A Study of Physicians in Suzhou*, Ph.D dissertation, Department of History, University of California, Los Angeles, 1995.

Diamant, Neil, *China's "Great Confinement"?*: *Missionaries Municipal Elites and Police in the Establishment of Chinese Mental Hospital*, *Republican China* ，, November 1993.

Duara, Prasenjit, *Superscribing Symbols: The Myth of Guandi*, *Chinese God of War*, *The Journal of Asian Studies*, 47, No.4, November 1988.

Dray-Novey, Alison, *Spatial Order and Police in Imperial Beijing*, *The Journal of Asian Study* (52), No.4, 1993.

Leung, Angela Ki Che, *Organized Medicine in Ming-Qing China*: *State and Private Medical Institutions in the Lower Yangzi Region*, *Late Imperial China*, Vol.8, No.1, June 1987.

Nathan, Carl F., ,*The Acceptance of Western Medicine in Early 20th Century China*: *The Story of the North Manchurian Plague Prevention Service*, in *Medicine and Society in China*, edited by John Z. Bowers and Elizabeth F. Purcell, Josiah Macy, JR. Foundation one Rockefeller Plaza, New York, 1974.

*Phenomenological Prolegomena, How to Get from Space to Place in a Fairly Short Stretch of Time*, in Steven Feld & Keith H. B. Basso eds., *Senses of Place*, School of American Research Press, 1996.

Rogaski, Ruth, *Nature, Annihilation, and Modernity: China's Korean War Germ-Warfare Experience Reconsidered, The Journal of Asian Studies*, Vol.61, No.2, May 2002.

Weathersby, Kathryn, *Deceiving the Deceivers: Moscow, Beijing, Pyongyang, and the Allegations of Bacteriological Weapons Use in Korea, Cold War International History Project Bulletin 11.*

Woo, Joh, *An Analysis of 2330 Case Work Records of the Social Service Department, Peiping Union Medical College, Bulletins of the Social Research Department 1928–1933*, Vo1.5, in *The Series China during the Interregnum 1911–1949*, ed Ramon H. Myers, New York and London: Garland Press.

Wyman, Judith, *The Ambiguities of Chinese Antiforeignism: Chongqing, 1870–1900, Late Imperial China*, Vol.18, No.2, December 1997.

Young, Theron Kue-Hing, *A Conflict of Professions: The Medical Missionary in China, 1835–1890, Bulletin of the History of Medicine*, Vol.47, 1973.